国家卫生健康委员会“十三五”规划教材
全　国　高　等　学　校　教　材
供基础、临床、预防、口腔医学类专业用

组织学与胚胎学

Histology and Embryology

第9版

主　编　李继承　曾园山

副主编　周　莉　周国民　邵淑娟

人民卫生出版社
PEOPLE'S MEDICAL PUBLISHING HOUSE

图书在版编目（CIP）数据

组织学与胚胎学/李继承，曾园山主编. —9 版. —北京：人民卫生出版社，2018
全国高等学校五年制本科临床医学专业第九轮规划教材
ISBN 978-7-117-26638-3

Ⅰ. ①组… Ⅱ. ①李…②曾… Ⅲ. ①人体组织学-医学院校-教材②人体胚胎学-医学院校-教材 Ⅳ. ①R32

中国版本图书馆 CIP 数据核字(2018)第 132863 号

组织学与胚胎学
第 9 版

主　　编：李继承　曾园山
出版发行：人民卫生出版社（中继线 010-59780011）
地　　址：北京市朝阳区潘家园南里 19 号
邮　　编：100021
E - mail：pmph @ pmph.com
购书热线：010-59787592　010-59787584　010-65264830
印　　刷：北京盛通印刷股份有限公司
经　　销：新华书店
开　　本：850×1168　1/16　**印张：**20
字　　数：592 千字
版　　次：1978 年 10 月第 1 版　2018 年 8 月第 9 版
2023 年 10 月第 9 版第 10 次印刷（总第 77 次印刷）
标准书号：ISBN 978-7-117-26638-3
定　　价：76.00 元
打击盗版举报电话：010-59787491　E-mail：WQ @ pmph.com
（凡属印装质量问题请与本社市场营销中心联系退换）

编　者

以姓氏笔画为序

文建国（中南大学湘雅医学院）
朱永红（中山大学中山医学院）
刘慧雯（哈尔滨医科大学）
齐建国（四川大学华西基础医学与法医学院）
李　和（华中科技大学同济医学院）
李继承（浙江大学医学院）
邵淑娟（大连医科大学）
周　莉（吉林大学白求恩医学部）
周作民（南京医科大学）
周国民（复旦大学上海医学院）
周瑞祥（福建医科大学）
郝　晶（山东大学齐鲁医学院）
郝立宏（大连医科大学）
钟近洁（浙江大学医学院）
洪　伟（天津医科大学）
姚忠祥（陆军军医大学）
徐　晨（上海交通大学医学院）
董为人（南方医科大学）
曾园山（中山大学中山医学院）

编写秘书

钟近洁（兼）

融合教材阅读使用说明

融合教材介绍：本套教材以融合教材形式出版，即融合纸书内容与数字服务的教材，每本教材均配有特色的数字内容，读者阅读纸书的同时可以通过扫描书中二维码阅读线上数字内容。

《组织学与胚胎学》(第 9 版) 融合教材配有以下数字资源：

教学课件　高清图片　自测试卷　英文名词读音

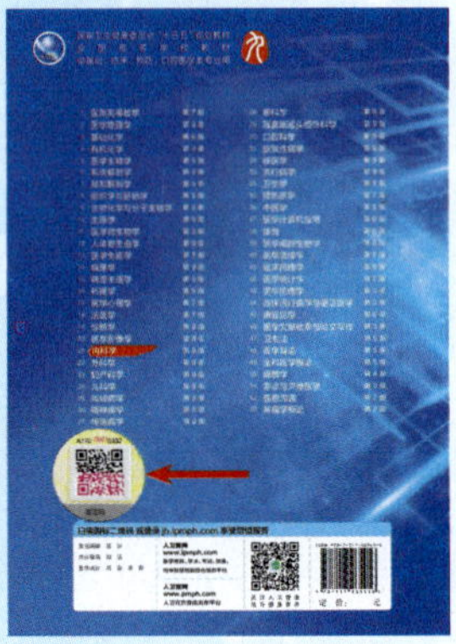

❶ 扫描教材封底圆形图标中的二维码，打开激活平台。

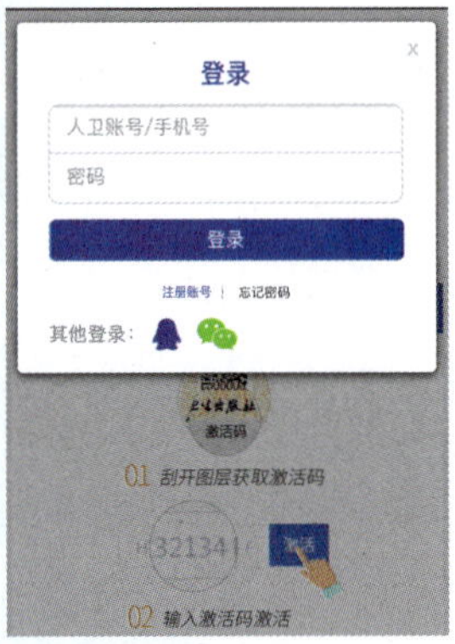

❷ 注册或使用已有人卫账号登录，输入刮开的激活码。

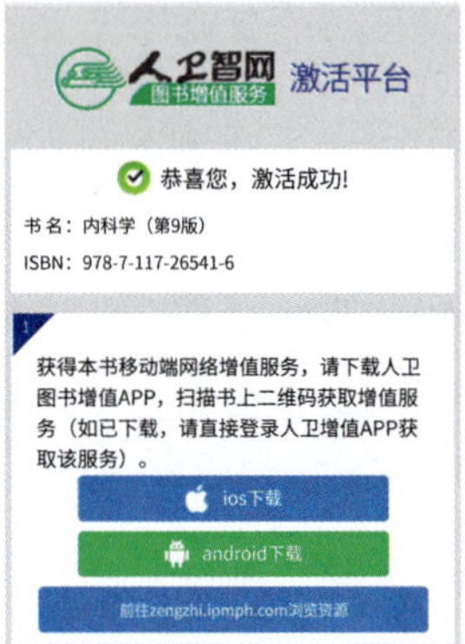

❸ 下载“人卫图书增值”APP，也可登录 zengzhi.ipmph.com 浏览。

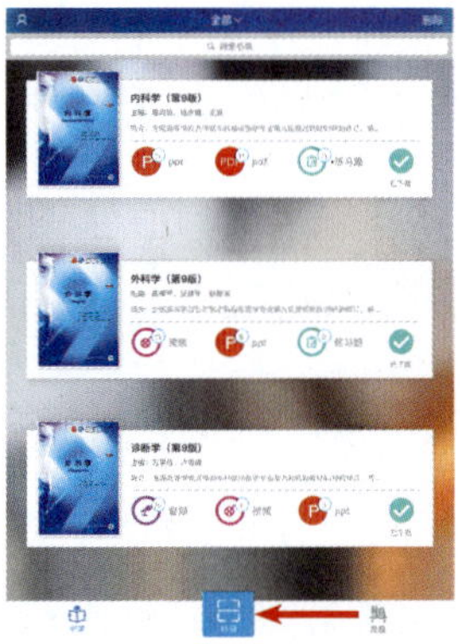

❹ 使用 APP“扫码”功能，扫描教材中二维码可快速查看数字内容。

配套教材(共计 56 种)

全套教材书目

全套教材书目

《组织学与胚胎学》(第 9 版) 配套教材

《组织学与胚胎学学习指导与习题集》(第 4 版)　主编：李继承　曾园山

《组织学与胚胎学实验指导》　主编：李继承

读者信息反馈方式

欢迎登录“人卫 e 教”平台官网“medu.pmph.com”，在首页注册登录后，即可通过输入书名、书号或主编姓名等关键字，查询我社已出版教材，并可对该教材进行读者反馈、图书纠错、撰写书评以及分享资源等。

序　言

党的十九大报告明确提出,实施健康中国战略。没有合格医疗人才，就没有全民健康。推进健康中国建设要把培养好医药卫生人才作为重要基础工程。我们必须以习近平新时代中国特色社会主义思想为指引，按照十九大报告要求，把教育事业放在优先发展的位置，加快实现教育现代化，办好人民满意的医学教育，培养大批优秀的医药卫生人才。

着眼于面向2030年医学教育改革与健康中国建设，2017年7月，教育部、国家卫生和计划生育委员会、国家中医药管理局联合召开了全国医学教育改革发展工作会议。之后，国务院办公厅颁布了《国务院办公厅关于深化医教协同进一步推进医学教育改革与发展的意见》(国办发〔2017〕63号)。这次改革聚焦健康中国战略，突出问题导向，系统谋划发展，医教协同推进，以“服务需求、提高质量”为核心，确定了“两更加、一基本”的改革目标，即：到2030年，具有中国特色的标准化、规范化医学人才培养体系更加健全，医学教育改革与发展的政策环境更加完善，医学人才队伍基本满足健康中国建设需要，绘就了今后一个时期医学教育改革发展的宏伟蓝图，作出了具有全局性、战略性、引领性的重大改革部署。

教材是学校教育教学的基本依据，是解决培养什么样的人、如何培养人以及为谁培养人这一根本问题的重要载体，直接关系到党的教育方针的有效落实和教育目标的全面实现。要培养高素质的优秀医药卫生人才，必须出版高质量、高水平的优秀精品教材。一直以来，教育部高度重视医学教材编制工作，要求以教材建设为抓手，大力推动医学课程和教学方法改革。

改革开放四十年来，具有中国特色的全国高等学校五年制本科临床医学专业规划教材经历了九轮传承、创新和发展。在教育部、国家卫生和计划生育委员会的共同推动下，以裘法祖、吴阶平、吴孟超、陈灏珠等院士为代表的我国几代著名院士、专家、医学家、教育家，以高度的责任感和敬业精神参与了本套教材的创建和每一轮教材的修订工作。教材从无到有、从少到多、从多到精，不断丰富、完善与创新，逐步形成了课程门类齐全、学科系统优化、内容衔接合理、结构体系科学的立体化优秀精品教材格局，创建了中国特色医学教育教材建设模式，推动了我国高等医学本科教育的改革和发展，走出了一条适合中国医学教育和卫生健康事业发展实际的中国特色医药学教材建设发展道路。

在深化医教协同、进一步推进医学教育改革与发展的时代要求与背景下，我们启动了第九轮全国高等学校五年制本科临床医学专业规划教材的修订工作。教材修订过程中，坚持以习近平新时代中国特色社会主义思想为指引，贯彻党的十九大精神，落实“优先发展教育事业”“实施健康中国战略”及“落实立德树人根本任务，发展素质教育”的战略部署要求，更加突出医德教育与人文素质教育，将医德教育贯穿于医学教育全过程，同时强调“多临床、早临床、反复临床”的理念，强化临床实践教学，着力培养医德高尚、医术精湛的临床医生。

我们高兴地看到，这套教材在编写宗旨上，不忘医学教育人才培养的初心，坚持质量第一、立德树人；在编写内容上，牢牢把握医学教育改革发展新形势和新要求，坚持与时俱进、力求创新；在编写形式上，聚力“互联网+”医学教育的数字化创新发展，充分运用AR、VR、人工智能等新技术，在传统纸质教材的基础上融合实操性更强的数字内容，推动传统课堂教学迈向数字教学与移动学习的新时代。为进一步加强医学生临床实践能力培养，整套教材还配有相应的实践指导教材，内容丰富，图文并茂，具有较强的科学性和实践指导价值。

我们希望，这套教材的修订出版，能够进一步启发和指导高校不断深化医学教育改革，推进医教协同，为培养高质量医学人才、服务人民群众健康乃至推动健康中国建设作出积极贡献。

林蕙青

2018年2月

全国高等学校五年制本科临床医学专业
第九轮　规划教材修订说明

全国高等学校五年制本科临床医学专业国家卫生健康委员会规划教材自1978年第一轮出版至今已有40年的历史。几十年来，在教育部、国家卫生健康委员会的领导和支持下，以裘法祖、吴阶平、吴孟超、陈灏珠等院士为代表的我国几代德高望重、有丰富的临床和教学经验、有高度责任感和敬业精神的国内外著名院士、专家、医学家、教育家参与了本套教材的创建和每一轮教材的修订工作，使我国的五年制本科临床医学教材从无到有，从少到多，从多到精，不断丰富、完善与创新，形成了课程门类齐全、学科系统优化、内容衔接合理、结构体系科学的由规划教材、配套教材、网络增值服务、数字出版等组成的立体化教材格局。这套教材为我国千百万医学生的培养和成才提供了根本保障，为我国培养了一代又一代高水平、高素质的合格医学人才，为推动我国医疗卫生事业的改革和发展做出了历史性巨大贡献，并通过教材的创新建设和高质量发展，推动了我国高等医学本科教育的改革和发展，促进了我国医药学相关学科或领域的教材建设和教育发展，走出了一条适合中国医药学教育和卫生事业发展实际的具有中国特色医药学教材建设和发展的道路，创建了中国特色医药学教育教材建设模式。老一辈医学教育家和科学家们亲切地称这套教材是中国医学教育的"干细胞"教材。

本套第九轮教材修订启动之时，正是我国进一步深化医教协同之际，更是我国医疗卫生体制改革和医学教育改革全方位深入推进之时。在全国医学教育改革发展工作会议上，李克强总理亲自批示"人才是卫生与健康事业的第一资源，医教协同推进医学教育改革发展，对于加强医学人才队伍建设、更好保障人民群众健康具有重要意义"，并着重强调，要办好人民满意的医学教育，加大改革创新力度，奋力推动建设健康中国。

教材建设是事关未来的战略工程、基础工程，教材体现国家意志。人民卫生出版社紧紧抓住医学教育综合改革的历史发展机遇期，以全国高等学校五年制本科临床医学专业第九轮规划教材全面启动为契机，以规划教材创新建设，全面推进国家级规划教材建设工作，服务于医改和教改。第九轮教材的修订原则，是积极贯彻落实国务院办公厅关于深化医教协同、进一步推进医学教育改革与发展的意见，努力优化人才培养结构，坚持以需求为导向，构建发展以"5+3"模式为主体的临床医学人才培养体系；强化临床实践教学，切实落实好"早临床、多临床、反复临床"的要求，提高医学生的临床实践能力。

在全国医学教育综合改革精神鼓舞下和老一辈医学家奉献精神的感召下，全国一大批临床教学、科研、医疗第一线的中青年专家、学者、教授继承和发扬了老一辈的优秀传统，以严谨治学的科学态度和无私奉献的敬业精神，积极参与第九轮教材的修订和建设工作，紧密结合五年制临床医学专业培养目标、高等医学教育教学改革的需要和医药卫生行业人才的需求，借鉴国内外医学教育教学的经验和成果，不断创新编写思路和编写模式，不断完善表达形式和内容，不断提升编写水平和质量，已逐渐将每一部教材打造成了学科精品教材，使第九轮全套教材更加成熟、完善和科学，从而构建了适合以"5+3"为主体的医学教育综合改革需要、满足卓越临床医师培养需求的教材体系和优化、系统、科学、经典的五年制本科临床医学专业课程体系。

其修订和编写特点如下：

1．教材编写修订工作是在国家卫生健康委员会、教育部的领导和支持下，由全国高等医药教材建设研究学组规划，临床医学专业教材评审委员会审定，院士专家把关，全国各医学院校知名专家教授编写，人民卫生出版社高质量出版。

2．教材编写修订工作是根据教育部培养目标、国家卫生健康委员会行业要求、社会用人需求，在全国进行科学调研的基础上，借鉴国内外医学人才培养模式和教材建设经验，充分研究论证本专业人才素质要求、学科体系构成、课程体系设计和教材体系规划后，科学进行的。

3．在教材修订工作中，进一步贯彻党的十九大精神，将“落实立德树人根本任务，发展素质教育”的战略部署要求，贯穿教材编写全过程。全套教材在专业内容中渗透医学人文的温度与情怀，通过案例与病例融合基础与临床相关知识，通过总结和汲取前八轮教材的编写经验与成果，充分体现教材的科学性、权威性、代表性和适用性。

4．教材编写修订工作着力进行课程体系的优化改革和教材体系的建设创新——科学整合课程、淡化学科意识、实现整体优化、注重系统科学、保证点面结合。继续坚持“三基、五性、三特定”的教材编写原则，以确保教材质量。

5．为配合教学改革的需要，减轻学生负担，精炼文字压缩字数，注重提高内容质量。根据学科需要，继续沿用大16开国际开本、双色或彩色印刷，充分拓展侧边留白的笔记和展示功能，提升学生阅读的体验性与学习的便利性。

6．为满足教学资源的多样化，实现教材系列化、立体化建设，进一步丰富了理论教材中的数字资源内容与类型，创新在教材移动端融入AR、VR、人工智能等新技术，为课堂学习带来身临其境的感受；每种教材均配有2套模拟试卷，线上实时答题与判卷，帮助学生复习和巩固重点知识。同时，根据实际需求进一步优化了实验指导与习题集类配套教材的品种，方便老师教学和学生自主学习。

第九轮教材共有53种，均为**国家卫生健康委员会“十三五”规划教材**。全套教材将于2018年6月出版发行，数字内容也将同步上线。教育部副部长林蕙青同志亲自为本套教材撰写序言，并对通过修订教材启发和指导高校不断深化医学教育改革、进一步推进医教协同，为培养高质量医学人才、服务人民群众健康乃至推动健康中国建设寄予厚望。希望全国广大院校在使用过程中能够多提供宝贵意见，反馈使用信息，以逐步修改和完善教材内容，提高教材质量，为第十轮教材的修订工作建言献策。

全国高等学校五年制本科临床医学专业第九轮规划教材
教材目录

序号	书名	版次	主编	副主编
1.	医用高等数学	第7版	秦　侠　吕　丹	李　林　王桂杰　刘春扬
2.	医学物理学	第9版	王　磊　冀　敏	李晓春　吴　杰
3.	基础化学	第9版	李雪华　陈朝军	尚京川　刘　君　籍雪平
4.	有机化学	第9版	陆　阳	罗美明　李柱来　李发胜
5.	医学生物学	第9版	傅松滨	杨保胜　邱广蓉
6.	系统解剖学	第9版	丁文龙　刘学政	孙晋浩　李洪鹏　欧阳宏伟　阿地力江·伊明
7.	局部解剖学	第9版	崔慧先　李瑞锡	张绍祥　钱亦华　张雅芳　张卫光
8.	组织学与胚胎学	第9版	李继承　曾园山	周　莉　周国民　邵淑娟
9.	生物化学与分子生物学	第9版	周春燕　药立波	方定志　汤其群　高国全　吕社民
10.	生理学	第9版	王庭槐	罗自强　沈霖霖　管又飞　武宇明
11.	医学微生物学	第9版	李　凡　徐志凯	黄　敏　郭晓奎　彭宜红
12.	人体寄生虫学	第9版	诸欣平　苏　川	吴忠道　李朝品　刘文琪　程彦斌
13.	医学免疫学	第7版	曹雪涛	姚　智　熊思东　司传平　于益芝
14.	病理学	第9版	步　宏　李一雷	来茂德　王娅兰　王国平　陶仪声
15.	病理生理学	第9版	王建枝　钱睿哲	吴立玲　孙连坤　李文斌　姜志胜
16.	药理学	第9版	杨宝峰　陈建国	臧伟进　魏敏杰
17.	医学心理学	第7版	姚树桥　杨艳杰	潘　芳　汤艳清　张　宁
18.	法医学	第7版	王保捷　侯一平	丛　斌　沈忆文　陈　腾
19.	诊断学	第9版	万学红　卢雪峰	刘成玉　胡申江　杨　炯　周汉建
20.	医学影像学	第8版	徐　克　龚启勇　韩　萍	于春水　王　滨　文　戈　高剑波　王绍武
21.	内科学	第9版	葛均波　徐永健　王　辰	唐承薇　肖海鹏　王建安　曾小峰
22.	外科学	第9版	陈孝平　汪建平　赵继宗	秦新裕　刘玉村　张英泽　李宗芳
23.	妇产科学	第9版	谢　幸　孔北华　段　涛	林仲秋　狄　文　马　丁　曹云霞　漆洪波
24.	儿科学	第9版	王卫平　孙　锟　常立文	申昆玲　李　秋　杜立中　母得志
25.	神经病学	第8版	贾建平　陈生弟	崔丽英　王　伟　谢　鹏　罗本燕　楚　兰
26.	精神病学	第8版	郝　伟　陆　林	李　涛　刘金同　赵旭东　王高华
27.	传染病学	第9版	李兰娟　任　红	高志良　宁　琴　李用国

序号	书名	版次	主编	副主编
28.	眼科学	第 9 版	杨培增　范先群	孙兴怀　刘奕志　赵桂秋　原慧萍
29.	耳鼻咽喉头颈外科学	第 9 版	孙　虹　张　罗	迟放鲁　刘　争　刘世喜　文卫平
30.	口腔科学	第 9 版	张志愿	周学东　郭传瑸　程　斌
31.	皮肤性病学	第 9 版	张学军　郑　捷	陆洪光　高兴华　何　黎　崔　勇
32.	核医学	第 9 版	王荣福　安　锐	李亚明　李　林　田　梅　石洪成
33.	流行病学	第 9 版	沈洪兵　齐秀英	叶冬青　许能锋　赵亚双
34.	卫生学	第 9 版	朱启星	牛　侨　吴小南　张正东　姚应水
35.	预防医学	第 7 版	傅　华	段广才　黄国伟　王培玉　洪　峰
36.	中医学	第 9 版	陈金水	范　恒　徐　巍　金　红　李　锋
37.	医学计算机应用	第 6 版	袁同山　阳小华	卜宪庚　张筠莉　时松和　娄　岩
38.	体育	第 6 版	裴海泓	程　鹏　孙　晓
39.	医学细胞生物学	第 6 版	陈誉华　陈志南	刘　佳　范礼斌　朱海英
40.	医学遗传学	第 7 版	左　伋	顾鸣敏　张咸宁　韩　骅
41.	临床药理学	第 6 版	李　俊	刘克辛　袁　洪　杜智敏　闫素英
42.	医学统计学	第 7 版	李　康　贺　佳	杨土保　马　骏　王　彤
43.	医学伦理学	第 5 版	王明旭　赵明杰	边　林　曹永福
44.	临床流行病学与循证医学	第 5 版	刘续宝　孙业桓	时景璞　王小钦　徐佩茹
45.	康复医学	第 6 版	黄晓琳　燕铁斌	王宁华　岳寿伟　吴　毅　敖丽娟
46.	医学文献检索与论文写作	第 5 版	郭继军	马　路　张　帆　胡德华　韩玲革
47.	卫生法	第 5 版	汪建荣	田　侃　王安富
48.	医学导论	第 5 版	马建辉　闻德亮	曹德品　董　健　郭永松
49.	全科医学概论	第 5 版	于晓松　路孝琴	胡传来　江孙芳　王永晨　王　敏
50.	麻醉学	第 4 版	李文志　姚尚龙	郭曲练　邓小明　喻　田
51.	急诊与灾难医学	第 3 版	沈　洪　刘中民	周荣斌　于凯江　何　庆
52.	医患沟通	第 2 版	王锦帆　尹　梅	唐宏宇　陈卫昌　康德智　张瑞宏
53.	肿瘤学概论	第 2 版	赫　捷	张清媛　李　薇　周云峰　王伟林　刘云鹏　赵新汉

第七届全国高等学校五年制本科临床医学专业教材评审委员会名单

顾　　问

吴孟超　王德炳　刘德培　刘允怡

主任委员

陈灏珠　钟南山　杨宝峰

副主任委员（以姓氏笔画为序）

王　辰　王卫平　丛　斌　冯友梅　李兰娟　步　宏
汪建平　张志愿　陈孝平　陈志南　陈国强　郑树森
郎景和　赵玉沛　赵继宗　柯　杨　桂永浩　曹雪涛
葛均波　赫　捷

委　　员（以姓氏笔画为序）

马存根　王　滨　王省良　文历阳　孔北华　邓小明
白　波　吕　帆　刘吉成　刘学政　李　凡　李玉林
吴在德　吴肇汉　何延政　余艳红　沈洪兵　陆再英
赵　杰　赵劲民　胡翊群　南登崑　药立波　柏树令
闻德亮　姜志胜　姚　智　曹云霞　崔慧先　曾因明
颜　虹

主编简介

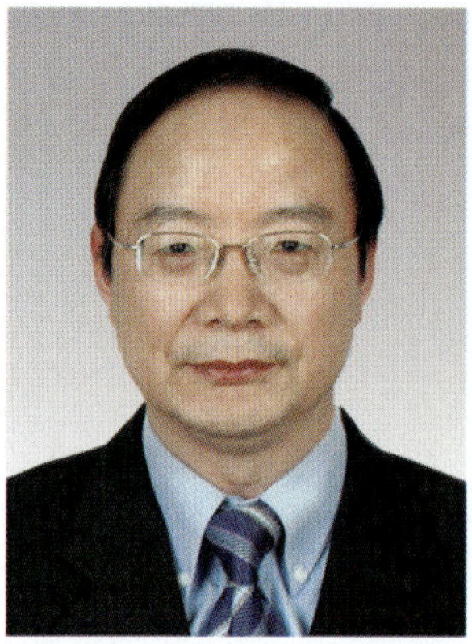

李继承

浙江大学二级教授，博士生导师。原浙江大学基础医学院院长，现任浙江大学解剖学与组织胚胎学系主任、华南理工大学医学院常务副院长、美国 *The Anatomical Record*（AR）杂志亚洲副主编和 AR 杂志（China）编辑部主任。任中国转化医学联盟主席、中国精准医学学会（筹）召集人、中国医药生物技术协会转化医学分会会长、浙江省转化医学学会理事长、广东省转化医学学会理事长、广东省生物产业协会常务副会长、中国细胞生物学会医学细胞生物学分会名誉会长、浙江省细胞生物学会名誉理事长等。

从事教学工作 35 年，系浙江大学首届教学名师，浙江省组织学与胚胎学精品课程负责人。曾任浙江大学国家理科人才培养基地（基础医学）主任。主编或共同主编教材、专著 9 部，担任《组织学与胚胎学》MOOC 课程主讲人。曾任国家自然科学奖主审员、评委。任中华医学奖主审员、评委，国家自然科学基金一、二审评委。系中国医学细胞生物学学术大会第一届～第七届大会主席和 2015 年、2016 年、2017 年中国转化医学大会主席。1999 年获国务院政府特殊津贴，2001 年获中国高校自然科学一等奖、2013 年获浙江省十佳优秀科技工作者、2014 年获全国优秀科技工作者。主持国家“十一五”“十二五”重大科技专项和“973”项目课题各 1 项，主持国家自然科学基金项目 14 项；以通讯作者或第一作者发表 SCI 论文 100 余篇，获国家发明专利授权 5 项。

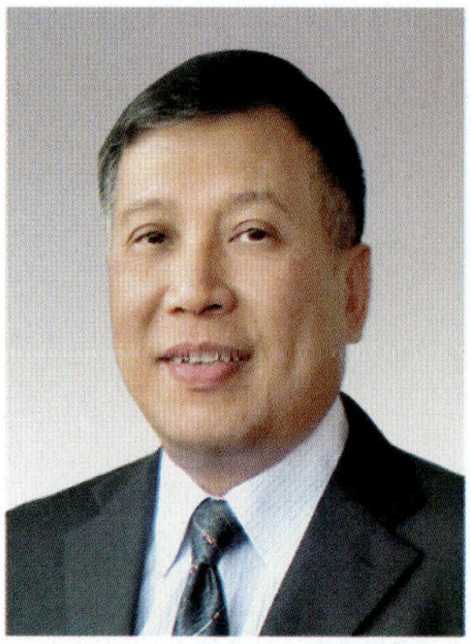

曾园山

医学博士、教授、博士生导师。现任中山大学组织胚胎学教研室主任，广东省组织学与胚胎学精品课程负责人，广东省组织学与胚胎学资源共享课程负责人，广东省组织学与胚胎学课程教学团队负责人，中山大学干细胞与组织工程教育部重点实验室副主任，广东省脑功能与脑疾病重点实验室副主任，中山大学脊髓损伤研究所副所长，中国解剖学会常务理事，中国神经科学学会神经干细胞和组织工程分会副主任，广东省人体生物组织工程学会副理事长，广东省细胞生物学会副理事长，《解剖学研究》杂志副主编和英国 *Scientific Reports* 编委。

从事组织学与胚胎学教学工作至今 38 年。主编本专业教材 13 本，副主编教材、专著 11 本。主持国家自然科学基金重点项目和面上项目、教育部优先发展领域项目和广东省科技发展专项课题等，参与国家重点研发计划项目。应用再生医学的新技术，开展组织工程神经网络支架的构建及移植重建脊髓神经环路的研究。在国际英文期刊发表研究论文 62 篇，其中通讯作者或第 1 作者共 56 篇。获卫生部科技进步奖 1 项、广东省自然科学奖 1 项、国务院政府特殊津贴、柯麟医学奖、南粤优秀教师奖和宝钢优秀教师奖。获国家发明专利授权 3 项和实用新型专利授权 2 项。

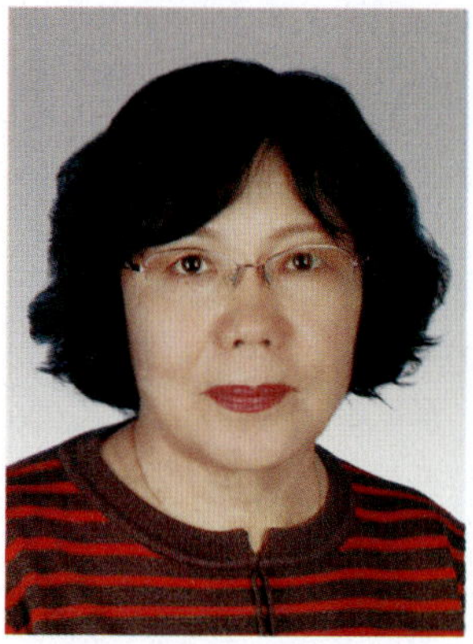

周　莉

医学博士，教授。吉林大学基础医学院组织学与胚胎学系原主任，中国解剖学会组织学与胚胎学专业委员会委员，国家科技奖励评审专家。研究方向为脑神经发育基础研究，曾连续承担多项国家自然科学基金项目和省级科研项目，曾获吉林省科技进步二等奖。发表多篇论文。

从事组织学与胚胎学教学34年和研究生免疫组织化学教学15年。主编、副主编全国高等学校医学研究生规划教材《组织化学与细胞化学技术》等规划教材4部。

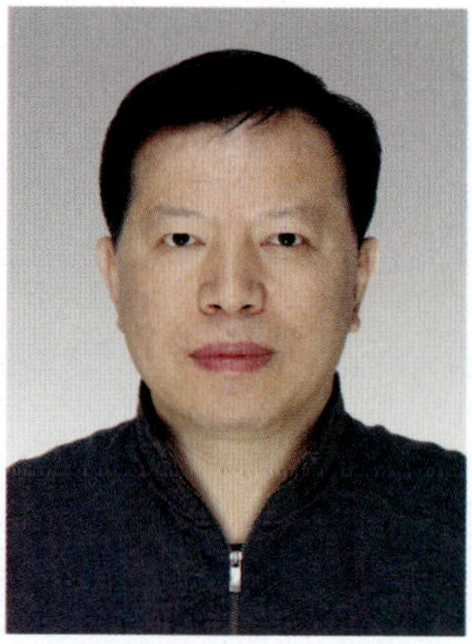

周国民

现任复旦大学教授，解剖与组织胚胎学系主任，兼任教育部基础医学教学指导委员会副主任委员、中国解剖学会常务理事、组织胚胎学专业委员会副主任委员、上海市解剖学会理事长。

从事组织学与胚胎学教学与科研工作34年。研究方向为神经及视网膜发育与再生。主持国家自然科学基金7项、省部级课题9项，参与NIH课题2项、国家重大课题3项。在*Biomaterials*、*Biotechnology*和*Nature Neuroscience*等期刊发表论文120余篇。主编和参编教材及专著20余本。获国务院政府特殊津贴、国家教育部"优秀青年教师资助计划"和上海市"曙光学者"称号。

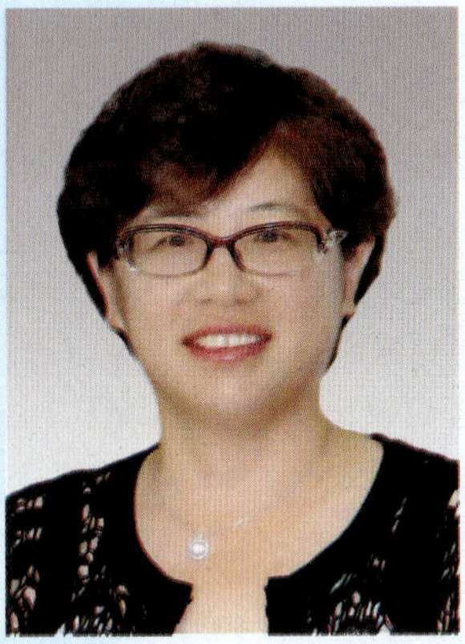

邵淑娟

博士，二级教授，大连医科大学博士研究生导师，研究生院院长。国家临床医学教育指导委员会委员，辽宁省省级名师。

长期从事肿瘤发病分子机制的研究。参加“973”课题2项，参加国家自然科学基金重点项目1项，主持国家自然科学基金6项，获辽宁省科技进步奖6项；连续两届被评为“大连市优秀专家”；获大连市领军人才；2006年当选辽宁省优秀人才；2006年获“国务院政府特殊津贴”；2008年被评为“辽宁省优秀科技工作者”；2011年获“辽宁省高等学校攀登学者”。共发表论文108篇，其中在*JCI*、*JBC*、*Cancer Letters*、*Cancer Cell*等SCI收录的国际著名杂志上发表的论文数为41篇，第一作者单篇最高影响因子为14分。

前　言

在坚持“三基”“五性”“三特定”的基础上，第9版《组织学与胚胎学》融合教材具有“医学-人文融合、基础-临床融合、纸质-数字融合”的特点。教材紧紧围绕临床医学专业本科培养目标，具备思想性、科学性、先进性、启发性和适用性。在编写过程中，除注意内容上除旧纳新外，特别突出以下几个特点：

1. 概念准确，论述严谨，重点突出，脉络清晰，内容新颖，行文简明快捷，易于学生阅读。既保证了教材的准确性、科学性、严谨性和权威性，又体现了学科的最新进展。

2. 突出本学科形态学特点，第9版教材增加了实物照片图，使教材图片更真实，更实用。同时，对全书的插图做了较大的修改，共新拍摄、修改和更换了216幅图。在内容的选取方面，突出学科特点，切实为其他基础医学及临床医学等多学科打下坚实的基础。

3. 为了拓宽专业知识内容的广度和深度，促进基础与临床医学知识的整合，联系本学科的研究进展，第9版适当增加了部分内容，如先天性畸形学概述、神经系统发生等。根据授课要求，调整部分章序，并对各章插入框内容进行更新，删除陈旧或存在争议的内容。

4. 为突出教材的特色，第9版教材删去实验指导内容，增加了本章小结，便于学生掌握重点；增加了国内外著名的细胞学、组织学与胚胎学参考阅读书目与慕课网址等，便于学生自学，以启迪学生的创新思维，拓宽学生的自学空间，使之更加新颖生动，提高学生的学习兴趣。

5. 为便于教学和学习，第9版教材编写了配套教材《组织学与胚胎学实验指导》和《组织学与胚胎学学习指导与习题集》（第4版）。

第9版的编写队伍由第8版的15人扩大到19人，参与编写的单位也由13所大学增加到16所。此外，郝立宏教授承担了本教材许多模式图的设计、绘制和修改工作；钟近洁教授除了兼任秘书工作外，还承担了大部分插入框的编写；丁英、刘俊文、迟鑫明、陈兴书等老师协助部分章节的编写；杨晨玉和李冬梅老师为本教材提供了部分电镜和光镜照片。本教材还获得浙江大学医学院和基础医学系的帮助。在此一并表示衷心感谢。

由于我们的知识水平和编写能力所限，本教材难免存在缺点和错误，欢迎读者批评指正。

李继承　曾园山

2018年5月于杭州

目　录

上篇　组　织　学

第 26 章 神经系统的发生 254

第 27 章 眼和耳的发生 266

上篇

组织学

第1章　组织学绪论

组织学(histology)是研究机体微细结构及其相关功能的科学，包括细胞、组织、器官和系统。

一、组织学的内容和意义

细胞是人体结构和功能的基本单位，是组织和器官的结构基础。在细胞之间，有一些非细胞形态的物质，称为**细胞外基质**(extracellular matrix)。细胞外基质由细胞产生，参与构成细胞生存的**微环境**(microenvironment)，起支持、联系、营养和保护细胞的作用，对细胞的分化、运动、信息沟通也有重要影响。

许多形态相似、功能相关的细胞，与细胞外基质形成的细胞群，称为组织(tissue)。组织有多种类型，一般将其分为四种，即上皮组织、结缔组织、肌组织和神经组织，统称为**基本组织**(primary tissue)。每种组织在机体中有一定的分布规律，执行一定的生理功能。

器官(organ)是在胚胎发育早期由几种不同组织发育分化和有机结合形成，在机体内执行比组织更高一级的特定生理功能。

许多结构相似、功能相关的器官联合在一起构成**系统**(system)，如消化系统、生殖系统、内分泌系统、循环系统等。每个系统在机体内执行某种相对独立的功能。在机体内，不同层次的各级结构彼此相互影响，相互依存，既有一定的独立性，又有严密而完整的统一性，在神经内分泌系统的支配和协调下，完成各种生命活动。

随着现代科学技术的发展，组织学的研究已从光镜和电镜水平深入到分子水平，并与分子生物学、生理学、生物化学、免疫学和病理学等学科交叉，形成现代医学研究的一些重大课题，如精准医学与肿瘤生物治疗、干细胞治疗与再生医学、细胞死亡与衰老、3D打印与组织工程等。作为一名医学生只有系统掌握组织学与胚胎学知识，才能更好地学习和理解人体的生理过程和病理现象，为深入学习其他医学基础和临床课程奠定坚实的基础。

二、组织学发展简史

1665年英国物理学家Robert Hooke用显微镜观察软木塞薄片，首先描述了细胞壁构成的小室，称之为“Cell”(Cell一词是由中世纪拉丁语“Cella”演变而来，原意是“小室”)。1677年荷兰科学家Antoni van Leeuwenhoek用高倍显微镜发现了精子、红细胞、肌细胞和神经细胞等。1801年法国人Bichat观察解剖后的组织，首次提出“组织”(法文tissu)一词。德国学者Schleiden和Schwann于1838年和1839年分别指出细胞是一切植物和动物的结构、功能和发生的基本单位，创立了细胞学说，在组织学与胚胎学等生命科学发展史上具有十分重要的意义。

19世纪中期以后，随着光学显微镜、切片技术及染色方法的不断改进与充实，推进了组织学的继续发展。20世纪初至中期，陆续制成相差显微镜、偏光显微镜、暗视野显微镜、荧光显微镜和紫外光显微镜等特殊显微镜，并被用于组织学的研究。20世纪40年代，随着电子显微镜的问世，人类对生命现象结构基础的认识深入到更微细的境界。

从20世纪以来，组织学与多学科相互渗透，新的技术方法不断出现，如组织和细胞培养、细胞融合、放射自显影术、荧光和激光技术，并结合多种实验手段，对组织学进行大量研究，使内容不断充实，研究领域不断扩大，形成了许多新兴交叉学科，如系统生物学、组织工程学、机能组织学等，促进了医学科学进一步的发展。

我国的组织学教育和科研工作是在 20 世纪初发展起来的。在此过程中，老一辈的组织学家如马文昭（1886—1965）、鲍鉴清（1893—1982）、王有琪（1899—1995）、张作干（1907—1969）、李肇特（1913—2006）、薛社普（1917—2016）和成令忠（1931—2003）等，在学科建设、科学研究和人才教育等方面做出了历史性贡献。

三、组织学的学习方法

组织学是一门重要的医学基础课，与其他医学基础课和临床各科均有密切的联系，在学习中要掌握正确的学习方法，善于自学钻研、纵横联系，做到融会贯通以奠定扎实宽厚的基础。在学习时应注意以下几个方面：

1. 平面与立体的关系　切片和照片所显示的是细胞、组织和器官的平面结构，同一结构由于切面不同而呈现一定形态差异；通过细胞、组织、器官的平面结构观察，还应建立对它们立体结构的认识，树立整体结构的概念。

2. 注意形态与功能的统一　每种细胞、组织和器官都有一定的形态结构特点，这些特点往往是它们行使一定功能的结构基础。例如分泌蛋白质的腺细胞富有粗面内质网和发达的高尔基复合体；构成肌组织的肌细胞，形态细长，含有大量纵行肌丝，是细胞收缩的物质基础；上皮组织的细胞排列紧密，具有吸收和保护等功能相关的形态结构特点。因此，结构与功能相结合既能达到深入理解，融会贯通，又可抓住要点，掌握规律。

3. 从静态结构了解动态变化　生活的细胞和组织始终处于动态变化之中，在细胞分化、代谢和功能活动过程中，其微细结构也有相应变化。细胞还不断增殖、运动、死亡和更新，即使是非细胞的细胞外基质，包括坚硬的牙和骨的细胞外基质，也不断地被吸收和重建。胚胎时期的生长发育变化则更为显著。但在切片中所见的结构都是某一时刻的静态形象，所以要善于从组织的静态时相理解其动态变化。在动物实验中，可在不同实验时期取材观察，分析其动态过程。

4. 纵横联系深化认识　组织学从基本组织至各器官系统都是阐述有机体整体不可分割的部分，许多内容前后关联，相互印证。如细胞的结构与功能是组织学的基础，贯穿于全书始末；由细胞和细胞外基质构成的各种组织组成不同的器官，器官的功能不仅建立在相关细胞特性的基础上，也与细胞外基质及血管和神经的分布密切相关。又如细胞间连接结构不仅存在于上皮组织内，而且也分布在其他组织的细胞之间，并参与组织和器官的重要功能活动。

四、常用组织学技术

组织学技术种类较多，每一类技术又含许多分支技术，有的操作程序十分复杂，有的所用仪器极其精密，其原理涉及物理、化学、生物化学、免疫学、分子生物学等学科的知识。

（一）光学显微镜技术

应用一般光学显微镜（简称光镜）观察组织切片是组织学研究最基本的方法。通常光镜可放大 1000 倍左右，分辨率为 0.2μm。光镜观察的石蜡包埋组织切片通过取材、固定、石蜡包埋、切片、脱蜡、染色、透明等步骤制成。组织学中最常用的是**苏木精**（hematoxylin）和**伊红**（eosin）染色法，简称 **HE 染色法**（图 1-1）。苏木精是碱性染料，能将细胞核染成蓝紫色；伊红是酸性染料，能将细胞质染成红色。对碱性染料亲合力强者，称**嗜碱性**（basophilia），对酸性染料亲合力强者，称**嗜酸性**（acidophilia）。若与两种染料的亲合力均不强者，称**中性**（neutrophilia）。

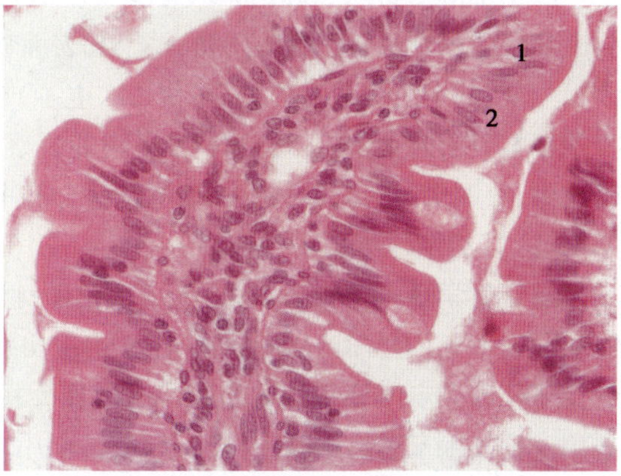

图 1-1　HE 染色的小肠绒毛光镜图
1. 嗜碱性细胞核；2. 嗜酸性细胞质

此外，还有利用物理吸附作用的染色方法，如用苏丹染料显示脂肪组织，染料溶于脂肪内，使细胞内的脂滴显色。而用硝酸银、氯化金等重金属盐显示细胞和组织的某些结构，则是使金属微粒附着在结构表面而呈棕黑色或棕黄色。银染法中有些组织结构可直接使硝酸银还原而显示，称此为**亲银性**(argentaffin)；有些结构无直接还原作用，需加入还原剂方能显色，则称为**嗜银性**(argyrophilia)。还有些组织成分如结缔组织和软骨基质中的氨基聚糖，当用**甲苯胺蓝**(toluidine blue)等碱性染料染色后呈紫红色，这种现象称为异染性。

以上方法制备的标本一般是用普通光镜进行观察。在组织化学术，常使用荧光染料染色或作为标记物，用**荧光显微镜**(fluorescence microscope)观察。荧光显微镜以紫外线为光源，能激发染料发出荧光。在细胞培养术，一般光镜不易分辨无色透明的活细胞，须用**相差显微镜**(phase contrast microscope)才能观察。相差显微镜可将活细胞不同厚度及细胞内各种结构对光产生的不同折射，转换为光密度差异(明暗差)，从而使镜下结构反差明显，影像清晰(图 1-8)。

激光扫描共聚焦显微镜(laser scanning confocal microscopy，LSCM)是在荧光显微镜的基础上加装了激光共轭聚焦逐层扫描装置，利用计算机进行图像处理，从而得到细胞或组织内部微细结构的普通光或荧光图像。相对于普通显微镜技术，它可对较厚的组织切片进行连续精确的断层扫描，获得组织内各个层面的精细图像，然后经计算机合成处理后，形成完整的三维图像。它也有利于用激光激发荧光，其激发光强度可精确控制，荧光检测快，对细胞损伤小，具有良好的可重复性。此技术除可观察固定的组织外，还可动态观察体外培养的活细胞；能对细胞内分子或离子进行标记，检测各种物质的表达及其动态变化；图像数据可及时输出和长期储存(图 1-4)。另外，近年出现的**双光子显微镜**(two-photon microscope)则结合了激光扫描共聚焦显微镜和双光子激发技术，可用于观察更厚的标本，对活细胞的损伤更小，成像的立体感更强。

(二) 电镜技术

与一般光镜相比，电镜用电子束代替可见光，用电磁透镜代替光学透镜，用荧光屏使肉眼不可见的电子束成像。

1. 透射电镜术(transmission electron microscopy，TEM) 因用电子束穿透样品、产生物像而得名。由于电子易被散射或被样品吸收，故穿透力低，须制备超薄切片(50～80nm)。取材要尽量新鲜，以保存细胞正常的超微结构。组织块($1mm^3$以内)用戊二醛与锇酸两次固定，脱水后树脂包埋，用超薄切片机切片，再经醋酸铀和柠檬酸铅染色。电子束射落到切片时，随细胞构成成分的密度以及吸附重金属铀、铅、锇的程度不同，而发生相应的电子散射。当电子束投射到密度大、吸附重金属多的结构(如溶酶体)时，电子被散射的多，因此，射落到荧光屏上的电子少而呈暗像，电镜照片上呈黑或深灰色，习惯称该结构为高**电子密度**(electron-density)；反之呈浅灰色，称低电子密度。透射电镜的分辨率可达到 0.2nm。

2. 扫描电镜术(scanning electron microscopy，SEM) 取材要求同透射电镜，组织块用戊二醛和锇酸固定后，经脱水、干燥，再于其表面喷镀薄层金膜。观察时，电镜发射极细的电子束在标本表面扫描，标本表面散射的电子(称二次电子)被探测器收集，形成电信号传送到显像管，在荧光屏上显示标本表面的立体构像。用扫描电镜能观察较大的组织表面，因其景深长，凹凸不平的结构也能清晰成像，故图像具有立体感。扫描电镜的分辨率为 2nm。

(三) 组织化学术

组织化学术(histochemistry)为应用化学、物理、生物化学、免疫学或分子生物学的原理和技术，与组织学技术相结合而产生的技术，能在组织切片定性、定位地显示某种物质的存在与否、以及分布状态。还可进一步用显微分光光度计或图像分析仪测定切片中该物质反应的强度，获得定量的信息。应用这种技术于游离细胞的样品(如细胞涂片)，则称细胞化学术(cytochemistry)。

1. 一般组织化学术 基本原理是在切片上加某种试剂，与组织中的待检物质发生化学反应，其最终产物为有色沉淀物或重金属沉淀，以便用显微镜观察。如显示糖类，常用过碘酸希夫反应(periodic

笔记

acid Schiff reaction，PAS 反应）显示聚糖和糖蛋白的糖链。糖被强氧化剂过碘酸氧化后，形成多醛；后者再与无色的品红硫酸复合物（即希夫试剂）结合，形成紫红色反应产物（图 1-2）。

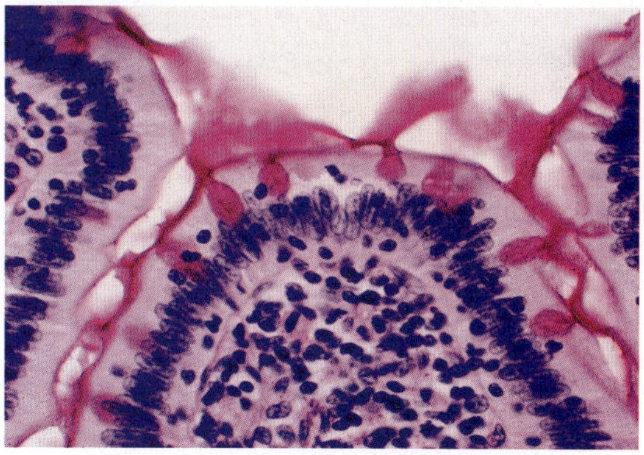

图 1-2　小肠光镜图
PAS 反应示上皮中杯状细胞的黏原颗粒呈紫红色

2. 免疫组织化学术（immunohistochemistry）是根据抗原与抗体特异性结合的原理，检测组织中肽和蛋白质的技术。肽和蛋白质均具有抗原性。当把人或动物的某种肽或蛋白质作为抗原注入另一种动物，其体内会产生针对该抗原的特异性抗体（免疫球蛋白）。将抗体从动物血清中提出后，与标记物相结合，即成为标记抗体。用后者与组织切片或细胞涂片孵育，抗体则与其中的相应抗原特异性结合，在显微镜下通过观察标记物而获知该肽或蛋白质的分布部位。常用标记物有荧光素和辣根过氧化物酶（图 1-3～图 1-5）。

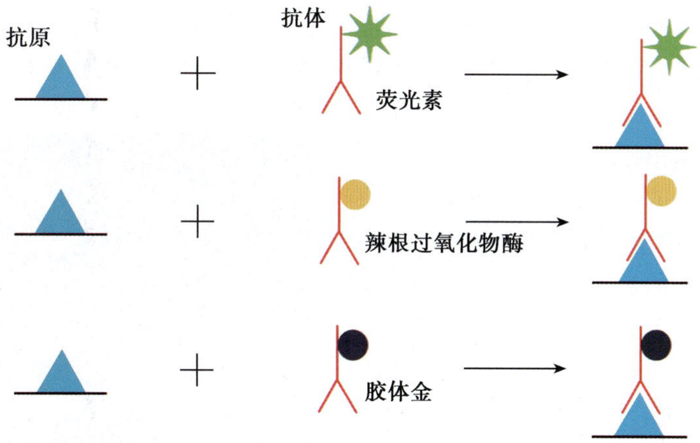

图 1-3　免疫组织化学术原理示意图

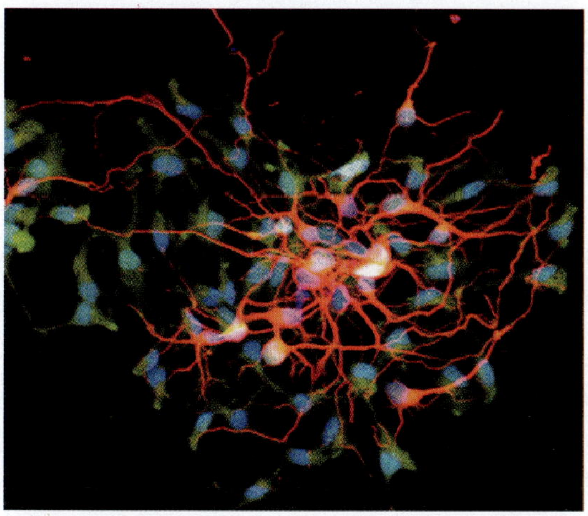

图 1-4　免疫细胞化学、激光扫描共聚焦显微镜图
培养的神经干细胞经诱导后部分细胞已分化为神经元；神经干细胞呈绿色荧光蛋白阳性，发绿色荧光；神经元呈 Beta Ⅲ微管蛋白阳性，发红色荧光；细胞核为 DAPI 荧光染料标记，发蓝色荧光

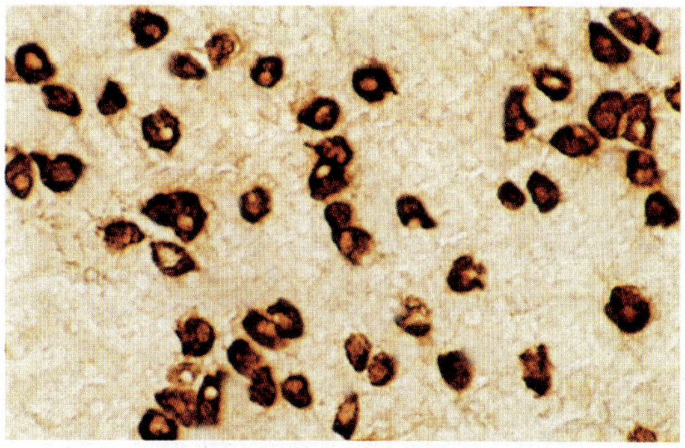

图 1-5　免疫细胞化学 ABC 法染色
示大鼠腺垂体黄体生成素阳性细胞

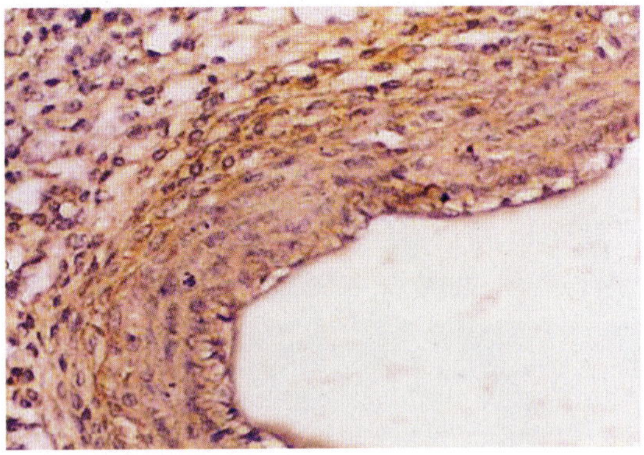

图1-6 原位杂交（地高辛标记）光镜图
大鼠主动脉平滑肌细胞表达弹性蛋白 mRNA，胞质呈棕黄色

3. 原位杂交术（in situ hybridization） 即核酸分子杂交组织化学术。免疫组织化学是在翻译水平检测基因的表达结果（肽和蛋白质），原位杂交术则是检测基因（DNA 片段），即在转录水平检测基因的活性（mRNA）。其原理是用带有标记物的已知碱基顺序的核酸探针，与细胞内待测的核酸按碱基配对的原则，进行特异性原位结合，即杂交，然后通过对标记物的显示和检测，而获知待测核酸的有无及相对量。常用的标记物为地高辛（图 1-6）。

（四）图像分析术

图像分析术（image analysis）又称形态计量术（morphometry），是应用数学和统计学原理对组织切片提供的平面图像进行分析，从而获得立体的组织和细胞内各种有形成分的数量、体积、表面积等参数，如肺泡的数量和表面积、肾小体的数量和体积、胰岛的数量及其各类细胞的百分比等，这些数值从量的角度显示了结构与功能的关系。也可以测量组织化学染色切片，根据染色深浅而提供该物质含量的相对数值。此项技术需使用图像分析仪进行。另外，根据连续的组织切片应用计算机进行三维重建，以获得微细结构的立体模型，这部分内容称为体视学（stereology）（图 1-7）。

（五）细胞培养术和组织工程

细胞培养术（cell culture）是把从机体取得的细胞在体外模拟体内条件下进行培养的技术。如果培养的是组织块、器官的较大部分或全部，则分别称为组织培养术和器官培养术。但组织块和器官难于长久培养，故以细胞培养开展得最广泛。体外培养及用体外培养物进行的实验常简称为 in vitro（在体外）。培养条件包括适宜的营养、生长因子、pH、渗透压、O_2 和 CO_2 浓度、温度等，还须严防微生物污染。培养液用含有各种营养成分的人工合成培养基配制，内加 5% ~10% 的胎牛血清，后者含多种生长因子。

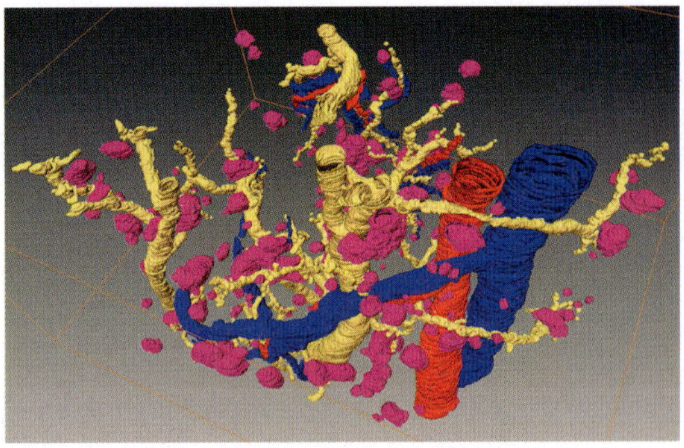

图1-7 计算机三维重建图像
示胰腺部分结构：动脉（红色）、静脉（蓝色）、导管（黄色）和胰岛（紫色）

培养的细胞除少数种类（如淋巴细胞）悬浮于培养液中，一般都贴在培养瓶壁上生长。首次从体内取出的细胞进行培养，称原代培养。当细胞增殖、长满瓶壁时，必须将其按一定比例分散到若干个瓶中继续培养，此称传代培养。经长期培养而成的细胞群体，称细胞系（cell line）。有的细胞系经一定传代次数培养后死亡，有的则可无限地传代培养，后者多为肿瘤细胞，或正常细胞发生了基因突变。从细胞系中选择单个细胞进行培养，所形成的细胞群体称细胞株（cell strain）。著名的 HeLa 细胞株便是 1952 年用一位美国非洲裔妇女的宫颈癌细胞培养形成的，目前仍在世界各地的实验室中被广泛应用（图 1-8）。

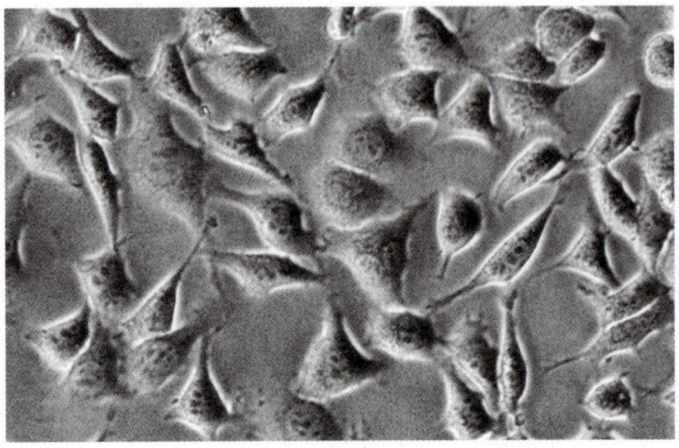

图1-8 HeLa 细胞相差显微镜图

对贴壁培养的细胞需用相差显微镜观察，也可用显微录像或显微摄影连续记录细胞的生长过程。

体外培养的细胞、组织或器官不仅可用于研究其代谢、增殖、分化、形态和功能变化，还可研究各种理化因子（激素、药物、毒物、辐射等）对活细胞的直接影响。

组织工程（tissue engineering）是用细胞培养术在体外模拟构建机体组织或器官的技术，旨在为器官缺损患者提供移植替代物。目前正在研究构建的组织器官主要有皮肤、软骨、骨、肌腱、骨骼肌、血管、角膜等；其中以组织工程皮肤较为成功，已成为商品用于治疗烧伤、皮肤静脉性溃疡等疾病。组织工程技术包括四个方面：①生长旺盛的细胞，也称种子细胞，多为各种组织的干细胞；②细胞外基质，可用生物材料（如牛胶原）和无毒、可被机体吸收的人工合成高分子材料；③构建组织或器官，即把细胞置于细胞外基质中进行三维培养，并形成所需要的形状；④将构建物移植于机体的方法。

（六）组织芯片技术

组织芯片（tissue chip），也称组织微阵列（tissue microarrays，TMA），是生物芯片技术的一个重要分支，是将组织标本，按不同的设计需求，有序地集成在固相载体上所形成的组织微阵列，再利用免疫组织化学、原位杂交、原位 PCR 等各种组织学、分子生物学技术对芯片中的组织进行检测。根据样本数目的多少，可将组织芯片分为低密度芯片（<200 点）、中密度芯片（200～600 点）和高密度芯片（>600 点）。该技术自 1998 年问世以来，以其大规模、高通量、标准化等优点得到大范围的推广应用。

根据研究目的不同，可将组织芯片分成正常组织芯片、肿瘤组织芯片、单一或复合组织芯片、特定病理类型组织芯片等。其中肿瘤组织芯片又包括：①**多肿瘤组织芯片**（multitumor TMA）：由不同类型肿瘤组成；②**肿瘤进展组织芯片**（progression TMA）：由不同发展阶段肿瘤组成；③**预后组织芯片**（prognostic TMA）：由治疗前后肿瘤组成；④其他组织芯片：对肿瘤病原学等进行相关研究。

组织芯片与基因芯片、蛋白质芯片一起构成了生物芯片系列，使人类第一次能够有效利用成百上千份组织标本，在基因组、转录组和蛋白质组三个水平上进行研究，是一项新的生物学研究技术。

本章小结

组织学是研究正常人体微细结构及其功能的学科，组织学研究的内容包括细胞、组织、器官和系统四部分。

细胞是人体结构和功能的基本单位，是组织和器官的结构基础。在细胞之间，有一些非细胞形态的物质，称为细胞外基质。细胞外基质是由细胞产生，参与构成细胞生存的微环境，起支持、联系、营养和保护细胞的作用。许多形态相似、功能相关的细胞，与细胞外基质结合而形成的细胞群，称为组织。每种组织都具有某些共同的形态结构特点和相关的功能。组织分为上皮组织、结缔组织、肌组织和神经组织，称为基本组织。器官是从几种不同组织发育分化和相互结合形成，许多功能相关的器官联合在一起构成系统，如生殖系统、内分泌系统、循环系统等。

在组织学的学习中，HE 染色是最常用染色方法之一。在形态学观察中，分辨率是一个重要的指标，通常人眼分辨率为 0.2mm，光镜的分辨率为 0.2μm，透射电镜和扫描电镜的分辨率分别是 0.2nm 和 2nm。组织学技术种类繁多，作为医学生要了解这些组织学研究技术，拓宽知识面，为今后的科研工作奠定基础。

（李继承）

第2章　上皮组织

上皮组织(epithelial tissue)简称上皮(epithelium),由大量形态规则、排列密集的上皮细胞和极少量的细胞外基质组成。上皮细胞具有明显的**极性**,即细胞的不同表面在结构和功能上具有明显差别。其朝向身体的表面或有腔器官腔面的一面为游离面;与游离面相对的朝向深部结缔组织的一面称基底面;而上皮细胞之间的连接面为侧面。极性在单层上皮细胞表现得最典型。上皮基底面附着于基膜上,并借此与结缔组织相连。上皮内大都无血管,所需营养依靠结缔组织内的血管提供,营养物质透过基膜渗入上皮细胞间隙。上皮组织内可有丰富的感觉神经末梢。

根据其功能,上皮组织分为被覆上皮(covering epithelium)和腺上皮(glandular epithelium)两大类。被覆上皮具有保护、吸收、分泌和排泄等功能,腺上皮具有分泌功能。此外,体内还有少量特化的上皮,如能感受特定理化刺激的感觉上皮(sensory epithelium),具有收缩能力的肌上皮(myoepithelium)等。

一、被覆上皮

被覆上皮覆盖于身体表面或衬贴在体腔和有腔器官内表面。根据其构成细胞的层数和表层细胞的形状,将被覆上皮进行如下分类和命名(表2-1)。

表2-1　被覆上皮的分类及分布

上皮类型		主要分布
单层上皮	单层扁平上皮	内皮:心、血管和淋巴管的腔面 间皮:胸膜、心包膜和腹膜的表面 其他:肺泡和肾小囊壁层
	单层立方上皮	肾小管、甲状腺滤泡等
	单层柱状上皮	胃、肠、胆囊和子宫等腔面
	假复层纤毛柱状上皮	呼吸管道等腔面
复层上皮	复层扁平上皮	未角化的:口腔、食管和阴道等腔面 角化的:皮肤表皮
	复层柱状上皮	睑结膜、男性尿道腔面等
	变移上皮	肾盏、肾盂、输尿管和膀胱等腔面

1. 单层扁平上皮(simple squamous epithelium)　又称单层鳞状上皮,由一层扁平细胞组成。从上皮表面观察,细胞呈不规则形或多边形,核椭圆形,位于细胞中央;细胞边缘呈锯齿状或波浪状,互相嵌合(图2-1A、B)。从垂直切面观察,细胞扁薄,胞质少,只有含核的部分略厚(图2-1A、C、D)。衬贴在心、血管和淋巴管腔面的单层扁平上皮称**内皮**(endothelium)(图2-1C),其表面光滑,有利于血液和淋巴的流动,也有利于内皮细胞进行物质交换;分布在胸膜、腹膜和心包膜表面的单层扁平上皮称**间皮**(mesothelium)(图2-1D),其表面湿润光滑,可减少器官活动的摩擦。

2. 单层立方上皮(simple cuboidal epithelium)　由一层近似立方形的细胞组成。从上皮表面观察,细胞呈六角形或多角形(图2-2A);在垂直切面上,细胞呈立方形,核圆、居中(图2-2)。

3. 单层柱状上皮(simple columnar epithelium)　由一层棱柱状细胞组成。从表面观察,细胞呈六角形或多角形;在垂直切面上,细胞为柱状,核为椭圆形,其长轴与细胞长轴一致(图2-3,图2-4)。此种上皮分布在胃肠、胆囊和子宫等器官,有吸收或分泌功能。肠道的单层柱状上皮中,除柱状

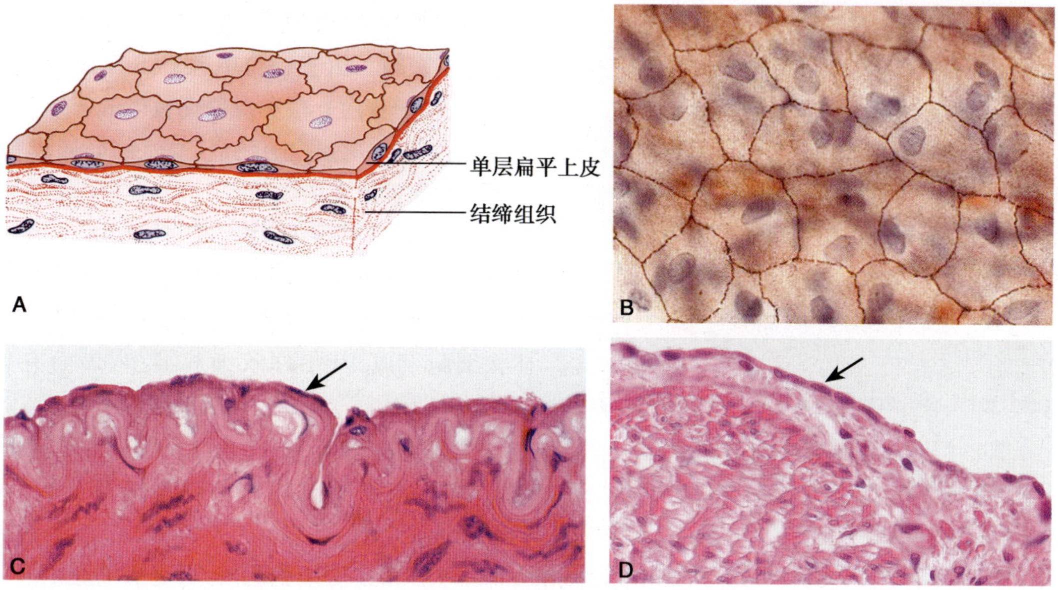

图2-1 单层扁平上皮

A. 单层扁平上皮模式图；B. 单层扁平上皮铺片表面观 镀银染色；C. 中动脉腔面内皮 HE 染色；D. 胃外膜表面间皮 HE 染色；↑示内皮细胞(C)和间皮细胞(D)核

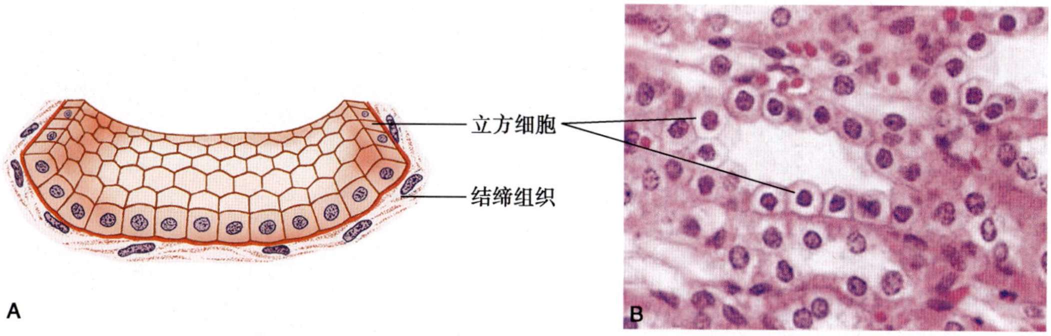

图2-2 单层立方上皮

A. 单层立方上皮模式图；B. 集合管单层立方上皮光镜图

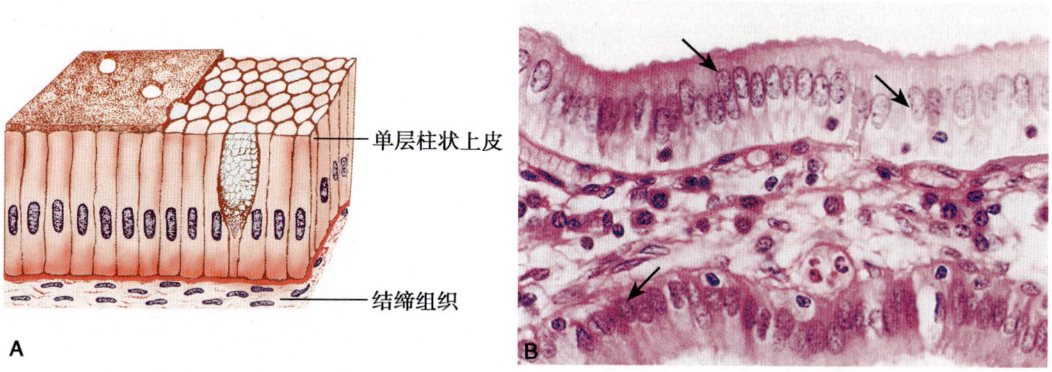

图2-3 单层柱状上皮

A. 单层柱状上皮模式图；B. 胆囊单层柱状上皮光镜图；↑示柱状上皮细胞核

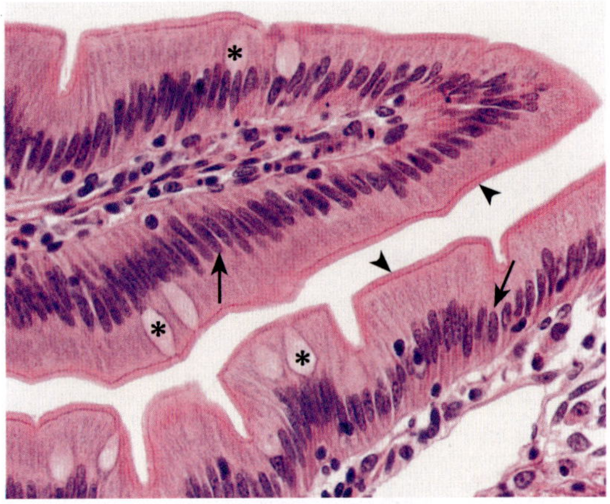

图2-4 小肠单层柱状上皮光镜图
↑示柱状细胞核;▲示纹状缘;＊示杯状细胞

细胞外,还散在有**杯状细胞**(goblet cell)。杯状细胞形似高脚酒杯,底部狭窄,含深染的核,顶部膨大,充满分泌颗粒。由于颗粒中含PAS反应阳性的黏蛋白(一种糖蛋白),故称**黏原颗粒**(mucinogen granule)(图1-2)。黏蛋白分泌后,与水结合形成黏液,有润滑和保护上皮的作用。

4. 假复层纤毛柱状上皮(pseudostratified ciliated columnar epithelium) 主要分布在呼吸道管腔面,由柱状细胞、梭形细胞、锥形细胞和杯状细胞组成,其中柱状细胞最多,表面有大量纤毛(详见后述)。这些细胞形态不同、高矮不一,核的位置不在同一水平上,但基底部均附着于基膜,因此在垂直切面上观察貌似复层,而实为单层(图2-5)。

5. 复层扁平上皮(stratified squamous epithelium) 由多层细胞组成,因表层细胞是扁平鳞片状,又称复层鳞状上皮(图2-6)。在上皮的垂直切面上,细胞形状不一:紧靠基膜的一层基底细胞

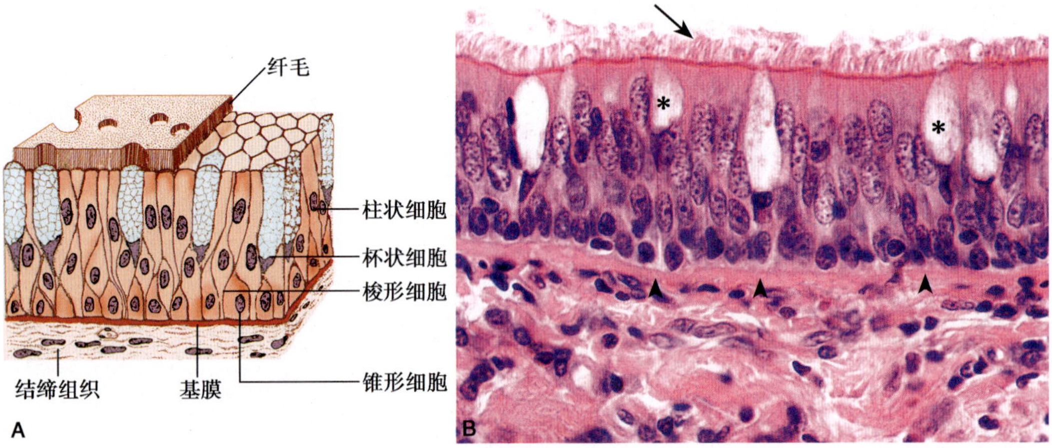

图2-5 假复层纤毛柱状上皮
A. 假复层纤毛柱状上皮模式图;B. 气管假复层纤毛柱状上皮光镜图;↑示纤毛;▲示基膜;＊示杯状细胞

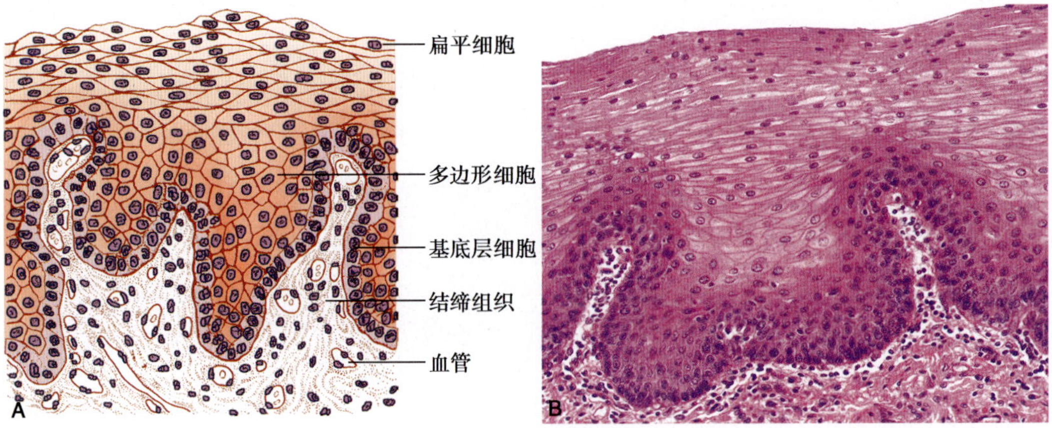

图2-6 复层扁平上皮
A. 复层扁平上皮模式图;B. 食管复层扁平上皮光镜图

为矮柱状,为具有增殖分化能力的干细胞,其产生的部分子细胞向浅层移动;基底层以上是数层多边形细胞,再上为几层梭形或扁平细胞;最表层的扁平细胞已退化,逐渐脱落。上皮与深部结缔组织的连接凹凸不平,可增加两者的连接面积,既利于上皮获得营养供应,又使连接更加牢固。

位于皮肤表皮的复层扁平上皮,浅层细胞的核消失,胞质充满角蛋白,细胞干硬,并不断脱落,称角化的复层扁平上皮(见图 11-2)。衬贴在口腔和食管等腔面的复层扁平上皮,浅层细胞有核,含角蛋白少,称未角化的复层扁平上皮。复层扁平上皮具有耐摩擦和阻止异物侵入等作用,受损伤后有很强的再生修复能力。

6. 复层柱状上皮(stratified columnar epithelium) 由数层细胞组成,其深部为一层或几层多边形细胞,浅部为一层排列较整齐的矮柱状细胞。这种上皮主要分布于结膜、男性尿道和一些腺的大导管处。

7. 变移上皮(transitional epithelium) 分布于排尿管道,其细胞可分为表层细胞、中间层细胞和基底细胞。一个表层细胞可覆盖几个中间层细胞,故称为**盖细胞**(umbrella cell)。变移上皮的特点是细胞形状和层数可随器官的空虚与扩张状态而变化。如膀胱空虚时,上皮变厚,细胞层数增多,盖细胞呈大的立方形(图 2-7);膀胱充盈扩张时,上皮变薄,细胞层数减少,盖细胞呈扁平状。

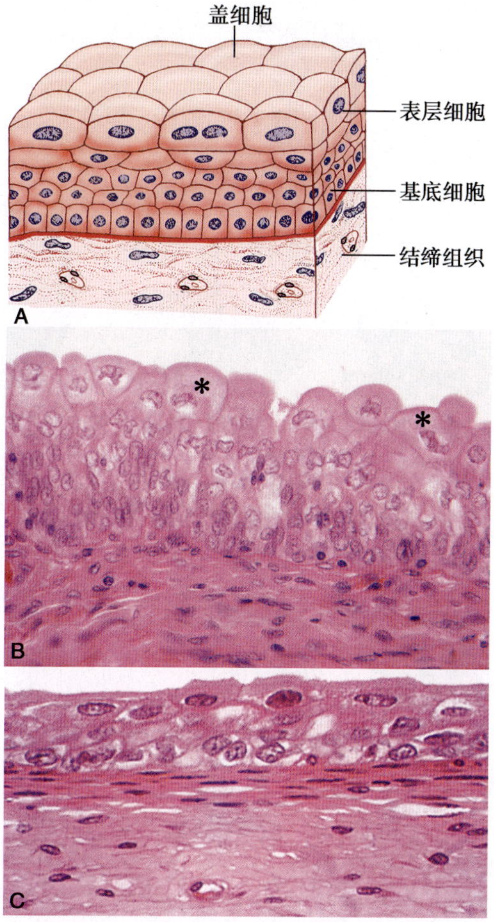

图 2-7 变移上皮

A. 变移上皮(空虚状态)模式图;B. 膀胱变移上皮(空虚状态)光镜图;* 示盖细胞;C. 膀胱变移上皮(充盈状态)光镜图

二、腺上皮和腺

腺上皮是由腺细胞组成的以分泌功能为主的上皮。**腺**(gland)是以腺上皮为主要成分的器官或结构。腺细胞的分泌物有酶类、黏液和激素等。有的腺分泌物经导管排至体表或器官腔内,称**外分泌腺**(exocrine gland),如汗腺、唾液腺等。有的腺没有导管,分泌物(为激素)一般释放入血液,称**内分泌腺**(endocrine gland),如甲状腺、肾上腺等(见第 13 章)。本章只介绍外分泌腺的一般结构。

外分泌腺中,只有少数是在解剖学中可看到的独立器官,如三对大唾液腺和胰腺;绝大多数为器官中的微细结构,只能在显微镜下观察到,如皮肤中的汗腺和皮脂腺、胃壁中的胃腺。外分泌腺一般由分泌部和导管两部分组成。根据导管有无分支,外分泌腺可分为单腺和复腺。分泌部的形状有管状、泡状或管泡状。因此,外分泌腺的形态分为单管状腺、单泡状腺、复管状腺、复泡状腺和复管泡状腺等(图 2-8)。

1. 分泌部(secretory portion) 一般由单层腺细胞组成,中央有腔。泡状和管泡状的分泌部常称**腺泡**(acinus)。腺细胞多呈锥形,由于分泌物不同而形态各异。在消化系统和呼吸系统中的腺细胞一般可分为浆液细胞和黏液细胞两种(图 2-9,图 2-10)。在其他系统中的腺细胞各具特点,将于各章叙述。

浆液细胞(serous cell)的核为圆形,位于细胞偏基底部;基底部胞质呈强嗜碱性染色,顶部胞质含

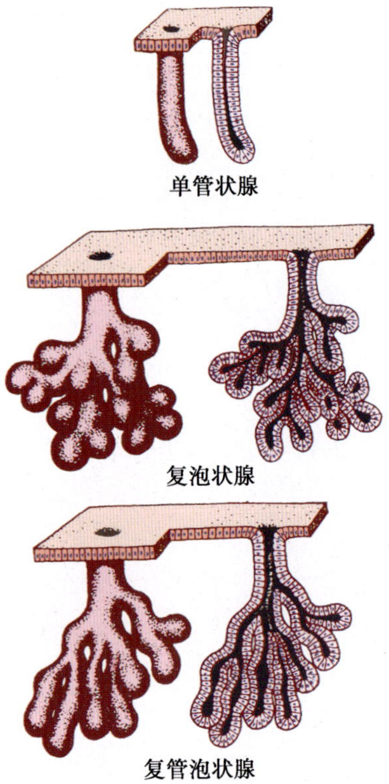

图 2-8　外分泌腺的形态分类模式图

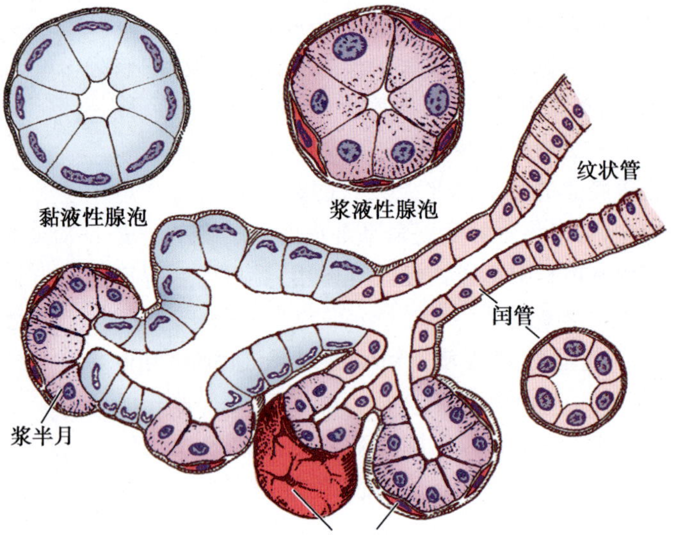

图 2-9　混合性腺模式图

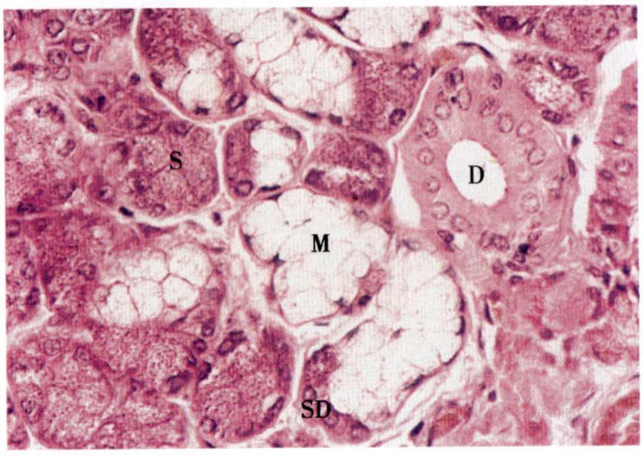

图 2-10　下颌下腺光镜图
S. 浆液性腺泡；M. 黏液性腺泡；SD. 浆半月；D. 导管

较多嗜酸性的分泌颗粒，称**酶原颗粒**（zymogen granule），于不同的浆液细胞，含不同的酶类（如各种消化酶；见第 14、15 章）。电镜下可见胞质中（尤其在基底部胞质）有密集的粗面内质网，在核上区可见较发达的高尔基复合体和数量不等的分泌颗粒，这些都是**蛋白质分泌细胞**的超微结构特点（图 2-11A）。这些细胞器的规律性分布也反映了腺细胞合成与分泌蛋白质的过程。所有腺细胞的功能都受自主神经和激素的精细调节，属于调节型分泌细胞，因此分泌蛋白质以及糖蛋白、肽类的腺细胞在非分泌时相，胞质内可见大量贮存的分泌颗粒。

黏液细胞（mucous cell）的核扁圆形，居细胞基底部；除在核周的少量胞质呈嗜碱性染色外，大部分胞质几乎不着色，呈泡沫或空泡状。电镜下可见基底部胞质中有一定量的粗面内质网，核上区有发达的高尔基复合体和极丰富的粗大黏原颗粒（图 2-11B）。上述杯状细胞也是一种散在分布的黏液细胞。

浆液细胞和黏液细胞可以分别组成浆液性腺泡（serous acinus）和黏液性腺泡（mucous acinus）；由这两种腺细胞共同组成的腺泡，称混合性腺泡（mixed acinus）（图 2-9，图 2-10）。而分泌部完全由浆液性腺泡构成的腺体，称**浆液性腺**（serous gland），如腮腺；完全由黏液性腺泡构成的腺体称**黏液性腺**（mucous gland），如十二指肠腺；由三种腺泡共同构成的腺体称**混合性腺**（mixed gland），如下颌下腺和舌下腺（见第 14、15 章）。大部分混合性腺泡主要由黏液细胞组成，少量浆液细胞位于腺泡的底部，在切片中呈半月形结构，称**浆半月**（serous demilune）（图 2-9，图 2-10）。黏液细胞间隙局部扩大，形成分泌小管，浆半月的分泌物可经分泌小管释入腺泡腔内。在腺细胞的外方，还可有扁平、多突起的**肌上皮细胞**（myoepithelial cell）（图 2-9），胞质内含肌动蛋白丝，其收缩有助排出分泌物。

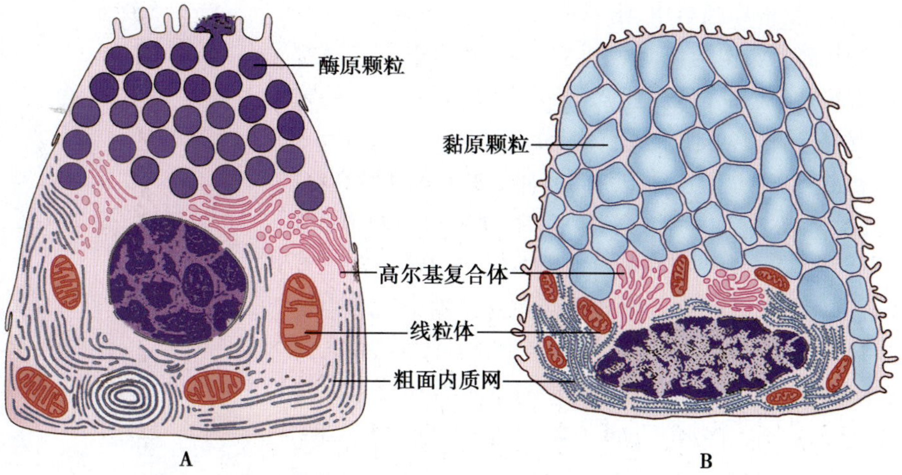

图 2-11 浆液细胞（A）和黏液细胞（B）超微结构模式图

2. 导管（duct） 直接与分泌部通连，由单层或复层上皮构成（图 2-9，图 2-10），将分泌物排至体表或器官腔内。有的导管上皮细胞还可分泌或吸收水和电解质。

三、上皮细胞的特化结构

上皮细胞具有极性，常在其游离面、侧面和基底面形成与功能相适应的特化结构。这些结构也可见于其他组织的细胞。其中，除纤毛和少数部位较厚的基膜外，都只能在电镜下观察到。

（一）上皮细胞的游离面

1. 微绒毛（microvillus） 是上皮细胞游离面伸出的微细指状突起，在电镜下清晰可见。光镜下所见小肠上皮细胞的**纹状缘**（striated border）即是由密集的微绒毛整齐排列而成（见图 2-3，图 2-4，图 2-12）。微绒毛直径约 0.1μm，长度因细胞种类或细胞生理状态而有很大差别。微绒毛使细胞的表面积显著增大，有利于细胞的吸收功能。微绒毛的胞质中有许多纵行的微丝。微丝上端附着于微绒

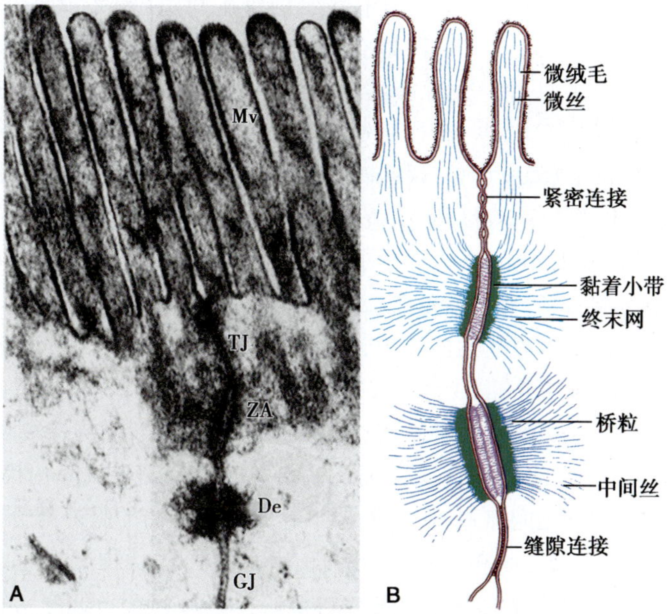

图 2-12 微绒毛与细胞连接超微结构

A. 小肠上皮细胞（顶部）电镜图：Mv. 微绒毛；TJ. 紧密连接；ZA. 黏着小带；De. 桥粒；GJ. 缝隙连接；B. 单层柱状上皮的微绒毛与细胞连接模式图

毛顶部，下端插入细胞顶部胞质中，附着于终末网（terminal web）。终末网是微绒毛基部胞质中与细胞表面平行的微丝网，其边缘部附着于细胞侧面的黏着小带（见后述）。微丝为肌动蛋白丝，终末网中还有肌球蛋白，其收缩可使微绒毛伸长或变短。

2. 纤毛（cilium） 是上皮细胞游离面伸出的粗而长的突起，具有节律性定向摆动的能力。纤毛一般长 5～10μm，直径 0.3～0.5μm。电镜下，可见纤毛中央有两条单独的微管，周围有 9 组二联微管（即 9+2 结构），二联微管的一侧伸出两条短小的动力蛋白臂（图 2-13，图 2-14）。动力蛋白（dynein）具有 ATP 酶活性，分解 ATP 后动力蛋白臂附着于相邻的二联微管，使微管之间产生位移或滑动，导致纤毛整体的运动。许多纤毛的协调摆动像风吹麦浪一样，把上皮表面的黏液及其黏附的颗粒物质定向推送。呼吸道的假复层纤毛柱状上皮即以此方式，把吸入的灰尘和细菌等推至咽部与痰一起咳出。此外，纤毛基部还有一个致密的基体（basal body），结构与中心粒基本相同，基体的微管与纤毛的微管相连续，基体可能是纤毛微管的最初形成点。

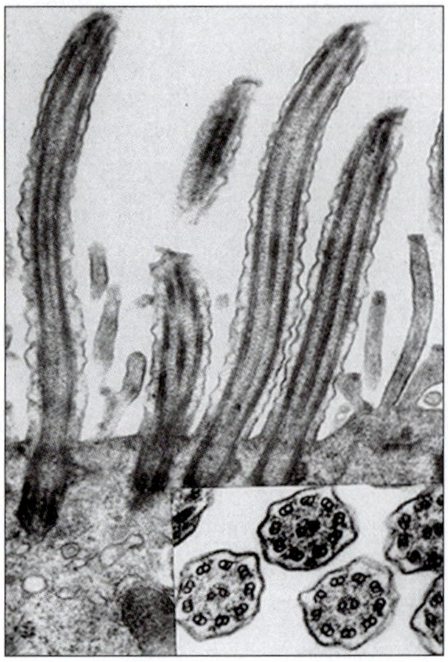

图 2-13 气管上皮细胞纤毛电镜图
右下框内为纤毛横切面

（二）上皮细胞的侧面

上皮细胞的侧面是细胞的相邻面，细胞间隙很窄，在细胞膜接触区域特化形成了多种细胞连接（cell junction），以加强细胞间的机械联系，维持组织结构的完整性和协调性（图 2-12）。这些细胞连接的形成和维持都依赖钙离子。在体外培养上皮细胞前，通常要用能吸附钙离子的试剂将细胞间隙的钙离子去除，上皮组织便松散为单个的细胞。

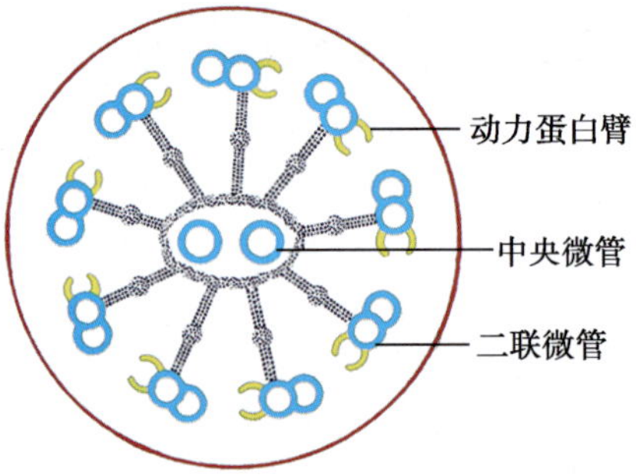

图 2-14 纤毛横切面超微结构模式图

1. 紧密连接（tight junction） 又称封闭连接（occluding junction），一般位于细胞的侧面顶端。在超薄切片上，此处相邻细胞膜形成约 2～4 个点状融合，融合处细胞间隙消失，非融合处有极窄的细胞间隙（图 2-12）。观察紧密连接的最佳方法是冷冻蚀刻复型法，用这种技术可劈开细胞膜的双层脂质，暴露膜内镶嵌的颗粒状蛋白质，再用透射电镜观察。在紧密连接处的膜内，蛋白颗粒排列成 2～4 条嵴线，嵴线交错形成网格，环绕细胞。在相邻细胞的连接处，这种网格互相吻合，蛋白颗粒与蛋白颗粒对接，封闭了细胞间隙。所以，紧密连接可阻挡物质穿过细胞间隙，具有屏障作用。

2. 黏着小带（zonula adherens） 多位于紧密连接下方，环绕上皮细胞顶部（图 2-12）。此处细胞膜内有跨膜的细胞黏附分子，称钙黏蛋白（cadherin）。相邻细胞间隙为 15～20nm，内有由钙黏蛋白的胞外部分构成的低电子密度丝状物连接相邻细胞的膜。在膜的胞质内面，钙黏蛋白的胞内部分与锚定蛋白（anchor protein）相结合，形成薄层致密物，来自胞质的微丝（肌动蛋白丝）附着其上，微丝在胞质中形成终末网。黏着小带除有黏着作用外，还有保持细胞形状和传递细胞收缩力的作用。

3. 桥粒（desmosome） 又称黏着斑（macula adherens），呈斑状或纽扣状，大小不等，常位于黏着小带的深部。连接处相邻细胞间隙宽 20～30nm，其中有钙黏蛋白的胞外部分构成的低电子密度丝状物；细胞间隙中央有一条与细胞膜相平行而致密的中间线，由丝状物交织而成（图 2-12）。细胞膜的胞质面各有一个由锚定蛋白构成的厚而致密的**桥粒斑**（desmosomal plaque），钙黏蛋白的胞内部分与其相连。胞质中有许多直径约 10nm 的中间丝（在上皮细胞，中间丝由角蛋白构成，又称角蛋白丝），附着于桥粒斑上，并折成袢状返回胞质，起固定和支持作用（图 2-15）。桥粒是一种很牢固的连接，像铆钉般把细胞相连，在易受摩擦的皮肤、食管等部位的复层扁平上皮中尤其发达。

笔记

4. 缝隙连接（gap junction） 又称通讯连接(communication junction)，是一种广泛存在于各种组织的细胞连接形式。在超薄切片上，连接处相邻细胞膜高度平行，细胞间隙仅约3nm，内有许多间隔大致相等的连接点。用冷冻蚀刻复型等方法显示，缝隙连接处的胞膜中有许多规律分布的柱状颗粒，称**连接小体**(connexon)，它们聚集为大小不等的斑状。每个连接小体直径7～9nm，由6个杆状的**连接蛋白**(connexin)分子围成，中央有直径约2nm的管腔。连接小体贯穿细胞膜的双层脂质，并突出于细胞表面约1.5nm，相邻两细胞膜中的连接小体对接，管腔也通连，成为细胞间直接交通的管道(图2-16)。在钙离子和其他因素作用下，管道可开放或闭合，一般分子量小于1500D的物质，包括离子、cAMP等信息分子、氨基酸、葡萄糖、维生素等，均得以在相邻细胞间流通，使细胞在营养代谢、增殖分化和功能等方面成为统一体。

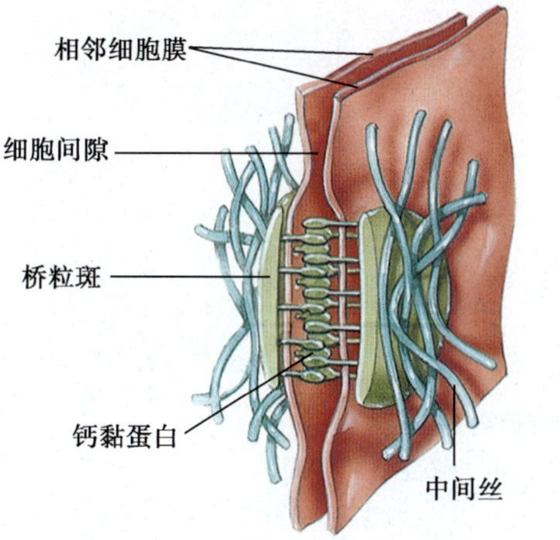

图2-15 桥粒超微结构模式图

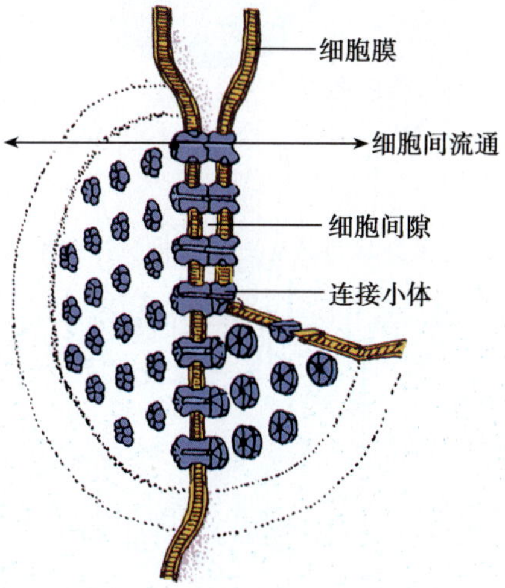

图2-16 缝隙连接模式图

以上四种细胞连接，只要有两个或两个以上紧邻存在，则称**连接复合体**(junctional complex)。细胞连接的存在和数量常随器官不同发育阶段和功能状态及病理变化而改变。例如，在生精过程中，随着精原细胞的分化，睾丸支持细胞间的紧密连接可开放和重建(见第18章)。

（三）上皮细胞的基底面

1. 基膜 **基膜**(basement membrane)是上皮细胞基底面与深部结缔组织之间共同形成的薄膜。由于很薄，在HE染色切片一般不能分辨；但假复层纤毛柱状上皮和复层扁平上皮的基膜较厚，呈粉红色。用镀银染色，基膜呈黑色。在电镜下，基膜分为两部分，靠近上皮的部分为**基板**(basal lamina)，与结缔组织相接的部分为**网板**(reticular lamina)(图2-17)。在毛细血管内皮下、肌细胞和某些神经胶质细胞的周围，基膜仅由基板构成。

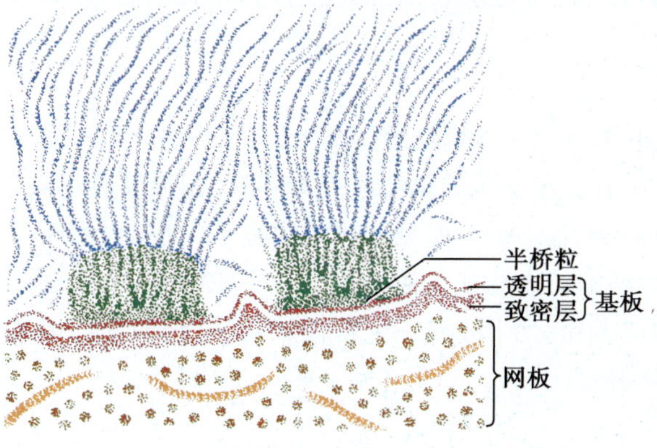

图2-17 基膜和半桥粒超微结构模式图

基板由上皮细胞分泌产生，厚50～100nm，可分为两层，电子密度低的，紧贴上皮细胞基底面的一薄层为**透明层**(lamina lucida)，其下方电子密度高、较厚的为**致密层**(lamina densa)。构成基板的主要成分有层黏连蛋白、Ⅳ型胶原蛋白和硫酸肝素蛋白多糖等。层黏连蛋白(laminin)是一种大分子的黏连性糖蛋白，具有与上皮细胞等多种细胞、与Ⅳ型胶原蛋白、硫酸肝素蛋白聚糖等细胞外基质成分相结合的部位，因此在细胞与细胞外基质的连接中起媒介作用，能促进细胞黏着在基膜上并铺展开。

网板是由结缔组织的成纤维细胞分泌产生的，主要由网状纤维和基质构成，有时可有少许胶原纤维（见第 3 章）。

基膜的功能除具有支持、连接和固着作用外，还是半透膜，有利于上皮细胞与深部结缔组织进行物质交换。基膜还能引导上皮细胞移动，影响细胞的增殖和分化。

2. 质膜内褶（plasma membrane infolding）　是上皮细胞基底面的细胞膜折向胞质所形成的许多内褶，内褶与细胞基底面垂直，内褶间含有与其平行的长杆状线粒体。质膜内褶主要见于肾小管，扩大了细胞基底部的表面积，有利于水和电解质的迅速转运（图 2-18）。

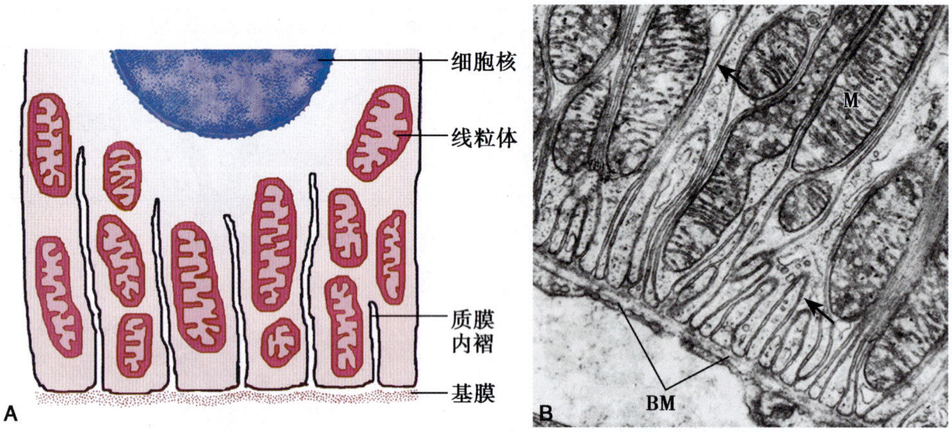

图 2-18　质膜内褶超微结构模式图

A. 模式图；B. 电镜图；↑质膜内褶；M. 线粒体；BM. 基膜

3. 半桥粒（hemidesmosome）　位于上皮细胞基底面，为桥粒结构的一半，质膜内也有桥粒斑，角蛋白丝附着其上，折成袢状返回胞质，主要作用是将上皮细胞固着在基膜上（图 2-17）。

四、上皮组织的再生与化生

在生理状态下，上皮细胞不断衰老、死亡和脱落，并不断地由上皮中的未分化细胞（干细胞）增殖补充，此过程称为上皮组织的更新或生理性再生。不同器官的上皮更新速度不同，如小肠绒毛上皮全部更新一次只需 2～6 天；表皮一般 1～2 个月更新一次；而胰腺上皮则需 50 天左右。上皮组织除了具有较强的生理性再生外，亦具有较强的损伤修复能力。当上皮组织由于炎症或创伤等病理原因损伤时，其周围或深层未受损伤的上皮细胞增生补充并迁移到损伤表面，形成新的上皮，从而恢复原有上皮的形态结构，此为上皮组织的病理性再生。例如，皮肤的表皮损伤缺失后，由伤口边缘的上皮基底层细胞或附属腺导管的上皮细胞分裂增殖，向结缔组织裸露区移动，成为单层扁平细胞，覆盖创面。以后随着移动来的细胞数目的增加而逐渐增加再生上皮的细胞层数；消化道上皮损伤脱落后，由邻近部位的正常上皮细胞或腺体颈部的上皮细胞分裂增殖，开始为立方形，然后逐渐增高而成为单层柱状上皮。

在某种生理或病理条件下，已分化成熟的上皮组织，其上皮细胞可适应改变了的条件，形态、排列和功能发生转变，称为上皮组织化生。如气管支气管上皮在反复受化学性气体刺激（如长期吸烟）或慢性炎症损害（如慢性气管炎）而反复再生时，假复层纤毛柱状上皮可变成复层扁平上皮，称为鳞状上皮化生；慢性胃炎时，胃黏膜上皮转变为含有杯状细胞的小肠或大肠黏膜上皮组织，称为肠上皮化生。上皮化生是一种适应性反应，对抵抗不利的外界刺激（外因）有一定积极意义，但长期的外因刺激可导致细胞内部调控基因（内因）的紊乱从而发生肿瘤。

笔记

本章小结

上皮组织由大量形态规则、排列密集的上皮细胞和极少量的细胞外基质组成，主要分为被覆上皮和腺上皮两大类。

根据其构成细胞的层数和细胞（或表层细胞）的形状，被覆上皮分为单层上皮和复层上皮两大类。单层上皮主要有单层扁平上皮、单层立方上皮、单层柱状上皮、假复层纤毛柱状上皮四种。在单层扁平上皮中，分布在心脏、血管和淋巴管腔面者称为内皮，分布在胸膜、腹膜和心包膜表面者称为间皮。分布在小肠腔面的单层柱状上皮细胞其游离面有由密集排列微绒毛构成的纹状缘；柱状细胞之间散在分布杯状细胞。假复层纤毛柱状上皮中柱状细胞最多，其游离面有纤毛；其细胞高矮不等，细胞核的位置不在同一水平，在垂直切面观察似复层上皮，但所有细胞基底部均附着于基膜上，故实为单层上皮。复层上皮主要包括复层扁平上皮、复层柱状上皮和变移上皮三种。变移上皮的细胞形状和层数随所在器官的功能状况改变而变化。收缩时，上皮变厚，细胞层数增多；扩张时，上皮变薄，细胞层数变少，细胞呈扁梭形。

腺上皮由以分泌功能为主的腺细胞组成，以腺上皮为主要成分所构成的器官称为腺。分泌物经导管排至体表或器官腔内的腺称为外分泌腺；没有导管、分泌物释放入血的腺称为内分泌腺。外分泌腺一般由分泌部和导管两部分组成。泡状或管泡状的分泌部又称腺泡。导管是与分泌部直接连通的上皮性管道。

上皮细胞为了适应其功能，常在其游离面、侧面和基底面形成多种特化结构。游离面的特化结构主要有微绒毛和纤毛。侧面的特化结构主要有紧密连接、黏着小带、桥粒、缝隙连接等细胞连接。基底面的特化结构包括基膜、质膜内褶和半桥粒。基膜是位于上皮细胞基底面与深部结缔组织之间的一层薄膜，由基板和网板构成。质膜内褶是上皮细胞基底面的细胞膜折向胞质内形成的结构。半桥粒位于上皮细胞的基底面与基膜间，为桥粒结构的一半。

（李　和）

插入框：上皮细胞-间充质转化

上皮细胞-间充质转化（epithelial mesenchymal transition，EMT）是指由于上皮细胞的周围微环境发生改变，使具有极性的上皮细胞转化为具有运动能力的间充质细胞，并获得迁移和侵袭能力的过程。当上皮细胞-间充质发生时，上皮细胞之间的细胞连接如紧密连接、黏着小带与桥粒等消失，细胞失去极性，彼此分离，运动能力增强，成为单个细胞，并迁移至细胞外基质中；同时细胞骨架发生变化，由多边形上皮细胞变为梭形纤维细胞样形态；上皮性标志物如E-钙黏蛋白、密封蛋白等表达降低、功能缺失，而间充质细胞标志物如N-钙黏蛋白、波形蛋白等过量表达、功能增强。

根据转化后结果，可将上皮细胞-间充质转化分为三种类型。第一种与胚胎着床、胚胎形成和器官发育等相关，这种类型是正常生理过程，产生的间充质细胞仍然有能力逆向产生新的上皮细胞。第二种与创伤愈合、组织再生和器官纤维化相关，当创伤和炎症损伤发生时，上皮细胞转化为成纤维细胞和其他相关细胞，以重建组织。一旦炎症减轻，这个过程也随即停止，但长期炎症使转化持续，则导致器官纤维化，如肝、肾纤维化。第三种出现在异常生长的组织中，上皮细胞转化过度，生长加速，其中部分细胞仍保留大部分上皮细胞特性，只有部分间充质细胞特性，而另一些细胞则完全失去上皮细胞特性，变成完全的间充质细胞，并发展为肿瘤细胞，以其侵袭和迁移的特性，推进癌症的发展进程。

（钟近洁）

第3章　结缔组织

结缔组织(connective tissue)由细胞和细胞外基质构成。**细胞外基质**包括结缔组织细胞分泌产生的呈丝状的纤维和无定形基质,以及不断循环更新的组织液。细胞散在分布于细胞外基质内,无极性。结缔组织分布广泛,形态多样,包括固有结缔组织(即疏松结缔组织、致密结缔组织、脂肪组织和网状组织)和其他特殊类型的结缔组织,如血液、淋巴液、软骨组织和骨组织等。结缔组织具有连接、支持、保护、贮存营养、物质运输等多种功能。

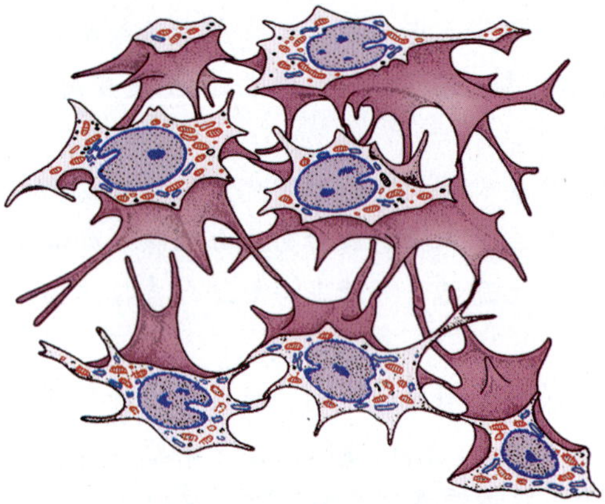

图 3-1　间充质立体模式图

结缔组织由胚胎时期的**间充质**(mesenchyme)演化而来,间充质主要源自中胚层,由间充质细胞和无定形基质构成,不含纤维。**间充质细胞**(mesenchymal cell)大,呈星状,细胞间以突起互连成网;核大,卵圆形,核仁明显;胞质呈弱嗜碱性(图 3-1)。间充质细胞分化程度低,增殖分化能力强。在胚胎时期能分化形成多种结缔组织细胞、肌细胞、血细胞、血管内皮细胞等。成体结缔组织内仍保留少量的未分化间充质细胞。

一、疏松结缔组织

疏松结缔组织(loose connective tissue)又称蜂窝组织(areolar tissue),广泛分布于器官之间和组织之间。其特点是细胞种类较多,纤维数量较少,排列稀疏,富含血管及神经(末梢);具有连接、支持、防御和修复等功能。

(一) 细胞

疏松结缔组织内有未分化间充质细胞、成纤维细胞、脂肪细胞、巨噬细胞、浆细胞、肥大细胞和白细胞等,其中前三者为结缔组织内固有的细胞,其余源自血液或淋巴组织。各类细胞的分布和数量随

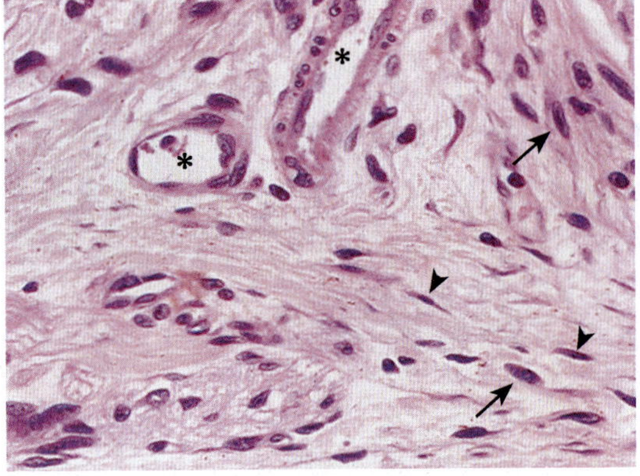

图 3-2　疏松结缔组织光镜图
*小血管;↑成纤维细胞;➤纤维细胞

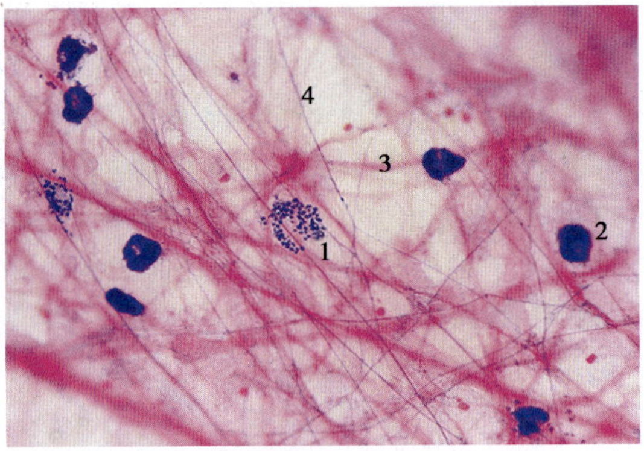

图 3-3　疏松结缔组织(鼠肠系膜铺片)光镜图
腹腔注射台盼蓝,醛复红与偶氮焰红染色
1. 巨噬细胞;2. 肥大细胞;3. 胶原纤维;4. 弹性纤维

其所在部位和功能状态而不同(图3-2,图3-3)。

1. **成纤维细胞(fibroblast)** 是疏松结缔组织中数目最多、最主要的细胞,常附着在胶原纤维上。功能活跃时,细胞较大,多突起;细胞核大,卵圆形,着色浅,核仁明显;细胞质较丰富,呈弱嗜碱性。电镜下,它具有蛋白质分泌细胞的超微结构特征,即含丰富的粗面内质网和发达的高尔基复合体(图3-4)。由于所合成的蛋白质以芽生的方式形成许多小囊泡,通过胞吐持续地分泌到细胞外,故细胞质中无明显的分泌颗粒,因而称其为持续型蛋白质分泌细胞(包括后述的浆细胞、成骨细胞等)。成纤维细胞合成、分泌胶原蛋白和弹性蛋白,并形成无定形基质(见后述)。胶原蛋白构成胶原(原)纤维(主要是Ⅰ型胶原蛋白)和网状纤维(Ⅲ型胶原蛋白),而弹性蛋白构成弹性纤维。此外,该细胞还可分泌多种生长因子,调节各种细胞的增殖与功能。

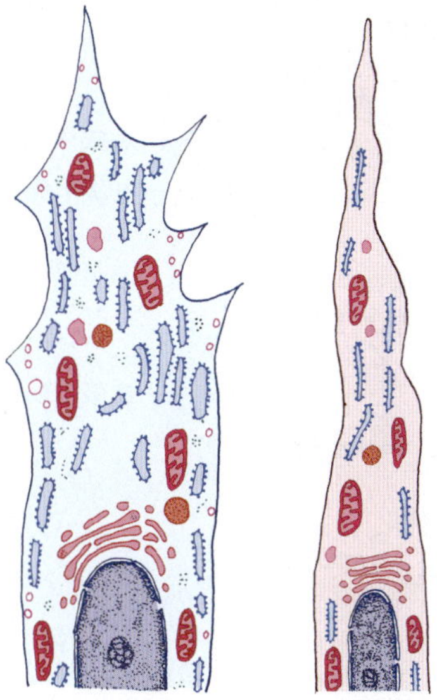

图3-4 成纤维细胞与纤维细胞超微结构模式图

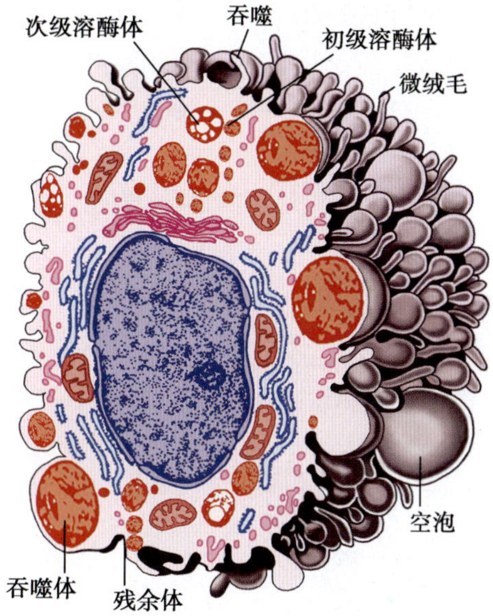

图3-5 巨噬细胞超微结构立体模式图

成纤维细胞功能处于静止状态时,称**纤维细胞**(fibrocyte)。细胞较小,呈长梭形;细胞核小而细长,着色深;细胞质少,呈嗜酸性。电镜下,细胞质内粗面内质网少,高尔基复合体不发达。在创伤等情况下,纤维细胞可逆向分化为成纤维细胞,并分裂、增殖,向受损部位迁移,产生细胞外基质,形成瘢痕组织,参与创伤修复。

2. **巨噬细胞(macrophage)** 是体内广泛存在的一种免疫细胞,来源于血液中的单核细胞。巨噬细胞形态多样,随功能状态而改变。功能活跃者,常伸出较长的伪足而形态不规则。细胞核较小,圆或肾形,着色深。细胞质丰富,多呈嗜酸性,可含有异物颗粒和空泡(图3-2,图3-3)。电镜下,细胞表面有许多皱褶、微绒毛和少数球形隆起。细胞质内含大量溶酶体、吞噬体、吞饮泡和残余体,以及数量不等的粗面内质网、高尔基复合体和线粒体。细胞膜内侧和伪足内有较多微丝和微管,参与细胞运动和吞噬功能(图3-5,图3-6)。

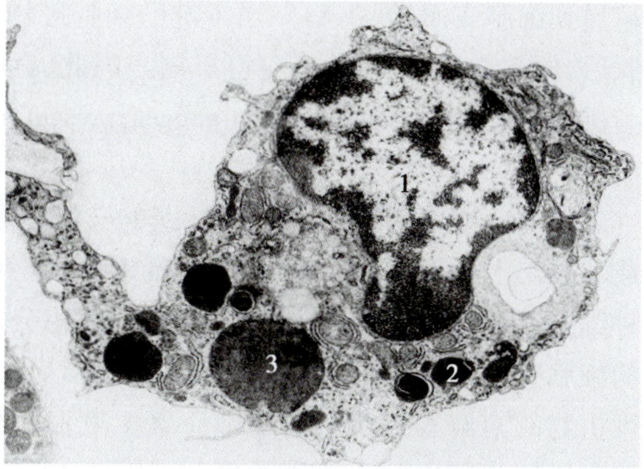

图3-6 脾内巨噬细胞电镜图

1. 细胞核;2. 溶酶体;3. 吞噬的衰老红细胞

疏松结缔组织内处于功能静止状态的巨噬细胞称为组织细胞(histocyte),当受细菌产物、炎症变性蛋白等物质刺激后,细胞伸出伪足,沿这些化学物质的浓度梯度朝浓度高的部位定向移动,聚集到产生和释放这些化学物质的部位,因而被称为游走的活化细胞。细胞的这种特性称**趋化性**,而这类化学物质称**趋化因子**,趋化性是巨噬细胞发挥功能的前提。巨噬细胞行使多种功能,参与免疫应答。

(1)吞噬作用(phagocytosis):可分为特异性吞噬和非特异性吞噬。特异性吞噬的前提是有抗体等识别因子识别和黏附被吞噬物(如细菌、病毒和异体细胞等),然后,巨噬细胞通过其表面的受体与识别因子特异性结合,从而间接黏附被吞噬物,启动吞噬过程。非特异性吞噬则无需识别因子的中介,巨噬细胞直接黏附碳粒、粉尘、衰老死亡的自体细胞和某些细菌等,进而吞噬。吞噬较大异物时,多个巨噬细胞常融合形成**多核巨细胞**(multinuclear giant cell)。巨噬细胞黏附被吞噬物后,伸出伪足将其包围,摄入细胞质内形成吞噬体或吞饮泡。吞噬体或吞饮泡与溶酶体融合,被溶酶体酶分解,可降解产物进入细胞浆后被再利用,不可分解的物质构成残余体(图 3-7)。

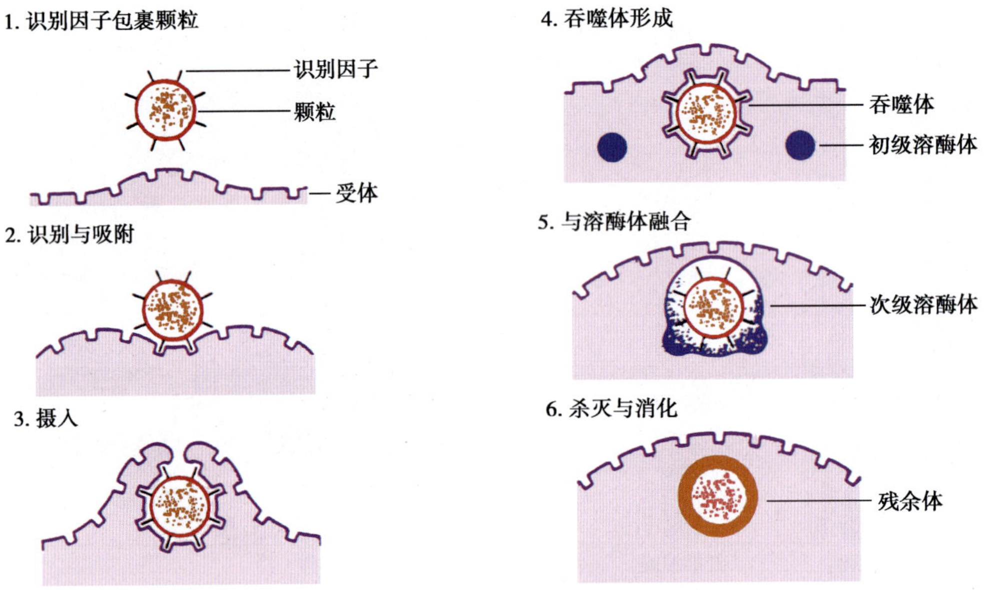

图 3-7 巨噬细胞特异性吞噬过程示意图

(2)抗原呈递作用:**抗原**(antigen)包括蛋白质、多肽、多糖等生物分子。由这些分子构成的细胞、细胞外基质、细菌、病毒等都具有大量抗原。每一个体的免疫系统能够识别自身抗原和外来抗原,主要对外来抗原(如细菌、病毒等)以及表面抗原发生变异的自身细胞(如肿瘤细胞和病毒感染细胞)发动攻击。巨噬细胞吞噬了抗原物质,在溶酶体内进行分解时,能够把最具特征性的分子基团(称抗原决定基,为短肽)予以保留,与巨噬细胞自身的**主要组织相容性复合物**(major histocompatibility complex, MHC)-Ⅱ类分子结合,形成抗原肽-MHC 分子复合物,呈递到细胞表面(图 3-8)。当 T 淋巴细胞接触到抗原肽后,便被激活,启动免疫应答机制。因此,巨噬细胞为机体主要的**抗原呈递细胞**(antigen presenting cell)(见第 10 章)。

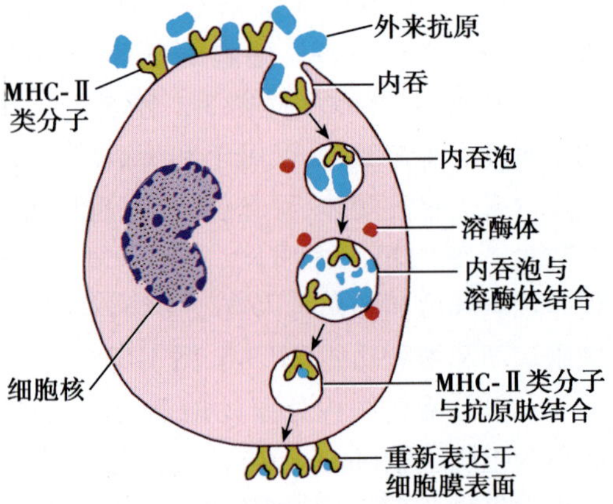

图 3-8 巨噬细胞处理抗原过程示意图

(3)分泌功能:巨噬细胞有活跃的分泌功能,能合成和分泌上百种生物活性物质,包括溶菌酶、补体、多种细胞因子(如白细胞介素-1)等。溶菌酶分解细菌的细胞壁,以杀灭细菌。补体参与炎症反应、对病原微生物的溶解等过程。白细胞介素-1 刺激骨髓中白细胞增殖并释放入血(见第 5 章)。

3. 浆细胞(plasma cell) 又称效应 B 淋巴细胞,主要分布于脾、淋巴结以及消化管、呼吸道等黏膜

笔记

的结缔组织或淋巴组织内及慢性炎症部位，而在一般结缔组织内很少。浆细胞呈卵圆形或圆形；细胞核圆或卵圆形，多偏于一侧，异染色质常呈粗条块状，从核中心向核膜呈辐射状分布。细胞质丰富，呈嗜碱性，细胞核旁有一浅染区（图 3-9）。电镜下，细胞质内几乎充满呈环形平行排列的粗面内质网，细胞核旁浅染区内有发达的高尔基复合体（图 3-10）。浆细胞合成并分泌**免疫球蛋白**（immunoglobulin，Ig），即抗体（antibody）。抗体的一端与抗原高度特异性结合，即一种抗体只能和一种特定的抗原结合，形成抗原-抗体复合物。抗体的另一端与吞噬细胞（如巨噬细胞）上的受体结合，从而使抗原-抗体复合物被吞噬和杀灭。

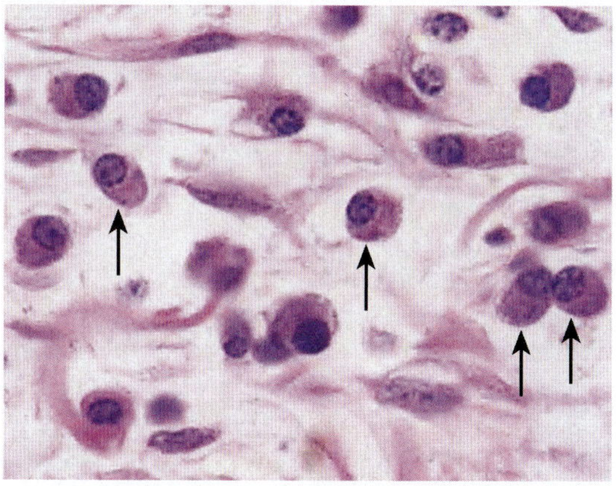

图 3-9 浆细胞（↑）光镜图

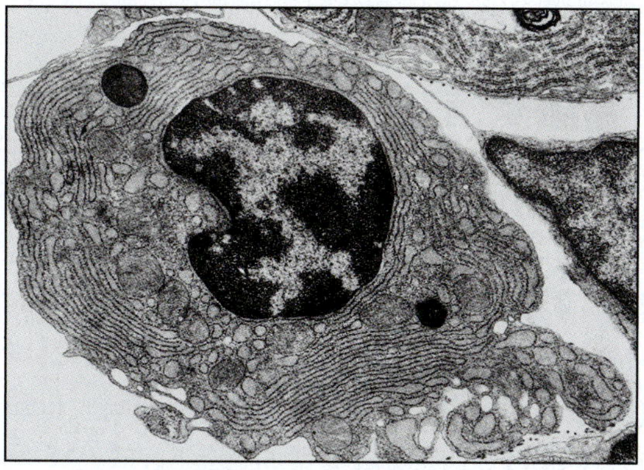

图 3-10 浆细胞电镜图

4. 肥大细胞（mast cell） 源自骨髓的造血祖细胞，经血液循环迁移到全身的结缔组织内，分化成熟后可生存数月。细胞较大，圆或卵圆形；细胞核小而圆，居中；细胞质内充满粗大的嗜碱性分泌颗粒，可被醛复红染为紫色（图 3-3）。肥大细胞常沿小血管和淋巴管分布，在皮肤真皮、呼吸道和消化管的黏膜结缔组织内较多。这种分布使其成为免疫系统中首先与侵入体内的病原体接触的“哨兵”，它们通过释放多种活性物质，启动针对病原体的炎症反应：**组胺**和**白三烯**可使局部毛细血管和微静脉扩张，通透性增强，组织液渗出增多，导致局部红肿；**中性粒细胞趋化因子**和**嗜酸性粒细胞趋化因子**可分别促使这两种血细胞迁入结缔组织内，中性粒细胞可吞噬细菌，嗜酸性粒细胞可吞噬抗原-抗体复合物，并有杀菌作用（见第 5 章）。此外，肥大细胞分泌的**肝素**具有抗凝血作用。

在少数人，由于尚未阐明的原因，他们的免疫系统对某些对机体并无害的花粉、某些药物（如青霉素）等物质发生免疫应答。当机体第二次接触到这些物质（抗原）时，肥大细胞会受到刺激，以胞吐方式大量释放颗粒内容物，称为脱颗粒。组胺、白三烯可使皮肤的微静脉和毛细血管扩张，形成数量不等的红肿块，称荨麻疹；可使肺内细支气管平滑肌痉挛，黏液分泌增多，导致哮喘；可使全身小动脉扩张，导致血压急剧下降，引起休克。这些病症统称**过敏反应**。凡可致肥大细胞脱颗粒的物质称为**过敏原**，即引发过敏反应的抗原。肥大细胞释放的嗜酸性粒细胞趋化因子可趋化嗜酸性粒细胞向过敏反应部位迁移，发挥抗过敏反应作用（图 3-11）。

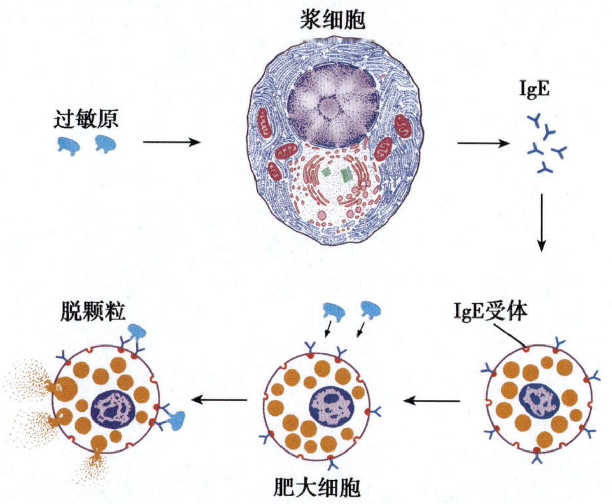

图 3-11 肥大细胞脱颗粒机制示意图

5. 脂肪细胞（adipocyte，or fat cell） 单个或成群存在。胞体大，直径 50 ~ 100μm，

常呈球形或多边形;胞质内含一个大脂滴,将其余胞质和细胞核挤到细胞周缘,细胞核被挤压成弯月形,位于细胞一侧。在HE染色的标本中,脂滴被溶解,细胞呈空泡状(图3-17)。脂肪细胞能合成、储存脂肪,参与脂类代谢。

6. **未分化间充质细胞(undifferentiated mesenchymal cell)** 是成体结缔组织内的干细胞,分布广泛,多分布在小血管周围,其形态似纤维细胞。该细胞保留着间充质细胞的多向分化潜能,在炎症及创伤修复时大量增殖,可分化为成纤维细胞、血管内皮细胞、平滑肌细胞等,参与结缔组织和小血管的修复。

7. **白细胞(leukocyte)** 血液内的各种白细胞常以变形运动穿出毛细血管和微静脉,游走到疏松结缔组织内,行使免疫防御功能。

(二)纤维

1. **胶原纤维(collagenous fiber)** 在三种纤维中,数量最多。因新鲜标本呈白色,故又称白纤维。HE染色切片中胶原纤维呈嗜酸性,直径0.5~20μm,呈波浪形,有分支并交织成网(图3-2,图3-3)。胶原纤维常成束存在。胶原纤维的生化成分为Ⅰ型**胶原蛋白**。胶原蛋白由成纤维细胞分泌,于细胞外聚合为**胶原原纤维**(collagen fibril),再经少量黏合质(蛋白多糖和糖蛋白,故PAS反应阳性)黏结成胶原纤维。电镜下,胶原原纤维直径20~200nm,呈明暗交替的周期性横纹,横纹周期约64nm(图3-12)。胶原纤维的韧性大,抗拉力强。

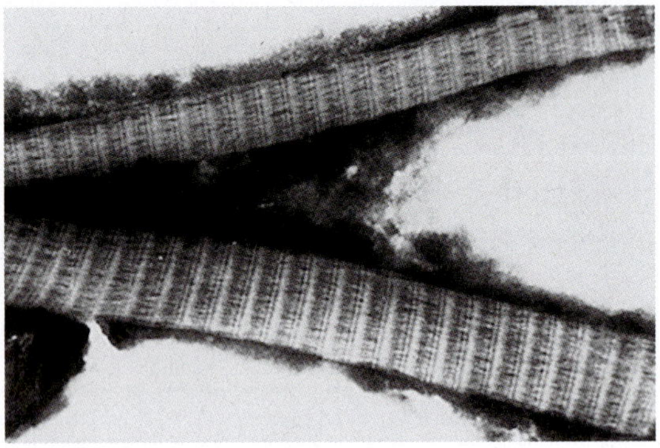

图3-12 胶原原纤维电镜图

2. **弹性纤维(elastic fiber)** 含量较胶原纤维少,但分布很广。因新鲜标本呈黄色,故又称黄纤维。在HE染色切片中,弹性纤维着淡红色(醛复红染色将弹性纤维染成紫色),不易与胶原纤维区分。弹性纤维较细,直径0.2~1.0μm,表面光滑,末端常卷曲,可有分支,交织成网(图3-3)。电镜下,弹性纤维的核心部分电子密度较低,由均质无定形的**弹性蛋白**(elastin)组成;外周覆盖电子密度较高的**微原纤维**(microfibril),其直径约10nm,主要由原纤维蛋白(fibrillin)构成,在外周起支架作用。弹性蛋白分子以共价键广泛交联成网,能任意卷曲。在外力牵拉下,卷曲的弹性蛋白分子伸展拉长;除去外力后,又恢复卷曲状态(图3-13)。强日光照射可使皮肤内的弹性纤维断裂,皮肤因此失去弹性而产生皱纹。

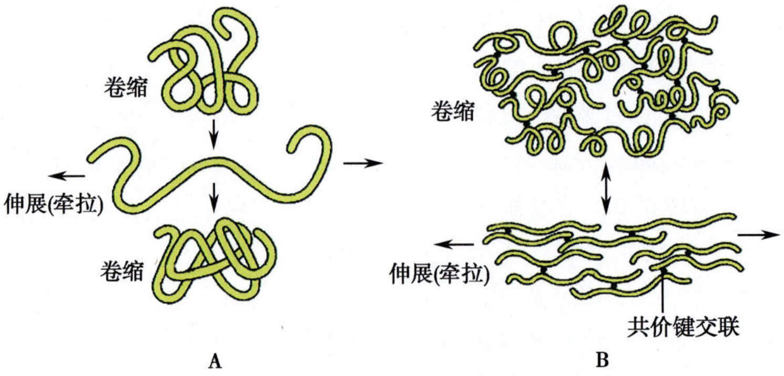

图3-13 伸缩状态下弹性蛋白构型示意图
A. 单个分子;B. 多分子聚合体

弹性纤维富有弹性,与胶原纤维交织在一起,使疏松结缔组织兼有弹性和韧性,有利于所在器官和组织既可保持形态和位置的相对恒定,又具有一定的可变性。

3. **网状纤维（reticular fiber）** 直径0.2～1.0μm，分支多，交织成网。网状纤维主要由**Ⅲ型胶原蛋白**构成，表面被覆糖蛋白（PAS反应阳性），于HE染色切片中与胶原纤维一样呈淡红色，故难于分辨，但于镀银染色切片中呈黑色（图3-19），故又称嗜银纤维。网状纤维主要存在于网状组织，也分布于基膜的网板、腺泡、毛细血管周围等处。

（三）基质

基质（ground substance）是由生物大分子构成的无定形胶状物，无色透明，具有一定黏性，孔隙中充满组织液，填充于结缔组织细胞和纤维之间，其生物大分子主要为蛋白聚糖和纤维黏连蛋白。

1. **蛋白聚糖（proteoglycan）** 亦称蛋白多糖，为基质的主要成分，是由氨基聚糖（占80%～90%）与蛋白质以共价键结合而成的聚合体。**氨基聚糖**（glycosaminoglycans，GAGs），又称糖胺多糖或黏多糖，主要分硫酸化和非硫酸化两种类型。前一类有硫酸软骨素、硫酸角质素、硫酸皮肤素和硫酸乙酰肝素等，分子较小；后一类主要为透明质酸，为曲折盘绕的长链大分子，可长达2.5μm，构成蛋白聚糖的主干。

小分子氨基聚糖犹如试管刷上的鬃毛，与核心蛋白借共价键结合，并以核心蛋白为中心向外呈辐射状排列，形成蛋白聚糖亚单位。后者再通过结合蛋白结合于透明质酸主干，形成蛋白聚糖聚合体（图3-14）。

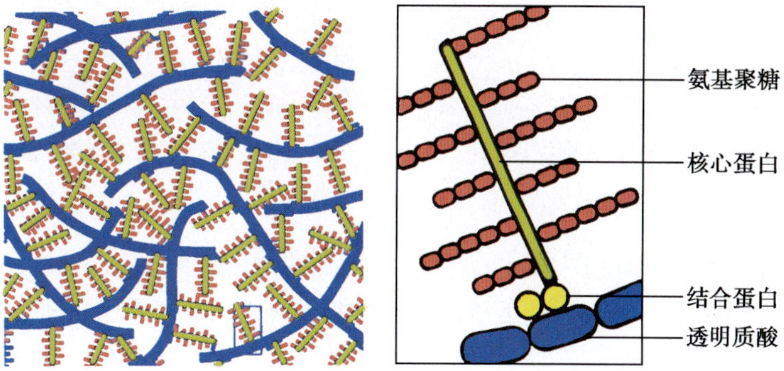

图3-14 蛋白聚糖聚合体及分子筛示意图

大量蛋白聚糖聚合体形成有许多微孔的**分子筛**，允许水和营养物、代谢产物、激素、气体分子等通过；而大于孔隙的大分子物质、细菌等则被阻挡，使基质成为限制细菌等有害物扩散的防御屏障。溶血性链球菌和癌细胞等因能产生透明质酸酶，破坏基质结构，故得以扩散或转移。

2. **纤维黏连蛋白（fibronectin）** 是结缔组织基质中最主要的黏连性糖蛋白，分子表面具有与多种细胞、胶原蛋白及蛋白聚糖的结合位点，因此是将这三种成分有机连接的媒介，形成一个整合的胶原纤维网络结构，从而影响细胞的黏附、迁移或肿瘤转移、胚胎发育、生长和分化等。

3. **组织液（tissue fluid）** 在毛细血管动脉端，溶解有电解质、单糖、气体分子等小分子的水溶液通过毛细血管壁，渗入到基质内，成为组织液。在毛细血管静脉端，组织液的大部分又回到血液中，小部分则进入毛细淋巴管成为**淋巴**，最后也回流入血（见第5章）。因此，组织液是动态更新的，有利于血液与组织中的细胞进行物质交换，构成细胞赖以生存的体液环境。当机体电解质和蛋白质代谢发生障碍时，组织液的产生和回流失去平衡，基质中的组织液含量可增多或减少，导致组织水肿或脱水。

二、致密结缔组织

致密结缔组织（dense connective tissue）以纤维为主要成分而细胞较少，纤维粗大，排列致密，以支持、连接和保护为其主要功能。根据纤维的性质和排列方式，可分为以下几种类型。

1. **规则致密结缔组织（dense regular connective tissue）** 主要构成肌腱、腱膜和大部分的韧带，使骨骼肌附着于骨。其大量密集的胶原纤维聚集成束，顺着应力方向平行排列，抗牵拉力强。纤维束之间有**腱细胞**（tenocyte），为一种形态特殊的成纤维细胞，胞体伸出多个薄翼状突起嵌入纤维束之间（图 3-15）。

2. 不规则致密结缔组织（dense irregular connective tissue） 主要构成真皮、硬脑膜及多数器官的被膜，其特点是粗大的胶原纤维（束）纵横交织，形成致密的三维网状结构，抵抗来自不同方向的应力。纤维（束）之间含少量基质和（成）纤维细胞（图 3-16）。

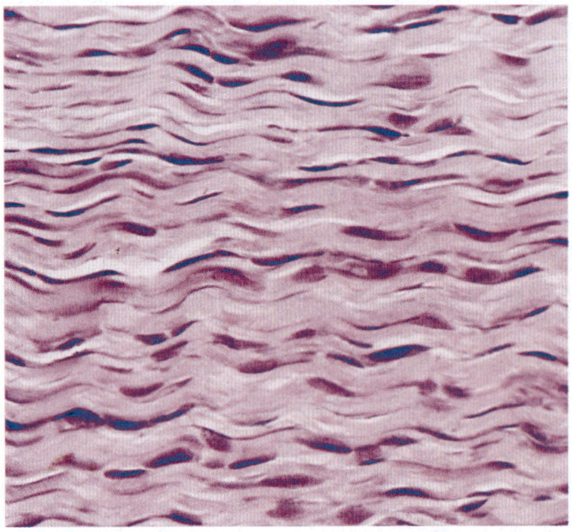

图 3-15 规则致密结缔组织（肌腱纵切面）光镜图

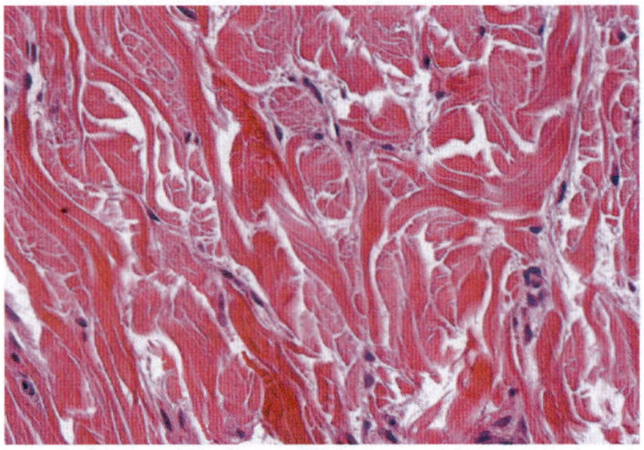

图 3-16 不规则致密结缔组织（皮肤真皮）光镜图

3. 弹性组织（elastic tissue） 是以弹性纤维为主的致密结缔组织。粗大的弹性纤维平行排列成束，如黄韧带和项韧带，以适应脊柱运动。弹性组织还构成声带和阴茎悬韧带。弹性纤维间有少量的胶原纤维和（成）纤维细胞。

三、脂肪组织

脂肪组织（adipose tissue）主要由大量群集的脂肪细胞构成，被疏松结缔组织分隔成脂肪小叶（图 3-17）。根据脂肪细胞结构和功能的不同，脂肪组织分为两类。

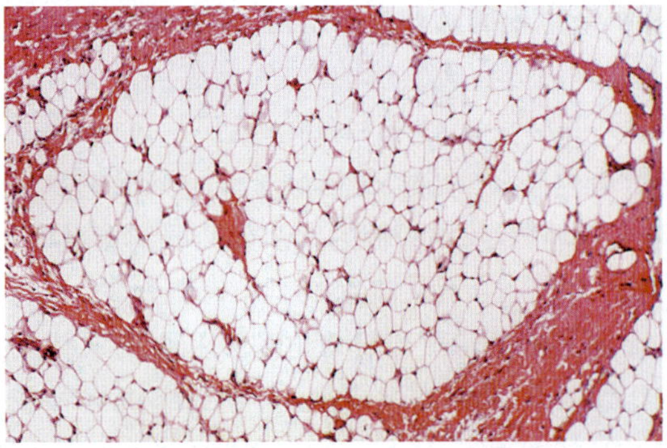

图 3-17 脂肪组织光镜图

1. 黄色脂肪组织（yellow adipose tissue） 即通常所说的脂肪组织，主要分布在皮下、网膜和系膜等处，是体内最大的贮能库，还具有维持体温、缓冲、保护和填充等作用。脂肪细胞体积大，胞质内只有一个大的脂滴，称单泡脂肪细胞（图 3-18）。因此，黄色脂肪组织又称**单泡脂肪组织**（unilocular adipose tissue）。单泡脂肪细胞可分泌瘦素（leptin），通过刺激下丘脑的活动抑制食欲，参与调节新脂形成。

2. 棕色脂肪组织（brown adipose tissue） 其特点是组织中有丰富的毛细血管，脂肪细胞较小，细胞质内散在许多大小不一的脂滴，线粒体大而丰富，细胞核圆，居中，称多泡脂肪细胞，因此，棕色脂肪组织又称**多泡脂肪组织**（multilocular adipose tissue）。棕色脂肪组织在成人极少，在新生儿及冬眠动物较多，主要分布在新生儿的肩胛间区、腋窝及颈后部。在寒冷的刺激下，棕色脂肪细胞内的脂类分解、氧化，产生大量热能。

笔记

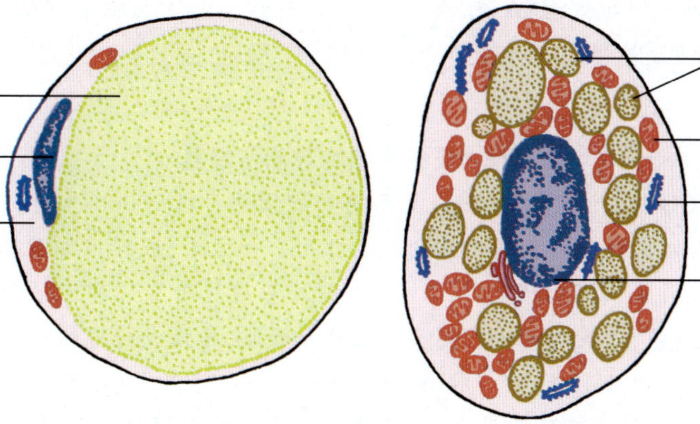

图3-18 单泡脂肪细胞（左）和多泡脂肪细胞（右）超微结构模式图

四、网状组织

网状组织(reticular tissue)主要分布于造血组织如骨髓、脾、淋巴结等,由网状细胞和网状纤维构成。**网状细胞**(reticular cell)是有突起的星形细胞,相邻细胞的突起连接成网。细胞核较大,圆形或卵圆形,着色浅,常见1~2个核仁。细胞质较多,粗面内质网较丰富。网状纤维由网状细胞产生。网状纤维交织成网,并可深陷于网状细胞的胞体和突起内,成为网状细胞依附的支架(图3-19)。在体内,网状组织不单独存在,而是构成造血组织和淋巴组织的支架,网孔内细胞和液体可自由流动,这就为血细胞发生和淋巴细胞发育提供了适宜的微环境(见第5、第10章)。

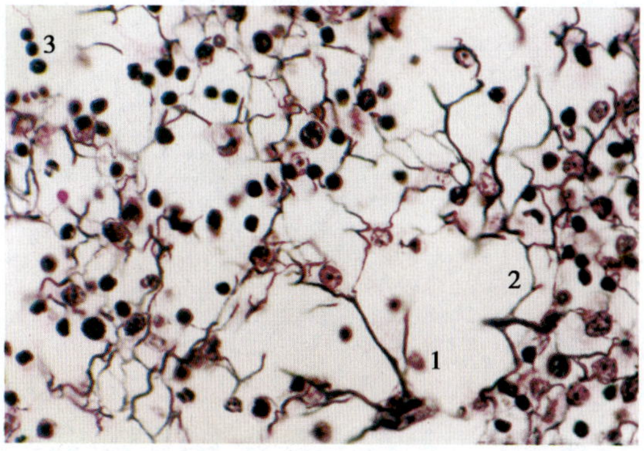

图3-19 网状组织（淋巴结）光镜图 镀银染色

1. 网状细胞;2. 网状纤维;3. 淋巴细胞

本章小结

结缔组织源自胚胎时期的间充质,由多种类型的细胞和细胞分泌形成的细胞外基质构成,广泛分布于全身各组织和器官内。

结缔组织的细胞主要包括固有细胞和游走细胞两类。固有细胞指未分化间充质细胞及其分化形成的成纤维细胞(静止状态的成纤维细胞称为纤维细胞)和脂肪细胞。游走细胞包括巨噬细胞、浆细胞、肥大细胞和白细胞等,源自血液或淋巴组织。细胞散在分布于细胞外基质内,无极性。

细胞外基质是指细胞之间的结构,包括成纤维细胞分泌产生的呈丝状的纤维和无定形基质以及不断循环更新的组织液,基质内含有多种细胞的代谢产物。根据成分和结构的不同将纤维分为胶原纤维、网状纤维和弹性纤维,分布于机体不同的部位,具有不同的功能。

结缔组织分布广泛,形态多样。固有结缔组织(即疏松结缔组织、致密结缔组织、脂肪组织和网状组织)和其他特殊类型的结缔组织,如血液、淋巴组织、软骨组织和骨组织等。结缔组织具有连接、支持、保护、贮存、营养、物质运输等多种功能。

(董为人)

插入框:成纤维细胞与创伤修复

成纤维细胞是机体创伤修复过程中最主要的功能细胞。当创伤发生时,其修复依赖于成纤维细胞与其分泌合成的细胞外基质之间的相互作用。一方面,成纤维细胞增殖,合成并分泌大量细胞外基质以填补组织间缺损;另一方面,细胞外基质起着支架和连接作用,调节成纤维细胞的迁移、分化和增殖,以及局部生长因子的聚集和释放,增强成纤维细胞的生物学效应。

创伤修复过程包括肉芽形成、伤口收缩、基质合成、伤口修复、瘢痕形成及无瘢痕愈合等,扁平、多突起的成纤维细胞在不同细胞之间、细胞和胶原纤维之间形成了广泛连接。创伤修复过程中,成纤维细胞将发生不同的表型变化,即静止、迁移、合成及收缩四种表型,功能也随之发生变化。创伤发生2~3天后,成纤维细胞由静止表型向迁移型转换,逐渐向创伤中心迁移,同时迅速增殖,成为合成型,细胞内含有丰富的粗面内质网和高尔基体,大量合成胶原,填补于组织之间。在伤后10~14天,成纤维细胞在多种细胞因子诱导作用下,转换为收缩表型,即肌成纤维细胞,兼有平滑肌细胞特点,收缩时可引起整个创伤组织的收缩,使伤口发生收缩,同时产生胶原酶,分解残存与新合成的胶原蛋白,使胶原纤维的沉积和分解形成动态平衡。创面愈合期,肌成纤维细胞凋亡,胶原酶活性逐渐降低,胶原纤维沉积于创面,创伤得以修复。而在某些细胞因子的作用下,成纤维细胞过度增殖和分泌,导致细胞外基质的异常沉积,则可形成病理性瘢痕。

(钟近洁)

笔记

第4章 软骨和骨

软骨和骨是人体的支架结构，来源于胚胎时期的间充质。软骨和骨的主体分别是软骨组织和骨组织，它们皆属于高度特化的固态结缔组织，其中骨组织的硬度又大大超过软骨组织。

一、软骨

软骨（cartilage）由软骨组织及包裹它的软骨膜构成。**软骨组织**（cartilage tissue）由软骨细胞和软骨基质构成。软骨是胚胎早期的主要支架，随着胎儿发育逐渐被骨取代，取代过程一直延续到出生后一段时期。在成体，仅散在分布一些软骨，其类型与作用因部位而异。

（一）软骨组织

1. 软骨细胞（chondrocyte） 包埋在软骨基质中，所在腔隙称**软骨陷窝**（cartilage lacunae）。软骨细胞的大小、形状和分布在软骨内呈一定的规律，反映了软骨细胞从幼稚到成熟的发育过程。周边的软骨细胞幼稚，胞体小，扁圆形，长轴与软骨表面平行，单个分布；越靠近软骨中部，其细胞越成熟，体积越大，由扁圆形逐渐变成椭圆形和圆形，细胞增生分裂成相对集中的细胞群体（一般为2～8个），由于皆由同一个幼稚软骨细胞增殖形成，故称**同源细胞群**（isogenous group）。成熟软骨细胞胞质弱嗜碱性，有丰富的粗面内质网和高尔基复合体（图4-1，图4-2），表明软骨细胞具有产生软骨基质的强大能力。

2. 软骨基质（cartilage matrix） 即软骨组织的细胞外基质，由无定形基质和包埋其中的纤维构成。无定形基质的主要成分为蛋白聚糖和水，蛋白聚糖与疏松结缔组织中的类似，也构成分子筛结构，故使其具有较好的可渗透性。尽管软骨组织内无血管和淋巴管，处于软骨组织深部的软骨细胞依然可借助渗透方式与周围组织进行物质交换。软骨中的蛋白聚糖含量远高于一般的结缔组织，使软骨基质形成较为坚固的凝胶。氨基聚糖在基质中的分布不均匀，紧靠软骨陷窝的部位硫酸软骨素较多，故此处嗜碱性较强，于HE染色切片中，形似囊状包围软骨细胞，故称**软骨囊**（cartilage capsule）。

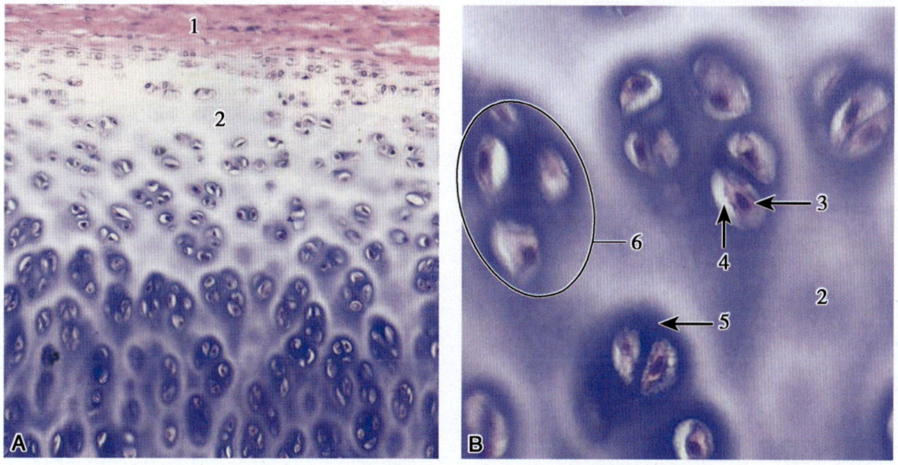

图4-1 透明软骨（气管）光镜图

A. 低倍；B. 高倍（软骨中部）；1. 软骨膜；2. 软骨基质；3. 软骨细胞；4. 软骨陷窝；5. 软骨囊；6. 同源细胞群

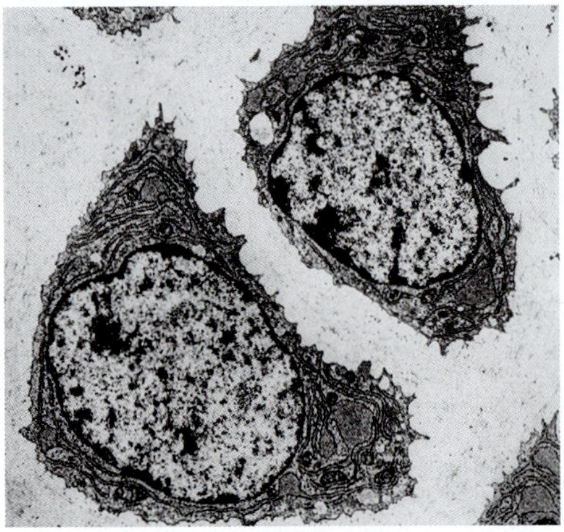

图 4-2 软骨细胞电镜图

纤维埋于基质中，使软骨具有韧性或弹性，具体情况取决于纤维的类型和含量。

（二）软骨膜

除关节软骨外，软骨表面被覆薄层致密结缔组织，即**软骨膜**（perichondrium）。软骨膜内有血管、淋巴管和神经，可为软骨组织提供营养和保护等作用（图 4-1）。软骨膜内层存在由间充质干细胞分化而来的骨祖细胞（详见“骨组织”），可进一步分为**成软骨细胞**（chondroblast）。成软骨细胞狭长，仅含核处略厚，开始具备初步的分泌能力，一旦被分泌的软骨基质包围，即成为软骨细胞。

（三）软骨的类型

1. 透明软骨（hyaline cartilage） 因新鲜时呈半透明而得名，分布较广，包括肋软骨、关节软骨、呼吸道软骨等。透明软骨具有较强的抗压性，有一定的弹性和韧性，但在外力作用下较其他类型软骨更易断裂。纤维成分主要是由Ⅱ型胶原蛋白组成的胶原原纤维，纤维交织排列成三维网格状（关节软骨中的纤维走向有特殊性，见“关节”）。由于纤维极细，直径仅 10～20nm，且折光率与基质接近，故光镜下不能分辨（图 4-1）。基质中含水分较多是透明软骨呈半透明的原因之一。

2. 弹性软骨（elastic cartilage） 分布于耳郭、咽喉及会厌等处，新鲜时呈黄色。组织结构与透明软骨相似，但纤维成分为大量交织排列的弹性纤维，故有很好的弹性。由于弹性纤维丰富，使基质呈现一定程度的嗜酸性，仅软骨囊嗜碱性明显，因而在光镜下呈现红蓝相间的着色特点（图 4-3）。

3. 纤维软骨（fibrous cartilage） 分布于椎间盘、关节盘和耻骨联合等处，呈不透明的乳白色。大量粗大的胶原纤维平行或交叉排列，故有很强的韧性。软骨细胞较小而少，散在、成对或单行排列于纤维束之间，无定形基质少，呈弱嗜碱性（图 4-4）。

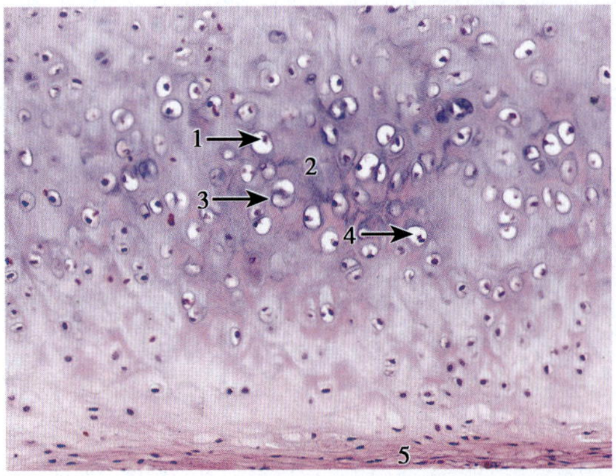

图 4-3 弹性软骨光镜图（人耳郭）
1. 软骨细胞；2. 软骨基质；3. 软骨囊；4. 软骨陷窝；5. 软骨膜

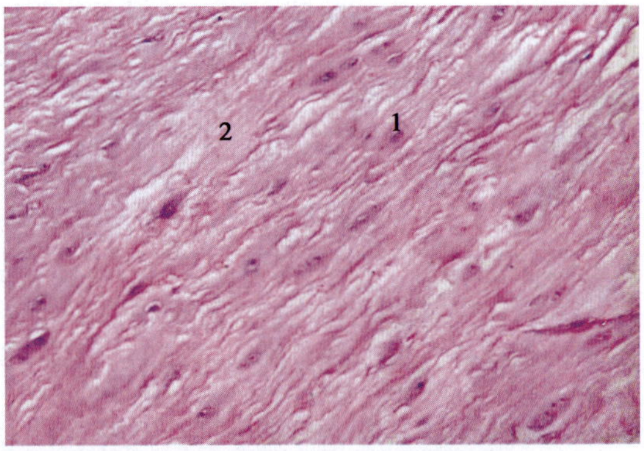

图 4-4 纤维软骨光镜图（人椎间盘）
1. 软骨细胞；2. 胶原纤维

（四）软骨的发生与生长

软骨来源于胚胎时期的间充质，发生的基本过程是：在将要形成软骨的部位，间充质细胞聚集增生，分化为骨祖细胞，后者再分化为成软骨细胞，继而进一步分化为软骨细胞。软骨周边的间充质则分化为软骨膜。

笔记

出生后，软骨仍将随着身体的发育而继续生长。生长方式包括：①附加性生长，又称软骨膜下生长。由软骨膜深部的骨祖细胞增殖分化为成软骨细胞、后者再分化为软骨细胞添加在软骨组织表面，使软骨逐渐增厚；②间质性生长，又称软骨内生长，通过已有的软骨细胞生长增殖，产生更多的软骨细胞和软骨基质，使软骨从内部膨胀式生长。

二、骨

骨是由骨组织、骨膜和骨髓等构成的坚硬器官，在机体中主要起支持、运动和保护作用。骨中含大量钙、磷等矿物质，故骨还是机体的钙、磷贮存库。骨的外形和内部结构符合其所承担的功能与生物力学原理，并能进行适应性改建。

（一）骨组织

骨组织（osseous tissue）是骨的结构主体，主要由骨细胞和骨基质组成，由于有大量骨盐沉积，使得骨组织十分坚硬。

1. 骨基质（bone matrix） 简称**骨质**，即骨组织中钙化的细胞外基质，包括有机成分和无机成分，含水极少。有机成分为大量胶原纤维和少量无定形基质。胶原纤维粗大、排列规律，总量约占有机成分的90%，主要由Ⅰ型胶原蛋白构成。无定形基质的主要成分是蛋白聚糖及其复合物，具有黏合纤维的作用。骨质中还有骨钙蛋白、骨桥蛋白、骨黏连蛋白和钙结合蛋白等，它们在骨的钙化、钙离子的传递与平衡、细胞与骨质的黏附等方面各有作用。无机成分又称**骨盐**（bone salt），占干骨重量的65%，以钙、磷离子为主，也含多种其他元素。骨盐的存在形式主要是羟基磷灰石结晶，呈细针状，长10～20nm，沿胶原原纤维长轴沉积并与之紧密结合。

新生骨组织的细胞外基质无骨盐沉积，此时称**类骨质**（osteoid）。大量骨盐规律性沉积后，类骨质转变为坚硬的骨质，该过程称**钙化**（calcification）或**矿化**（mineralization）。

骨质的结构经历了由编织骨转变为板层骨的过程。**编织骨**（woven bone）的主要特征是胶原纤维无规则交织排列，是胚胎时期和5岁以内儿童的骨质结构形式（也见于骨折修复期），以后逐渐改建成板层骨。成年后仅在牙槽骨和耳蜗等极少数部位存在编织骨。**板层骨**（lamellar bone）是以骨板形式存在的骨质结构。**骨板**（bone lamella）内有大量平行排列的胶原纤维，同一层骨板内的纤维相互平行，相邻骨板的纤维则相互垂直，这种排列方式如同多层木质胶合板，可以有效增加骨的强度（图4-5）。在长骨骨干、扁骨和短骨表层，骨板层数多、排列规则，所有骨板紧密结合，称密质骨。在长骨骨骺和骨干内表面、扁骨的板障和短骨中心等处，数层不甚规则的骨板形成大量针状或片状**骨小梁**（bone trabecula），搭建成有较大孔隙的立体网格样结构，肉眼可见骨质呈“疏松状”，故称松质骨。

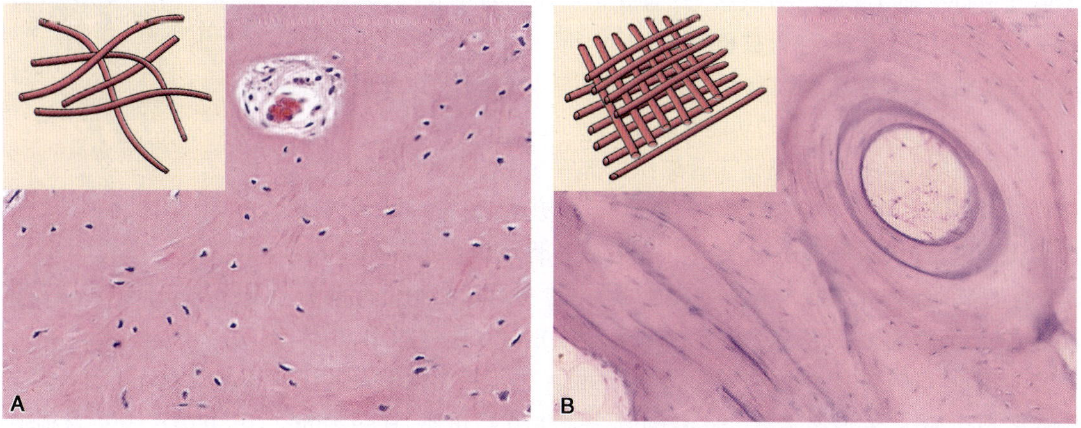

图4-5 编织骨与板层骨光镜图

A. 编织骨；B. 板层骨；左上角小图为骨质内的纤维排列示意图

2. **骨组织的细胞**　骨组织的细胞包括骨祖细胞、成骨细胞、骨细胞和破骨细胞，其中，仅骨细胞位于骨组织内部，其余三种则分布在表面（图4-6）。

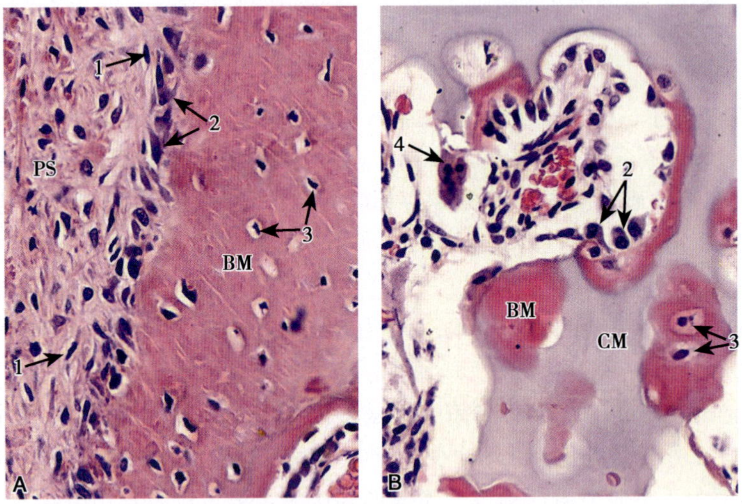

图4-6　骨组织的细胞光镜图（人胎儿指骨）

A. 骨领；B. 成骨区；1. 骨祖细胞；2. 成骨细胞；3. 骨细胞；4. 破骨细胞；PS. 骨膜；BM. 骨基质；CM. 软骨基质

（1）**骨祖细胞**（osteoprogenitor cell）：是软骨组织和骨组织共同的干细胞，位于软骨膜和骨膜内层，分化方向取决于所处部位和所受刺激的性质。细胞呈梭形，胞体小，胞质少，核小色深（图4-6）。当骨生长、改建或骨折修复时，骨祖细胞功能活跃，不断增殖分化为成骨细胞。

（2）**成骨细胞**（osteoblast）：分布在骨组织表面，常单层排列，矮柱状或不规则形。分泌活动旺盛时胞质嗜碱性增强，电镜下可见大量粗面内质网和高尔基复合体，分泌产物为骨基质的有机成分，即类骨质。此外，成骨细胞还释放**基质小泡**（matrix vesicle），小泡直径25～200nm，内含细小钙盐结晶，小泡膜上有钙结合蛋白和碱性磷酸酶。钙盐结晶释放进入类骨质后，即以其为基础形成羟基磷灰石结晶，钙结合蛋白和碱性磷酸酶对钙化也发挥一定作用。除了产生类骨质，成骨细胞还分泌多种细胞因子，调节骨组织的形成和吸收、促进骨组织钙化。随着分泌的类骨质增多，细胞自身被包埋其中。伴随着分泌活动的进行，细胞发出许多细长突起，胞体和细胞核逐渐缩小，渐成扁椭圆形，成骨细胞便逐渐转变为骨细胞（图4-6）。

成骨细胞并非持续处于活跃状态，当成骨功能相对静止时，其细胞变扁平，紧贴骨组织表面，称**骨被覆细胞**（bone lining cell）。当骨组织成骨功能重新活跃时，骨被覆细胞又可恢复为活跃状态的成骨细胞。因此，两者实为同一种细胞于不同功能状态下的表现。

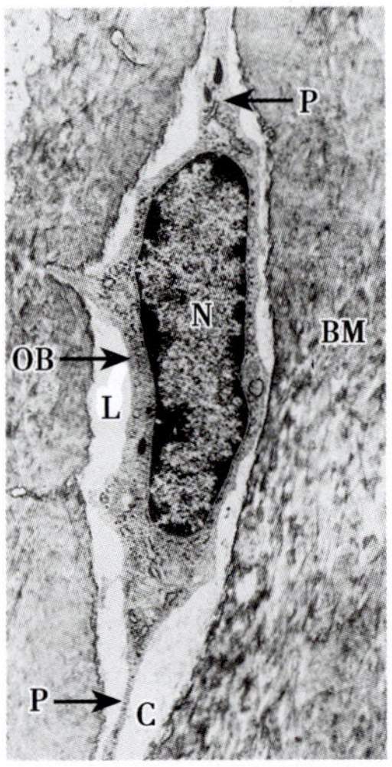

图4-7　骨细胞电镜图

BM. 骨基质；L. 骨陷窝；C. 骨小管；OB. 骨细胞胞体；N. 细胞核；P. 骨细胞突起

（3）**骨细胞**（osteocyte）：是位于骨组织内部有多个细长突起的细胞，比较均匀地分散于骨板之间或骨板内，由成骨细胞转变而成。细胞体所在腔隙称**骨陷窝**（bone lacunae），突起所在腔隙称**骨小管**（bone canaliculus）。骨细胞的结构和功能与其成熟度有关，刚转变的骨细胞仍能有分泌功能，随着细胞成熟，分泌能力逐渐减弱直至停止。在此过程中，胞体进一步变小，呈扁椭圆形，细胞器减少，突起延长。相邻骨细胞的突起以缝隙连接相连，借此可传递信息。此处的骨小管也彼此相通，骨陷窝和骨小管内含少量组织液。骨组织内的骨陷窝-骨小管互相连通，构成了骨组织内部的物质输送通道（图4-6，图4-7）。骨细胞还具有一定的溶骨作用，参与调节钙、磷平衡。

（4）**破骨细胞**（osteoclast）：是一种可游走的多核巨细胞，直径 30～100μm，一般认为由多个单核细胞融合而成，具有强大的溶骨能力。破骨细胞散在分布于骨组织表面，形态不规则，细胞核 6～50 个不等，胞质丰富、嗜酸性强，含丰富的溶酶体和线粒体（图 4-6）。溶骨活跃时，细胞呈现明显极性。电镜下可见紧贴骨组织的一侧出现许多长短与粗细不一的突起，构成光镜下的**皱褶缘**（ruffled border）。环绕于皱褶缘的细胞质略微隆起，构成一圈胞质围堤环绕皱褶缘。胞质围堤的电子密度低，称**亮区**（clear zone），也称**封闭区**（sealing zone）。亮区的细胞膜紧贴骨组织，使皱褶缘和对应的骨组织表面凹陷之间封闭成一个密闭的腔隙，称**吸收陷窝**（absorption lacunae）。此处是一个特殊的微环境，破骨细胞在此释放多种水解酶和有机酸，溶解骨盐，分解有机成分。皱褶缘深面的胞质中有许多吞饮泡和吞噬泡，可将溶解内吞的成分进一步降解（图 4-8）。在骨组织内，破骨细胞和成骨细胞相辅相成，共同参与骨的生长和改建。若破骨细胞异常，可导致骨的生长发育障碍，如骨硬化症患者的破骨细胞不能很好地形成皱褶缘，骨吸收缺陷导致骨质异常硬化，形成所谓“大理石骨”。

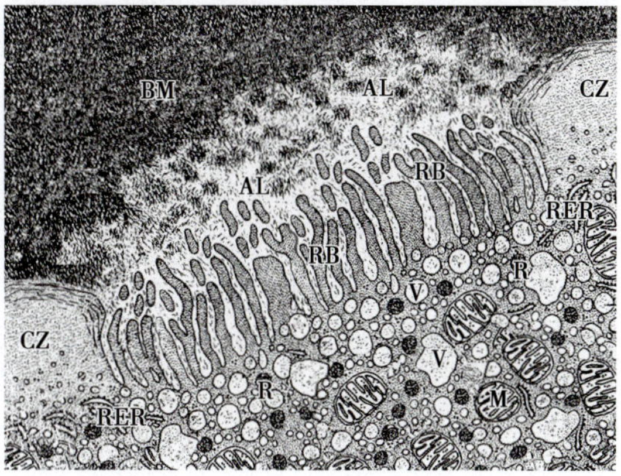

图 4-8 破骨细胞（贴近骨组织一侧）超微结构模式图

BM. 骨质；AL. 吸收陷窝；CZ. 亮区；RB. 皱褶缘；RER. 粗面内质网；V. 吞噬泡或吞饮泡；R. 溶酶体；M. 线粒体

（二）长骨的结构

长骨由密质骨、松质骨、关节软骨、骨膜、骨髓、血管和神经等构成（图 4-9）。

1. 密质骨（compact bone） 分布于骨干和骨骺的外侧面，主要特征是骨板结合紧密，肉眼下难见明显的孔隙。骨板排列有序，按排列方式可分为环骨板、骨单位和间骨板三种形式（图 4-9，图 4-10）。

（1）**环骨板**（circumferential lamellae）：是环绕骨干内、外表面的骨板，分别称为内环骨板和外环骨板。外环骨板厚，由数层或十多层骨板组成，较整齐地环绕骨干排列。内环骨板薄，仅由数层骨板组成，且不如外环骨板平整。

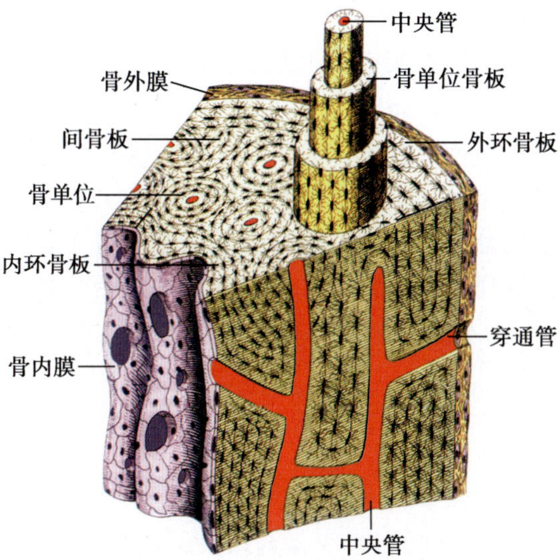

图 4-9 长骨骨干立体结构模式图

（2）**骨单位**（osteon）：又称**哈弗斯系统**（Haversian system），位于内、外环骨板之间，是长骨中起支持作用的主要结构。数量多，长筒状，可有分支，排列方向与骨干的长轴基本一致。骨单位由多层同心圆排列的**哈弗斯骨板**（Haversian lamella）围绕**中央管**（central canal）构成。骨板中的胶原纤维绕中央管呈螺旋状走行，相邻骨板的纤维方向互成直角。哈弗斯骨板为 4～20 层不等，故骨单位粗细不一。中央管为细长的管道，少量疏松结缔组织穿行其中，内有小血管和神经纤维。

（3）**间骨板**（interstitial lamellae）：位于骨单位之间或骨单位与环骨板之间，为大小和形状皆不甚规则的骨板聚集体，是骨生长和改建过程中较早期的骨单位和环骨板的残留部分。

在三种骨板之间及每个骨单位表面都有一层黏合质，是骨盐较多而纤维很少的骨质，在长骨横断面上呈折光较强的轮廓线，称**黏合线**（cement line）。骨单位最外层的骨小管在黏合线处折返，一般不

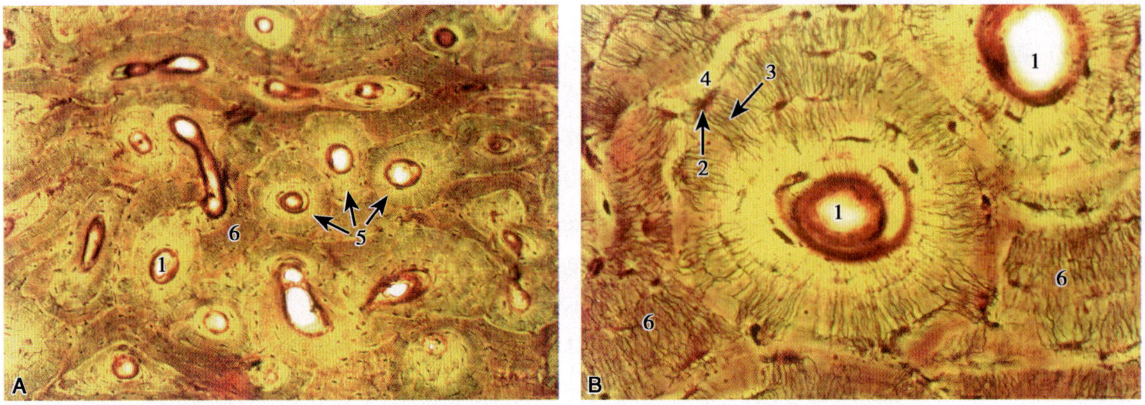

图 4-10　骨单位与间骨板光镜图（长骨骨干横切面，硫堇-苦味酸染色）

A. 低倍；B. 高倍；1. 中央管；2. 骨陷窝；3. 骨小管；4. 黏合线；5. 骨单位；6. 间骨板

与相邻骨单位的骨小管连通，而骨单位最内层的骨小管均与中央管相通。因此，同一骨单位内的骨细胞接受来自自身中央管的营养供应。

长骨骨干内有横向穿行的管道，称**穿通管**（perforating canal），也称**福尔克曼管**（Volkmann canal）。穿通管在骨外表面的开口为滋养孔，与骨的长轴近似垂直的方向走行，横向穿越密质骨中的环骨板，并连接骨单位的中央管。管内含结缔组织、血管、神经，以及骨祖细胞、成骨细胞和破骨细胞等，这些成分也延续到骨单位的中央管内。

2. 松质骨（spongy bone）　分布于骨干的内侧面和骨骺中部，由大量针状或小片状的骨小梁构成，形成肉眼可见的多孔隙网架结构，网眼中充填骨髓。骨小梁也属于板层骨，但仅有数层，排列不甚规则，厚薄也有差异，故骨小梁的大小形状也不完全相同。

3. 关节软骨（详见“关节”）。

4. 骨膜　除关节面以外，长骨的内、外表面均覆有纤维性结缔组织构成的骨膜，分别称骨内膜和骨外膜，通常所说的骨膜指骨外膜（图 4-9）。**骨外膜**（periosteum）为致密结缔组织，胶原纤维束粗大，交织成网。其中有些纤维束穿入骨质，称**穿通纤维**（perforating fiber），起固定骨膜和韧带的作用。骨膜内有血管、神经，深面有骨祖细胞。**骨内膜**（endosteum）很薄，衬于骨髓腔面、骨小梁表面、穿通管和中央管内表面，在疏松结缔组织中穿行小血管、神经纤维，还含有骨祖细胞等。骨膜的主要作用是营养骨组织，并为骨的生长和修复提供干细胞，故临床上可利用骨膜移植治疗骨折和骨缺损。

5. 骨髓（详见第 5 章）

三、骨的发生和改建

（一）骨的发生方式

骨发生起始于胚胎时期，来源于间充质。骨的发生有两种方式，即膜内成骨和软骨内成骨。

1. 膜内成骨（intramembranous ossification）　是指在间充质分化形成的胚性结缔组织膜内直接成骨。额骨、顶骨、枕骨、颞骨、颌骨、锁骨等以此种方式发生。在将要成骨的部位，间充质分化为胚性结缔组织，其中部分间充质细胞分化为骨祖细胞，后者进一步分化为成骨细胞。成骨细胞在此生成骨组织。最先形成骨组织的部位称为**骨化中心**（ossification center），随着骨化中心的逐渐扩大和改造，骨小梁形成并不断增长加粗，数量增多，逐步构建成多孔隙网格状的松质骨。以后松质骨的表面部分逐步改建为密质骨，周围的结缔组织则分化为骨膜（图 4-11）。

2. 软骨内成骨（endochondral ossification）　是指在首先形成一块透明软骨的基础上，将此软骨逐步替换为骨的成骨方式。人体的大多数骨，如四肢骨、躯干骨和部分颅底骨等，都以此种方式

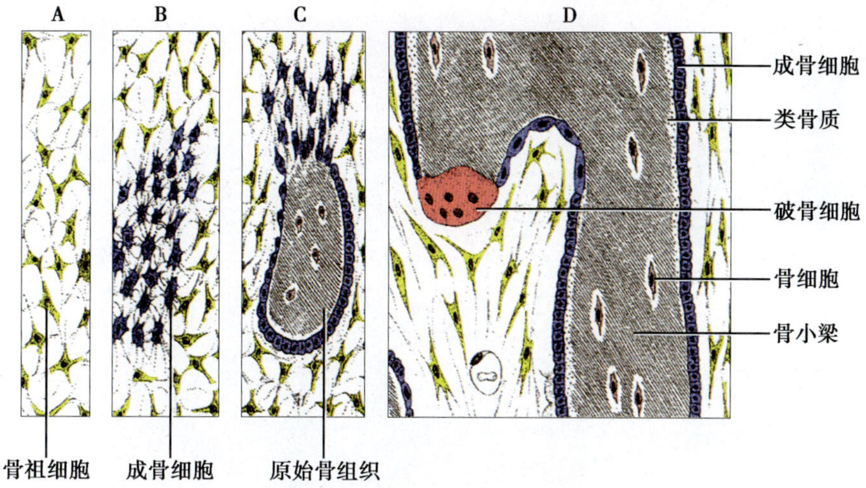

图4-11　膜内成骨过程模式图

A. 未分化间充质细胞阶段，含骨祖细胞；B. 骨祖细胞分化为成骨细胞；C. 成骨细胞形成原始骨组织；D. 原始骨组织生长改建，形成骨小梁

发生。这种成骨方式比膜内成骨复杂，现以长骨的发生为例予以说明（图4-12）。

（1）软骨雏形形成：在将要成骨的部位间充质细胞聚集、分化为骨祖细胞，继而分化为成软骨细胞，成软骨细胞进一步转变为软骨细胞，后者不断增殖分裂并分泌软骨基质，形成一块透明软骨，因其外形与将要发生的长骨相似，故称**软骨雏形**（cartilage model）。软骨周围的间充质则分化为软骨膜。

（2）骨领形成：在软骨雏形中段，软骨膜内的骨祖细胞增殖分化为成骨细胞，后者贴附在软骨组织表面形成薄层原始骨组织。这层骨组织呈领圈状包绕软骨雏形中段，故名**骨领**（bone collar）。骨领形成后，其表面的软骨膜改称骨膜。

（3）初级骨化中心与骨髓腔形成：软骨雏形中央的软骨细胞停止分裂，体积增大，软骨细胞逐渐凋亡，周围的软骨基质钙化。骨膜中的血管穿越骨领，进入钙化的软骨区，破骨细胞、成骨细胞和间充质细胞也一并进入。破骨细胞以打隧道的方式溶解吸收退化的软骨组织，形成许多与软骨雏形长轴方向较为一致的隧道，成骨细胞则贴附于残存的软骨基质表面成骨，形成以钙化的软骨基质为中轴、表面包绕新生骨组织的条索状结构，称**过渡型骨小梁**（transitional bone trabecula）。出现过渡型骨小梁的部位称**初级骨化中心**（primary ossification center），过渡型骨小梁之间的腔隙称初级骨髓腔，间充质细胞在此分化为网状细胞，形成网状组织。造血干细胞进入并增殖分化，形成骨髓。

初级骨化中心形成过程中，软骨雏形两端的软骨不断增生，同时不断被破坏并骨化，过渡型骨小梁也陆续被破骨细胞吸收，使许多初级骨髓腔融合成一个不断增大并加长的骨髓腔。

（4）次级骨化中心与骨骺形成：**次级骨化中心**（secondary ossification center）出现在骨干两端的软骨组织中央，此处将形成骨骺。出现时间因骨而异，大多在出生后数月或数年。软骨替换为骨的过程与初级骨化中心的形成相似，但骨化是从中央呈放射状向四周进行的，最终形成以松质骨为主体的骨骺，以后骨骺的外侧面松质骨被改造成密质骨。骨骺末端表面的薄层透明软骨不被骨化，终身保留，参与构成关节，称关节软骨。骨骺与骨干之间也保留一定厚度的软骨层，称**骺板**（epiphyseal plate）或生长板，是长骨继续延长的结构基础。

（二）长骨的生长和改建

在长骨的发生和生长过程中，明显地表现为纵向的加长和横向的增粗，在整个生长期间，又进行着持续地改建，以适应身体生长发育的需要。

1. 骨加长　通过骺板的不断生长并替换成骨组织而实现。这种替换过程与初级骨化中心的形成过程类似，但替换过程的顺序性更明显，从骨骺端到骨干的骨髓腔，替换的顺序性表现为五个连续的分区（图4-12）。

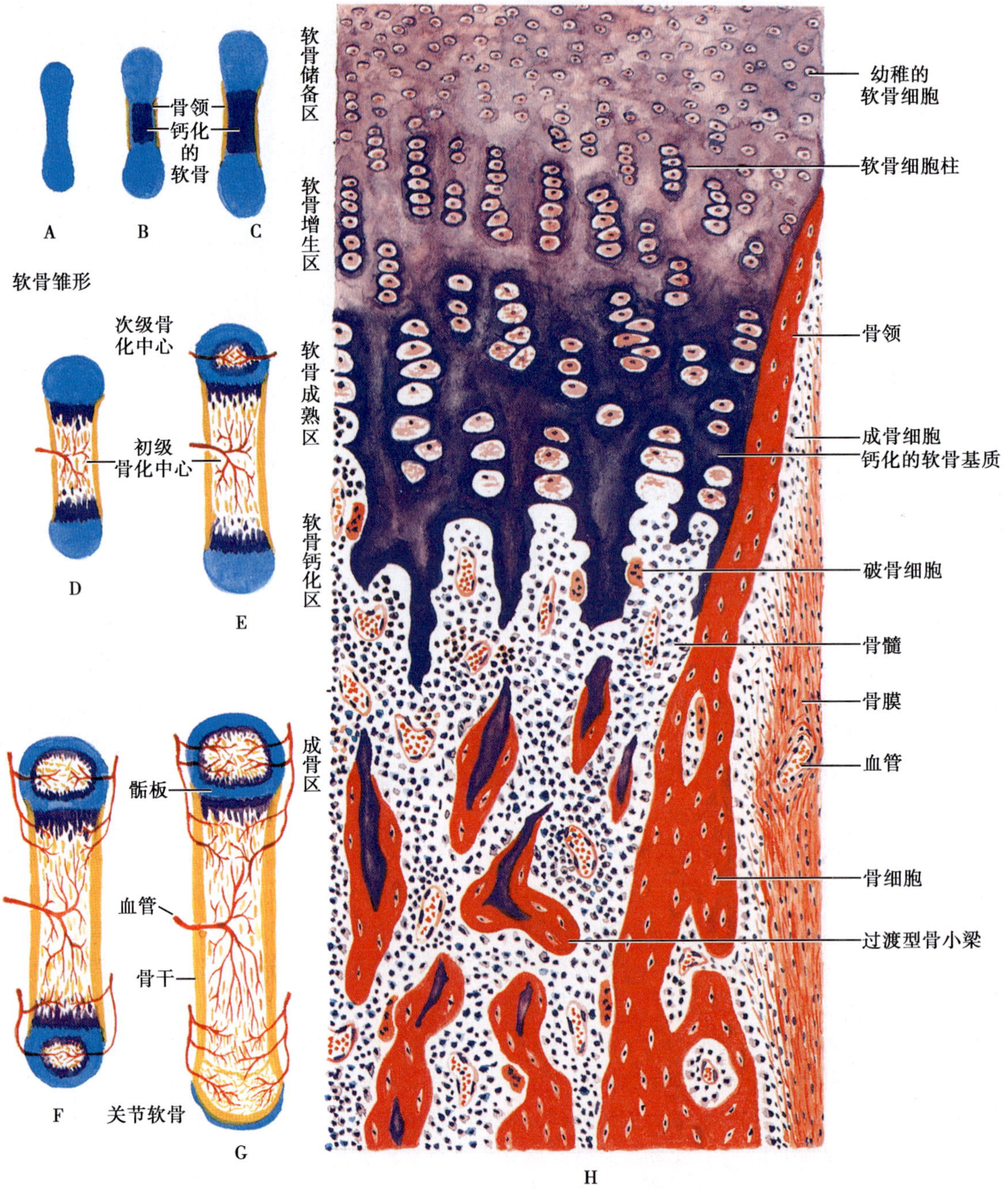

图 4-12 长骨发生与生长过程模式图

A～G. 软骨内成骨及长骨生长;H. 骺板成骨

(1) **软骨储备区**(zone of reserve cartilage):软骨细胞小,分散存在,软骨基质呈弱嗜碱性。

(2) **软骨增生区**(zone of proliferating cartilage):软骨细胞明显生长,变成椭圆形和圆形,随之分裂增生形成同源细胞群,细胞排列大体上呈纵向分布。

(3) **软骨成熟区**(zone of maturing cartilage):软骨细胞明显增大成熟,同源细胞群之间的软骨基质的宽度变窄,嗜碱性增强。

(4) **软骨钙化区**(zone of calcifying cartilage):软骨细胞开始退化、凋亡、胞质空化,出现核固缩与核溶解,接近骨髓腔的细胞消失,仅留下空洞状的软骨陷窝,陷窝内可有破骨细胞到达。软骨基质钙化明显,呈强嗜碱性。

(5) **成骨区**(zone of ossification):此区破骨细胞和成骨细胞极为活跃,光镜下易于见到(图 4-

6B)。由于软骨细胞退化和破骨细胞的吸收作用,形成较为宽大的纵向隧道,残留的软骨基质则像钟乳石一样悬挂在钙化区底部。成骨细胞附着于软骨基质表面分泌类骨质,形成不断向骨髓腔延伸的过渡型骨小梁。在骨髓腔侧,过渡型骨小梁又不断被破骨细胞破坏吸收,使骨髓腔向长骨骨端方面不断拓展,长骨得以不断加长(图4-12)。

以上各区的变化是连续进行的,而且软骨的增生、退化及成骨在速率上保持平衡。这就保证了在骨干长度增加的同时,骺板能保持一定厚度。至17~20岁的青少年,骺板的软骨细胞停止分裂,骺软骨逐渐完全被骨组织取代,在长骨的骨干和骨骺的骨组织连接融合,形成薄层密质骨,在纵断面上为线性痕迹,称**骺线**(epiphyseal line),骺线形成意味着骨不能继续纵向生长。骺板和骺线可通过对关节部位的X光摄影予以区分显示,有助于对长骨的生长发育进行辅助判断。

2. 骨增粗 骨外膜深部的骨祖细胞分化为成骨细胞,在骨干表面添加骨组织,使骨干变粗。而在骨干的内表面,破骨细胞吸收骨小梁,使骨髓腔横向扩大。骨干外表面的骨形成略快于骨干内部的骨吸收,使得骨干的密质骨逐渐增厚、骨髓腔也逐渐扩大。大约30岁前后,长骨将不再增粗。

3. 骨改建(bone remodeling) 骨改建是指骨在生长发育过程中所做的适应性结构变化,是骨形成与骨吸收的动态平衡。机体通过一系列机制调控成骨细胞与破骨细胞活动,使骨形成特定形态,以便与人的整体生长发育相适应。所有的骨都会进行不同程度的改建,其中尤以长骨的改建最为显著。

(1)长骨外形的改建:由于在骨细胞形成过程中逐渐丧失了分泌类骨质的能力,也不能进行细胞分裂,故骨组织不能从内部生长,骨干的加长只能从干骺端的生长与改建中实现。长骨的骨骺和干骺端(即骺板成骨区)呈圆锥形,比骨干明显粗大,故在长骨加长的同时,干骺端必须通过改建使直径由大变小。干骺端外侧以骨吸收为主,内侧面以骨形成为主,使干骺端近骨干的一侧逐渐变细,粗细与骨干中段一致。新增骨干的两端又形成新的干骺端,如此持续不断进行改建,直到骺板停止生长,长骨不再加长(图4-13)。

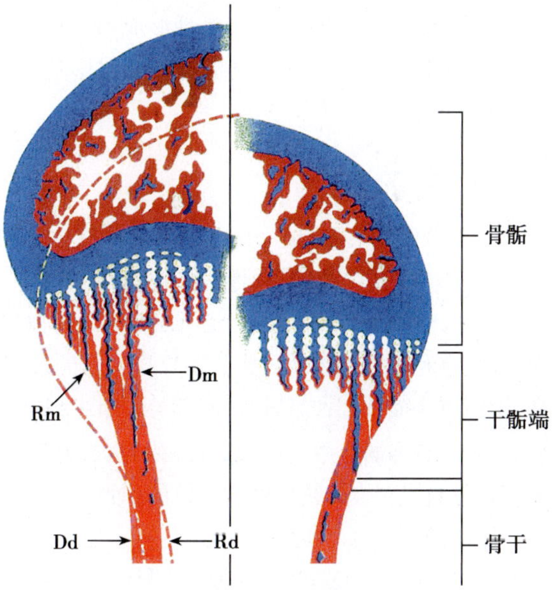

图4-13 长骨外形改建示意图
左侧虚线示改建前的外形轮廓;Dd. 骨干骨沉积区;Dm. 干骺端骨沉积区;Rd. 骨干骨吸收区;Rm. 干骺端骨吸收区

(2)长骨内部的改建:密质骨和松质骨都会随着骨的生长发育而不断改建。骨领最初为松质骨,随着骨小梁逐渐增粗,小梁间的网孔缩小而变致密,密质骨开始形成。骨单位的形成过程大体如下:破骨细胞分解吸收陈旧的骨组织,形成许多纵向隧道;骨内膜连同血管和骨祖细胞等进入隧道;骨祖细胞分化为成骨细胞,后者贴隧道壁成骨,逐层形成同心圆排列的哈弗斯骨板,原先的管道逐渐缩小成为中央管。随着骨单位的增多,骨干密质骨不断增厚。骨吸收和骨形成的协调活动,导致旧的骨单位陆续被新的骨单位替代,原有的骨单位和外环骨板被破坏后的残余部分则成了间骨板。由于改建的进度差异,骨单位的直径和骨板层数并不相同,骨单位也不总是圆柱状,可有分支和相互吻合,从而形成复杂的整体构型,以顺应该长骨的应力需要(图4-10)。

四、影响骨生长发育的因素

影响骨生长发育的因素很多,除遗传因素外,营养与维生素、激素、细胞因子、应力作用等皆有各自的影响。

1. **营养与维生素** 营养是骨骼发育的必要条件，多种维生素对骨的生长发育至关重要。维生素D能促进小肠对钙、磷的吸收，提高血钙和血磷水平，有利于类骨质的矿化，儿童期若缺乏维生素D或饮食中缺钙，可导致佝偻病，成人缺乏则引起骨软化症。维生素A能协调成骨细胞和破骨细胞的活动，影响骨的生长速度和骨的塑形，在骨的改建中发挥重要作用。维生素A若严重缺乏，骨的重吸收和改建跟不上骨的形成，引起骨的畸形发育，也可影响骺板软骨细胞的发育，导致长骨生长迟缓。维生素C可影响骨祖细胞的分裂增殖，并可影响成骨细胞合成胶原纤维与基质。严重缺乏可导致骨干密质骨变薄变脆，骨折后愈合缓慢。

2. **激素** 生长激素和甲状腺激素可促进骺板软骨细胞的生长，促进软骨替换为骨。若生长发育期这两种激素分泌过少，可导致侏儒症；儿童期生长激素分泌过多，可导致巨人症，成年期则可致肢端肥大症。甲状旁腺激素激活骨细胞和破骨细胞的溶骨作用，释放骨钙入血，使血钙升高；降钙素可抑制骨盐溶解，并刺激骨祖细胞分化为成骨细胞，促进成骨而使血钙入骨。雌激素和雄激素都能促进成骨细胞的活动，有利于骨的生长和成熟。雌激素不足可致成骨细胞活跃度降低、破骨细胞活动相对增强，故可导致骨钙流失，形成骨质疏松。糖皮质激素可抑制小肠对钙的吸收和肾小管对钙的重吸收，对骨生长发育也有影响。

3. **细胞因子** 是由细胞分泌的一类低分子量可溶性蛋白或多肽，具有广泛的生物学活性。骨内存在的生物活性物质，如生长因子和细胞因子等，一般认为来自成骨细胞的分泌，但也可来自骨外组织。这些细胞因子可激活或抑制成骨细胞与破骨细胞，与骨的发生、生长和改建密切相关。

4. **应力作用** 应力是结构对外部加载的负荷所产生的内部抵抗力，作用在于使物体因负荷造成的变形得以恢复到变形前的状态。骨的生长和改建皆与骨的受力状态密切相关。实验表明，骨处于生理范围内的高应力作用下，以骨形成为主；低应力条件下以骨吸收为主，长期的低应力可造成骨质疏松，如长期卧床可造成骨钙流失。通过影响骨形成和骨吸收，应力对骨的塑形和内部改建起到了重要的导向作用。

五、关节

关节分为动关节和不动关节。动关节主要是滑膜关节，即一般所称的关节。分布广泛，活动度大，其基本构成包括关节软骨、关节囊和关节腔。

1. **关节软骨（articular cartilage）** 为被覆于骨端关节面的薄层透明软骨，具有一定的弹性，表面光滑，有利于关节运动。关节软骨与一般的透明软骨有一定的差异。一是同源细胞群呈单行纵向排列，方向与表面垂直；二是软骨深部与骨组织相连，此处的软骨基质钙化；三是基质中的胶原原纤维呈拱形走向，既有加固作用，也为软骨提供较大的应力支持，使关节软骨具有较大的抗压性和一定的弹性（图4-14）。

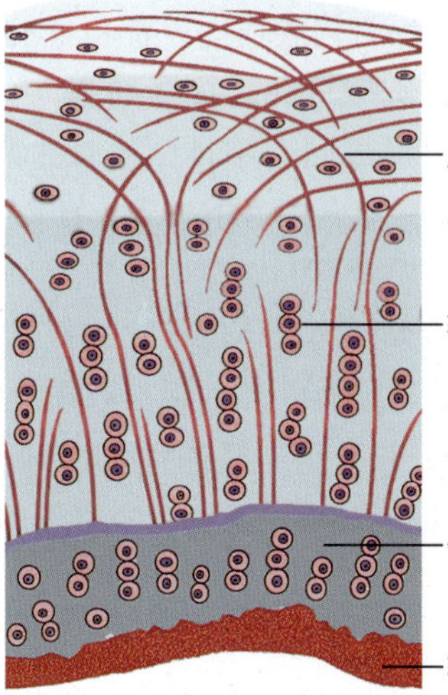

图4-14 关节软骨结构示意图

2. **关节囊（articular capsule）** 是封闭关节腔的纤维性结缔组织构成的囊状结构。分内、外两层，外层为致密结缔组织，与骨外膜连续，可维持关节的稳定；内层较疏松，内表面光滑，称为**滑膜**（synovial membrane），可向关节腔内突出形成滑膜皱襞或绒毛。滑膜内层常被覆1～4层扁平或立方形的上皮样结缔组织细胞，称**滑膜细胞**（synovial cell）。电镜下，滑膜细胞分为两种，一种似巨噬细胞，含较多溶酶体，有吞噬能力；另一种似成纤维细胞，含粗面内质网较多，可分泌透明质酸和黏蛋白。

3. **关节腔（articular cavity）** 为关节囊所封闭的腔，关节腔内含少量透明的黏性液体，称**滑液**（synovial fluid）。滑液以水为主，含透明质酸、黏蛋白、电解质等，具有润滑关节面和营养关节软骨等作用。

本章小结

软骨由软骨细胞和软骨膜构成。软骨细胞分泌软骨基质，细胞所在腔隙称软骨陷窝，陷窝周围的基质嗜碱性强，称软骨囊。软骨周边的细胞幼稚、小而扁、散在；中部的细胞成熟、大而圆、分裂增殖为2～8个细胞组成的同源细胞群。软骨可分为透明软骨、弹性软骨和纤维软骨三种类型。

骨由骨组织和骨膜等构成。骨组织的细胞包括骨祖细胞、成骨细胞、骨细胞和破骨细胞。成骨细胞分泌类骨质后变为骨细胞，类骨质钙化后形成坚硬的骨质。成熟骨组织的骨质以板层骨的形式存在。长骨由密质骨、松质骨、关节软骨、骨膜和骨髓等构成。密质骨由多层排列规则紧密的骨板构成，有环骨板、骨单位和间骨板三种形式。环骨板是分布在骨干内、外表面的骨板，外环骨板层数多，也较规则。骨单位由多层哈弗斯骨板以同心圆方式环绕中央管构成，数量多，长筒状，是长骨骨干的主要支撑结构。间骨板是充填于骨单位之间及骨单位和环骨板之间的不规则骨板。松质骨是由薄层骨板以骨小梁的方式交织形成的网格样结构。

骨的发生分为膜内成骨和软骨内成骨两种方式。膜内成骨是在胚性结缔组织内直接成骨，是不规则骨和扁骨等的发生方式。软骨内成骨是在形成一块透明软骨的基础上，再改造替换成骨，是长骨、椎骨以及部分颅底骨的发生方式。长骨的加长是通过骺板软骨的不断增生和替换成骨的方式实现，增粗则是通过骨干表面的骨形成和骨髓腔面的骨吸收而实现的。在骨的发生和生长过程始终伴随着骨的改建，是骨形成与骨吸收的动态平衡，可受多种因素影响。

关节由关节软骨、关节囊和关节腔构成。

（文建国）

插入框：骨组织结构与骨质疏松症

为支撑人体的运动，要求骨的组织结构同时具备强度及轻盈度。承受负荷时，需骨组织具备刚度，抵抗承重带来的变形；运动时，则需骨组织具备轻盈度和柔顺性，通过变形吸收冲击的能量，或发生骨折时可以释放能量。这些性能取决于骨组织无机物（矿盐）与有机基质的组成，还与骨组织终身不断重建过程中形成的骨微细结构密切相关。

在机体生长发育期间，旧骨不断吸收，新骨不断形成，称为骨改建。骨改建始于软骨边缘，先由破骨细胞吸收骨质成腔，数月后新骨形成沉积于骨腔，如成骨作用占优势，则骨骼变粗。成人骨骼虽无明显增大或缩小，也有3%～5%骨组织处于不断重建中，维持骨组织结构，移除及代替已接近生命终期的骨质，使骨处于更适合生理情况的微环境，故骨是代谢非常活跃的组织。

在骨代谢中，如骨吸收和骨形成失去动态平衡，便可出现各种代谢性骨病。骨吸收和骨形成的速率称为骨转换率。骨转换率异常可影响骨组织性能，特别是骨组织的矿盐含量。成年以后，随着年龄增加，骨代谢转换率逐年下降，故骨密度逐年下降。正常情况下，每年骨矿物质约丢失总量的0.5%，老年女性由于雌激素缺乏，丢失更多。当丢失到一定程度时，骨微细结构发生变化，无法维持正常形态，发生骨小梁变窄、变细、弯曲、错位甚至断裂；有的被全部吸收，形成空洞，骨小梁数目减少，骨强度降低，脆性增加，直至发生自发性压缩性骨折或横断性骨折，则为骨质疏松症。因而，当骨质疏松发生时，其骨组织组成并没有改变，但骨量明显改变，导致骨组织外部形态、结构及功能发生了变化。

（钟近洁）

第5章 血　液

血液(blood)和淋巴(lymph)分别是流动于心血管和淋巴管内的液态组织。血液又称外周血，健康成人约有5L，占体重的7%。从血管抽取少量血液，加入适量抗凝剂(肝素或枸橼酸钠)，静置或离心沉淀后，血液可分出三层：上层为淡黄色的血浆，下层为红细胞，中间的薄层为白细胞和血小板。因此，血液是由红细胞、白细胞、血小板和血浆所组成。血细胞约占血液容积的45%，血浆占55%。**血浆**(plasma)相当于细胞外基质，pH7.3～7.4，其主要成分是水，占90%，其余为血浆蛋白(白蛋白、球蛋白、纤维蛋白原等)、脂蛋白、酶、激素、无机盐和多种营养代谢物质。

血细胞主要在骨髓生成。血液中的血细胞陆续衰老死亡，骨髓则源源不断地输出新生细胞，形成动态平衡。血细胞的形态、数量、百分比和血红蛋白含量的测定结果称**血象**(表5-1)。患病时，血象常有显著变化，成为诊断疾病的重要指标。用Wright或Giemsa染色法染血涂片，是最常用的观察血细胞形态的方法(图5-1)。

表5-1　血细胞分类和计数的正常值

血细胞	正常值	血细胞	正常值
红细胞	男:$(4.0\sim5.5)\times10^{12}$/L	嗜酸性粒细胞	0.5%～3%
	女:$(3.5\sim5.0)\times10^{12}$/L	嗜碱性粒细胞	0%～1%
白细胞	$(4.0\sim10)\times10^{9}$/L	单核细胞	3%～8%
白细胞分类		淋巴细胞	25%～30%
中性粒细胞	50%～70%	血小板	$(100\sim300)\times10^{9}$/L

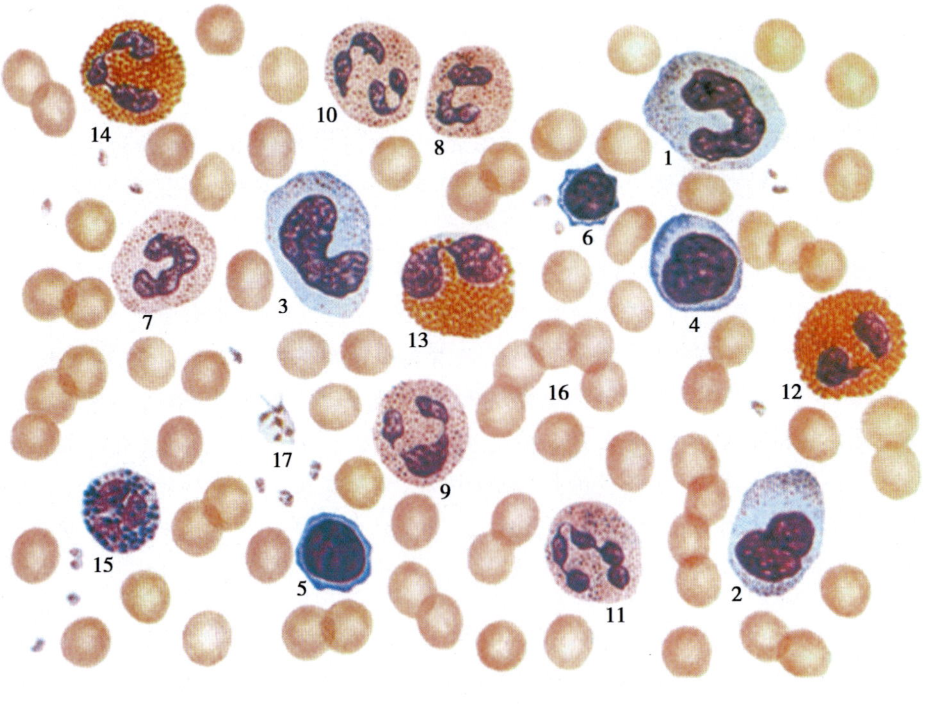

图5-1　血细胞仿真图

1～3. 单核细胞;4～6. 淋巴细胞;7～11. 中性粒细胞;12～14. 嗜酸性粒细胞;15. 嗜碱性粒细胞;16. 红细胞;17. 血小板

一、红细胞

红细胞(erythrocyte,red blood cell)在扫描电镜下呈双凹圆盘状,直径约7.5μm,中央较薄,约1μm,周缘较厚,约2μm(图5-2)。因此,在血涂片中,红细胞中央部呈浅红色。这种形态与同体积的球形结构相比,表面积增大约25%,达140μm^2,而且细胞内任何一点距细胞表面都不超过0.85μm,有利于细胞内外气体的迅速交换。一个人所有红细胞的总表面积约为3800m^2,相当于一个足球场。

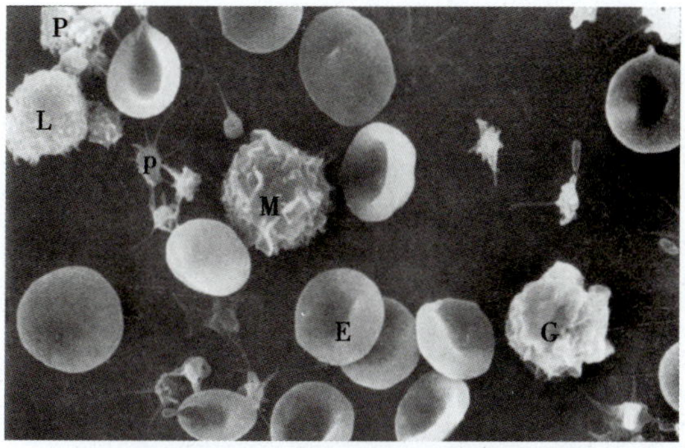

图5-2 人血细胞扫描电镜图
E. 红细胞;G. 粒细胞;M. 单核细胞;L. 淋巴细胞;P. 血小板

成熟红细胞无核,也无任何细胞器,胞质内充满**血红蛋白**(hemoglobin,Hb),使红细胞呈红色。正常成人血液中血红蛋白的含量,男性为120~150g/L,女性为110~140g/L。血红蛋白具有结合与运输O_2和CO_2的功能。所以红细胞能供给全身细胞所需的O_2,并带走细胞所产生的大部分CO_2。

红细胞具有形态的可变性,当它们通过小于自身直径的毛细血管时,可改变形状。这是因为红细胞膜固定在一个能变形的圆盘状的网架结构上,称**红细胞膜骨架**(erythrocyte membrane skeleton),其主要成分为血影蛋白(spectrin)和肌动蛋白等。遗传性球形红细胞症的血影蛋白分子结构异常,球形红细胞在通过脾时,极易被巨噬细胞吞噬清除,导致先天性溶血性贫血。

红细胞的细胞膜中有一类镶嵌蛋白质,即血型抗原A和(或)血型抗原B,构成人类的ABO血型抗原系统,在临床输血中具有重要意义。这是因为人类血液中有抗异型血的天然抗体(产生原因不明),例如A型血的人具有抗血型抗原B的抗体,若错配血型,首次输血即可导致抗原抗体结合,引起红细胞膜破裂,血红蛋白逸出,称溶血(hemolysis)。溶血后残留的红细胞膜囊称血影(erythrocyte ghost)。蛇毒、溶血性细菌、脂溶剂等,也能引起溶血。

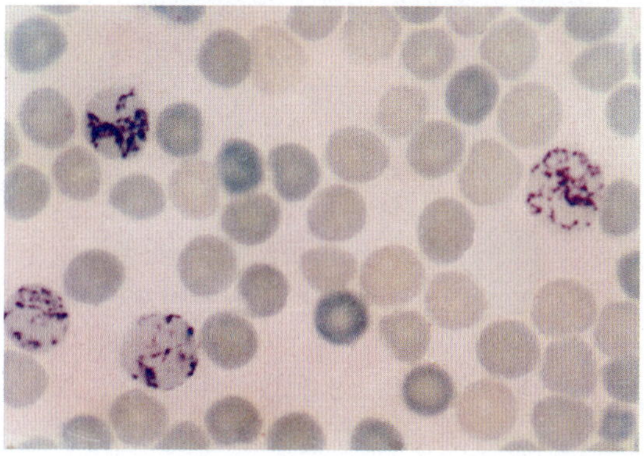
图5-3 网织红细胞光镜图 煌焦油蓝染色

红细胞的平均寿命约120天。由于红细胞无任何细胞器,因而不能合成新的蛋白和代谢所需的酶类。随着红细胞逐渐衰老,其血红蛋白和膜骨架蛋白变性,导致红细胞的变形性降低。这些老化的红细胞在经过脾和肝脏时,被巨噬细胞吞噬清除。与此同时,每天都有未完全成熟的红细胞从骨髓进入血液。这些细胞内尚残留部分核糖体,用煌焦油蓝染色呈细网状,故称**网织红细胞**(reticulocyte)(图5-3)。未完全成熟的红细胞在血流中大约经过一天后完全成熟,核糖体消失。成年人网织红细胞占红细胞总数的0.5%~1.5%。骨髓造血功能发生障碍的病人,网织红细胞计数降低。而如果贫血患者的网织红细胞计数增加,说明治疗有效。

二、白细胞

白细胞(leukocyte,white blood cell)是有核的球形细胞,它们从骨髓入血后一般于24小时内,以变形运动方式穿过微血管壁或毛细血管壁,进入结缔组织或淋巴组织,发挥防御和免疫功能。根据白细胞胞质内有无特殊颗粒,可将其分为有粒白细胞和无粒白细胞。前者常简称粒细胞,根据其特殊颗粒的染色性，又可分为中性粒细胞、嗜酸性粒细胞和嗜碱性粒细胞三种。无粒白细胞则有单核细胞和淋巴细胞两种，但均含细小的嗜天青颗粒。

1. **中性粒细胞**（neutrophilic granulocyte，neutrophil）　是数量最多的白细胞。细胞直径10～12μm。核呈深染的弯曲杆状或分叶状，分叶核一般为2～5叶，叶间有纤细的缩窄部相连，正常人以2～3叶者居多。细胞核的叶数与细胞的衰老程度成正相关。当机体受严重的细菌感染时，大量新生细胞从骨髓进入血液，杆状核与2叶核的细胞增多，称**核左移**；若4～5叶核的细胞增多，称**核右移**，表明骨髓造血功能发生障碍。

中性粒细胞的胞质呈极浅的粉红色，含有许多细小颗粒，其中浅紫色的为**嗜天青颗粒**（azurophilic granule），浅红色的为**特殊颗粒**（specific granule）。嗜天青颗粒约占颗粒总数的20%，电镜下颗粒较大，直径0.6～0.7μm，呈圆形或椭圆形，电子密度较高。它是一种溶酶体，含有**酸性磷酸酶、髓过氧化物酶**和多种酸性水解酶类等，能消化吞噬细菌和异物。特殊颗粒约占颗粒总数的80%，电镜下颗粒较小，直径0.3～0.4μm，呈哑铃形或椭圆形（图5-4）。特殊颗粒是一种分泌颗粒，内含溶菌酶、**吞噬素**（phagocytin）等，吞噬素也称防御素（defensin），具有杀菌作用。

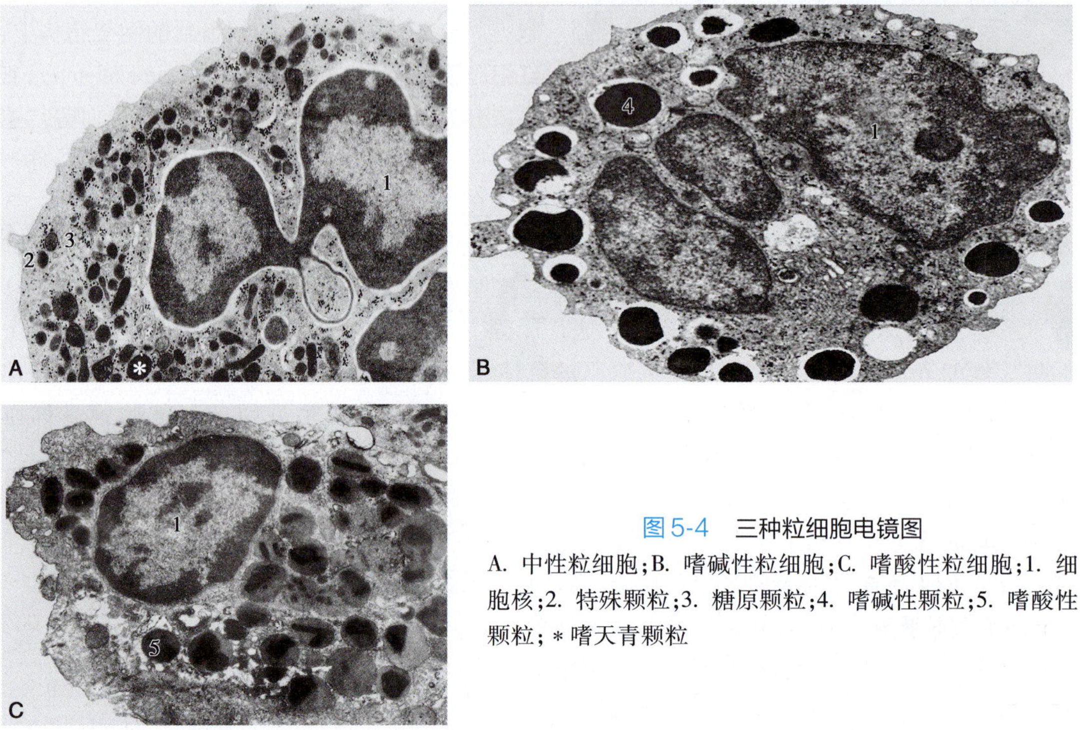

图5-4　三种粒细胞电镜图

A. 中性粒细胞；B. 嗜碱性粒细胞；C. 嗜酸性粒细胞；1. 细胞核；2. 特殊颗粒；3. 糖原颗粒；4. 嗜碱性颗粒；5. 嗜酸性颗粒；* 嗜天青颗粒

中性粒细胞和巨噬细胞一样具有很强的趋化作用和吞噬功能，其吞噬对象以细菌为主，也吞噬异物（图5-5）。中性粒细胞在吞噬并处理了大量细菌后，自身也死亡，成为脓细胞。中性粒细胞从骨髓进入血液，约停留6～8小时，然后离开，在结缔组织中存活2～3天。

2. **嗜碱性粒细胞**（basophilic granulocyte，basophil）　数量最少。细胞直径10～12μm，核分叶，或呈S形或不规则形，着色较浅。胞质内含有嗜碱性颗粒，大小不等，分布不均，染成蓝紫色，可将核掩盖。**嗜碱性颗粒**属于分泌颗粒，内含有肝素、组胺、中性粒细胞趋化因子、嗜酸性粒细胞趋化因子等；细胞也可合成并分泌白三烯。显然，嗜碱性粒细胞与肥大细胞的分泌物质基本相同，作用也基本相同，即启动针对病原体的炎症反应，也参与过敏反应，但两种细胞来源于骨髓中不同造血祖细胞（见后述）。嗜碱性粒细胞在组织中可存活10～15天。

3. **嗜酸性粒细胞**（eosinophilic granulocyte，eosinophil）　直径为10～15μm，核多为2叶，胞质内充满粗大的鲜红色**嗜酸性颗粒**，直径0.5～1.0μm。电镜下，可见颗粒内基质中有长方形结晶

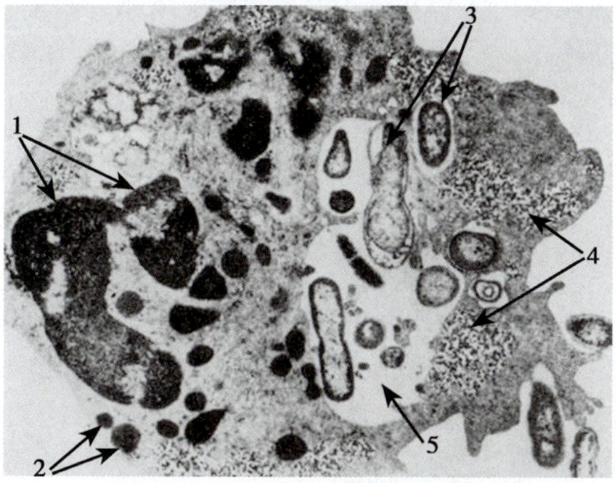

图 5-5 中性粒细胞吞噬细菌电镜图
1. 细胞核;2. 特殊颗粒;3. 吞噬的细菌;
4. 糖原;5. 大吞噬体

体。嗜酸性颗粒是一种特殊的溶酶体,除含一般溶酶体酶外,还含有阳离子蛋白、组胺酶、芳基硫酸酯酶。嗜酸性粒细胞也能做变形运动,并具有趋化性,可受肥大细胞等释放的嗜酸性粒细胞趋化因子的作用,移行至有病原体或发生过敏反应的部位。该细胞能吞噬抗原抗体复合物,释放的多种溶酶体酶有杀菌作用,**阳离子蛋白**对寄生虫有很强的杀灭作用。在发生过敏反应的部位,其释放的**组胺酶**能分解组胺,**芳基硫酸酯酶**能灭活白三烯,从而抑制过敏反应。因此,在患过敏性疾病或寄生虫病时,血液中嗜酸性粒细胞增多。嗜酸性粒细胞在血液中停留 6 ~ 8 小时后进入结缔组织,特别是肠道结缔组织,在此可存活 8 ~ 12 天。

4. 单核细胞(monocyte) 是体积最大的白细胞,直径为 14 ~ 20μm。核呈肾形、马蹄铁形或扭曲折叠的不规则形,染色质颗粒细而松散,故着色较浅。胞质丰富,因弱嗜碱性而呈灰蓝色,内含许多细小的淡紫色嗜天青颗粒,即溶酶体。单核细胞在血流中停留 12 ~ 48 小时,然后进入结缔组织或其他组织,分化为巨噬细胞等具有吞噬功能的细胞(见第 10 章)。

5. 淋巴细胞(lymphocyte) 血液中的淋巴细胞大部分为直径 6 ~ 8μm 的小淋巴细胞,小部分为直径 9 ~ 12μm 的中淋巴细胞。在淋巴组织中还有直径 13 ~ 20μm 的大淋巴细胞,但不存在于血液中。小淋巴细胞的核为圆形,一侧常有浅凹,染色质浓密呈块状,着色深。中淋巴细胞的核染色质略稀疏,着色略浅,有的可见核仁。淋巴细胞的胞质为嗜碱性,呈蔚蓝色。小淋巴细胞的胞质很少,在核周形成很薄的一圈,中淋巴细胞胞质较多;胞质中可含嗜天青颗粒。电镜下,淋巴细胞胞质含大量游离核糖体,以及溶酶体、粗面内质网、高尔基复合体和线粒体等。

淋巴细胞不仅产生于骨髓,而且产生于淋巴器官和淋巴组织。根据淋巴细胞的发生来源、形态特点和免疫功能等方面的不同,可分为三类:

(1)**胸腺依赖淋巴细胞**(thymus dependent lymphocyte):简称 **T 细胞**,产生于胸腺,在血液淋巴细胞中约占总数的 75%;其体积小,胞质内含少量溶酶体。

(2)**骨髓依赖淋巴细胞**(bone marrow dependent lymphocyte):简称 **B 细胞**,产生于骨髓,约占 10% ~ 15%;其体积略大,一般不含溶酶体,有少量粗面内质网;B 细胞受抗原刺激后增殖分化为浆细胞,产生抗体。

(3)**自然杀伤细胞**(nature killer cell):简称 **NK 细胞**,产生于骨髓,约占 10%;为中淋巴细胞,溶酶体较多。

淋巴细胞是主要的免疫细胞,在机体防御疾病过程中发挥关键作用(见第 10 章)。

三、血小板

血小板(blood platelet)是从骨髓巨核细胞脱落下来的胞质小块,并非严格意义上的细胞。血小板呈双凸圆盘状,直径 2 ~ 4μm;当受到机械或化学刺激时(如黏附于玻片),则伸出突起,呈不规则形。在血涂片上,血小板常聚集成群。血小板中央部有蓝紫色的**血小板颗粒**,称颗粒区(granulomere);周边部呈均质浅蓝色,称透明区(hyalomere)。电镜下,血小板表面吸附有血浆蛋白,其中有多种凝血因子。透明区含有微管和微丝,参与血小板形状的维持和变形。颗粒区有特殊颗粒、致密颗粒和少量溶酶体。特殊颗粒又称 α 颗粒,体积较大,圆形,电子密度中等,内含血小板因子Ⅳ、血小板源性生长因子(platelet derived growth factor,PDGF)、凝血酶敏感蛋白(thrombospondin)等。致密颗粒较小,电子密度大，内含5-羟色胺、ADP、ATP、钙离子、肾上腺素等。血小板内还有开放小管系统和致密小管系统。开放小管系统的管道与血小板表面胞膜连续，借此可增加血小板与血浆的接触面积，利于摄取血浆物质和释放颗粒内容物。致密小管系统是封闭的小管，管腔电子密度中等，能收集钙离子和合成前列腺素等（图5-6）。

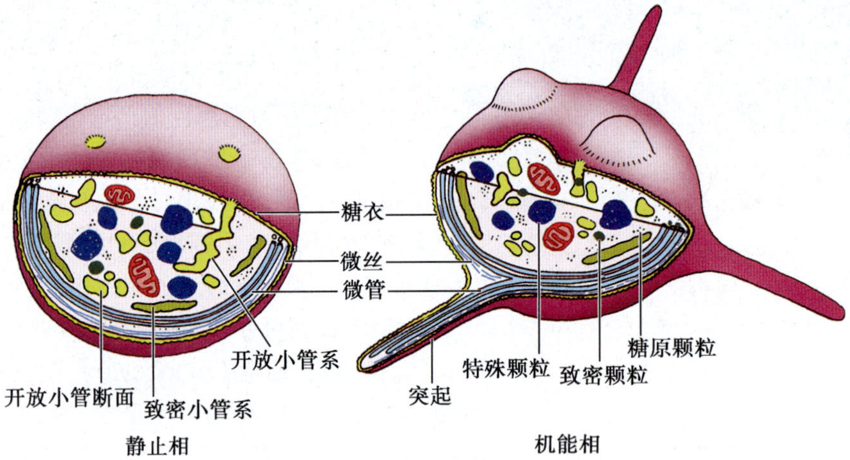

图5-6 血小板超微结构模式图

血小板参与凝血和止血。当血管内皮破裂，血小板迅速黏附、聚集于破损处，凝固形成血栓，堵塞裂口、甚至小血管管腔。在这一过程中，血小板释放颗粒内容物，其中，5-羟色胺能促进血管收缩，血小板因子Ⅳ能对抗肝素的抗凝血作用，凝血酶敏感蛋白促进血小板聚集，PDGF刺激内皮细胞增殖和血管修复。血小板寿命为7～14天。

四、淋巴

淋巴是在淋巴管系统内流动的液体，单向性地从毛细淋巴管流向淋巴导管，然后汇入大静脉。淋巴由淋巴液与淋巴细胞构成。淋巴液实际上是血浆在毛细血管动脉端的部分渗出液，蛋白含量低于血浆，因此，淋巴是血浆循环的旁路。当淋巴经淋巴管流过淋巴结时，便有淋巴细胞加入。如果淋巴结正处于活跃的免疫应答状态，便会有较多淋巴细胞和大量免疫球蛋白进入淋巴（见第10章）。此外，小肠淋巴管的淋巴中常含数量不定的乳糜微粒，它们是小肠上皮细胞将吸收的脂溶性物质与运载蛋白结合形成的（见第14章）。肝的淋巴内含大量由肝细胞合成的血浆蛋白。淋巴中偶见单核细胞、中性粒细胞等血细胞。

五、骨髓和血细胞的发生

体内各种血细胞的寿命有限，每天都有一定数量的血细胞衰老死亡，同时又有相同数量的血细胞在骨髓生成并进入血流，使外周血中血细胞的数量和质量维持动态平衡。各种血细胞由造血器官生成，胚胎时期的卵黄囊、肝、脾、胸腺和骨髓均能造血；出生后红骨髓成为终生造血的主要器官。

（一）造血器官的演变

1. 卵黄囊造血期 最早的造血发生在胚胎时期的**血岛**（blood island）。血岛是胚胎发育第3周时由卵黄囊、体蒂和绒毛膜等处的胚外中胚层细胞密集形成的细胞团（见第21、第25章），其周边细胞分化为成血管细胞（angioblast），并在其周围中胚层分泌的血管内皮生长因子的诱导下增殖并分化成内皮细胞；中间的细胞与周边细胞脱离，分化为原始成血细胞，即最早的造血干细胞，从而进入原始造血或胚胎造血（embryotic hematopoiesis）。原始造血主要是向红细胞系方向分化。

2. 肝、脾、胸腺和淋巴结造血期 胚胎发育的第6周，卵黄囊内的造血干细胞随血液循环迁入肝并开始造血。胚胎发育的第12周,脾内造血干细胞增殖分化产生各种血细胞。肝脾造血的特点是造血干细胞呈现多向分化,称为定型性造血或成人造血(adult hematopoiesis)。胚胎肝和脾内造血干细胞集落由红系细胞、粒单系细胞和巨核细胞组成。胚胎发育至第3个月,淋巴干细胞经血液循环进入胸腺并增殖分化为胸腺细胞,最终分化成为T细胞。胚胎第4个月时,在胸腺发育成熟的T细胞和在骨髓发育成熟的B细胞进入淋巴结进一步发育成更多的T细胞和B细胞。胸腺和淋巴结可终生产生淋巴细胞。

3. **骨髓造血期** 胚胎后期骨髓开始造血并维持终生。骨髓造血为定型性造血,主要产生红细胞、粒细胞、单核细胞与巨核细胞-血小板等髓系细胞。

(二)骨髓的结构

骨髓(bone marrow)位于骨髓腔中,分为红骨髓和黄骨髓,红骨髓的主要结构成分是造血组织,黄骨髓主要为脂肪组织,通常所说的骨髓指红骨髓。胎儿及婴幼儿时期的骨髓都是红骨髓,约从5岁始,长骨干的骨髓腔内出现脂肪组织,并随年龄增长而增多,成为黄骨髓。成人的红骨髓和黄骨髓约各占一半;红骨髓分布在扁骨、不规则骨和长骨骺端的松质骨中。黄骨髓内尚保留少量幼稚血细胞,故有造血潜能,当机体需要时可转变为红骨髓。红骨髓主要由造血组织和血窦构成。

1. **造血组织** 由网状组织、造血细胞和基质细胞组成。网状细胞和网状纤维构成网架,网孔中充满不同发育阶段的各种血细胞,以及少量巨噬细胞、脂肪细胞、骨髓基质干细胞等(图5-7)。

造血细胞赖以生长发育的环境称**造血诱导微环境**(hemopoietic inductive microenvironment)。造血微环境中的核心成分是**基质细胞**(stromal cell),包括巨噬细胞、成纤维细胞、网状细胞、骨髓基质干细胞、血窦内皮细胞等。基质细胞不仅起造血支架作用,并且能分泌多种造血生长因子(hematopoietic growth factors),调节造血细胞的增殖与分化(见后述),基质细胞还能产生网状纤维、黏连性糖蛋白等细胞外基质成分,有滞留造血细胞的作用。

发育中的各种血细胞在造血组织中的分布呈一定规律。幼稚红细胞常位于血窦附近,成群嵌附在巨噬细胞表面,构成幼红细胞岛(图5-8);随着细胞的发育成熟而贴近并穿过血窦内皮,脱去胞核成为网织红细胞。幼稚粒细胞多远离血窦,当发育至晚幼粒细胞具有运动能力时,以变形运动接近并穿入血窦。巨核细胞常紧靠血窦内皮间隙,将胞质突起伸入窦腔,脱落形成血小板。这种分布状况表明造血组织的不同部位具有不同的微环境造血诱导作用。

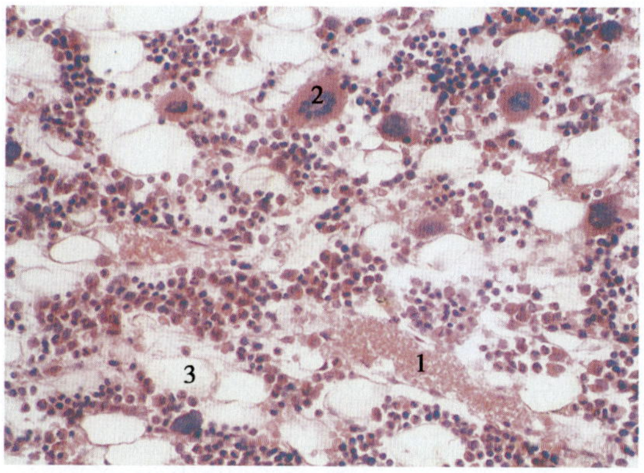

图5-7 红骨髓切片光镜图
1. 血窦(内有大量红细胞);2. 巨核细胞;3. 脂肪细胞

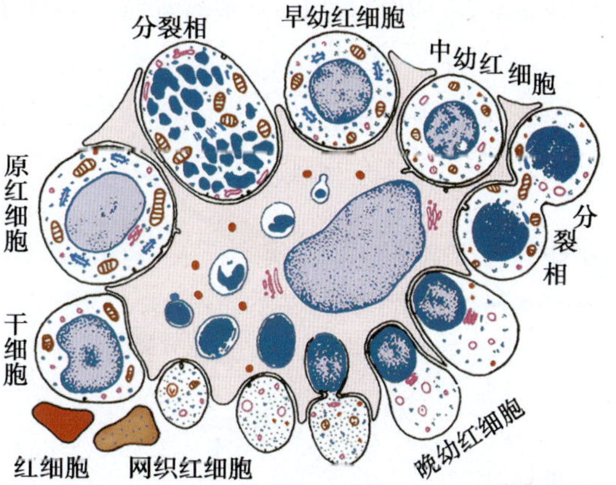

图5-8 骨髓幼红细胞岛超微结构模式图

2. **血窦** 为管腔大、形状不规则的毛细血管(见第9章),内皮细胞间隙较大,内皮基膜不完整,呈断续状,有利于成熟血细胞进入血液。

（三）造血干细胞和造血祖细胞

血细胞发生是造血干细胞在一定的微环境和某些因素的调节下，先增殖分化为各类血细胞的祖细胞，然后祖细胞定向增殖、分化成为各种成熟血细胞的过程。

1. **造血干细胞（hemopoietic stem cell）** 是生成各种血细胞的原始细胞，又称**多能干细胞**（multipotential stem cell），起源于人胚第3周初的卵黄囊壁等处的血岛（见第25章），出生后，造血干细胞主要存在于红骨髓，约占骨髓有核细胞的0.5%，其次是脾和淋巴结，外周血内也有极少量。一般认为，造血干细胞的形态类似小淋巴细胞，即细胞体积小，核相对大，胞质富含核糖体。

造血干细胞的特性是：①有很强的增殖潜能，在一定条件下能反复分裂，大量增殖；但在一般生理状态下，多数细胞处于G_0期静止状态；②有多向分化能力，在一些因素的作用下能分化形成不同的祖细胞；③有自我复制能力，即细胞分裂后的部分子代细胞仍具原有特性，故造血干细胞可终身保持恒定的数量。

造血干细胞的存在是用小鼠**脾集落生成实验**证实的（图5-9）。首先将小鼠骨髓细胞悬液输给受致死量射线照射的同系小鼠，使后者重新获得造血能力而免于死亡。接受骨髓的小鼠脾内出现许多小结节状造血灶，称**脾集落**（spleen colony）。脾集落内含有红细胞系、粒细胞系和巨核细胞系的细胞，它们单独或混合存在。将脾集落细胞分离后，再输给其他用致死量射线照射的同系小鼠，仍能发生多个脾集落，并重建造血功能。脾集落生成数与输入的骨髓细胞数或脾集落细胞数成正比，表明骨髓中有一类能重建造血的原始血细胞。为确定一个脾集落的细胞是否起源于同一个原始血细胞，将移植细胞用射线照射，诱发出现畸变染色体，以此作为辨认血细胞发生来源的标志。将此种带标志的细胞输给受照射的小鼠，结果发现，每个脾集落中的所有细胞均具有某种相同的畸变染色体，表明每个集落的细胞来自同一个原始血细胞。造血干细胞中存在不同分化类型的细胞群体，如**髓性造血干细胞**可分化为红细胞系、粒细胞单核细胞系、巨核细胞系等细胞系的造血祖细胞；**淋巴性造血干细胞**可分化为各种淋巴细胞（图5-10）。

人造血干细胞的存在也有一些间接依据。如慢性粒细胞性白血病患者的红细胞系、粒细胞系和巨核细胞系均具有Ph^1畸变染色体，由此推测这三种细胞来自共同的干细胞；又如人骨髓细胞体外培养，出现混合性细胞集落，也表明造血干细胞的存在。

2. **造血祖细胞（hemopoietic progenitor）** 是由造血干细胞分化而来的分化方向确定的干细胞，故也称定向干细胞（committed stem cell）。它们在不同的集落刺激因子（colony stimulating factor，CSF）作用下，分别分化为形态可辨认的各种血细胞。①红细胞系造血祖细胞，在促红细胞生成素（erythropoietin，EPO）作用下生成红细胞。EPO主要由肾分泌，肝也分泌少量。②粒细胞单核细胞系造血祖细胞，是中性粒细胞和单核细胞共同的祖细胞，其集落刺激因子由巨噬细胞等细胞分泌，包括GM-CSF等。在机体发生炎症时，炎症部位的巨噬细胞释放的白细胞介素1能刺激骨髓中这两种细胞的增殖和释放入血。③巨核细胞系造血祖细胞，需在血小板生成素（thrombopoietin，TPO）作用下形成巨核细胞集落，最终产生血小板。TPO由血管内皮细胞等细胞分泌。嗜酸性粒细胞、嗜碱性粒细胞与肥大细胞也都有各自的祖细胞和集落刺激因子。

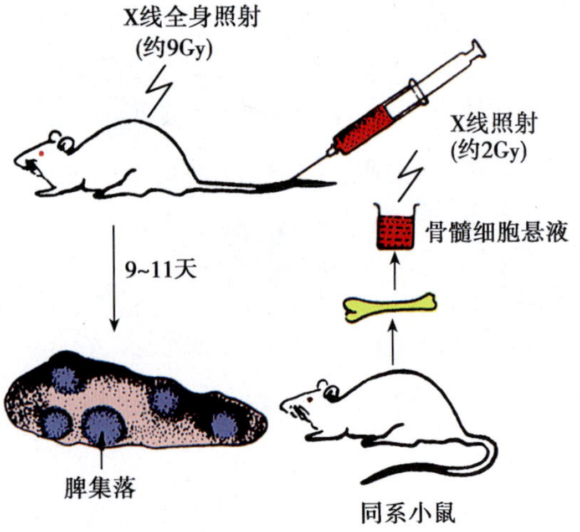

图5-9 小鼠脾集落实验示意图

（四）血细胞发生过程的形态演变

各种血细胞的分化发育过程大致可分为三个阶段：原始阶段、幼稚阶段（又分早、中、晚三期）和成熟阶段。其形态演变也有一定的规律：①胞体由大变小，但巨核细胞则由小变大。②胞核由大变小，红

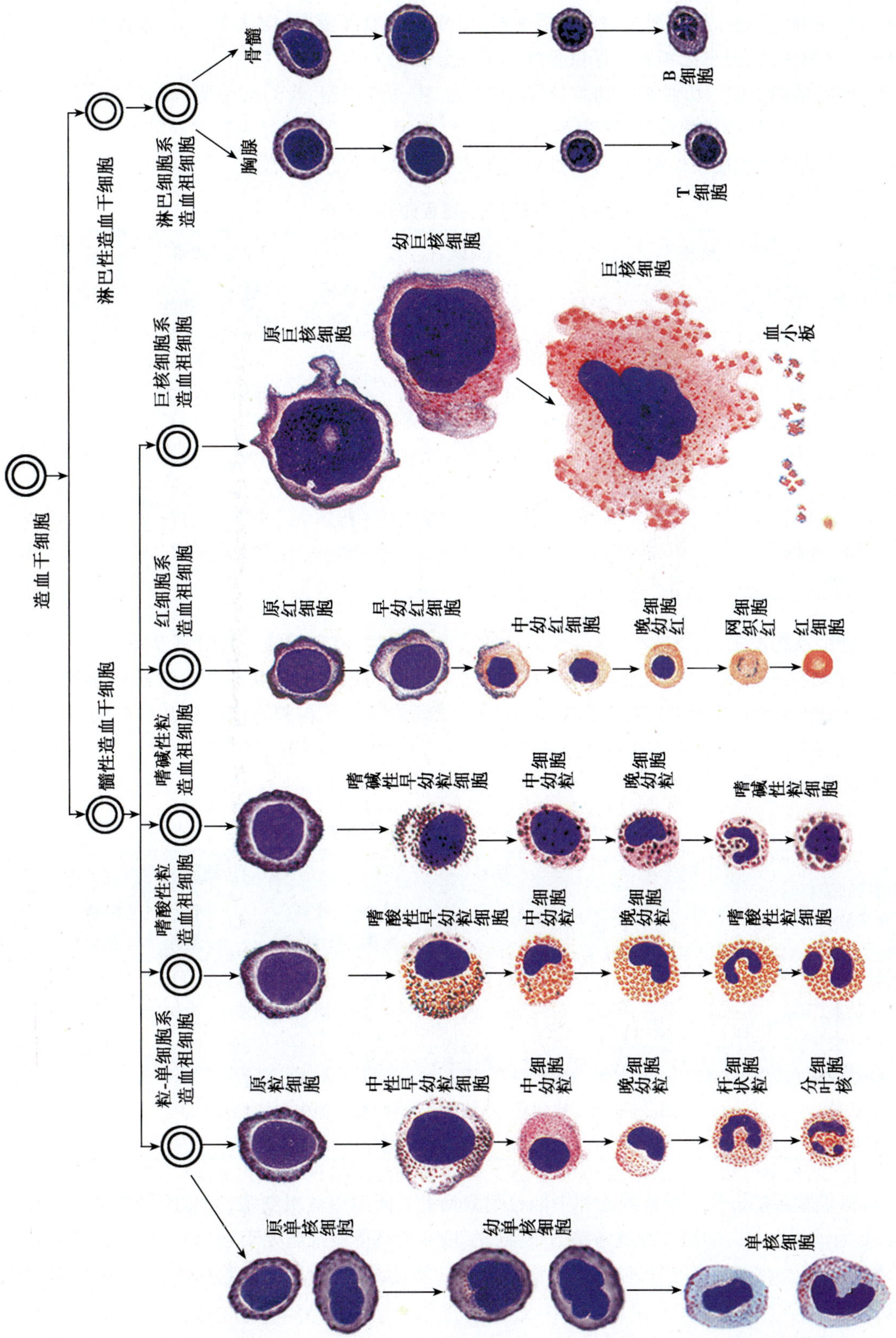

图5-10 血细胞发生模式图

细胞的核最后消失，粒细胞的核由圆形逐渐变成杆状乃至分叶；但巨核细胞的核由小变大，呈分叶状。核染色质由细疏变粗密（即常染色质由多变少），核的着色由浅变深，核仁由明显渐至消失。③胞质由少变多，胞质嗜碱性逐渐变弱，但单核细胞和淋巴细胞仍保持嗜碱性；胞质内的特殊结构或蛋白成分，如粒细胞的特殊颗粒、巨核细胞的血小板颗粒、红细胞的血红蛋白，均从无到有，逐渐增多。④细胞分裂能力从有到无，但淋巴细胞仍保持很强的潜在分裂能力。

1. 红细胞系的发生 历经原红细胞、早幼红细胞、中幼红细胞、晚幼红细胞，后者脱去胞核成为网织红细胞，入血后变为成熟红细胞（表 5-2）。从原红细胞发育至晚幼红细胞大约需 3～4 天。巨噬细胞可吞噬晚幼红细胞脱出的胞核，并为红细胞的发育提供铁质等营养物。

表 5-2 红细胞发生过程的形态演变

发育阶段和名称		胞体		胞核				胞质			分裂能力
		大小	形状	形状	染色质	核仁	核质比	嗜碱性	着色	血红蛋白	
原始	原红细胞	14～22	圆	圆	细粒状	2～3 个	>3/4	强	墨水蓝	无	有
幼稚	早幼红细胞	11～19	圆	圆	粗粒状	偶见	>1/2	很强	墨水蓝	开始出现	有
	中幼红细胞	10～14	圆	圆	粗块状	消失	约 1/2	减弱	红蓝间染	增多	弱
	晚幼红细胞	9～12	圆	圆	致密块	消失	更小	弱	红	大量	无
成熟	网织红细胞	7～9	圆盘状		无			微	红	大量	无
	红细胞	7.5	圆盘状		无			无	红	大量	无

2. 粒细胞系的发生 三种粒细胞虽有各自的造血祖细胞，但它们的发育过程基本相同，都历经原粒细胞、早幼粒细胞、中幼粒细胞、晚幼粒细胞，进而分化为成熟的杆状核和分叶核粒细胞（表 5-3）。从原粒细胞增殖分化为晚幼粒细胞需 4～6 天。骨髓内的杆状核粒细胞和分叶核粒细胞的贮存量很大，在骨髓停留 4～5 天后入血。在某些病理状态，如急性细菌感染，骨髓加速释放，外周血中的粒细胞可骤然增多。

表 5-3 粒细胞发生过程的形态演变

发育阶段和名称		胞体		胞核				胞质				分裂能力
		大小（μm）	形状	形状	染色质	核仁	核质比例	嗜碱性	着色	嗜天青颗粒	特殊颗粒	
原始	原粒细胞	11～18	圆	圆	细网状	2～6 个	>3/4	强	天蓝	无	无	有
幼稚	早幼粒细胞	13～20	圆	卵圆	粗网状	偶见	>1/2	减弱	淡蓝	大量	少量	有
	中幼粒细胞	11～16	圆	半圆	网块状	消失	约 1/2	弱	浅蓝	少	增多	有
	晚幼粒细胞	10～15	圆	肾形	网状块	消失	<1/2	极弱	淡红	少	明显	无
成熟	杆状核	10～15	圆	杆状	粗块状	消失	<1/3	消失	淡红	少	大量	无
	分叶核	10～15	圆	分叶	粗块状	消失	更小	消失	淡红	少	大量	无

3. 单核细胞系的发生 单核细胞和中性粒细胞具有共同的造血祖细胞，经过原单核细胞和幼单核细胞，变为单核细胞。幼单核细胞增殖力很强，约 38% 的幼单核细胞处于增殖状态，单核细胞在骨髓中的贮存量不及粒细胞多，当机体出现炎症或免疫功能活跃时，幼单核细胞加速分裂增殖，以提供足量的单核细胞。

4. 淋巴细胞系的发生 一部分淋巴性造血干细胞经血流进入胸腺皮质，分化为 T 细胞（见第 10 章），一部分在骨髓内发育为 B 细胞和 NK 细胞。淋巴细胞的发育主要表现为细胞膜蛋白和功能状态的变化，形态结构的演变不很明显，故不易从形态上划分淋巴细胞的发生和分化阶段。

5. 巨核细胞-血小板系的发生 原巨核细胞经幼巨核细胞，发育为**巨核细胞**（megakaryocyte），巨核细胞的胞质块脱落成为血小板。原巨核细胞分化为幼巨核细胞，体积变大，胞核常呈肾形，胞质内开始出现血小板颗粒。幼巨核细胞经过数次DNA复制，成为8～32倍体，但核不分裂，形成巨核细胞。巨核细胞呈不规则形，直径50～100μm，核巨大呈分叶状，胞质内形成大量血小板颗粒，它们聚集成团。然后，胞质内出现大量分隔小管，将胞质分隔成许多小区，每个小区内有一团血小板颗粒，是一个未来的血小板。巨核细胞伸出胞质突起从血窦内皮细胞间隙伸入窦腔，其末端胞质脱落成为血小板（图5-11）。一个巨核细胞可生成2000～8000个血小板。

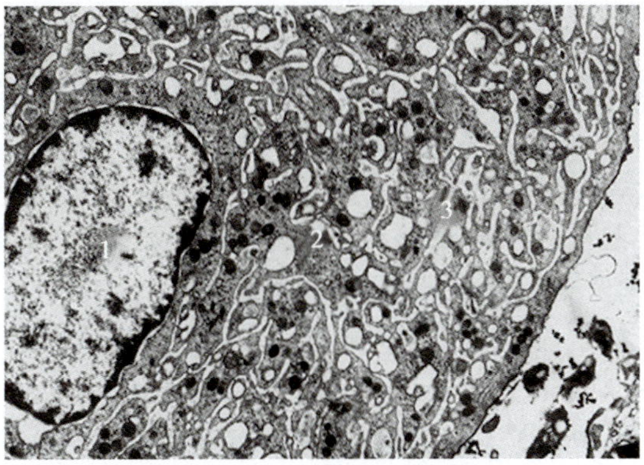

图5-11 巨核细胞电镜图

1. 细胞核；2. 血小板颗粒；3. 分隔小管

本章小结

血液由血浆和血细胞组成。血浆主要成分是水，其余为血浆蛋白和其他成分。血细胞包括红细胞、白细胞和血小板。红细胞呈双凹圆盘状，成熟红细胞无核，也无细胞器，胞质内充满血红蛋白，具有结合与运输O_2和CO_2的功能。

白细胞包括有粒白细胞和无粒白细胞。前者又可分为中性粒细胞、嗜酸性粒细胞和嗜碱性粒细胞，后者则有单核细胞和淋巴细胞。中性粒细胞是数量最多的白细胞，核呈弯曲杆状或分叶状，胞质含有嗜天青颗粒和特殊颗粒。中性粒细胞具有很强的趋化作用和吞噬功能。嗜碱性粒细胞数量最少，胞质内含有嗜碱性颗粒，它与肥大细胞的作用基本相同，也参与过敏反应。嗜酸性粒细胞胞质内充满嗜酸性颗粒，能做变形运动并具有趋化性，患过敏性疾病或寄生虫病时，血液中嗜酸性粒细胞增多。单核细胞是体积最大的白细胞，从血液进入结缔组织或其他组织后可分化为巨噬细胞等。淋巴细胞包括胸腺依赖淋巴细胞（T细胞），骨髓依赖淋巴细胞（B细胞）和自然杀伤细胞（NK细胞）。淋巴细胞是主要的免疫细胞。血小板是骨髓巨核细胞脱落下来的胞质小块，参与凝血和止血。淋巴是淋巴管系统内流动的液体，由淋巴液与淋巴细胞构成，淋巴是血浆循环的旁路。

造血器官生成各种血细胞，胚胎时期的卵黄囊、肝、脾、胸腺和骨髓均能造血；出生后红骨髓成为终生造血的主要器官。骨髓分为红骨髓和黄骨髓，红骨髓是造血组织。造血细胞在造血诱导微环境中生长发育。造血干细胞是生成各种血细胞的原始细胞，出生后主要存在于红骨髓。造血祖细胞是由造血干细胞分化而来的分化方向确定的干细胞，可分化为各种血细胞。各种血细胞的分化发育过程大致可分为原始阶段、幼稚阶段和成熟阶段，其形态演变也有一定的规律。

（洪 伟）

插入框：造血干细胞移植与血液病

造血干细胞(hematopoietic stem cell,HSC)是多能干细胞,有很强的自我更新、多向分化及重建长期造血的潜能,以及损失后的再生能力。此外,还具备迁移性与特异的归巢性。HSC移植(hematopoietic stem cell transplantation,HSCT)是指从骨髓、脐带血或外周血中分离的造血干/祖细胞经体外扩增后,通过静脉输注给受者,重建受者的造血功能和免疫功能。HSCT的基本方法是,受者首先接受大剂量的化疗或放疗,有时联合其他的免疫抑制药物,使受者骨髓造血细胞、体内的肿瘤细胞和异常克隆细胞被清除,免疫功能受到抑制后,再经静脉输入预先采集的HSC,这些细胞能够找到并定居在适宜的造血微环境中(归巢效应),使受者的骨髓重建其造血和免疫功能。

根据HSC供体来源不同,分为自体干细胞移植、同基因干细胞移植和异基因干细胞移植。自体干细胞移植虽然不存在移植物抗宿主反应,但是采集的自体HSC可能含有瘤细胞。同基因干细胞移植即单卵孪生之间的HSCT,临床上发生移植的几率小。异基因造血干细胞移植时HSC来源于正常供者,无瘤细胞污染,且移植物有免疫抗肿瘤效应,故复发率低,长期无病生存率高,适应证广,但供者来源受限,易发生移植物抗宿主病。

根据HSC采集部位不同,可进行骨髓移植、脐带血和外周血干细胞移植。上世纪九十年代外周血干细胞移植(PBSCT)开始应用,该移植具有造血重建快、采集物中较多的T细胞可加快受者的免疫重建等优点。HSCT可以治疗许多血液病,包括血液系统恶性肿瘤,例如急性白血病、慢性粒细胞白血病、淋巴瘤、多发性骨髓瘤、骨髓增生异常综合征等;以及某些血液系统非恶性肿瘤,例如重型再生障碍性贫血和地中海贫血。

目前我国已建立了HSC捐献者资料库,一般年龄在18~45周岁,身体健康,符合无偿献血条件者,都可自愿成为HSC捐献者。建立一个庞大的HSC资料库可以挽救更多的生命。

(洪 伟)

笔记

第6章　肌　组　织

肌组织(muscle tissue)主要由具有收缩功能的肌细胞构成。肌细胞间有少量结缔组织、血管、淋巴管及神经。肌细胞因呈细长纤维形,故又称**肌纤维**(muscle fiber),其细胞膜称**肌膜**(sarcolemma),细胞质称**肌质**(sarcoplasm)。根据结构和功能特点,肌组织分骨骼肌、心肌和平滑肌三种,前两种因有横纹,属**横纹肌**(striated muscle)。骨骼肌受躯体神经支配,属随意肌;心肌和平滑肌受自主神经支配,为不随意肌。

一、骨骼肌

骨骼肌(skeletal muscle)一般借肌腱附于骨骼。致密结缔组织包裹在整块肌外面形成**肌外膜**(epimysium)。肌外膜的结缔组织伸入肌内,将其分隔形成肌束,包裹肌束的结缔组织称**肌束膜**(perimysium)。分布在每条肌纤维外面的结缔组织称**肌内膜**(endomysium)(图6-1)。结缔组织对骨骼肌具有支持、连接、营养和功能调整作用。除骨骼肌纤维外,骨骼肌中还有一种扁平、有突起的**肌卫星细胞**(muscle satellite cell),附着在肌纤维表面;当肌纤维受损伤后,肌卫星细胞可增殖分化,参与肌纤维的修复,因此具有干细胞性质。

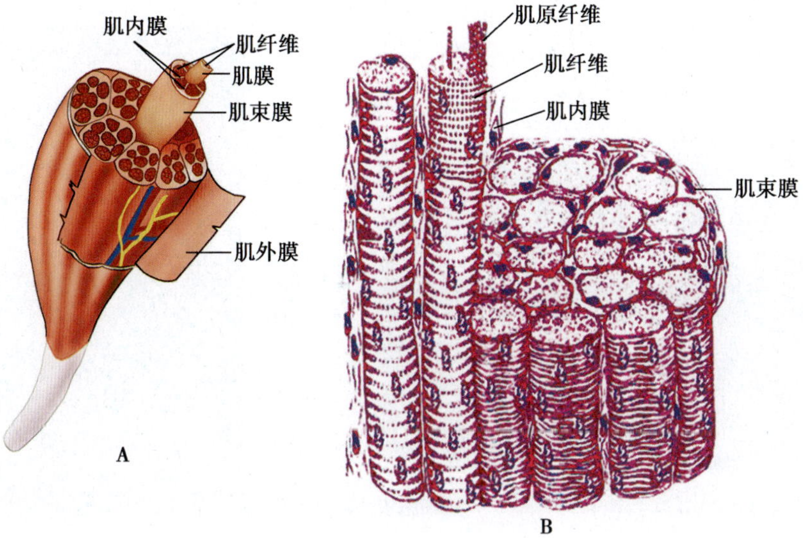

图6-1　骨骼肌与肌膜模式图
A. 一块骨骼肌;B. 一个肌束

(一) 骨骼肌纤维的光镜结构

骨骼肌纤维呈长圆柱状,直径10~100μm,长度不等,一般为1~40mm,长者可达10cm以上,除舌肌等少数肌纤维外,极少有分支。肌膜外面有基膜贴附。骨骼肌纤维是多核细胞,一条肌纤维内含有几十个甚至几百个核,核呈扁椭圆形,位于肌膜下方。在肌质中有沿肌纤维长轴平行排列的**肌原纤维**(myofibril),呈细丝样,直径1~2μm。每条肌原纤维上都有明暗相间的带,各条肌原纤维的明带和暗带都准确地排列在同一平面上,因而构成了骨骼肌纤维明暗相间的周期性横纹(cross striation)(图6-2~图6-4)。在偏振光显微镜下,**明带**(light band)呈单折光,为各向同性(isotropic),故又称I带;**暗带**

(dark band)呈双折光,为各向异性(anisotropic),故又称 A 带。用油镜观察,可见暗带中央有一条浅色窄带,称 **H 带**(H:德文 hell,明),H 带中央有一条深色的 **M 线**(M:德文 mittle,中)。明带中央有一条深色的 **Z 线**(Z:德文 zwischem,间)。相邻两条 Z 线之间的一段肌原纤维称为**肌节**(sarcomere)。每个肌节由 1/2 I 带+A 带+1/2 I 带组成。暗带的长度恒定,为 1.5μm;明带的长度依骨骼肌纤维的收缩或舒张状态而异,最长可达 2μm;而肌节的长度介于 1.5～3.5μm,在一般安静状态约为 2μm。肌节递次排列构成肌原纤维,是骨骼肌纤维结构和功能的基本单位。

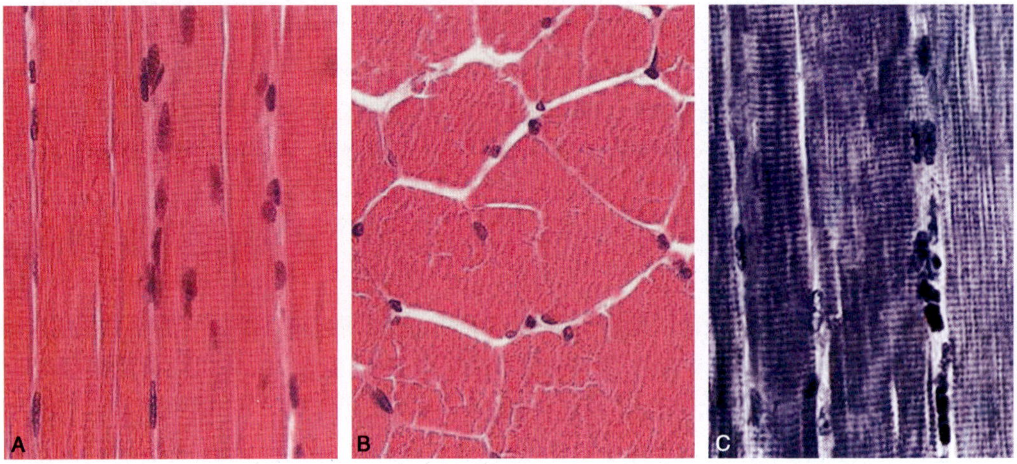

图 6-2　骨骼肌纤维光镜图
A. 纵切面(HE 染色);B. 横切面(HE 染色);C. 纵切面(铁苏木素染色)

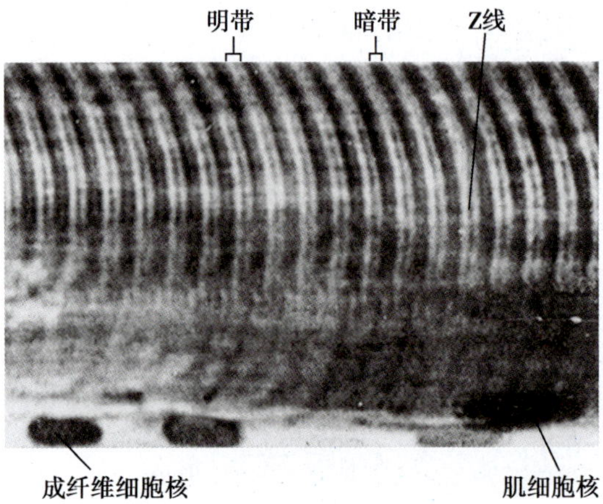

图 6-3　骨骼肌纤维(纵切面)光镜(油镜)图

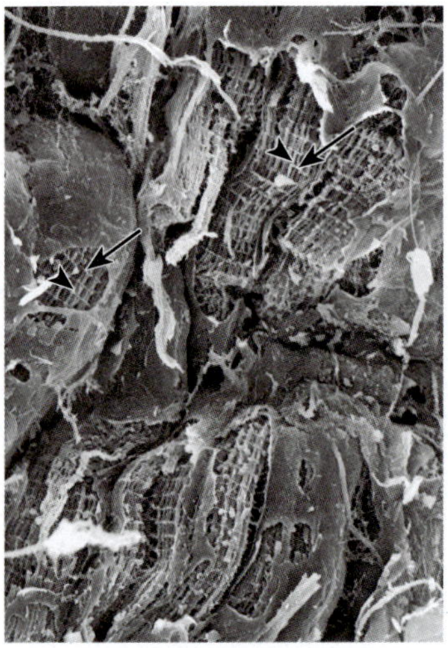
图 6-4　骨骼肌纤维扫描电镜图
肌膜被部分去除,暴露出细胞内部的肌原纤维(▲)和横小管(↑)

(二) 骨骼肌纤维的超微结构

1. **肌原纤维**　肌原纤维由粗、细两种肌丝构成,两种肌丝沿肌原纤维的长轴排列。**粗肌丝**(thick filament)位于肌节中部,两端游离,中央借 M 线固定。**细肌丝**(thin filament)位于肌节两侧,一端附着于 Z 线,另一端伸至粗肌丝之间,与之平行走行,其末端游离,止于 H 带的外侧。明带仅由细肌丝构成,H 带仅有粗肌丝,H 带两侧的暗带部分两种肌丝皆有。在横切面上可见每 1 根粗肌丝的周围排列着 6 根细肌丝,每 1 根细肌丝周围有 3 根粗肌丝(图 6-5～图 6-7)。

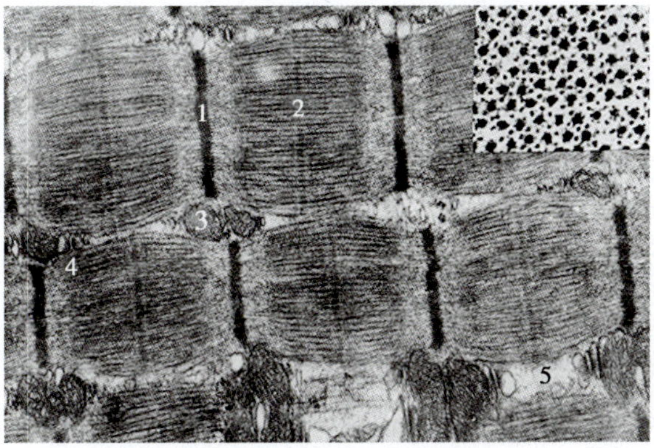

图6-5 骨骼肌纤维（纵切面）透射电镜图
右上框内为肌丝横切面
1. Z线;2. M线;3. 线粒体;4. 三联体;5. 肌浆网

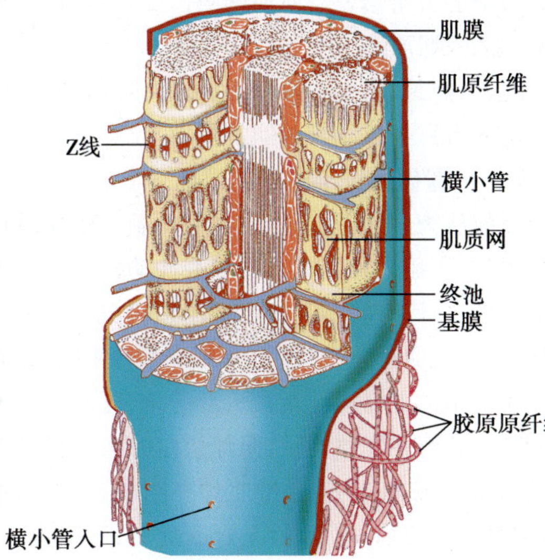

图6-6 骨骼肌纤维超微结构立体模式图

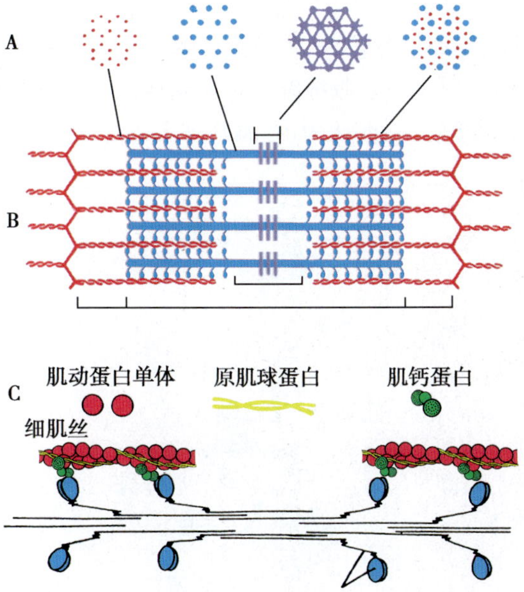

图6-7 骨骼肌肌原纤维超微结构及肌丝分子构成示意图
A. 肌节不同部位的横切面;B. 肌节的纵切面;C. 肌丝的分子构成

细肌丝长约1μm,直径5nm,由**肌动蛋白**(actin)、**原肌球蛋白**(tropomyosin)和**肌钙蛋白**(troponin)组成。肌动蛋白由球形肌动蛋白单体连接成串珠状,并形成双股螺旋链,每个肌动蛋白单体都有一个可与粗肌丝的肌球蛋白头部相结合的位点,但在肌纤维处于非收缩状态时,该位点被原肌球蛋白掩盖。原肌球蛋白是由两条多肽链相互缠绕形成的双股螺旋状分子,首尾相连,嵌于肌动蛋白双股螺旋链的浅沟内。肌钙蛋白为球形,附着于原肌球蛋白分子上,可与 Ca^{2+} 相结合。

粗肌丝长约1.5μm,直径15nm,由**肌球蛋白**(myosin)分子组成。后者形如豆芽,分头和杆两部分,在头和杆的连接点及杆上有两处类似关节的结构,可以屈动。大量肌球蛋白分子平行排列,集合成束,组成一条粗肌丝。分子尾端朝向M线,头部朝向Z线,并突出于粗肌丝表面,形成电镜下可见的**横桥**(cross bridge)。肌球蛋白的头部具有ATP酶活性,当与细肌丝的肌动蛋白接触时被激活,分解ATP并释放能量,使横桥屈动。

2. 横小管（transverse tubule） 是肌膜向肌浆内凹陷形成的管状结构,其走向与肌纤维长轴垂直,位于暗带与明带交界处。同一平面上的横小管分支吻合,环绕每条肌原纤维,可将肌膜的兴奋迅速传导至肌纤维内部。

3. 肌质网（sarcoplasmic reticulum） 是肌纤维中特化的滑面内质网,位于横小管之间。其中部纵行包绕一段肌原纤维,称**纵小管**(longitudinal tubule);两端扩大呈扁囊状,称**终池**(terminal cisternae)。每条横小管与两侧的终池组成**三联体**(triad),在此部位将兴奋从肌膜传递到肌质网膜。肌质网膜上有钙泵和钙通道。钙泵能逆浓度差把肌质中的 Ca^{2+} 泵入肌质网内贮存,使其内的 Ca^{2+} 浓度为肌质中的上千倍。当肌质网膜接受兴奋后，钙通道开放，大量 Ca^{2+} 涌入肌质。

此外，肌原纤维之间有较多的线粒体、糖原及少量脂滴，肌质内还有可与氧结合的肌红蛋白。

（三）骨骼肌纤维的收缩原理

目前认为，骨骼肌纤维的收缩机制为**肌丝滑动原理**，其主要过程为：①运动神经末梢将神经冲动传递给肌膜；②肌膜的兴奋经横小管传递给肌质网，大量 Ca^{2+} 涌入肌质；③Ca^{2+} 与肌钙蛋白结合，肌钙蛋白、原肌球蛋白发生构型或位置变化，暴露出肌动蛋白上与肌球蛋白头部的结合位点，二者迅速结合；④ATP 被分解并释放能量，肌球蛋白的头及杆发生屈动，将细肌丝向 M 线方向牵引；⑤细肌丝在粗肌丝之间向 M 线滑动，明带缩短，肌节缩短，肌纤维收缩，此时，H 带也变窄，但暗带长度不变；⑥收缩结束后，肌质内的 Ca^{2+} 被泵回肌质网，肌钙蛋白等恢复原状，肌纤维松弛（图 6-8）。

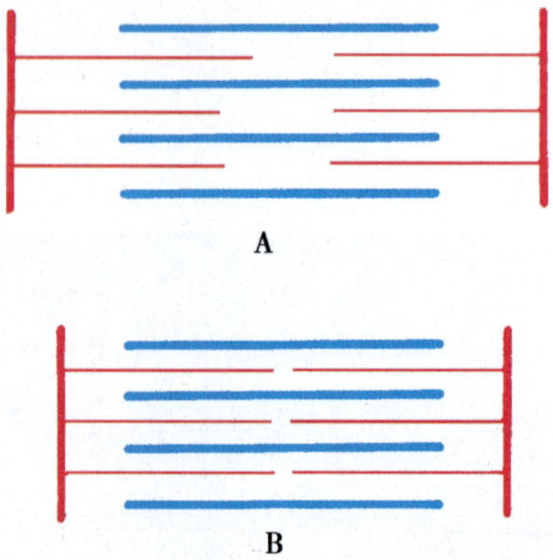

图 6-8 骨骼肌收缩时肌节变化示意图

A. 肌纤维舒张；B. 肌纤维收缩

二、心肌

心肌（cardiac muscle）分布于心壁和邻近心脏的大血管壁上，其收缩有自动节律性。

（一）心肌纤维的光镜结构

心肌纤维呈不规则的短圆柱状，有分支，互连成网。连接处染色较深，称**闰盘**（intercalated disk）。多数心肌纤维有一个核，少数有双核，核呈卵圆形，位于细胞中央。心肌纤维也呈明暗相间的周期性横纹，核周围的胞质内可见脂褐素，随年龄增长而增多（图 6-9）。一般认为，心肌纤维无再生能力，损伤的心肌纤维由瘢痕组织代替。

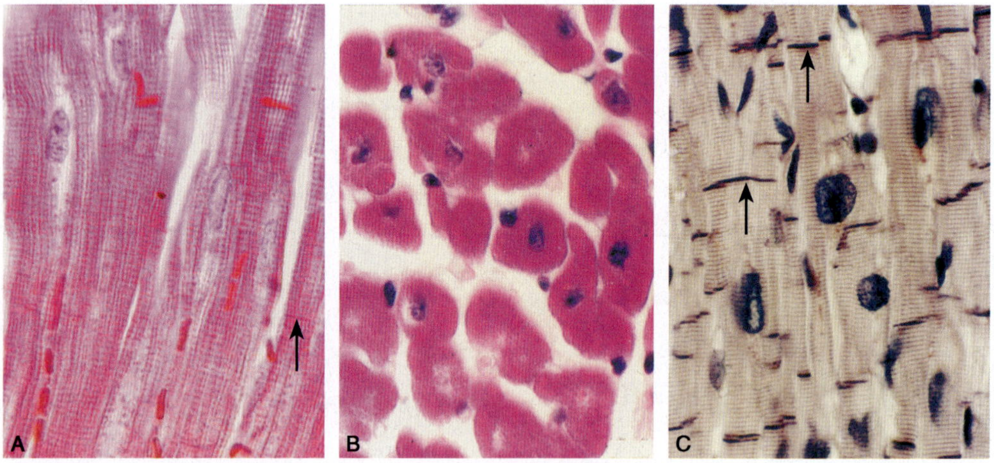

图 6-9 心肌纤维光镜图

A. 纵切面（HE 染色）；B. 横切面（HE 染色）；C. 纵切面（Hemalum 染色）；↑示闰盘

（二）心肌纤维的超微结构

心肌纤维的超微结构与骨骼肌纤维相似，也含有粗、细两种肌丝及其组成的肌节。心肌纤维的特点是：①肌原纤维的粗细不等、界限不很分明，肌原纤维间有极为丰富的线粒体。②横小管较粗，位于 Z 线水平。③肌质网的纵小管稀疏，终池少而小，多见横小管与一侧的终池紧贴形成**二联体**（diad）。因此，心肌纤维的贮钙能力低，收缩前尚需从细胞外摄取 Ca^{2+}。④闰盘的横向部分位于 Z 线水平，有黏着小带与桥粒，使心肌纤维间的连接牢固；在闰盘的纵向部分存在缝隙连接，便于细胞间化学信息的交流和电冲动的传导，分别使心房肌和心室肌整体的收缩和舒张同步化（图6-10～图6-12）。

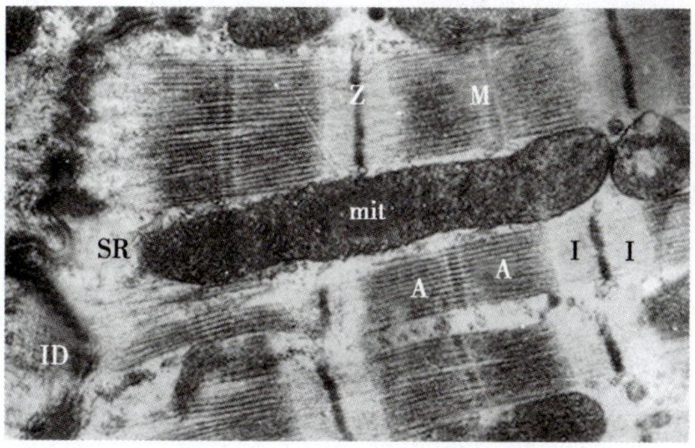

图6-10 心肌纤维透射电镜图

A. 暗带；I. 明带；Z. Z线；M. M线；SR. 肌质网；mit. 线粒体；ID. 闰盘

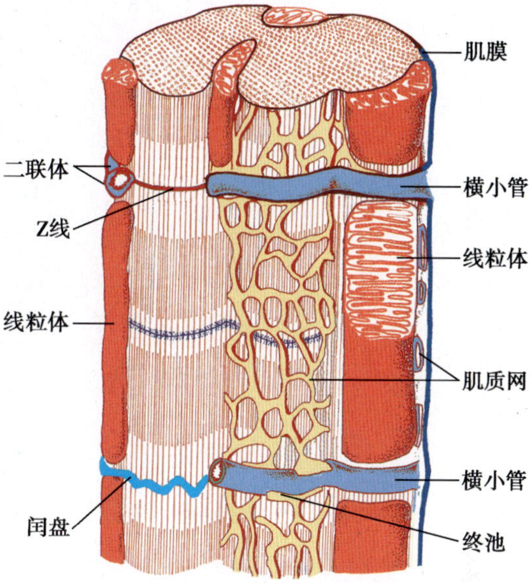

图6-11 心肌纤维超微结构立体模式图

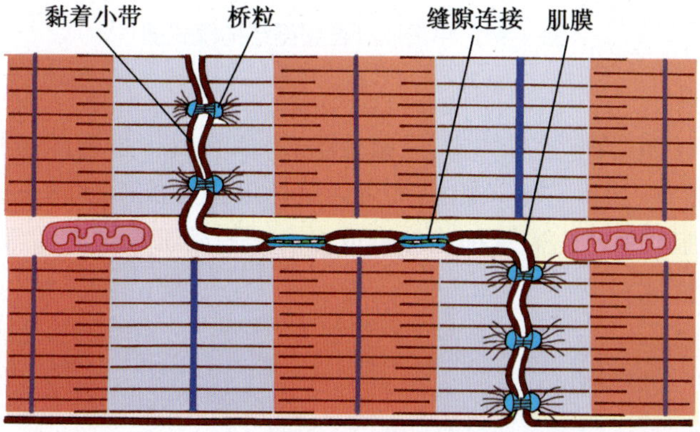

图6-12 心肌纤维闰盘超微结构模式图

三、平滑肌

平滑肌（smooth muscle）广泛分布于消化管、呼吸道、血管等中空性器官的管壁内。

（一）平滑肌纤维的光镜结构

平滑肌纤维呈长梭形，细胞中央有一个杆状或椭圆形的核，常呈扭曲状，胞质嗜酸性，无横纹（图6-13）。平滑肌纤维一般长200μm，直径8μm；但大小不均，如小血管壁上的平滑肌纤维短至20μm，妊娠末期的子宫平滑肌纤维可长达500μm。

（二）平滑肌纤维的超微结构

平滑肌细胞内无肌原纤维，可见大量**密斑**（dense patch）、**密体**（dense body）、中间丝、细肌丝和粗肌丝（图6-14）。密斑和密体的电子密度较高，前者位于肌膜下，后者位于肌质中，为梭形小体。中间丝由**结蛋白**（desmin）构成，直径10nm，连接于密斑、密体之间，形成梭形的细胞骨架（图6-15）。粗、细肌丝的数量比约为1∶12。细肌丝主要由肌动蛋白组成，一端附着于密斑或密体，另一端游离，环

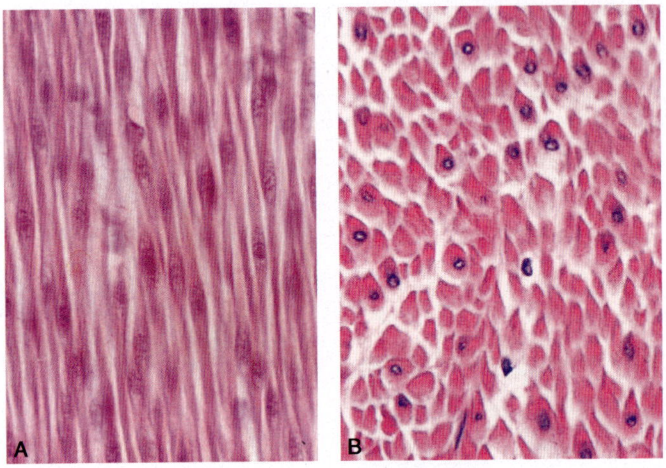

图 6-13 平滑肌纤维光镜图
A. 纵切面；B. 横切面

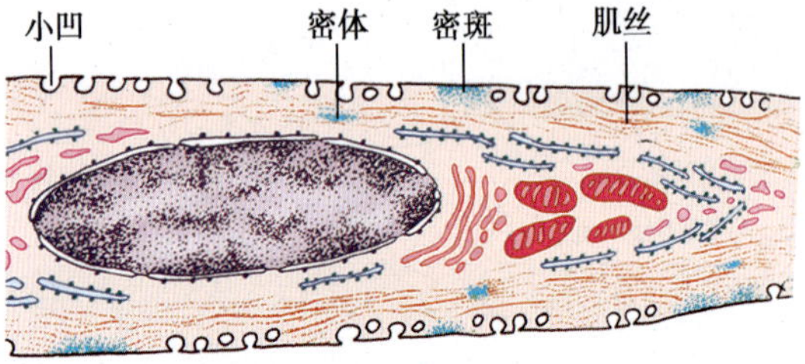

图 6-14 平滑肌纤维超微结构模式图

绕在粗肌丝周围。粗肌丝由肌球蛋白构成，呈圆柱状，表面有成行排列的横桥，相邻的两行横桥屈动方向相反（图 6-16，图 6-17）。若干条粗肌丝和细肌丝聚集形成肌丝单位，又称收缩单位。细胞内只有少量肌质网，细胞收缩时也需从细胞外摄取 Ca^{2+}。平滑肌纤维表面常可见胞膜向胞质形成的浅凹，其作用尚无定论。

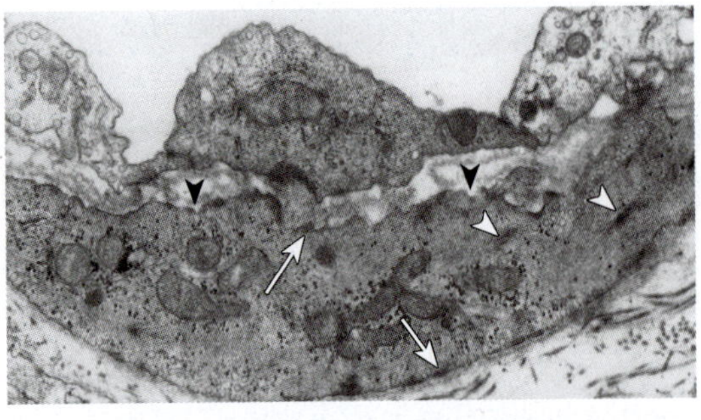

图 6-15 平滑肌纤维透射电镜图
▲小凹；△密体；↑密斑

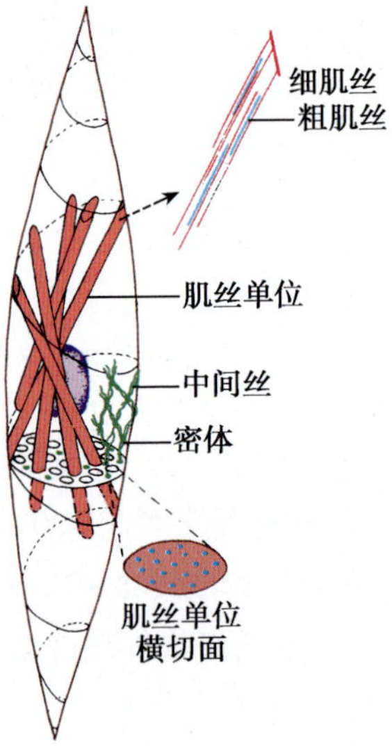

图 6-16 平滑肌纤维超微结构示意图
示两种肌丝组成的收缩单位

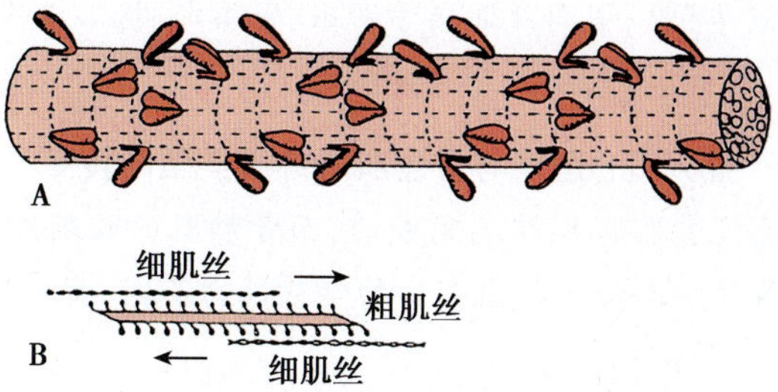

图6-17 平滑肌纤维肌丝结构示意图
A. 粗肌丝表面横桥排列成行,相邻两行横桥划动方向相反;B. 粗肌丝相邻两行横桥牵拉细肌丝,方向相反

平滑肌纤维的收缩也是以粗、细肌丝间的滑动为基础。由于细肌丝以及细胞骨架的附着点密斑呈螺旋状分布,当肌丝滑动时,肌纤维呈螺旋状扭曲,长轴缩短(图6-18)。平滑肌纤维之间有较发达的缝隙连接,可传递信息分子和电冲动,引起相邻肌纤维的同步功能活动。

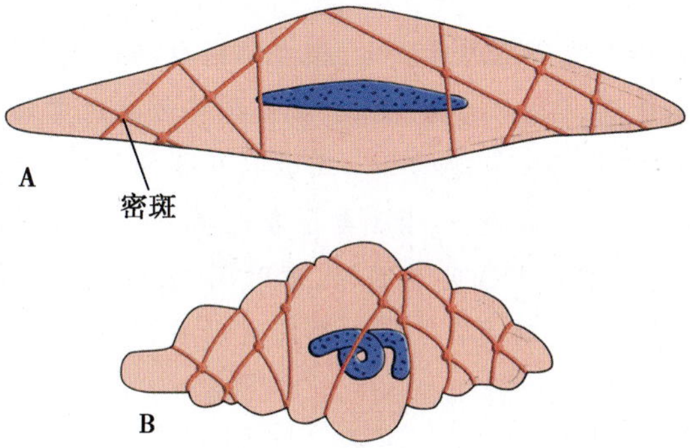

图6-18 平滑肌纤维收缩立体模式图
A. 肌纤维舒张;B. 肌纤维收缩

本章小结

肌组织由具有收缩功能的肌细胞组成。肌细胞因呈细长纤维状,也称肌纤维,其细胞膜称肌膜,细胞质称肌质。根据结构和功能特点,肌组织分骨骼肌、心肌和平滑肌三种,前两种因有横纹,属横纹肌。

骨骼肌纤维呈长圆柱状,为多核细胞,具有明显的明暗相间的横纹,其中暗带也称A带,明带也称I带,I带中央有一深色的Z线。扁椭圆形细胞核位于肌膜下;肌质内含有细丝样的肌原纤维。肌原纤维由粗、细两种肌丝沿其长轴规律排列而成,两条相邻Z线之间的一段肌原纤维称为肌节,由1/2 I带+A带+1/2 I带构成,是骨骼肌纤维的结构与功能单位。肌膜在明、暗带交界处横向伸入肌质,围绕在肌原纤维周围形成横小管。肌质网发达,位于相邻横小管之间呈纵向排列,也称纵小管,其末端膨大形成终池。横小管和两侧的终池构成三联体。

心肌纤维呈短圆柱状,有分支,横纹不如骨骼肌纤维明显;1个或2个细胞核位于细胞中央;相邻纤维连接处有桥粒、黏着小带和缝隙连接形成的闰盘。肌质内肌丝的类型和排列与骨骼肌纤维相同,但肌质网不如骨骼肌纤维发达;终池较小,多与位于Z线水平的横小管形成二联体。

平滑肌纤维呈长梭形,无横纹,一个杆状或椭圆形的核位于中央,收缩时呈扭曲状。肌质内有大量密斑、密体、粗肌丝、细肌丝和中间丝,无肌原纤维。粗肌丝表面有成行排列的横桥,相邻的两行横桥屈动方向相反;细肌丝一端附着于密斑或密体,另一端游离,环绕在粗肌丝周围;若干条粗肌丝和细肌丝聚集形成肌丝单位(收缩单位);中间丝连接于密斑、密体之间,形成梭形的细胞骨架。

(李 和)

插入框:运动与骨骼肌肌纤维类型的转变

人体各种运动都是通过骨骼肌收缩来完成的,而骨骼肌的收缩能力与其肌纤维类型密切相关。根据骨骼肌肌纤维的形态特征与内在生物学特性的不同,有不同的分类方法,而根据肌纤维收缩速度,可分为慢肌和快肌。

决定骨骼肌肌纤维快、慢类型的关键物质是粗肌丝中的肌球蛋白重链。肌球蛋白重链至少有9种异型体,在不同肌肉、肌肉不同区域及不同动物表达的类型和数量都有所差异。慢肌主要表达Ⅰ型及Ⅱa型肌球蛋白重链,Ⅰ型肌纤维收缩速度慢,兴奋阈值低,易发动而最不易疲劳,适合于维持平衡和姿势的功能;Ⅱa型肌纤维既能有氧代谢,又能通过糖酵解提供能量,快速收缩而不易疲劳,但产生张力较低,适合于保持持久的快速运动。快肌主要以Ⅱx与Ⅱb组成,Ⅱx型肌纤维收缩速度较快,较易发动而不易疲劳,具有持续保持张力和维持姿势的稳定性作用;Ⅱb型肌纤维缺少有氧代谢,通过无氧糖酵解供能,易疲劳,适合于产生爆发性的短时高张力快速运动。

虽然肌纤维的类型主要由遗传基因所决定,但在不同运动模式和运动负荷下,可以改变肌纤维类型及其在肌肉中的比例。减少运动、低氧、低氧训练可导致骨骼肌纤维由慢型向快型转变,肌球蛋白重链Ⅱa表达下降,Ⅱx表达增加。而长期耐力与抗阻力量训练,则表现为肌纤维由快型到慢型的转变,Ⅱb类型表达减少,Ⅱa类型表达增多。训练强度越大,时间越长,肌球蛋白重链变化越明显,且在停训后可恢复。因而,短时间、大强度项目的运动员骨骼肌快肌纤维百分组成比从事耐力项目的运动员高;耐力项目运动员慢肌纤维比例则高于速度项目运动员。

(钟近洁)

第7章　神经组织

神经组织(nervous tissue)由神经细胞和神经胶质细胞组成,是神经系统中最主要的组织成分。神经细胞(nerve cell)也称神经元(neuron),约有10^{12}个。每个神经元都具有接受刺激、整合信息和传导冲动的能力;通过神经元之间的联系,把接受的信息加以分析或贮存,并可传递给各种肌细胞、腺细胞等效应细胞,以产生效应;此外,它们也是意识、记忆、思维和行为调节的基础。神经胶质细胞(neuroglial cell)的数量为神经元的10~50倍,对神经元不仅起支持、保护、营养和绝缘等作用,也参与神经递质和活性物质的代谢,对神经组织的生理和病理等方面都有重要的影响。

一、神经元

神经元的形态不一,但都可分为胞体、树突和轴突三部分(图7-1)。

(一)神经元的结构

1. 胞体 是神经元的营养和代谢中心,主要位于大脑和小脑的皮质、脑干和脊髓的灰质以及神经节内;有圆形、锥形、梭形和星形等;其大小相差悬殊,小的直径仅4~5μm,大的可达到150μm;均由细胞核、细胞质和细胞膜构成(图7-2)。

(1)细胞核:位于胞体中央,大而圆,核被膜明显,常染色质多,故着色浅,核仁也大而圆。

(2)细胞质:在光镜下,其特征性结构为尼氏体和神经原纤维(图7-3)。

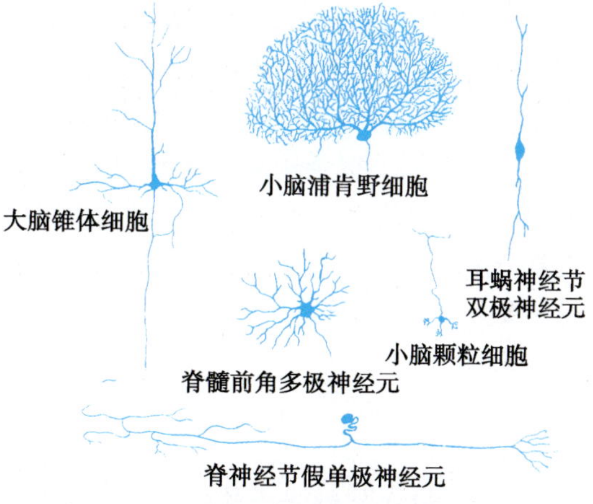

图7-1　神经元的主要形态模式图

尼氏体(Nissl body)具强嗜碱性,均匀分布;在大神经元,如脊髓运动神经元,呈粗大的斑块状,在小神经元,如神经节内的神经元,呈细颗粒状。电镜下,尼氏体由发达的粗面内质网和游离核糖体构成,表明神经元具有活跃的蛋白质合成功能,主要合

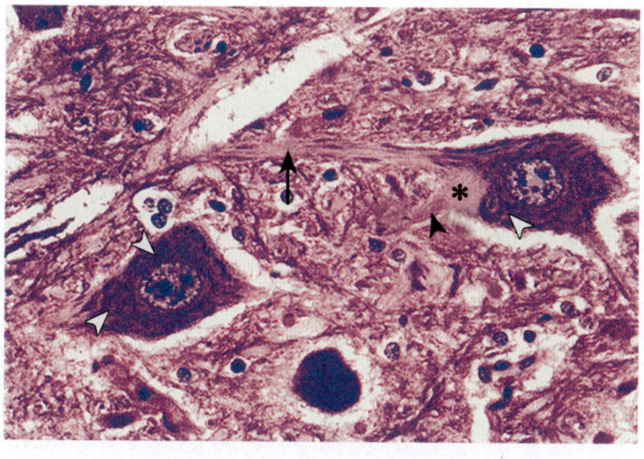
图7-2　脊髓运动神经元光镜图
▲尼氏体;↑树突;▲轴突;*轴丘

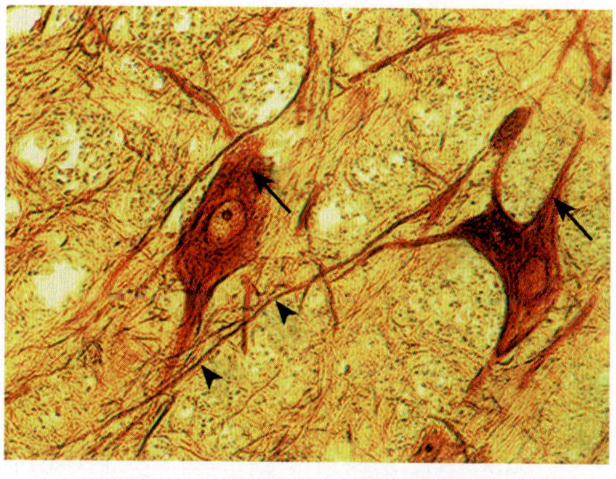
图7-3　脊髓运动神经元光镜图
镀银染色示神经原纤维;↑神经原纤维;▲神经纤维

成更新细胞器所需的结构蛋白、合成神经递质所需的酶类以及肽类的神经调质。**神经递质**（neurotransmitter）是神经元向其他神经元或效应细胞传递信息的化学载体，一般为小分子物质，主要在胞体合成后以小泡的形式贮存于神经元的轴突终末。**神经调质**（neuromodulator）一般为肽类，能增强或减弱神经元对神经递质的反应，起调节作用。

神经原纤维（neurofibril）在 HE 染色切片无法分辨。在镀银染色切片中，呈棕黑色细丝，交错排列成网，并伸入树突和轴突（图 7-3）。电镜下由神经丝和微管构成。**神经丝**（neurofilament）是由神经丝蛋白构成的一种中间丝。微管是由**微管相关蛋白 2**（microtubule-associated protein 2）构成。它们除了构成神经元的细胞骨架外，微管还参与物质运输。

胞质中还含有线粒体、高尔基复合体、溶酶体等细胞器，此外也含有随年龄而增多的脂褐素，一种溶酶体的残余体。

（3）细胞膜：是可兴奋膜，具有接受刺激、处理信息、产生和传导神经冲动的功能。神经元细胞膜的性质取决于膜蛋白，其中有些是离子通道，如 Na^+ 通道、K^+ 通道、Ca^{2+} 通道和 Cl^- 通道等；有些膜蛋白是受体，与相应的神经递质结合后，可使某种离子通道开放。

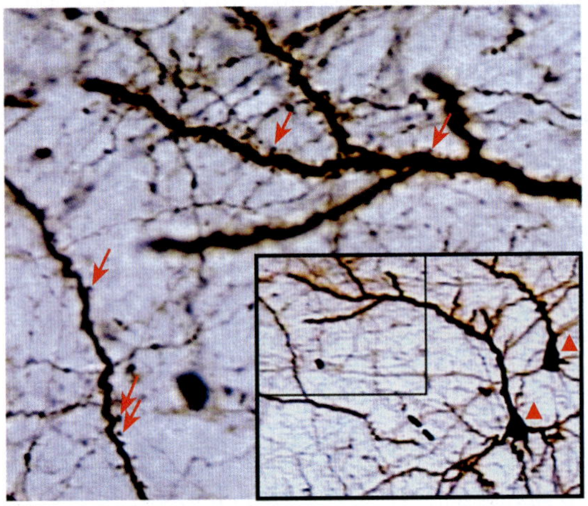

图 7-4 大脑锥体神经元光镜图 生物素化葡聚糖胺染色

↑树突棘；▲神经元胞体

2. 树突（dendrite） 每个神经元有一至多个树突，形如树枝状，即从树突干发出许多分支。在分支上常可见大量短小突起，称**树突棘**（dendritic spine）（图 7-4）。树突内胞质的结构与胞体相似，也含有微管相关蛋白 2 构成的微管。树突的功能主要是接受刺激。树突和树突棘极大地扩展了神经元接受刺激的表面积。因此，神经元接受信息和整合信息的能力与其树突的分支程度以及树突棘的数量密切相关。

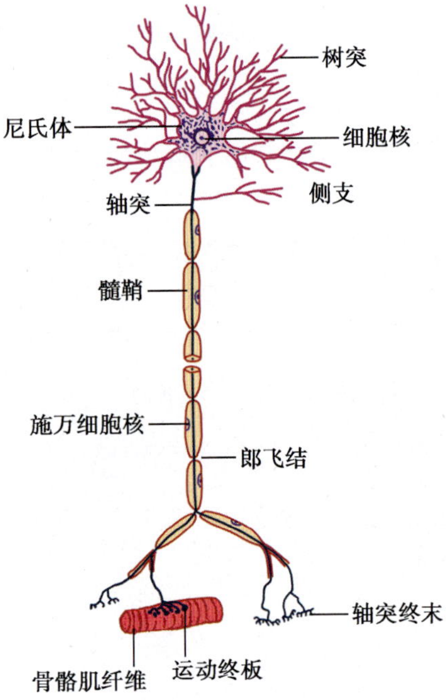

图 7-5 运动神经元模式图

3. 轴突（axon） 每个神经元只有一个轴突，一般由胞体发出，短者仅数微米，长者可达 1 米以上。光镜下胞体发出轴突的部位常呈圆锥形，称**轴丘**（axon hillock），此区无尼氏体，故染色淡。轴突一般比树突细，直径较均一，有侧支呈直角分出（图 7-5）。轴突末端的分支较多，形成轴突终末。轴突表面的胞膜称**轴膜**（axolemma），内含的胞质称**轴质**（axoplasm）。轴质内有大量神经丝和微管，还有滑面内质网、微丝、线粒体和小泡。神经丝、微管和微丝之间均有横桥连接，构成轴质中的网架。轴突内无粗面内质网和游离核糖体，故不能合成蛋白质。

轴突起始段的轴膜较厚，膜下有电子密度高的致密层。此段轴膜易引起电兴奋，常是神经元产生神经冲动的起始部位。神经冲动形成后沿轴膜向终末传递，因此轴突的主要功能是传导神经冲动。

轴突内的物质运输称**轴突运输**（axonal transport）。由细胞体向轴突终末运输的过程称为**顺向轴突运输**（anterograde axonal transport）。反之，轴突终末的代谢产物或由轴突终末摄取的物质，如蛋白质、小分子物质、外源性物质等，可逆向转运到细胞体，称为**逆向轴突运输**(retrograde axonal transport)。细胞体内新形成的神经丝、微管和微丝以1～4mm/d的速度缓慢地向轴突终末转运，称为慢速轴突运输。轴膜更新所需的蛋白质、合成神经递质的酶、含神经递质或神经调质的小泡、线粒体等，以100～400mm/d的速度由胞体向轴突终末输送，称快速顺向轴突运输。轴突终末内的代谢产物或由轴突终末摄取的物质(蛋白质、小分子物质或由邻近细胞产生的神经营养因子等)逆向运输到胞体，称快速逆向轴突运输。某些病毒或毒素(如狂犬病毒、脊髓灰质炎病毒和破伤风毒素)也可经逆向轴突运输侵犯神经元胞体。微管在轴突运输中起重要作用。

（二）神经元的分类

1. **按神经元突起的数量** 可分为三类:①**多极神经元**(multipolar neuron):有一个轴突和多个树突。②**双极神经元**(bipolar neuron):有树突和轴突各一个。③**假单极神经元**(pseudounipolar neuron):从胞体发出一个突起，但在不远处呈T形分为两支，一支进入中枢神经系统，称中枢突;另一支分布到周围的其他器官，称周围突(图7-6)。中枢突传出神经冲动，是轴突;周围突接受刺激，具有树突的功能。

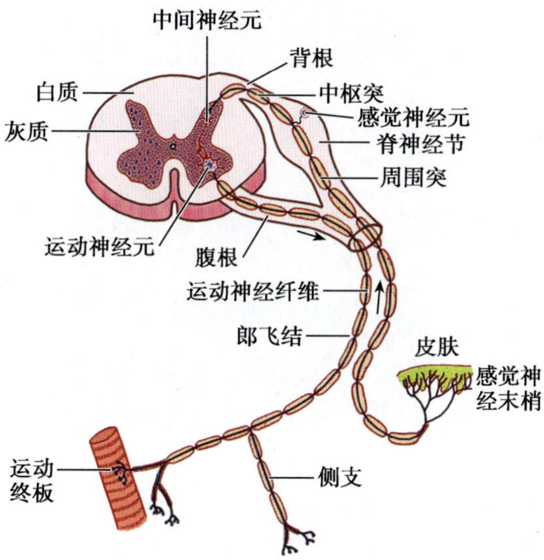

图7-6 脊髓和脊神经模式图
示三种神经元的关系

2. **按神经元轴突的长短** 可分为两类:①**高尔基Ⅰ型神经元**(Golgi type Ⅰ neuron):是具有长轴突(可长达1米以上)的大神经元;②**高尔基Ⅱ型神经元**(Golgi type Ⅱ neuron):是具有短轴突(仅数微米)的小神经元。

3. **按神经元的功能** 可分为三类:①**感觉神经元**(sensory neuron):又称**传入神经元**(afferent neuron)，多为假单极神经元，可接受体内、外的化学或物理性刺激，并将信息传向中枢;②**运动神经元**(motor neuron):又称**传出神经元**(efferent neuron)，一般为多极神经元，负责把神经冲动传递给肌细胞或腺细胞;③**中间神经元**(interneuron):主要为多极神经元，位于前两种神经元之间，起信息加工和传递作用。机体对来自体内、外的刺激所作的反应(亦称反射)均需这三类神经元参与，它们和感受器、效应器共同构成反射弧(图7-6)。动物越进化，其中间神经元越多。人的中间神经元占神经元总数的99%以上，在中枢神经系统内构成复杂的神经元网络，是学习、记忆和思维的基础。

4. **按神经元释放的神经递质和神经调质的化学性质进行分类** ①胆碱能神经元:释放乙酰胆碱;②去甲肾上腺素能神经元:释放去甲肾上腺素;③胺能神经元:释放多巴胺、5-羟色胺等;④氨基酸能神经元:释放γ-氨基丁酸、甘氨酸和谷氨酸等;⑤肽能神经元:释放脑啡肽、P物质和神经降压素等，常统称神经肽。另外，一氧化氮(NO)和一氧化碳(CO)也是一种神经递质。一般一个神经元只释放一种神经递质，同时还可释放一种神经调质。

二、突触

神经元与神经元之间，或神经元与效应细胞之间传递信息的结构称**突触**(synapse)。突触也是一种细胞连接方式，最常见的是一个神经元的轴突终末与另一个神经元的胞体、树突或树突棘连接，分别形成轴-体突触、轴-树突触或轴-棘突触。突触可分为化学突触和电突触两类。化学突触以神经递质作为传递信息的媒介，是一般所说的突触(图7-7～图7-10)。电突触实际是缝隙连接，以电流作为信息载体，存在于中枢神经系统和视网膜内的同类神经元之间，促进神经元的同步活动。

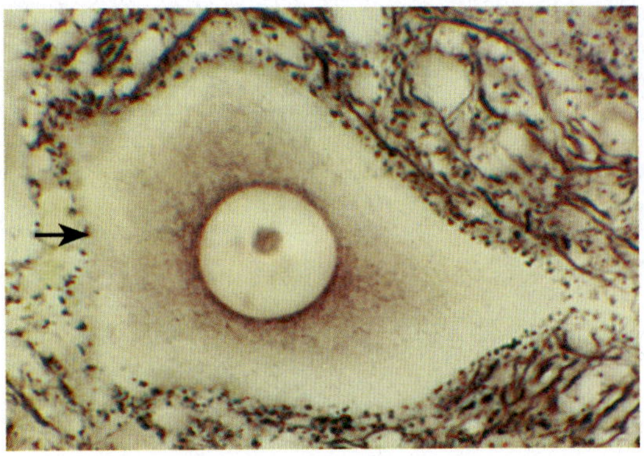

图 7-7 神经元胞体光镜图
镀银染色；→突触小体

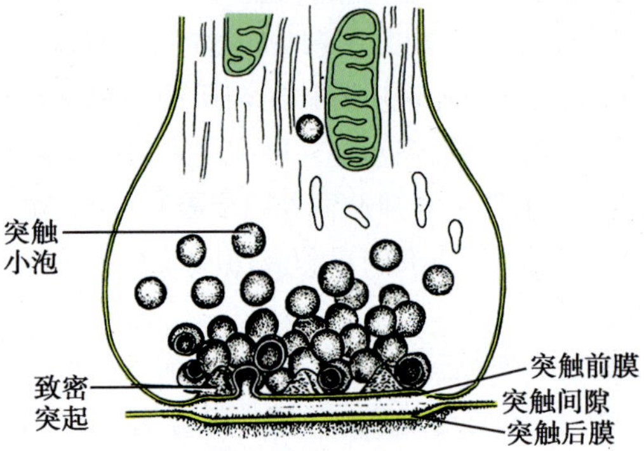

图 7-8 化学突触超微结构模式图

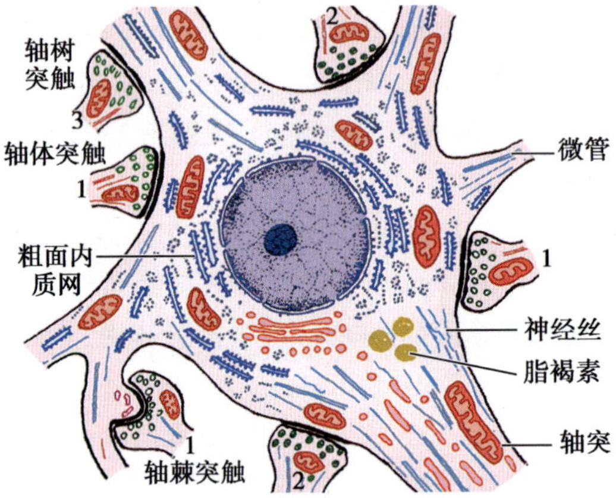

图 7-9 多极神经元及其突触超微结构模式图
1. 突触小体内有圆形清亮小泡，含乙酰胆碱；2. 突触小体内有颗粒型小泡，含单胺类；3. 突触小体内有扁平清亮小泡，含甘氨酸等

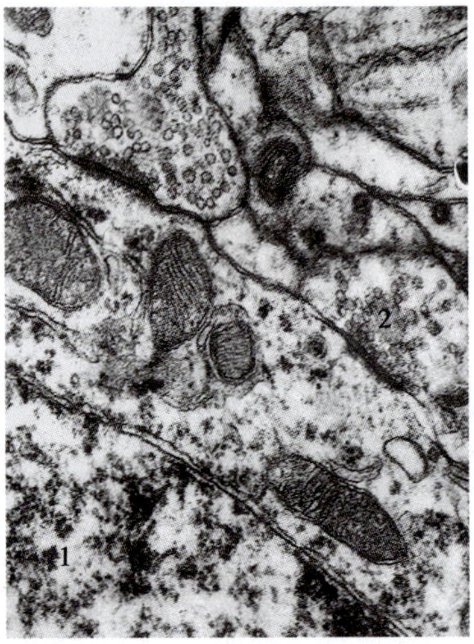

图 7-10 化学突触电镜图
1. 神经元细胞核；2. 突触小泡

电镜下，突触由**突触前成分**（presynaptic element）、**突触间隙**（synaptic cleft）和**突触后成分**（postsynaptic element）三部分构成。突触前、后成分彼此相对的胞膜，分别称突触前膜和突触后膜，两者之间有宽 15～30nm 的突触间隙。突触前成分一般是神经元的轴突终末，呈球状膨大，在镀银染色的切片呈棕黑色的圆形颗粒，称**突触小体**（synaptic knob）。

突触前成分（突触小体）内含许多**突触小泡**（synaptic vesicle），还有线粒体、微丝和微管等。突触小泡内含神经递质或神经调质。含乙酰胆碱的突触小泡多是圆形清亮小泡，含单胺类递质的则是小颗粒型小泡，含氨基酸类递质的多为扁平清亮小泡，含神经肽的往往是大颗粒型小泡。突触小泡表面附有一种蛋白质，称**突触素**（synapsin），将小泡连接于细胞骨架。突触前膜和突触后膜比一般细胞膜略厚，因其胞质面有致密物质附着。突触前膜胞质面还附着有排列规则的致密突起，突起间的空隙可容纳突触小泡。突触后膜中有特异性的神经递质和调质的受体及离子通道。

当神经冲动沿轴膜传导到轴突终末时，可引起突触前膜内的 Ca^{2+} 通道开放，Ca^{2+} 由细胞外进入突触小体，在 ATP 的参与下使突触素发生磷酸化。磷酸化的突触素与突触小泡的亲和力降低，因而与小泡分离，致使突触小泡脱离细胞骨架，移至突触前膜并与之融合，通过出胞作用释放小泡内容物到突触间隙。突触后膜中的受体与特异性神经递质结合后，膜内离子通道开放，改变突触后膜两侧的离子分布，使突触后神经元（或效应细胞）出现兴奋性或抑制性突触后电位。使突触后膜发生兴奋的突触称兴奋性突触,使突触后膜发生抑制的称抑制性突触。突触的兴奋或抑制,取决于神经递质及其受体的种类。

一个神经元可以通过突触把信息传递给许多其他神经元或效应细胞,如一个运动神经元可同时支配上千条骨骼肌纤维。而一个神经元也可以通过突触接受来自许多其他神经元的信息,如小脑的浦肯野细胞的树突上有数十万个突触。在这些突触信息中,兴奋性和抑制性的都有。如果兴奋性突触活动的总和超过抑制性突触活动的总和,并足以刺激该神经元的轴突起始段产生神经冲动时,该神经元表现为兴奋;反之,则为抑制。

三、神经胶质细胞

在神经元与神经元之间,神经元与非神经细胞之间,除了突触部位以外,一般都被神经胶质细胞分隔、绝缘,以保证信息传递的专一性和不受干扰。

(一) 中枢神经系统的神经胶质细胞

脑和脊髓的神经胶质细胞有四种(图7-11~图7-15),在HE染色切片中,除室管膜细胞外,都不易区分。然而,用不同的镀银染色法则能显示各种细胞的全貌。

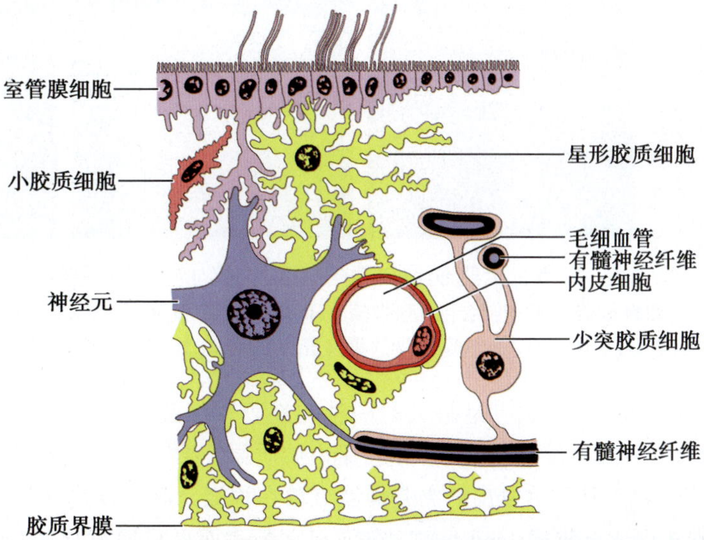

图7-11 中枢神经系统神经胶质细胞与神经元和毛细血管的关系示意图

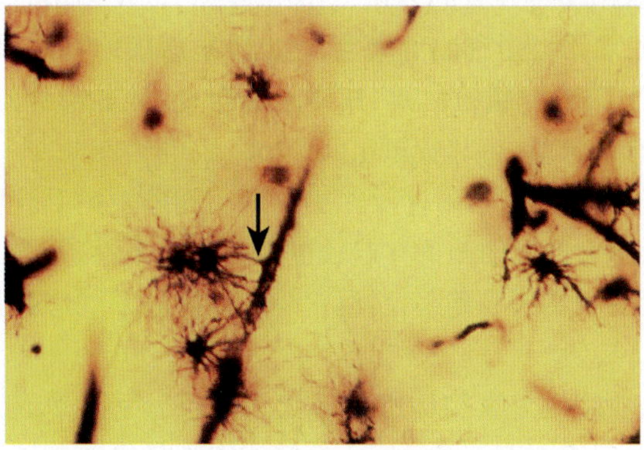

图7-12 星形胶质细胞光镜图

镀银染色;↓星形胶质细胞突起形成脚板,附着于毛细血管

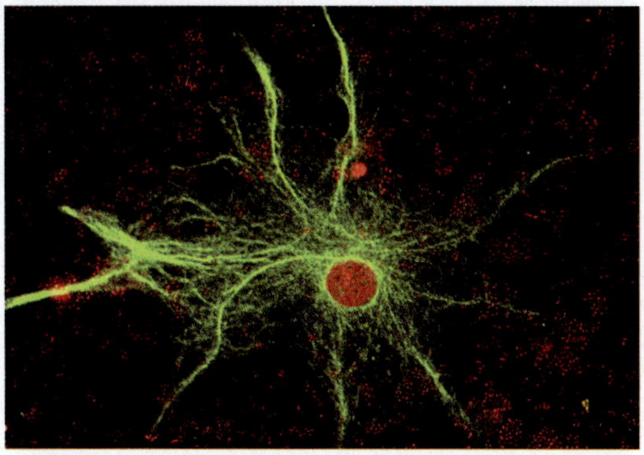

图7-13 培养的星形胶质细胞激光扫描共聚焦显微镜图

免疫细胞化学法(荧光素FITC与sytox red双标染色),胶质原纤维酸性蛋白呈绿色荧光,胞核呈红色荧光

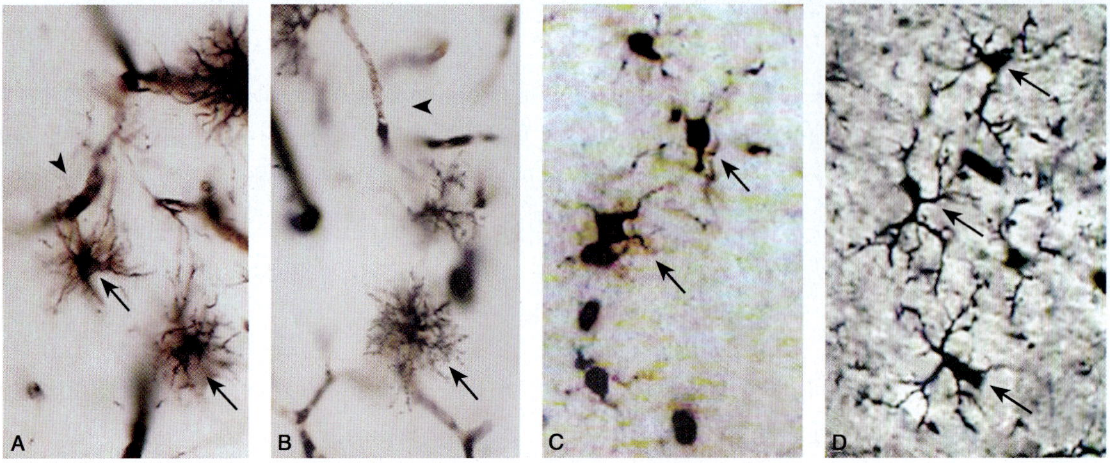

图 7-14 中枢神经系统胶质细胞光镜图 镀银染色

A. ↑纤维性星形胶质细胞;▲血管;B. ↑原浆性星形胶质细胞;▲血管;C. ↑少突胶质细胞;D. ↑小胶质细胞

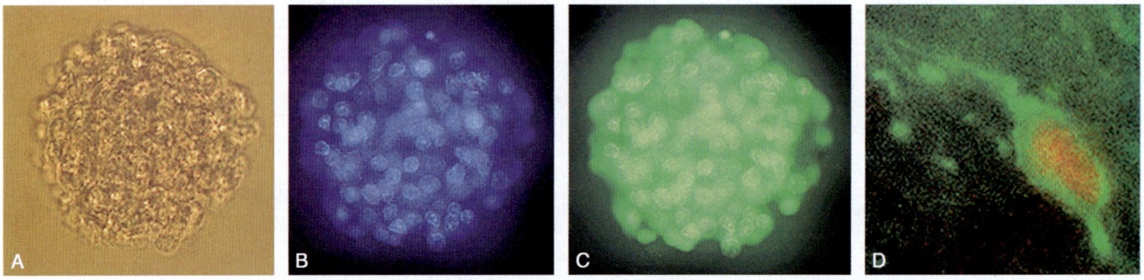

图 7-15 培养的大鼠神经球与神经干细胞分化的神经元光镜图

A. 神经干细胞球 活细胞未染色;B. 神经干细胞胞核 Hoechst33342 荧光素染色;C. 神经干细胞胞质 巢蛋白免疫荧光细胞化学染色;D. 神经干细胞分化的神经元 BrdU 与 β-tubulinⅢ免疫荧光染色

1. 星形胶质细胞(astrocyte) 是最大的一种神经胶质细胞,胞体呈星形,核圆或卵圆形、较大、染色较浅。胞质内含有**胶质丝**(glial filament),是由胶质原纤维酸性蛋白构成的一种中间丝,参与细胞骨架的组成(图 7-14)。从胞体发出的突起伸展充填在神经元胞体及其突起之间,起支持和绝缘作用。有些突起末端扩展形成**脚板**(end feet),在脑和脊髓表面形成**胶质界膜**(glial limitans)(图 7-12),或贴附在毛细血管壁上(图 7-13),构成血-脑屏障的神经胶质膜(见第 8 章)。星形胶质细胞能分泌**神经营养因子**(neurotrophic factor)和多种生长因子,对神经元的分化、功能的维持,以及创伤后神经元的可塑性变化,有重要影响。在脑和脊髓损伤时,星形胶质细胞可增生,形成胶质瘢痕修补缺损。此细胞可分为两种:①纤维性星形胶质细胞,多分布于脑和脊髓的白质,其突起长而直,分支较少,胶质丝丰富;②原浆性星形胶质细胞,多分布在脑和脊髓的灰质,突起较短粗,分支多,胶质丝较少。

2. 少突胶质细胞(oligodendrocyte) 分布于神经元胞体附近及轴突周围。胞体较星形胶质细胞小,核卵圆形、染色质致密。在镀银染色标本中,少突胶质细胞的突起较少。在电镜下,可见多数少突胶质细胞突起末端扩展成扁平薄膜,包卷神经元的轴突形成髓鞘,所以它是中枢神经系统的髓鞘形成细胞。

3. 小胶质细胞(microglia) 是最小的神经胶质细胞。其胞体细长或椭圆,核小、呈扁平或三角形,染色深。通常从胞体发出细长有分支的突起,突起表面有许多棘突。小胶质细胞是血液单核细胞迁入神经组织后演化而成,当神经系统损伤时,可转变为巨噬细胞,吞噬死亡细胞的碎屑。

4. 室管膜细胞(ependymal cell) 衬在脑室和脊髓中央管的腔面,形成单层上皮样的室管膜。室管膜细胞呈立方或柱形,游离面有许多微绒毛,少数细胞有纤毛,其摆动有助脑脊液流动;部分细胞的基底面有细长的突起伸向深部(见图 7-11)。在脉络丛的室管膜细胞可产生脑脊液(见第 8 章)。

（二）周围神经系统的神经胶质细胞

1. 施万细胞（Schwann cell） 参与周围神经系统中神经纤维的构成，位于有髓神经纤维和无髓神经纤维中的施万细胞在形态和功能方面有所差异（见后述）。施万细胞的外表面有基膜，也能分泌神经营养因子，促进受损伤的神经元存活及其轴突再生。

2. 卫星细胞（satellite cell） 是神经节内包裹神经元胞体的一层扁平或立方形细胞，其核圆或卵圆形，染色质较浓密（见图 8-10）。

四、神经干细胞

成体神经组织也和机体其他出生后组织一样，存在一类具有自我更新和多向分化潜能特性的细胞，称**神经干细胞**（neural stem cells，NSCs）。出生后成体神经干细胞主要分布于大脑海马组织、脑和脊髓的室管膜下区（即室管膜周围区域），其形态与星形胶质细胞相似，因此一般染色不易分辨。但是，它们能够表达一种特殊的中间丝蛋白——**神经上皮干细胞蛋白**（neuroepithelial stem cell protein），又称**巢蛋白**（nestin），它已成为检测神经干细胞的常用标记物之一（图 7-15）。神经干细胞在特定环境下可以增殖、迁移和分化为神经元、星形胶质细胞及少突胶质细胞。它们作为神经组织的一种储备细胞，替换自然死亡的细胞，并能够在一定程度上参与神经组织损伤后的修复。神经干细胞的发现，改变了人们长期以来对包括人在内的成年哺乳动物神经组织一成不变的观点，即神经组织中自然死亡的神经元或因病、伤死亡的神经元，不能获得新生神经元的替换。现在，可以利用神经干细胞的特性，研究神经系统病伤后的修复机制，以及治疗神经系统的退行性和创伤性疾病。

五、神经纤维和神经

（一）神经纤维

神经纤维（nerve fiber）由神经元的长轴突及包绕它的神经胶质细胞构成。根据神经胶质细胞是否形成**髓鞘**（myelin sheath），可将其分为有髓神经纤维和无髓神经纤维两类（图 7-16）。

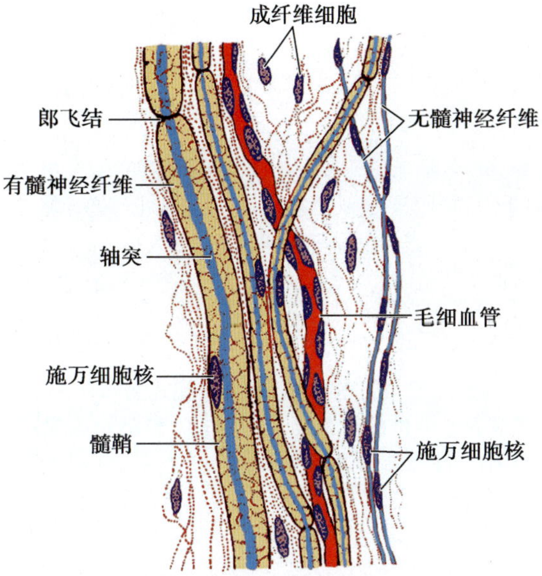

图 7-16 周围神经纤维仿真图

1. 有髓神经纤维（myelinated nerve fiber）

（1）周围神经系统的有髓神经纤维：其施万细胞为长卷筒状，最长可达 1500μm，它们一个接一个地套在轴突外面。相邻的施万细胞不连接，于神经纤维上这一无髓鞘缩窄部位，称**郎飞结**（Ranvier node），在这一部位的轴膜部分裸露。相邻两个郎飞结之间的一段神经纤维称**结间体**（internode），因此，一个结间体的外围部分即为一个施万细胞。在有髓神经纤维的横切面上，施万细胞可分为三层。中层为多层细胞膜同心卷绕（可达 50 层）形成的髓鞘，以髓鞘为界，胞质分为内侧胞质和外侧胞质。内侧胞质极薄，在光镜下难于分辨；外侧胞质可略厚，细胞核位于其中。电镜下见髓鞘呈明暗相间的板层状。髓鞘的化学成分主要是脂蛋白，称**髓磷脂**（myelin），其中类脂约占 80 %，余为蛋白质。而**髓鞘蛋白 0**（myelin protein zero）和**髓鞘碱性蛋白**（myelin basic protein）对髓鞘的形成和稳定具有重要作用。HE 染色标本制备时，髓鞘中类脂被溶解，仅见少量残留的网状蛋白质（图 7-17 ~ 图 7-21）。如用锇酸固定和染色，则能保存髓磷脂，使髓鞘呈黑色，并在其纵切面上见到一些不着色的漏斗形斜裂，称**髓鞘切迹**（incisure of myelin）或**施-兰切迹**（Schmidt-Lantermann incisure），它们是施万细胞内、外侧胞质间穿越髓鞘的狭窄通道。

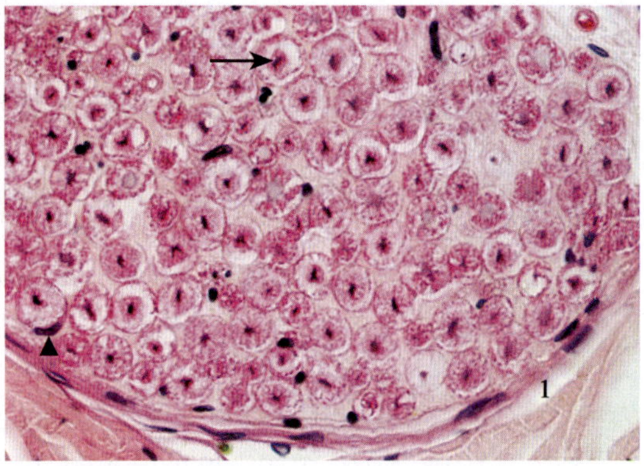

图 7-17 神经纤维束（局部横切面）光镜图

↑轴突(蓝色)及周围的髓鞘(粉红色)；▲施万细胞核；1. 神经束膜

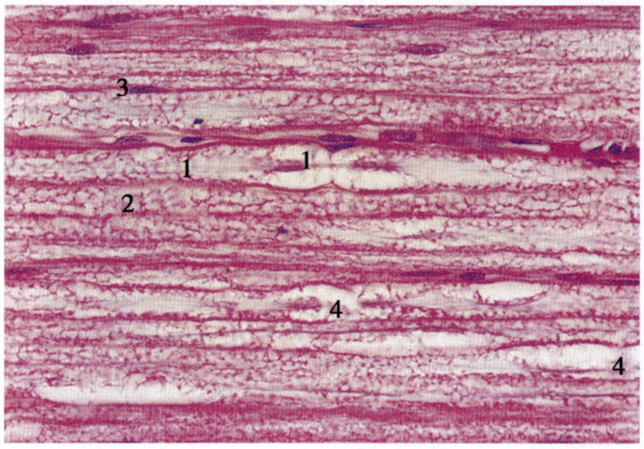

图 7-18 神经纤维束（局部纵切面）光镜图

1. 轴突；2. 髓鞘；3. 施万细胞胞质与核；4. 郎飞结

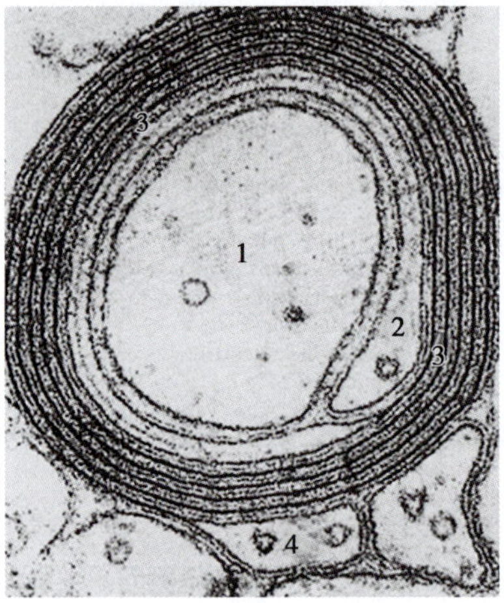

图 7-19 有髓神经纤维（横切面）电镜图

1. 轴突；2. 施万细胞内侧胞质；3. 髓鞘；4. 施万细胞外侧胞质

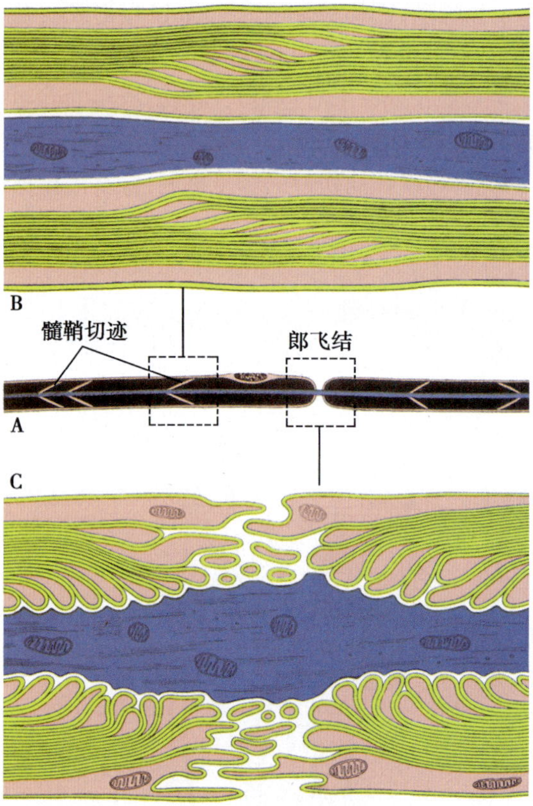

图 7-20 郎飞结与髓鞘切迹模式图

A. 锇酸固定染色的有髓神经纤维；B. 髓鞘切迹超微结构；C. 郎飞结超微结构

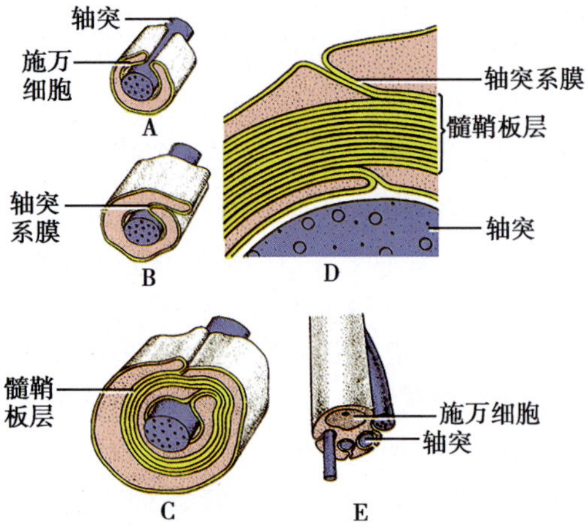

图 7-21 周围神经纤维髓鞘形成及超微结构模式图

A～C. 髓鞘发生过程；D. 有髓神经纤维超微结构；E. 无髓神经纤维超微结构

在有髓神经纤维的形成过程中，首先是伴随轴突生长，施万细胞表面凹陷成纵沟，轴突陷入纵沟，沟两侧的细胞膜贴合形成轴突系膜。此后轴突系膜不断伸长并旋转卷绕轴突，结果在轴突周围形成许多同心圆环绕的板层膜，即髓鞘（图7-21）。由此可见髓鞘是由施万细胞的胞膜构成，而胞质被挤到髓鞘的内、外侧及两端（即靠近郎飞结处）。

（2）中枢神经系统的有髓神经纤维：其结构与周围神经系统的有髓神经纤维基本相同，但形成髓鞘的细胞是少突胶质细胞。此外，其形成的髓鞘含有**蛋白脂蛋白**（proteolipid protein）和髓鞘碱性蛋白等脂蛋白。少突胶质细胞的多个突起末端的扁平薄膜可包卷多个轴突，其胞体位于神经纤维之间（图7-22，图7-23）。中枢有髓神经纤维外表面无基膜，髓鞘内无切迹。

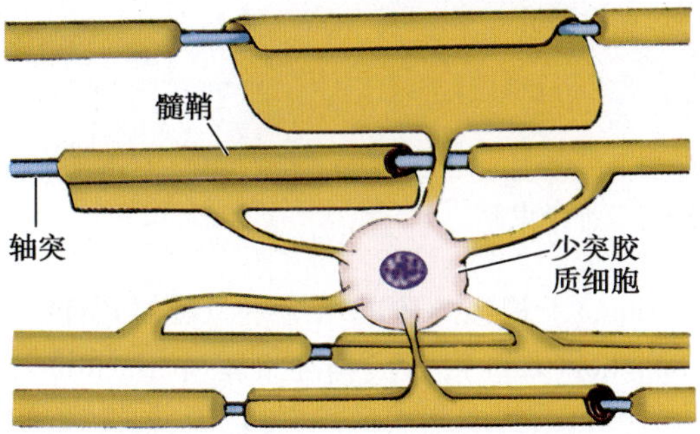

图7-22 少突胶质细胞与中枢有髓神经纤维关系模式图

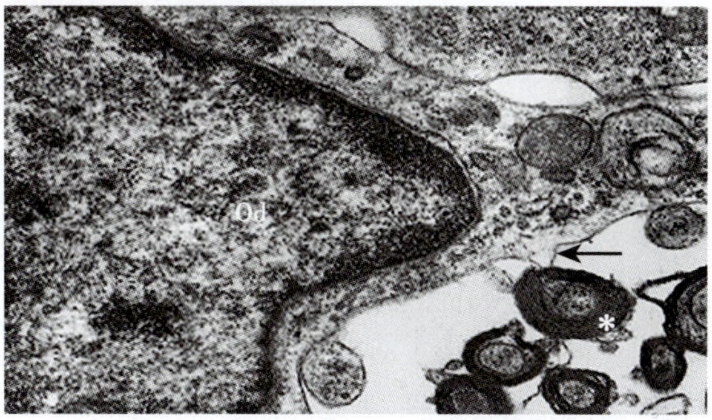

图7-23 少突胶质细胞电镜图

Od. 少突胶质细胞伸出的突起；←包卷轴突；＊形成髓鞘

2. 无髓神经纤维（unmyelinated nerve fiber）

（1）周围神经系统的无髓神经纤维：其施万细胞为不规则的长柱状，表面有数量不等、深浅不同的纵行凹沟，纵沟内有较细的轴突，施万细胞的膜不形成髓鞘包裹它们。因此，一条无髓神经纤维可含多条轴突。由于相邻的施万细胞衔接紧密，故无郎飞结（图7-21，图7-24）。

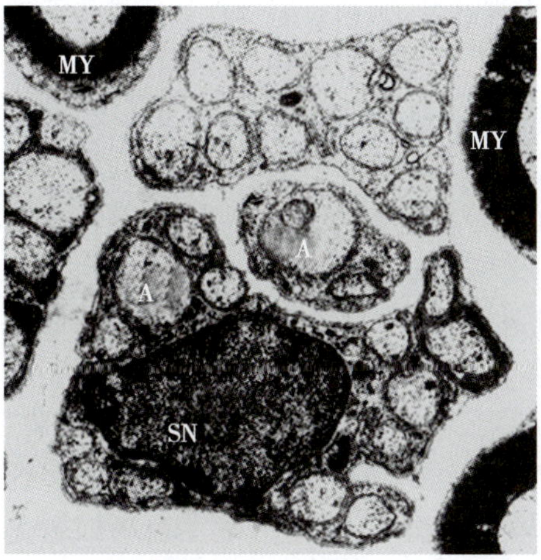

图7-24 无髓神经纤维横切面电镜图

SN. 施万细胞核；A. 轴突；MY. 有髓神经纤维髓鞘

（2）中枢神经系统的无髓神经纤维：轴突外面没有特异性的神经胶质细胞包裹，轴突裸露地走行于有髓神经纤维或神经胶质细胞之间。

神经纤维的功能是传导神经冲动，这种电流的传导是在轴膜进行的。有髓神经纤维的神经冲动呈跳跃式传导，故传导速度快。这是由于有髓神经纤维的髓鞘含大量类脂而具有疏水性，在组织液与轴膜间起绝缘作用。另外，髓鞘的电阻比轴膜高得多，而电容却很低，电流只能使郎飞结处的轴膜（能与组织液接触）产生兴奋。所以轴突起始段产生的神经冲动，必须通过郎飞结处的轴膜传导，从一个郎飞结跳到下一个郎飞结。有髓神经纤维的轴突越粗，其髓鞘也越厚，结间体越长，神经冲动跳跃的距离便越大，传导速度越快。无髓神经纤维因无髓鞘和郎飞结，神经冲动只能沿轴膜连续传导，故传导速度慢。

（二）神经

周围神经系统的神经纤维集合形成神经纤维束，若干条神经纤维束又聚集构成**神经**（nerve）。粗的神经（如坐骨神经）可含数十条神经纤维束，但分布在组织内的细小神经常常仅由一条神经纤维束构成（图7-25，图7-29）。有些神经只含感觉神经纤维或躯体运动神经纤维，但多数神经兼含二者及自主神经纤维。由于有髓神经纤维的髓鞘含髓磷脂，故肉眼观察神经通常呈白色。

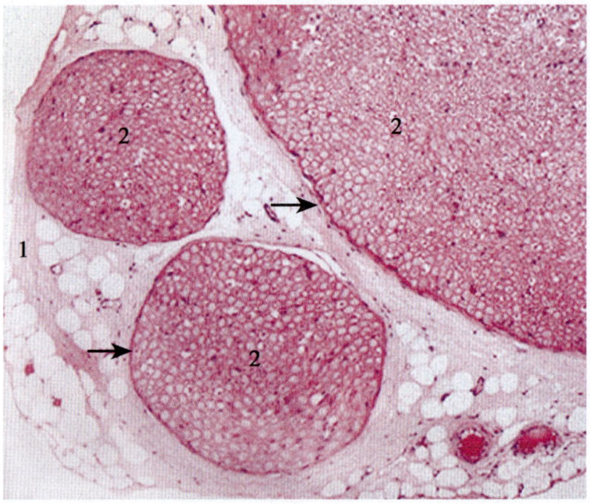

图 7-25 坐骨神经（局部）光镜图

1. 神经外膜；2. 神经纤维束；↑神经束膜

包裹在神经表面的致密结缔组织称**神经外膜**（epineurium）。神经外膜的结缔组织延伸到神经纤维束间。神经纤维束表面有几层扁平的**上皮样细胞**（epithelioid cells），形成**神经束膜**（perineurium），这些细胞间有紧密连接，对进入神经纤维束的大分子物质起屏障作用。在神经纤维束内，每条神经纤维表面的薄层结缔组织称**神经内膜**（endoneurium）。在这些结缔组织中都存在小血管和淋巴管。

六、神经末梢

神经末梢是周围神经纤维的终末部分，它们遍布全身，形成各种末梢装置，按功能分为感觉神经末梢和运动神经末梢两大类。

（一）感觉神经末梢

感觉神经末梢（sensory nerve ending）是感觉神经元（假单极神经元）周围突的末端，它们通常和周围的其他组织共同构成感受器，把接收的内、外环境刺激转化为神经冲动，通过感觉神经纤维传至中枢，产生感觉。

1. 游离神经末梢（free nerve ending） 由较细的有髓或无髓神经纤维的终末反复分支而成。其细支裸露，广泛分布在表皮、角膜和毛囊的上皮细胞之间，或分布在各型结缔组织内，如真皮、骨膜、脑膜、血管外膜、关节囊、肌腱、韧带、筋膜和牙髓等处，感受温度、应力和某些化学物质（如高浓度的 H^+ 和 K^+）的刺激，参与产生冷、热、轻触和痛的感觉（见图 7-6，图 7-26）。

2. 触觉小体（tactile corpuscle） 分布在皮肤的真皮乳头处（见第 11 章），以手指掌侧皮肤内最多，数量随年龄递减。触觉小体呈卵圆形，长轴与皮肤表面垂直，小体内有许多扁平横列的细胞，外包结缔组织被囊（图 7-27，图 7-28）。有髓神经纤维进入小体前失去髓鞘，然后盘绕在扁平细胞之间。触觉小体感受应力刺激，参与产生触觉。

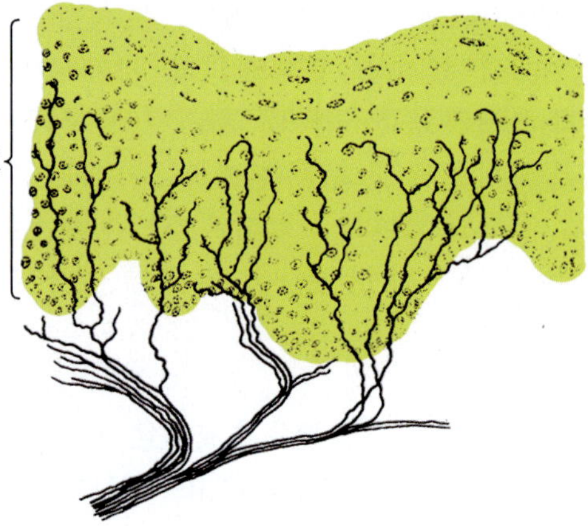

图 7-26 表皮的游离神经末梢仿真图

3. 环层小体（lamellar corpuscle） 广泛分布在皮下组织、腹膜、肠系膜、韧带和关节囊等处。环层小体较大，呈圆或卵圆形，中央有一条均质状的圆柱体，周围有许多层同心圆排列的扁平细胞。有髓神经纤维进入小体时失去髓鞘，裸露的轴突进入圆柱体内（图 7-27，图 7-29）。环层小体感受较强的应力，参与产生压觉和振动觉。

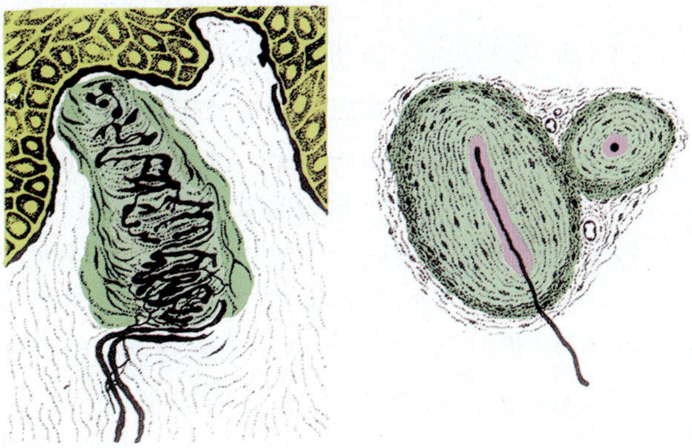

图7-27 触觉小体（左）和环层小体（右）仿真图

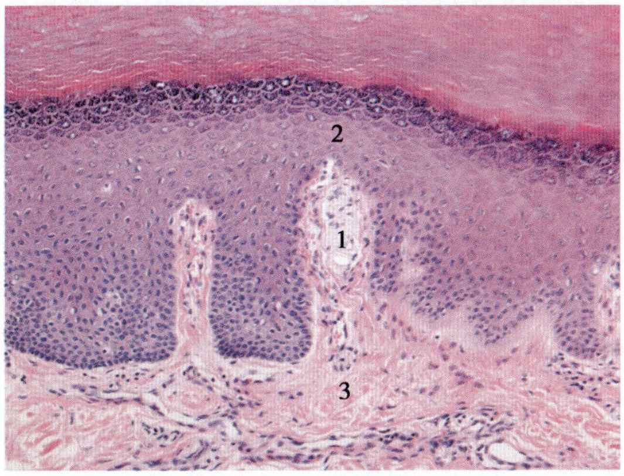

图7-28 皮肤光镜图
1. 触觉小体;2. 表皮;3. 真皮

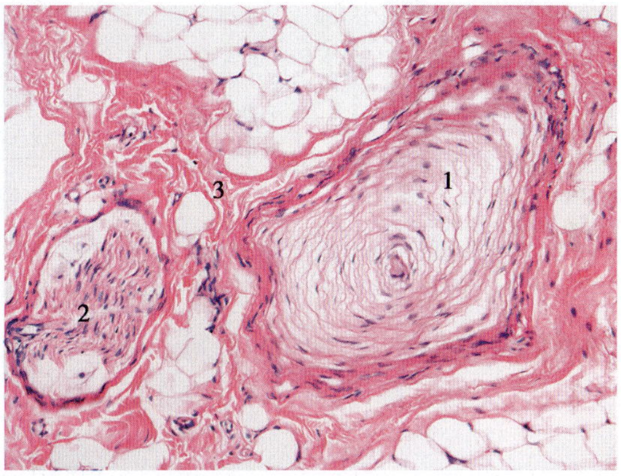

图7-29 皮肤深层光镜图
1. 环层小体;2. 神经纤维束;3. 结缔组织

4. 肌梭（muscle spindle） 是分布在骨骼肌内的梭形结构。表面有结缔组织被囊,内含若干条较细的骨骼肌纤维,称梭内肌纤维。梭内肌纤维的核成串排列,或集中在肌纤维的中段而使该处膨大,肌原纤维较少。感觉神经纤维进入肌梭前失去髓鞘,其轴突分成多支,分别呈环状包绕梭内肌纤维中段的含核部分,或呈花枝样附着在接近中段处。此外,肌梭内也有运动神经末梢,分布在肌纤维的两端(图7-30～图7-32)。梭内肌纤维与肌梭周围的肌纤维同步收缩或舒张,其张力变化可刺激感觉神经末梢,冲动传入中枢后,产生对骨骼肌伸缩状态,即身体各部位屈伸状态的感知,故肌梭属于本体感受器,在调控骨骼肌的活动中起重要作用。

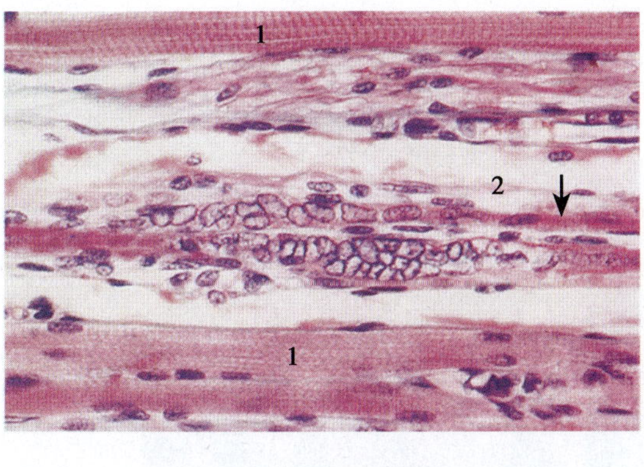

图7-30 肌梭光镜图
1. 梭外肌纤维;↑梭内肌纤维;2. 被囊

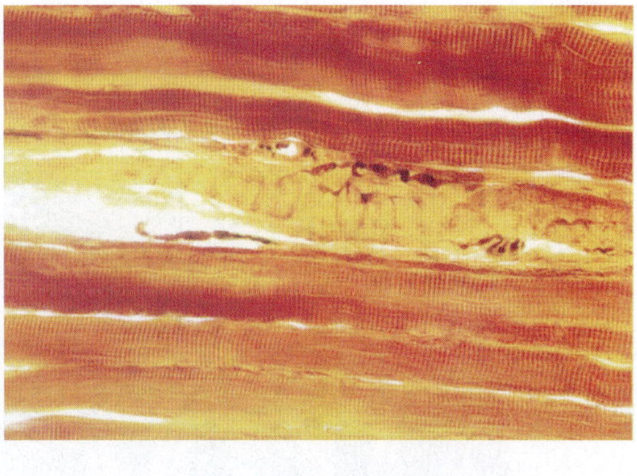

图7-31 肌梭光镜图
氯化金染色(神经纤维终末呈棕褐色)

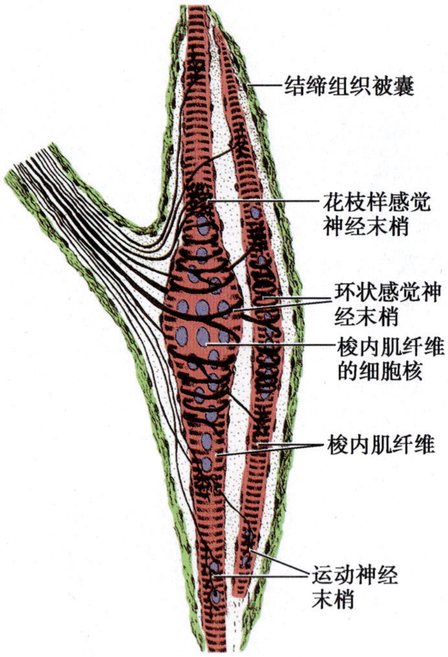

图 7-32　肌梭模式图

（二）运动神经末梢

运动神经末梢（motor nerve ending）是运动神经元的轴突在肌组织和腺体的终末结构，支配肌细胞的收缩，调节腺细胞的分泌。可分为躯体和内脏运动神经末梢两类。

1. 躯体运动神经末梢　分布于骨骼肌。位于脊髓前角或脑干的运动神经元胞体发出的长轴突，抵达骨骼肌细胞时失去髓鞘，其轴突反复分支；每一分支形成葡萄状终末，并与骨骼肌细胞建立突触连接，此连接区域呈椭圆形板状隆起，称**运动终板**（motor end plate）或**神经肌连接**（neuromuscular junction）（图 7-33，图 7-34）。一个运动神经元支配的骨骼肌细胞数目少者 1～2 条，多者上千条；然而，一条骨骼肌细胞通常只接受一个轴突分支的支配。一个运动神经元及其支配的全部骨骼肌细胞合称一个**运动单位**（motor unit）。运动单位越小，如在手指和面部，产生的运动越精细。

电镜下，运动终板处的骨骼肌细胞表面凹陷成浅槽，槽底肌膜即突触后膜，形成许多皱褶，使突触后膜面积增大。轴突终末（即突触小体）嵌入浅槽，内有许多含乙酰胆碱的圆形突触小泡。当神经冲动到达运动终板时，乙酰胆碱释放，与突触后膜中的相应受体结合后，改变肌膜（突触后膜）两侧的离子分布而产生兴奋，引发肌细胞收缩。

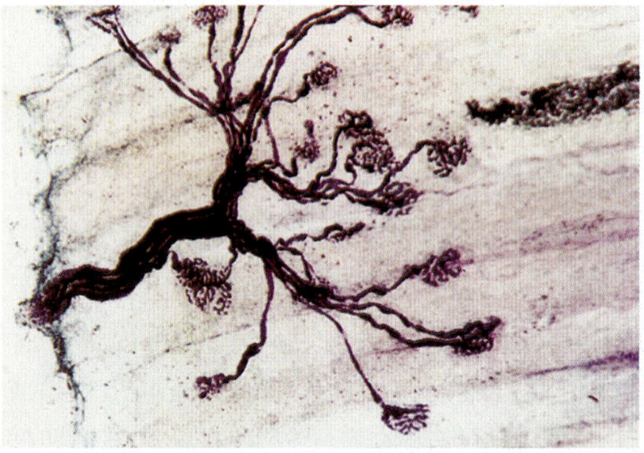

图 7-33　运动终板光镜图　骨骼肌铺片、氯化金染色

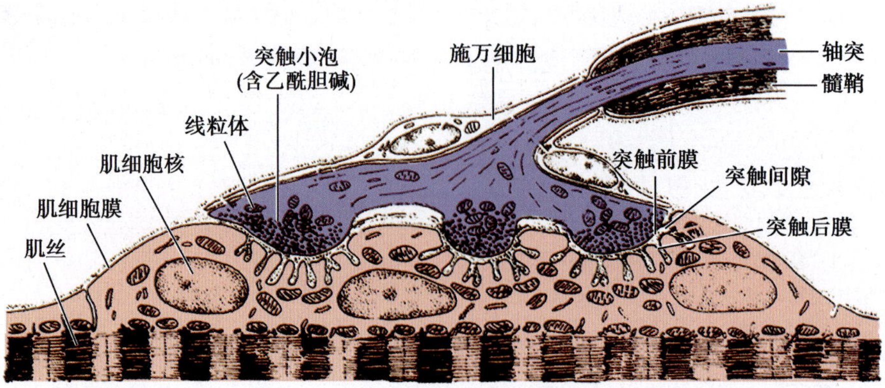

图 7-34　运动终板超微结构模式图

2. 内脏运动神经末梢 分布于心肌、各种内脏及血管的平滑肌和腺体等处。其神经纤维较细，无髓鞘，分支末段呈串珠样膨体(varicosity)，贴附于肌细胞表面或穿行于腺细胞之间，与效应细胞建立突触(图7-35)。

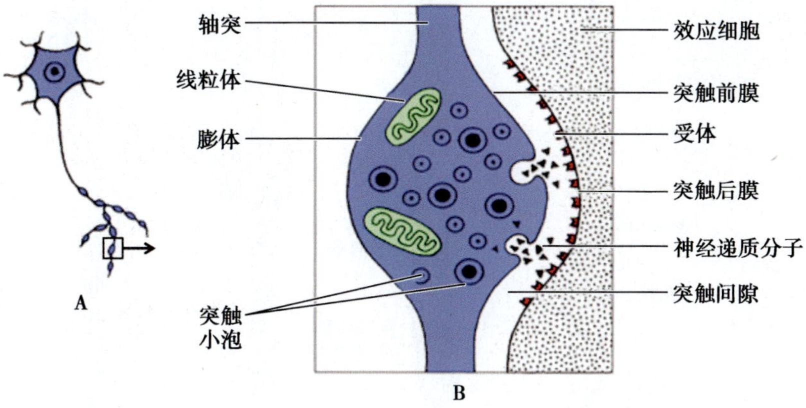

图7-35 内脏运动神经纤维及其末梢(A)与膨体超微结构示意图(B)

七、神经纤维的溃变和再生

当神经元受到物理和化学因素的伤害后，其胞体及其发出的神经纤维都会发生溃变反应。当胞体直接受到严重损伤时，可迅速导致整个神经元死亡。如果在靠近胞体处损伤神经纤维，也同样会使神经元发生死亡。但是，在成年后远离胞体处损伤神经纤维，一般不会引起神经元死亡，甚至可以发生神经纤维再生。

(一) 溃变

当神经纤维受损伤如神经被切断后，切断处远侧段的神经纤维全长发生**溃变**(degeneration)，轴突和髓鞘碎裂和溶解；而与胞体相连的近侧段神经纤维则发生**逆行性溃变**(retrograde degeneration)，但一般只影响到靠近损伤处1~2节段的髓鞘和轴突处。自损伤处向神经纤维末端方向发生的溃变，称为**顺行性溃变**(anterograde degeneration，又称Wallerian degeneration)。此时神经元胞体肿胀，胞核移到胞体边缘，胞质内尼氏体溶解，故胞质着色浅淡(图7-36)。

(二) 再生

当神经元发出的神经纤维(或轴突)被断离后，如果该神经元胞体没有死亡，其受损伤的神经纤维近胞体侧(近侧段)断端可以重新长出新生支芽。

1. 周围神经纤维的再生 切断神经纤维3周后，其神经元胞体内的尼氏体重新出现，胞体肿胀消失，胞核重新移位到胞体中央位置。恢复中的胞体不断合成新的蛋白质及其他产物并向轴突输送，促使残留的近侧段轴突末端生长出许多新生的轴突支芽(图7-36)。在髓鞘和轴突发生溃变时，包裹神经纤维外面的基膜仍保留呈管状，但施万细胞大量增殖，它们吞噬碎裂的髓鞘和轴突，并在基膜管内排列成细胞索。在靠近断口处的施万细胞形成细胞桥把两断端连在一起，让近侧段神经纤维断端再生的轴突支芽越过施万细胞桥，进入基膜管内。当再生轴突沿着施万细胞索生长并到达原来支配的靶时，则再生成功(图7-36)。因此，在周围神经受到损伤时，施万细胞和基膜对受损伤轴突的再生起重要的诱导作用。

2. 中枢神经纤维的再生 虽然中枢神经纤维同周围神经纤维一样具有再生能力，但再生过程比周围神经困难。因为这种神经纤维没有施万细胞，也无基膜包裹，而且受损伤的中枢神经微环境中存在有较多的抑制神经再生化学因子，如**硫酸软骨素蛋白多糖**(chondroitin sulfate proteglycan，CSPG)等。此外，损伤处星形胶质细胞增殖，形成致密的胶质瘢痕，阻碍再生的轴突支芽穿越损伤区。所以，中枢神经纤维的损伤常导致脑或脊髓功能的永久性丧失。但是，近年来的研究已寻找到一些能够促进中

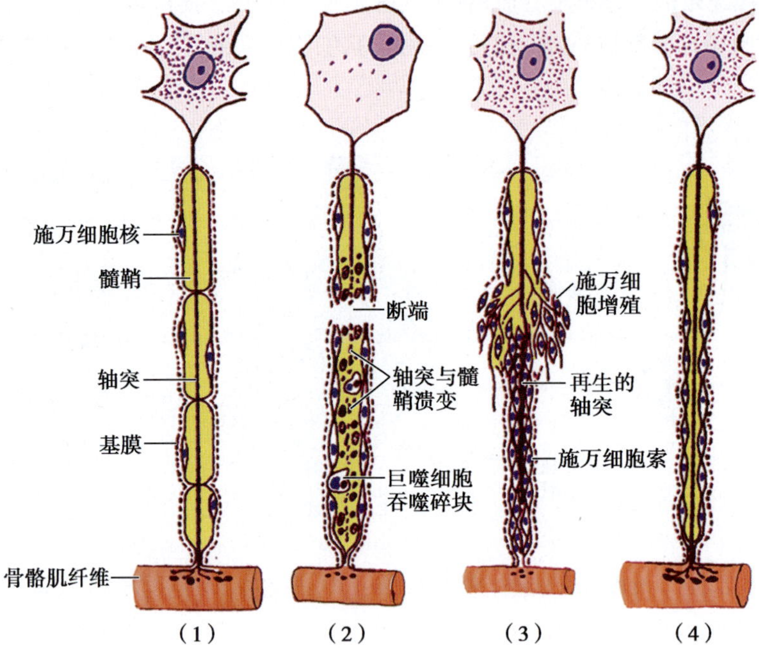

图 7-36　周围神经的溃变与再生示意图

(1)正常神经纤维;(2)神经纤维断离处远端及近端的一部分髓鞘及轴突溃变;(3)施万细胞增生,轴突生长;(4)多余的轴突消失,神经纤维再生完成

枢神经纤维再生的神经营养因子,如神经生长因子、神经营养素-3、脑源性神经营养因子和睫状神经营养因子等,也有学者把周围神经、胚胎脑或脊髓组织、胚胎干细胞、神经干细胞、骨髓间充质干细胞或嗅鞘细胞等移植到脑或脊髓内,以期促进受损伤的脑或脊髓结构和功能的修复。

本章小结

神经组织由两类细胞——神经元和神经胶质细胞组成。神经元是神经系统的结构和功能单位。神经元由胞体、轴突和树突构成。胞体是神经元的营养和代谢中心。胞体中央有一个大而圆的胞核,异染色质少,核仁大而明显。胞质含有尼氏体(由粗面内质网和游离核糖体构成,可合成蛋白质)、神经原纤维(由神经丝和微管构成)、高尔基复合体、线粒体等。树突接受信息,轴突传导神经冲动。

神经元与神经元之间,或神经元与效应细胞(例如肌纤维)之间传递信息的部位称突触。电镜下化学突触的结构可分为突触前成分、突触间隙和突触后成分。突触前、后成分彼此相对的细胞膜分别称为突触前膜和突触后膜。突触前成分内有许多突触小泡,还有少量线粒体、滑面内质网、微管、神经丝和微丝等。突触小泡内含神经递质或神经调质。

神经胶质细胞有星形胶质细胞(支持、营养和分隔神经元)、少突胶质细胞(在中枢神经纤维上形成髓鞘)、小胶质细胞、室管膜细胞、施万细胞(在周围神经纤维上形成髓鞘)和卫星细胞。

神经纤维是由轴突及包绕在其外面的神经胶质细胞构成。根据其是否有髓鞘包绕,被分成有髓神经纤维和无髓神经纤维。周围有髓神经纤维是由施万细胞形成多层膜结构的髓鞘包裹轴突。髓鞘在电镜下呈明暗相间的同心板层结构,化学成分主要是类脂和蛋白质,称髓磷脂。各节段髓鞘间的无髓鞘缩窄部位称郎飞结。有髓神经纤维相邻两个郎飞结之间的一段神经纤维称结间体。

周围神经系统的神经纤维被包捆在一起构成神经,分布到全身各器官和组织。神经末梢按其功能可分感觉神经末梢和运动神经末梢两大类。

（曾园山）

笔记

插入框：神经干细胞与神经组织损伤修复

神经干细胞(neural stem cells,NSCs)在促分裂因子的作用下能不断增殖,它的数代子细胞仍保持干细胞的特性。NSCs的分裂方式呈现对称和不对称两种。在发育早期,多数NSCs的分裂沟垂直于胚胎神经管表面,随后产生两个命运相同的子代细胞,这种方式称为对称分裂。发育晚期,越来越多的NSCs表现出不对称分裂,其分裂沟平行于神经管表面,产生两个命运不同的子代细胞,即一个为干细胞,仍留在原位,另一个细胞则迅速迁移出去,最后分化为神经元、星形胶质细胞和少突胶质细胞。

潜伏在神经组织中的NSCs被认为是一种储备细胞,可通过增殖和分化产生新的神经元参与大脑空间认知和学习记忆等过程中,也可以随时替换自然死亡细胞来维持神经组织结构的动态平衡。当神经组织受到物理和化学等因素创伤后都会伴有细胞死亡,如脑和脊髓组织损伤出现神经元死亡。由于受损伤中枢神经组织难以通过自身的修复机制来替换死亡的神经元,一直以来人们在努力探索通过激活这些组织内源性NSCs或移植外源性NSCs等新策略来实施创伤修复。由于被激活的内源性NSCs分化成神经元的数量较少,修复的力度有限制。现在可将培养的NSCs适量移植到受损伤神经组织内,已观察到移植的NSCs能够存活、迁移和分化,形成新的神经元,改善该神经组织功能。如将NSCs移植到动物脊髓损伤处,可观察到它们在损伤处分化为神经元和少突胶质细胞,替换死亡的神经元,在再生轴突上形成髓鞘,改善了瘫痪肢体的运动和感觉功能。总而言之,NSCs在修复受损伤神经组织方面已展示出美好的应用前景。

(曾园山)

NOTE

第8章 神经系统

神经系统主要由神经组织构成，分为中枢神经系统和周围神经系统两部分，前者包括脑和脊髓，后者由脑神经节和脑神经、脊神经节和脊神经、自主神经节和自主神经组成。在中枢神经系统，神经元胞体集中的结构称**灰质**（gray matter）；不含神经元胞体、含大量神经纤维的结构称**白质**（white matter）。由于大脑和小脑的灰质在表层，故又称**皮质**（cortex），白质位于皮质下面。在大、小脑的白质内有灰质的团块，称神经核。脊髓的灰质位于中央，被白质包围。在周围神经系统，神经元胞体主要集中在神经节。

神经系统的功能活动是通过无数神经元及其突起建立的神经网络实现的。神经系统直接或间接调控机体各系统、器官的活动，对体内、外各种刺激迅速做出适应性反应。

一、大脑皮质

（一）大脑皮质神经元类型

大脑皮质中的神经元数量庞大，种类丰富，均为多极神经元。其中的高尔基Ⅰ型神经元有大、中型**锥体细胞**（pyramidal cell）和梭形细胞，它们的轴突组成**投射纤维**，发向脑干或脊髓，或组成**联合传出纤维**发向同侧大脑皮质的其他部位和对侧大脑皮质，把该皮质区域形成的信息传递出去；高尔基Ⅱ型神经元主要包括大量颗粒细胞以及水平细胞、星形细胞、篮状细胞、上行轴突细胞等，均属于中间神经元，有些是兴奋性的，有些是抑制性的，它们构成皮质内信息传递的极其复杂的局部神经环路，主要接受来自神经系统其他部位传入的信息，并加以综合、贮存或传递给高尔基Ⅰ型神经元（图8-1）。

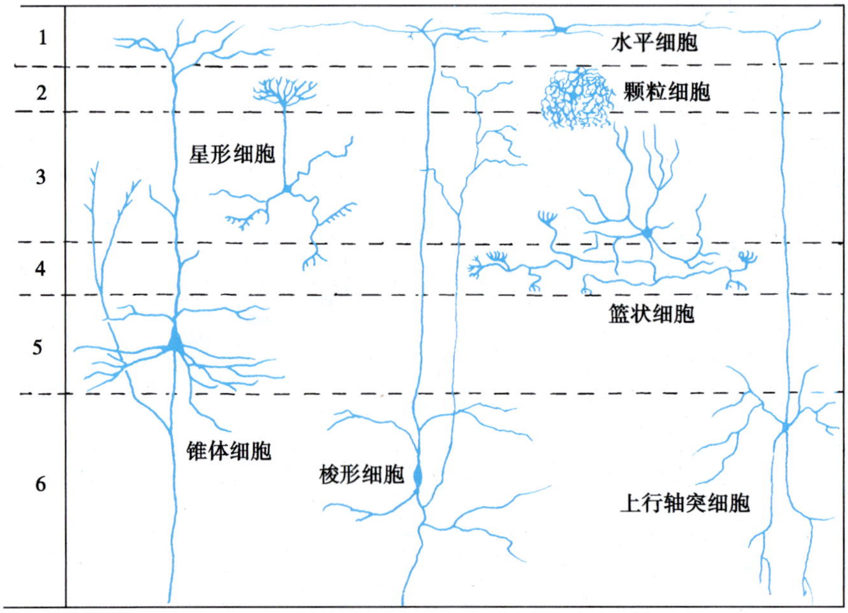

图8-1 大脑皮质神经元的形态和分布模式图

1. 分子层；2. 外颗粒层；3. 外锥体层；4. 内颗粒层；5. 内锥体层；6. 多形细胞层

（二）大脑皮质的分层

大脑皮质的神经元分层排列，除个别区域外，一般可分为6层（图8-2，图8-3）。

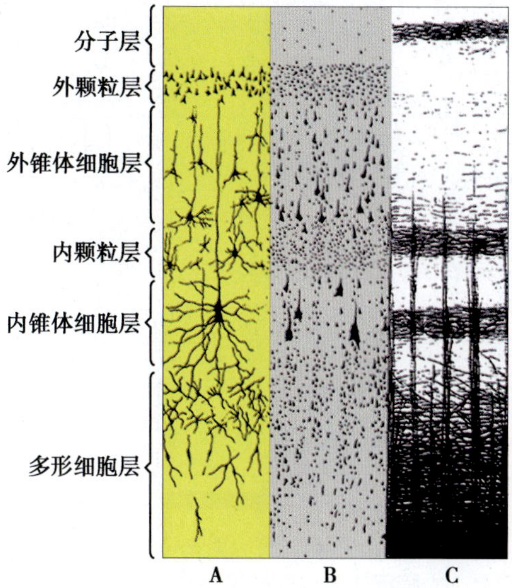

图8-2 大脑皮质6层结构仿真图

A. 镀银染色示神经元形态；B. 尼氏染色示神经元胞体；C. 髓鞘染色示神经纤维分布

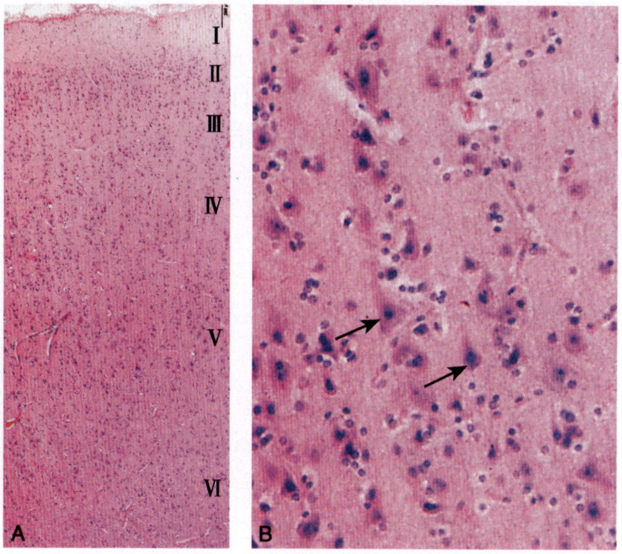

图8-3 大脑皮质光镜图

低倍（A）与高倍（B）

Ⅰ. 分子层；Ⅱ. 外颗粒层；Ⅲ. 外锥体细胞层；Ⅳ. 内颗粒层；Ⅴ. 内锥体细胞层；Ⅵ. 多形细胞层；↑锥体细胞

1. 分子层（molecular layer） 位于大脑皮质的最表面。神经元较少，主要是水平细胞和星形细胞，水平细胞的树突和轴突与皮质表面平行分布；还有许多与皮质表面平行的神经纤维。

2. 外颗粒层（external granular layer） 由许多颗粒细胞和少量小型锥体细胞构成。锥体细胞胞体尖端发出一条较粗的顶树突，伸向皮质表面，沿途发出许多小分支。胞体还向周围发出一些水平走向的树突，称基树突。轴突自胞体底部与顶树突相对应的位置发出（图8-4）。颗粒细胞的轴突一般很短，与邻近的锥体细胞形成突触联系，少数较长的轴突上行到皮质表面，与锥体细胞顶树突或水平细胞相联系。

3. 外锥体细胞层（external pyramidal layer） 较厚，主要是中、小型锥体细胞，以中型占多数。它们的顶树突伸至分子层，轴突组成联合传出纤维。

4. 内颗粒层（internal granular layer） 细胞密集，多数是颗粒细胞。

5. 内锥体细胞层（internal pyramidal layer） 主要由大、中型锥体细胞组成。在中央前回运动区，此层有巨大锥体细胞，胞体高120μm，宽80μm，称**贝兹细胞**（Betz cell）（图8-4）。此层锥体细胞的顶树突伸至分子层，轴突主要组成投射纤维。

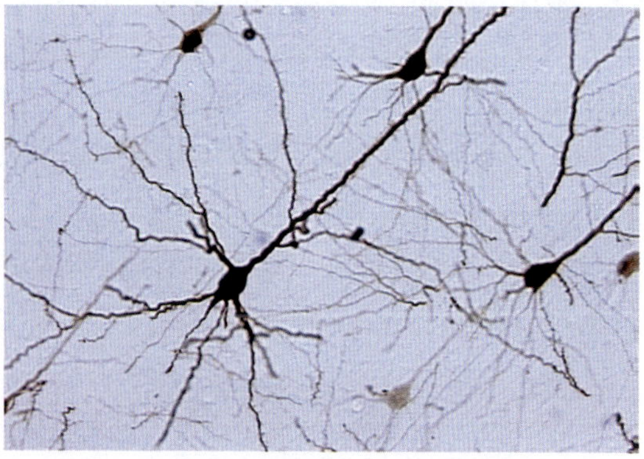

图8-4 大脑锥体细胞光镜图

生物素标记、酶组织化学法

6. 多形细胞层（polymorphic layer） 以梭形细胞为主，还有锥体细胞和上行轴突细胞。梭形细胞数量较少，其树突自胞体上下两端发出，分别上行到皮质表层和下行至皮质深层，轴突起自下端树突主干根部，进入白质组成投射纤维和联合传出纤维。

大脑皮质的6层结构因不同脑区而有差异，如中央前回（运动皮质）的第4层不明显，第5层较发达；视皮质则第4层特别发达，第5层的细胞较小。

大脑皮质的1～4层主要接受传入的信息。从丘脑来的感觉传入纤维主要进入第4层与颗粒细胞形成突触。起自同侧或对侧大脑半球的联合传出纤维，在进入皮质后即改称**联合传入纤维**，它们与第2、3层的锥体细胞形成突触。大脑皮质的投射纤维主要起自第5层的锥体细胞和第6层的大梭形细胞。联合传出纤维则起自第3、5、6层的锥体细胞和梭形细胞。皮质的第2、3、4层的颗粒细胞等高尔基Ⅱ型神经元主要与各层细胞相互联系，构成局部神经环路，对各种信息进行分析、整合和贮存（图8-5）。通过此过程，产生高级神经活动，并经锥体细胞和梭形细胞传出，产生相应的反应。

当大脑皮质受到体内、外环境因素变化的影响（如学习、运动等训练），其神经元的结构会发生相应的改变，同时通过神经干细胞的增殖、分化，神经元的数量亦可发生变化，大脑皮质的这种适应性能力称为可塑性。这种可塑性在青少年时较明显，到老年时下降。

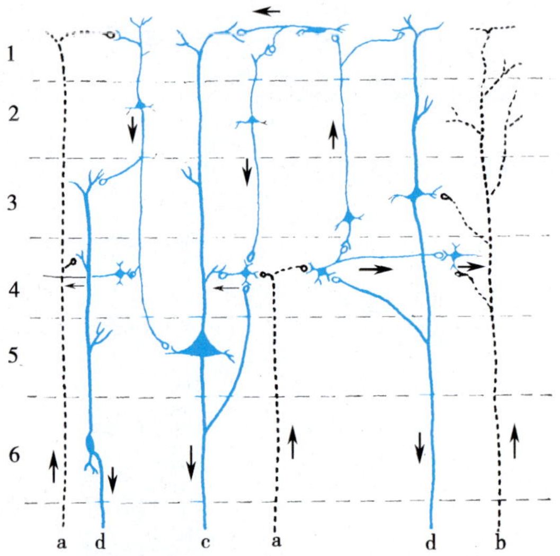

图8-5 大脑皮质内局部神经元回路示意图

a. 感觉传入纤维；b. 联合传入纤维；c. 投射传出纤维；d. 联合传出纤维；↑传递神经信息的方向

1. 分子层；2. 外颗粒层；3. 外锥体层；4. 内颗粒层；5. 内锥体层；6. 多形细胞层

二、小脑皮质

（一）小脑皮质结构

小脑皮质的神经元有**浦肯野细胞**（Purkinje cell）、颗粒细胞、星形细胞、篮状细胞和高尔基细胞5种，其中浦肯野细胞是唯一的传出神经元。小脑皮质由表及里呈现明显的3层（图8-6～图8-8）。

1. 分子层　较厚，含大量神经纤维，神经元则少而分散，主要有两种。一种是小而多突的星形细胞，胞体分布于浅层，轴突较短，与浦肯野细胞的树突形成突触。另一种是篮状细胞，胞体较大，分布于深层，其轴突较长，向下层延伸，末端呈网状包裹浦肯野细胞胞体，与之形成突触。

2. 浦肯野细胞层　由一层排列规则的浦肯野细胞胞体构成，它们是小脑皮质中最大的神经元。胞体呈梨形，顶端发出2～3条粗的主树突伸向分子层，主树突的分支繁密，如扁薄的扇形展开。树突上有许多树突棘。细长的轴突自胞体底部发出，离开皮质进入小脑白质，终止于其中的神经核。

3. 颗粒层　含有密集的颗粒细胞和一些高尔基细胞。颗粒细胞胞体很小，呈圆形，有4～5个短树突，末端分支如爪状。轴突上行进入分子层后呈T形分支，与小脑叶片长轴平行，故称平行纤维。大量平行纤维垂直穿过一排排浦肯野细胞的扇形树突，与其树突棘形成突触。一个浦肯野细胞的树突上可形成几十万个突触，所以每一个浦肯野细胞都处于很多颗粒细胞的影响之下。高尔基细胞胞

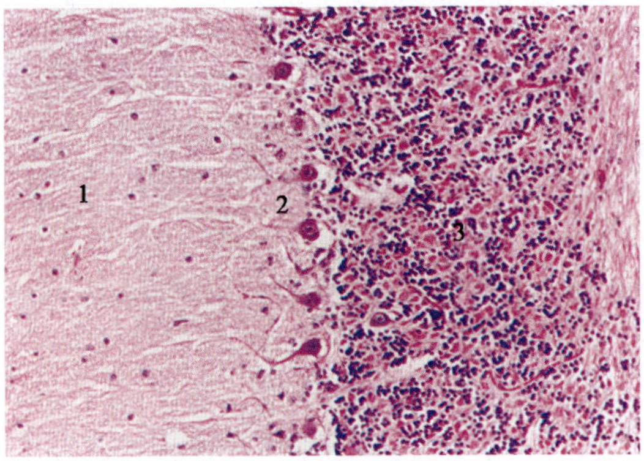

图8-6 小脑皮质光镜图

1. 分子层；2. 浦肯野细胞层；3. 颗粒层

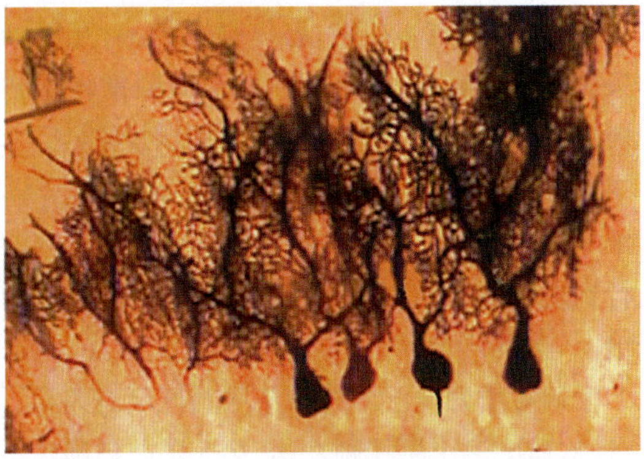

图8-7 小脑浦肯野细胞光镜图 镀银染色

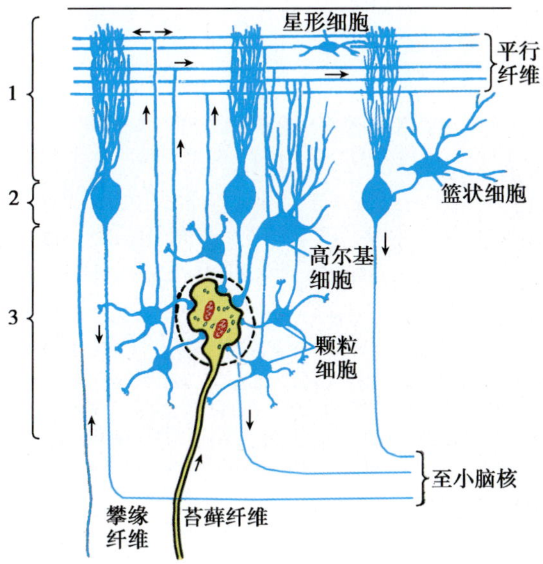

图8-8 小脑皮质神经元及其与传入纤维的关系示意图

1. 分子层;2. 浦肯野细胞层;3 颗粒层(虚线范围代表一个小脑小球);↑传递神经信息的方向

体较大,树突分支较多,大部分伸入分子层与平行纤维接触,轴突在颗粒层内分支茂密,与颗粒细胞的树突形成突触。

(二)小脑皮质纤维

小脑皮质的传入纤维有三种:攀缘纤维、苔藓纤维和去甲肾上腺素能纤维。攀缘纤维主要起源于延髓的下橄榄核,纤维较细,进入皮质后攀附在浦肯野细胞的树突上形成突触,能直接引起浦肯野细胞兴奋,故为兴奋性纤维。苔藓纤维也是兴奋性纤维,主要起源于脊髓和脑干的神经核,纤维较粗,进入皮质后纤维末端呈苔藓状分支,分支终末膨大,与许多颗粒细胞的树突、高尔基细胞的轴突或近端树突形成复杂的突触群,形似小球,故称**小脑小球**(cerebellar glomerulus)(图8-8)。一条苔藓纤维的分支可兴奋许多个颗粒细胞,通过颗粒细胞的平行纤维又可间接兴奋更多的浦肯野细胞。然而,苔藓纤维通过颗粒细胞平行纤维兴奋浦肯野细胞的同时,也可兴奋抑制性中间神经元(高尔基细胞、篮状细胞和星形细胞)。由于篮状细胞和星形细胞与浦肯野细胞有突触联系,它们兴奋后反过来抑制浦肯野细胞的活动。这样,由颗粒细胞平行纤维直接兴奋的浦肯野细胞处于兴奋状态,而其周围的浦肯野细胞则处于抑制状态。因此,通过上述抑制性中间神经元的作用,使许多不同来源的神经冲动进入小脑皮质后,引起许多兴奋与抑制的区域,这对小脑精确调节不同部位肌肉的肌紧张或协调随意运动都具有重要的意义。去甲肾上腺素能纤维(来自脑干的蓝斑核)对浦肯野细胞有抑制作用。浦肯野细胞发出的轴突组成小脑皮质唯一的传出纤维,终止于小脑白质内的神经核。

三、脊髓灰质

(一)脊髓的结构

脊髓横切面中央有蝴蝶形的灰质,周围是白质(图8-9)。灰质分前角、后角和侧角(侧角主要见于胸腰段脊髓),其主要成分是多极神经元的胞体、树突、无髓神经纤维和神经胶质细胞。前角内多数是躯体运动神经元,大小不一。大的称α运动神经元,其胞体平均直径25μm以上,轴突较粗,分布到骨骼肌;小的称γ运动神经元,其胞体直径15~25μm,轴突较细,支配肌梭内的肌纤维。这两种运动神经元释放的神经递质为乙酰胆碱。另有一种称**闰绍细胞**(Renshaw cell)的小神经元,其短轴突与α运动神经元的胞体形成突触,通过释放甘氨酸抑制α运动神经元的活动。侧角内是内脏运动神经元,也属胆碱能神经元,其轴突组成交感神经系统的节前纤维终止于交感神经节,与节内神经元建立突触。

后角内的神经元类型较复杂,但它们主要接受感觉神经元轴突传入的神经冲动。后角有些神经元(称束细胞)发出长轴突进入白质,形成各种神经纤维束,上行到脑干、小脑和丘脑。脊髓灰质内还有许多中间神经元,它们的轴突长短不一,短的轴突只与同节段的束细胞和运动神经元联系,长的轴突可在白质内上下穿行,到相邻或较远的脊髓节段,终止于同侧或对侧的神经元,但都不离开脊髓。

(二)脊髓的功能

脊髓主要的功能是传导上、下行神经冲动和进行反射活动。

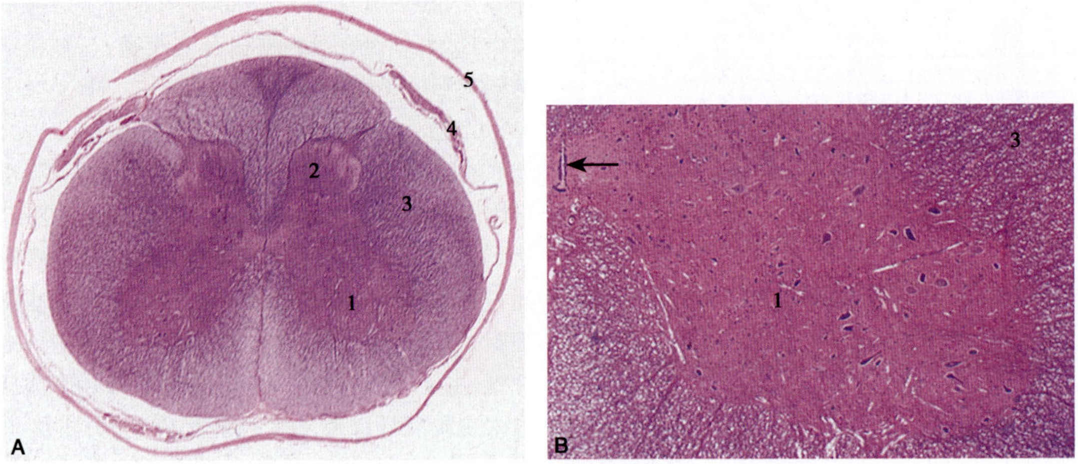

图 8-9　脊髓横切面光镜图

A. 低倍；B. 高倍

1. 前角；2. 后角；3. 白质；4. 软膜与蛛网膜；5. 硬膜；↑中央管

四、神经节

神经节可分脊神经节、脑神经节和自主神经节三种。神经节中的神经元常称**节细胞**（ganglion cell）。

1. 脊神经节　是脊髓两侧的脊神经背根上的膨大结构，属感觉神经节，内含许多假单极神经元（感觉神经元）胞体群和平行排列的神经纤维束。神经元胞体多呈圆形，大小不等。核圆形，位于胞体中央，核仁明显。胞质内的尼氏体细小而分散。从胞体发出一个突起，其根部在胞体附近盘曲，然后呈 T 形分支，一支进入脊髓（中枢突），另一支（周围突）经脊神经分布到其他器官，其终末形成感觉神经末梢。神经元胞体及其附近盘曲的胞突外面有一层卫星细胞包裹，在 T 形分支处改由施万细胞包裹。脊神经节内的神经纤维大部分是有髓神经纤维（图 8-10）。

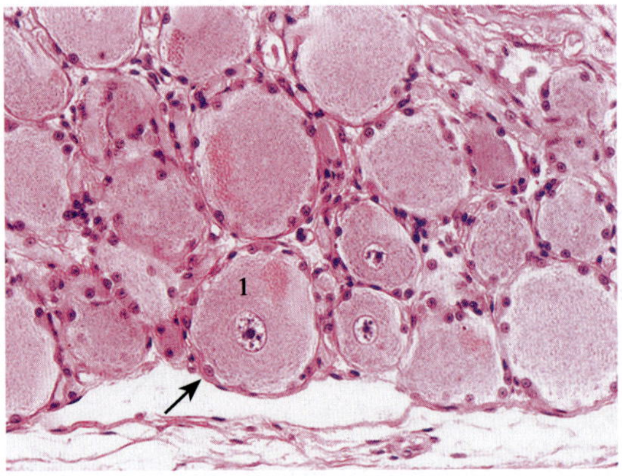

图 8-10　脊神经节光镜图

1. 节细胞胞体；↑卫星细胞

2. 脑神经节　位于某些脑神经干上，其结构与脊神经节相似。

3. 自主神经节　包括交感和副交感神经节。交感神经节位于脊柱两旁及前方，副交感神经节则位于器官附近或器官内。节细胞主要是自主神经系统的节后神经元，属多极运动神经元。胞核常偏位于细胞的一侧，部分细胞有双核，胞质内尼氏体呈细颗粒状，均匀分布。卫星细胞数量较少，包绕节细胞胞体及其突起。节内的神经纤维有节前纤维和节后纤维，节细胞的轴突是无髓神经纤维（节后纤维）。节前纤维与节细胞的树突和胞体建立突触，节后纤维离开神经节，其末梢即内脏运动神经末梢，支配平滑肌、心肌和腺的活动。交感神经节内大部分为去甲肾上腺素能神经元，少数为胆碱能神经元。副交感神经节的神经元一般属胆碱能神经元。

五、脑脊膜和血-脑屏障

1. 脑脊膜　脑脊膜是包裹在脑和脊髓表面的结缔组织膜，由外向内分**硬膜**（dura mater）、**蛛网膜**（arachnoid）和**软膜**（pia mater）三层，具有保护和支持脑和脊髓的作用（图 8-11）。硬膜是厚而坚韧的

笔记

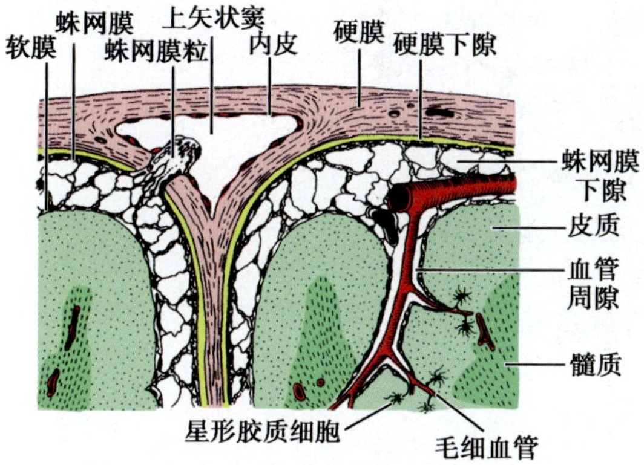

图 8-11 大脑冠状切面模式图
示脑膜和血管

致密结缔组织，其内表面覆盖一层间皮。硬膜与蛛网膜之间的狭窄腔隙，称硬膜下隙，内含少量液体。蛛网膜由薄层纤细的结缔组织构成，它与软膜之间有一宽阔的腔隙，称蛛网膜下隙，内含脑脊液。蛛网膜的结缔组织纤维形成许多小梁与软膜相连，小梁在蛛网膜下隙内分支形成蛛网状结构。软膜是薄层的结缔组织，紧贴于脑和脊髓表面。在软膜外表面和蛛网膜内、外表面以及小梁表面都被覆间皮。软膜富含血管，供应脑和脊髓。血管进入处，软膜和蛛网膜也随之进入脑内，但软膜并不紧贴血管，二者间的空隙称血管周隙，与蛛网膜下隙相通，内含脑脊液。当血管分支形成毛细血管时，软膜和血管周隙都消失，毛细血管则由星形胶质细胞突起包裹。

2. 血-脑屏障（blood-brain barrier） 中枢神经系统的毛细血管与其他器官的毛细血管不同，能限制多种物质进入神经组织。如将染料台盼蓝注射进动物血液后，很多器官被染为蓝色，而脑和脊髓却不着色，因为在血液与神经组织之间存在血-脑屏障。血-脑屏障由毛细血管内皮细胞、基膜和神经胶质膜构成（图 8-12，图 8-13）。脑和脊髓的毛细血管属连续型，其内皮细胞之间以紧密连接封闭（见第 9 章）。研究表明，内皮细胞是血-脑屏障的主要结构，可阻止血液中某些物质进入神经组织，但能选择性让营养物质和代谢产物顺利通过，以维持组织内环境的相对稳定。

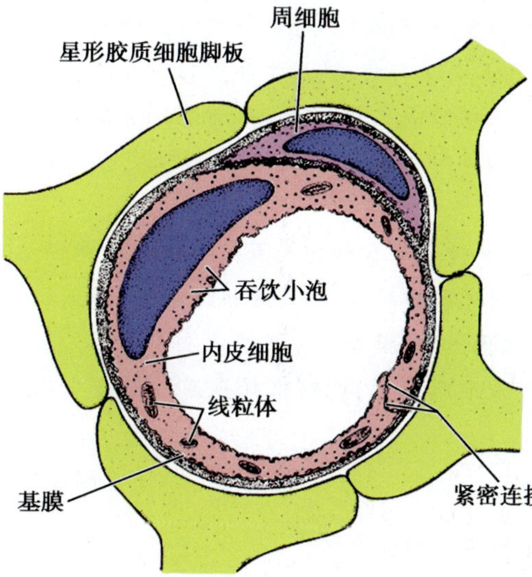

图 8-12 血-脑屏障超微结构模式图

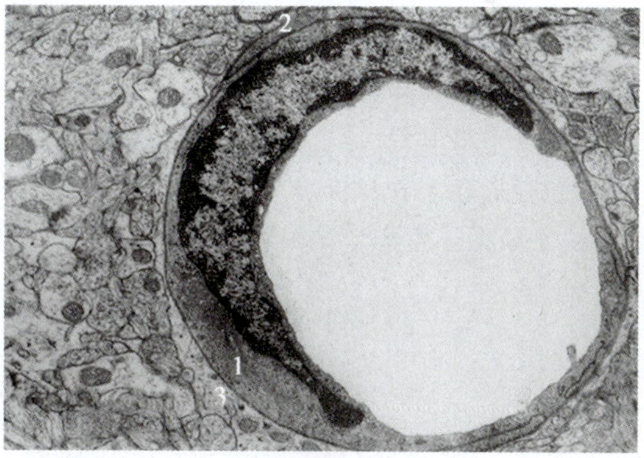

图 8-13 血-脑屏障电镜图
1. 内皮细胞；2. 周细胞；3. 星形胶质细胞脚板

六、脉络丛和脑脊液

脉络丛（choroid plexus）是由第三、四脑室顶和部分侧脑室壁的软膜与室管膜直接相贴，突入脑室而形成的皱襞状结构，室管膜则成为有分泌功能的脉络丛上皮（图 8-14）。脉络丛上皮由一层矮柱状或立方形室管膜细胞组成，胞质含较多线粒体，相邻细胞顶部之间有连接复合体。上皮外方的结缔组织含丰富的有孔毛细血管（见第 9 章）和巨噬细胞。

脉络丛上皮细胞不断分泌无色透明的**脑脊液**（cerebrospinal fluid），充满脑室、脊髓中央管、蛛网膜下隙和血管周隙，脑脊液有营养和保护脑与脊髓的作用。脑脊液最后被蛛网膜粒（蛛网膜突入颅静脉

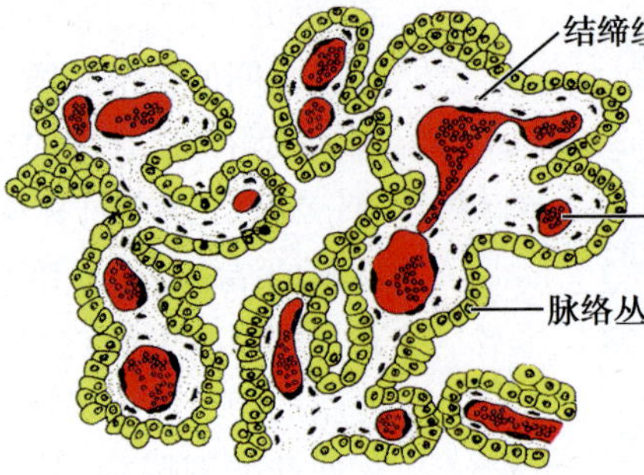

图 8-14 脉络丛仿真图

窦内的绒毛状突起)吸收进入血液(图 8-11),从而形成脑脊液循环。

本章小结

神经系统主要由神经组织构成,分为中枢神经系统和周围神经系统。中枢神经系统主要由大脑、小脑和脊髓等组成。

大脑皮质分为6层:分子层、外颗粒层、外锥体细胞层、内颗粒层、内锥体细胞层和多形细胞层。其中的锥体细胞可分大、中、小三型,胞体锥体形,一条粗的顶树突伸到分子层。轴突自胞体底部发出,短者不超出所在皮质范围,长者进入白质,组成投射纤维或联合传出纤维。尤其在内锥体细胞层,由大、中型锥体细胞组成,在中央前回有称 Betz 细胞的巨大锥体细胞。

小脑皮质分为3层:分子层、浦肯野细胞层和颗粒层。浦肯野细胞层是由一层排列规则的浦肯野细胞胞体构成,它们是小脑皮质中最大的神经元,胞体呈梨形,顶端发出2~3条粗的主树突伸向分子层,分支繁密,呈扇状。轴突自胞体底部发出,离开皮质进入小脑白质,终止于其中的神经核。

脊髓灰质前角内有大、中、小三种神经元。大的称 α 运动神经元,轴突较粗,分布到骨骼肌。小的称 γ 运动神经元,轴突较细,支配肌梭内的肌纤维。最小的神经元是闰绍细胞,其短轴突与 α 运动神经元突触,通过释放甘氨酸抑制 α 运动神经元的活动。

神经节可分脊神经节、脑神经节和自主神经节三种。脊神经节和脑神经节内均为感觉神经元,绝大部分是假单极神经元。自主神经节分为交感神经节和副交感神经节,内有多极运动神经元。

脑脊膜是包裹在脑和脊髓表面的结缔组织膜,分为硬膜、蛛网膜和软膜三层。

血-脑屏障由连续型毛细血管内皮细胞、基膜和神经胶质膜构成,能够选择性通过血液中的某些物质,维持神经组织内环境的稳定。

(曾园山)

插入框:神经营养因子与中枢神经系统疾病

神经营养因子(neurotrophic factors, NTFs)是一类对神经元分化、迁移、存活及其功能有促进作用的天然蛋白质,由神经元邻近的细胞或神经元支配的靶细胞合成和分泌。NTFs 的种类很多,常见的有神经生长因子(nerve growth factor, NGF)、脑源性神经营养因子(brain derived neurotrophic factor, BDNF)和神经营养素-3(neurotrophin-3, NT-3)等。这些 NTFs 需要与神经元细胞膜上的 NTFs 受体特异性结合才能够发挥作用。一般认为,NGF 与酪氨酸受体激酶 A(tyrosine receptor kinase A, TrkA)结合、BDNF 与 TrkB 结合、NT-3 则主要与 TrkC 结合。

由于神经元的存活及其功能的发挥需要 NTFs 的支撑,当 NTFs 供应不足时,会导致神经元出现退行性病变或损伤。因此,应用 NTFs 治疗神经退行性病变或损伤是近年来的研究热点。帕金森病是一种慢性进行性神经系统疾病,临床主要表现为肢体震颤、强直和运动迟缓,主要病理特征是中脑多巴胺(DA)能神经元发生退行性病变。给予病人 BDNF 和 NT-3 能促进 DA 能

笔记

神经元存活，维护其功能。阿尔茨海默病又称为“老年性痴呆”，是以进行性认知功能伤害、大脑胆碱能神经元退变、神经原纤维缠结和β-淀粉样多肽沉积为特点。如果给予病人NGF和BDNF均能延缓胆碱能神经元退变，改善病人的记忆状况。运动神经元的病变或损伤在临床亦常见，往往造成病人永久性瘫痪，如肌萎缩性侧索硬化、脊髓肌萎缩、脊髓灰质炎后综合征和脊髓损伤等。给予这些病人BDNF和NT-3，则能维持脊髓相应节段运动神经元存活，改善其功能。尤其是NT-3对脊髓损伤后的神经元存活及其轴突再生有较好的促进作用，从而改善动物脊髓损伤后瘫痪肢体的活动功能。

（曾园山）

第9章 循环系统

循环系统(circulatory system)是连续而封闭的管道系统,包括心血管系统和淋巴管系统,前者由动脉、毛细血管、静脉和心脏组成,后者由毛细淋巴管、淋巴管和淋巴导管组成。

一、动脉和静脉管壁的一般结构

动脉和静脉管壁从内向外依次分为内膜、中膜和外膜三层结构(图9-1)。

(一)内膜

内膜(tunica intima)最薄,从内向外又分为内皮、内皮下层和内弹性膜三层。

1. 内皮(endothelium) 是衬贴于腔面的单层扁平上皮。光镜下,内皮细胞很薄,胞质很少,其细胞核所在部位较明显。扫描电镜下,内皮细胞大多呈梭形,细胞核位于细胞中部致其所在部位隆起,细胞呈"鹅卵石"样镶嵌排列,其纵轴与血流方向一致。透射电镜下,在内皮细胞的游离面即腔面可见稀疏而大小不等的胞质突起,细胞膜的腔面还覆盖30~60nm厚的细胞衣;在内皮细胞的基底面有基膜。相邻内皮细胞之间有紧密连接和缝隙连接。内皮细胞还具有如下的超微结构特征:

(1)质膜小泡:内皮细胞的胞质中含直径60~70nm的**质膜小泡**(plasmalemmal vesicle)或称吞饮小泡。可见与细胞游离面或基底面相融合的小泡,也称小凹。有时小泡可相互通连,与小凹一起形成穿过内皮细胞的暂时性孔道,称**穿内皮通道**(transendothelial channel)。其功能是向血管内外输送物质,还能作为膜储备用于细胞的扩张或延伸。

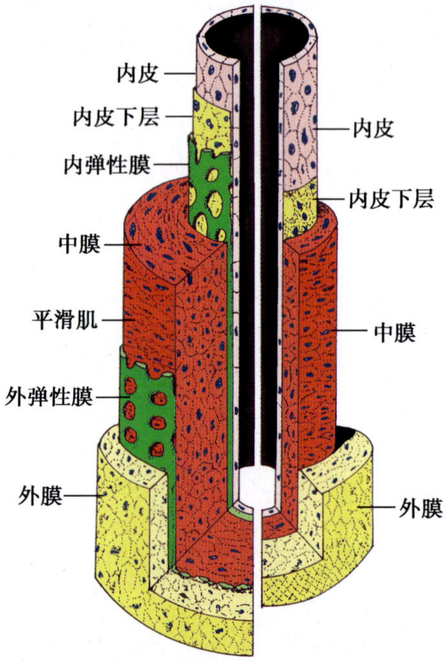

图9-1 动脉和静脉管壁的一般结构模式图

(2)W-P小体:内皮细胞的胞质中可见一种有膜包裹的杆状结构,称**怀布尔-帕拉德小体**(Weibel-Palade body,简称**W-P小体**)。W-P小体是内皮细胞特有的细胞器,长约3μm,直径0.1~0.3μm,外包单位膜,内含6~26根直径约15nm的平行细管和中等致密的基质,其功能可能是合成和贮存与凝血相关的第Ⅷ因子相关抗原。当血管内皮受损时,第Ⅷ因子相关抗原促使血小板附着于内皮下层,形成血小板栓,防止血液外流。

内皮的主要功能包括:①维持血管壁的完整性而便于血液流动;②构成屏障而选择性地透过物质;③内皮细胞的微丝收缩可改变细胞间隙宽度和细胞连接的紧密程度,影响和调节血管通透性;④合成和分泌多种生物活性物质,如具有强烈收缩血管作用的**内皮素**(endothelin,ET),具有舒张血管作用的**内皮源性舒张因子**(endothelium-derived relaxing factor,EDRF),即**一氧化氮**(nitric oxide,NO);⑤合成组织纤维酶原活性物和前列环素,降解5-羟色胺、组胺和去甲肾上腺素;⑥代谢功能,如内皮细胞表面的血管紧张素转换酶能将血浆中的血管紧张素Ⅰ转换为收缩血管作用更强的血管紧张素Ⅱ。

2. 内皮下层(subendothelial layer) 位于内皮与内弹性膜之间的薄层结缔组织,含少量胶原纤维、弹性纤维等。

3. 内弹性膜（internal elastic membrane） 由弹性蛋白组成，是内膜与中膜分界的膜状结构。HE染色时呈亮粉红色，因血管壁收缩而常呈波浪状。

（二）中膜

中膜（tunica media）由弹性膜、平滑肌纤维和结缔组织构成，其厚度及组成成分在不同血管之间的差异较大。中膜的弹性膜和弹性纤维具有使扩张血管回缩的作用，胶原纤维具有维持张力的作用。

与内脏平滑肌相比，血管平滑肌纤维细长且常有分支。血管平滑肌纤维具有两种功能状态或表型，以合成及分泌功能为主的称合成表型，以收缩功能为主的称收缩表型。合成表型的血管平滑肌纤维的轮廓不规则，核大，核质比例及细胞平均直径均较大，胞质中游离核糖体较多，粗面内质网扩张，高尔基复合体发达。收缩表型的血管平滑肌纤维较小，呈纺锤形，核近似长杆状，核质比例较小，高尔基复合体、粗面内质网和游离核糖体不发达，仅分布于核周区域，胞质内的肌丝和中间丝均较多，肌丝的附着结构密体和密斑也增多。血管平滑肌纤维之间有黏着小带和缝隙连接；血管平滑肌纤维还可与内皮细胞形成肌-内皮连接，接受血液或内皮细胞的化学信息。血管平滑肌纤维可能是成纤维细胞的亚型，具有产生胶原纤维、弹性纤维和基质等能力。血管平滑肌还可分泌多种蛋白质（如肾素和血管紧张素原，它们与内皮细胞表面的血管紧张素转换酶共同构成血管肾素-血管紧张素系统）。

（三）外膜

外膜（tunica adventitia）由疏松结缔组织构成，其成纤维细胞具有修复外膜的能力，弹性纤维和胶原纤维沿血管纵轴呈螺旋状或纵向分布。较大的动脉在中膜与外膜交界处有**外弹性膜**（external elastic membrane），其厚度比内弹性膜薄。较大血管的外膜结缔组织中还含有血管、淋巴管和神经，其分支可伸入中膜。

内膜一般无血管分布，其营养由血液渗透供给。为外膜和中膜提供营养的小血管称**营养血管**（vasa vasorum）。

二、动脉

动脉从心脏发出后，由粗至细逐级分支，管壁也逐渐变薄。根据管径大小和管壁结构特点，动脉分为大动脉、中动脉、小动脉和微动脉四种类型。随着管径逐渐变小，管壁各层也发生厚度、结构与组织成分的渐变，其中以中膜变化最明显。

（一）大动脉

大动脉（large artery）为靠近心脏的动脉，包括主动脉、肺动脉、无名动脉、颈总动脉、锁骨下动脉、髂总动脉等。大动脉管壁的中膜含多层弹性膜和大量弹性纤维，而平滑肌纤维较少，故又称**弹性动脉**（elastic artery）（图9-2，图9-3）。

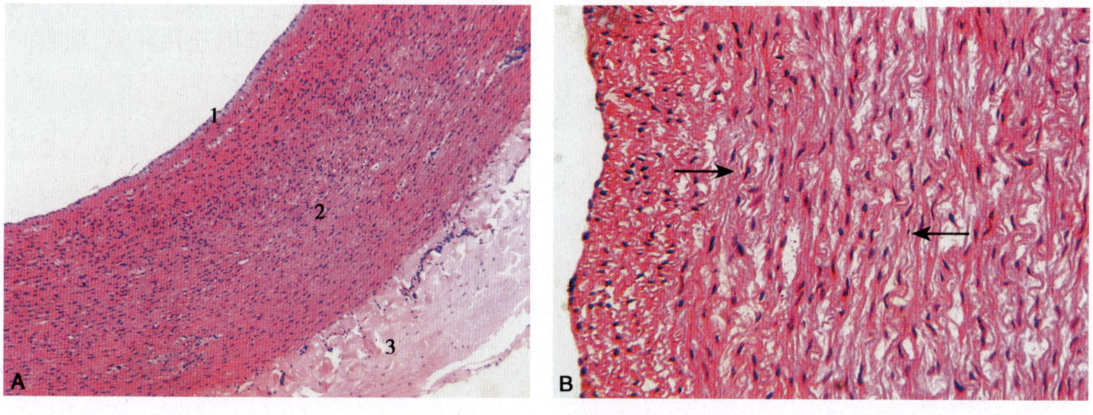

图9-2 大动脉（局部横切面）光镜图

A. 低倍；B. 高倍示内膜和中膜局部

1. 内膜；2. 中膜；3. 外膜；↑弹性膜

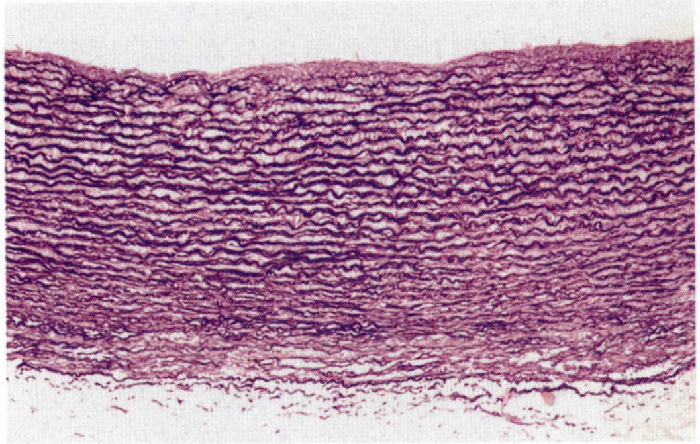

图 9-3 大动脉光镜图
弹性染色示弹性膜

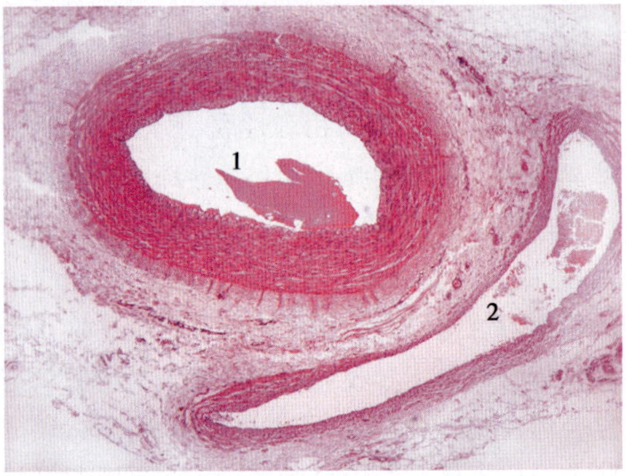

图 9-4 中动脉与中静脉光镜图
1. 中动脉;2. 中静脉

大动脉的管径较大,管壁约占管径的 1/10。各层的结构特点如下:

1. **内膜** 占管壁厚度的 1/6 左右,由内皮和内皮下层构成,内膜与中膜无明显界限,邻近内皮下层的第一层弹性膜即为内弹性膜。内皮细胞的 W-P 小体尤为丰富;内皮下层较厚,为疏松结缔组织,含纵行胶原纤维和少量平滑肌纤维。

2. **中膜** 最厚,含 40 ~ 70 层呈同心圆排列的弹性膜。弹性膜由弹性蛋白构成,弹性膜上有许多窗孔,各层弹性膜由弹性纤维相连,弹性膜之间还有环行平滑肌纤维和胶原纤维。血管平滑肌纤维可分泌多种蛋白质,形成各种细胞外基质成分,如弹性膜和基质。在病理状况下,中膜平滑肌纤维可迁入内膜增生,并产生结缔组织成分,使内膜增厚,是动脉粥样硬化发生过程的重要环节。由于血管收缩,横切面显示弹性膜呈波浪状。

3. **外膜** 较薄,由疏松结缔组织构成,含纵向螺旋状排列的胶原纤维束和弹性纤维,以及成纤维细胞和少量平滑肌纤维;外弹性膜不明显,紧邻中膜的一层断断续续的弹性膜即为外弹性膜。

(二) 中动脉

除大动脉外,凡在解剖学中有名称的动脉多为**中动脉**(medium-sized artery),管径一般大于 1mm。中动脉管壁中膜的平滑肌纤维相当丰富,故又名**肌性动脉**(muscular artery)(图 9-4,图 9-5)。

中动脉管壁具有典型的 3 层结构,各层的结构特点如下:

1. **内膜** 内皮下层较薄,在与中膜交界处有 1 ~ 2 层明显的内弹性膜。

2. **中膜** 较厚,由 10 ~ 40 层环行平滑肌纤维构成,平滑肌纤维之间由缝隙连接联系,细胞间隙含少量弹性纤维和胶原纤维,均由平滑肌纤维产生。

3. **外膜** 厚度与中膜接近,由疏松结缔组织构成,除含营养血管外,还含较多神经纤维,它们还伸入中膜平滑肌,调节血管舒缩。较大的中动脉在中膜与外膜交界处有断续的外弹性膜。

(三) 小动脉

小动脉(small artery)管径一般介于 0.3 ~ 1mm,结构与中动脉相似,但各层均变薄。一般内弹性膜明显;中膜含 3 ~ 9 层环行平滑肌纤维(图 9-6),故也属肌性动脉;外膜厚度与中膜相近,一般没有外弹性膜。

(四) 微动脉

微动脉(arteriole)管径一般小于 0.3mm,各层均薄。无内、外弹性膜,中膜含 1 ~ 2 层平滑肌纤维(图 9-6,图 9-7)。

笔记

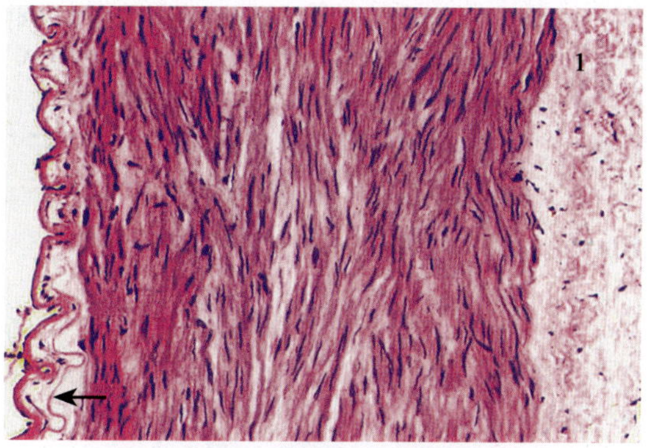

图9-5 中动脉（局部横切面）光镜图
←内弹性膜；1. 外弹性膜

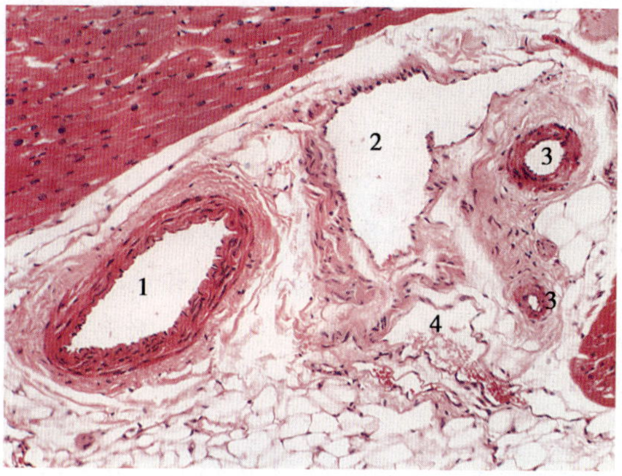

图9-6 小血管光镜图
1. 小动脉；2. 小静脉；3. 微动脉；4. 微静脉

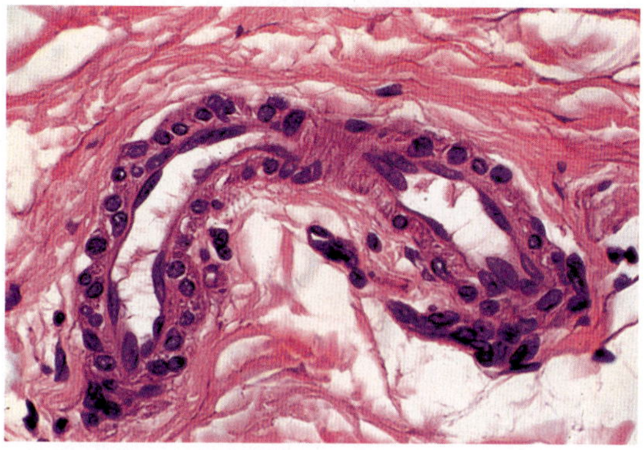

图9-7 微动脉（纵切面）光镜图

（五）动脉管壁结构与功能的关系

心脏的间歇性收缩导致大动脉内血液呈搏动性流动。心脏收缩时，血液瞬间快速射入大动脉使其扩张，同时大动脉管壁积累了强大的势能；在心脏舒张期，大动脉的弹性膜反弹回缩，释放势能，使血液继续向前流动，从而保持了血流的平稳和连续。在此过程中，大动脉发挥了辅助泵的作用。中动脉平滑肌纤维在神经支配下舒缩，可调节分配到身体各部的血流量，因此，中动脉又称**分配动脉**（distributing artery）。小动脉和微动脉平滑肌纤维都受神经（图9-8）和多种体液因子的调节而舒缩，显著调节了血流的外周阻力，从而调节局部组织的血流量，并维持正常血压，因此，小动脉和微动脉又称**外周阻力血管**（peripheral resistance vessel）。

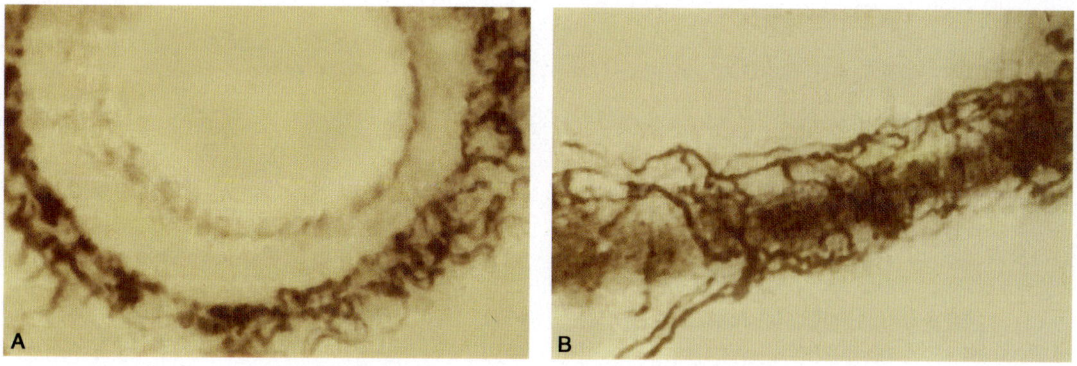

图9-8 小动脉壁的神经光镜图
A. 横切面，血管活性肠肽免疫组织化学染色；B. 血管铺片，乙酰胆碱酯酶染色示胆碱能神经纤维

（六）动脉管壁内的特殊感受器

动脉管壁内有一些特殊感受器，如颈动脉体、主动脉体和颈动脉窦等。

颈动脉体（carotid body）位于颈总动脉分支处管壁的外侧部分，是直径2～3mm的扁平小体，主要由排列不规则的上皮细胞团、索构成，细胞团、索之间有丰富的血窦。电镜下，上皮细胞分为两型：Ⅰ型细胞（也称主细胞）聚集成群，细胞伸出突起与相邻Ⅰ型细胞或内皮细胞接触，胞质内含许多致密核芯小泡,贮存多巴胺、5-羟色胺和肾上腺素,舌咽神经和迷走神经的神经纤维终止于Ⅰ型细胞;Ⅱ型细胞(也称支持细胞)伸出突起包绕Ⅰ型细胞和裸露的神经末梢发挥支持作用,胞质中无颗粒或少颗粒(图9-9)。颈动脉体是感受动脉血氧、二氧化碳分压和血液pH的化学感受器,参与调节心血管系统和呼吸系统的功能。

主动脉体(aortic body)在结构和功能上与颈动脉体相似,右侧主动脉体位于颈总动脉和锁骨下动脉之间的夹角处,左侧主动脉体位于锁骨下动脉起点内侧的主动脉壁上。

颈动脉窦(carotid sinus)为颈总动脉分支和颈内动脉起始处的膨大部分,也称压力感受器。此处血管壁的中膜很薄,外膜较厚,外膜中含丰富的神经末梢,使血压保持相对稳定。若突然持续压迫颈动脉窦,可使心率持续减慢和血压持续降低而致猝死。在主动脉弓和靠近心脏的大静脉壁中也有类似于颈动脉窦的压力感受器。

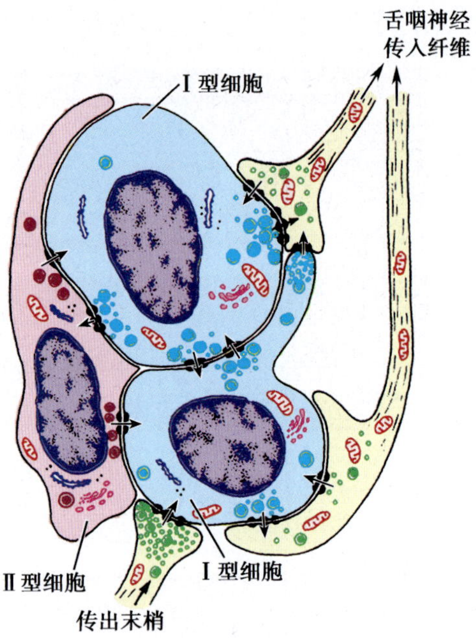

图9-9 颈动脉体超微结构模式图

与颈动脉窦和主动脉弓的压力感受性反射不同,颈动脉体和主动脉体的化学感受性反射在生理状态下对心血管反射没有明显的调节作用,只在病理状况下如低氧、动脉血压过低和酸中毒等情况下才发挥作用。

三、毛细血管

毛细血管(capillary)为管径最细、分布最广的血管,它们分支并互相吻合成网(图9-10,图9-11)。毛细血管网在各器官内的疏密程度不同,代谢旺盛的器官(如心、肝、肺、肾和骨骼肌等)的毛细血管网很密,代谢较低的器官(如骨、肌腱、韧带和平滑肌等)的毛细血管网稀疏。

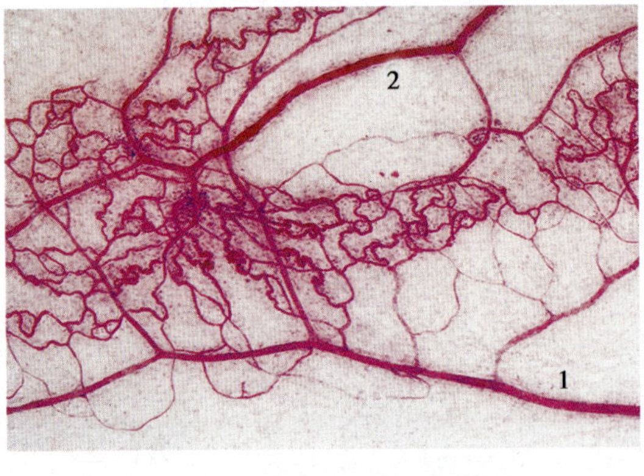

图9-10 毛细血管网光镜图
肠系膜铺片
1. 微动脉;2. 微静脉

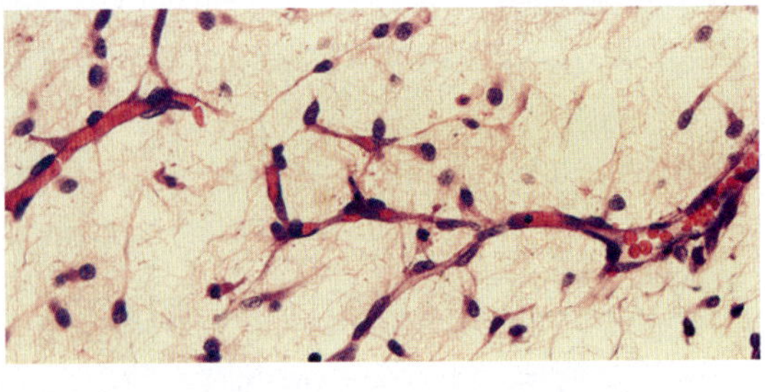

图9-11 毛细血管光镜图

(一)毛细血管的基本结构

毛细血管的管径一般为6~8μm,可容许1个红细胞通过,但在不同组织器官和不同功能状态下会有不同。毛细血管壁由内皮细胞及其基膜和**周细胞**(pericyte)构成。横断面上,毛细血管一般由1~2个内皮细胞环绕构成,内皮细胞富含质膜小泡,基膜只有基板。周细胞位于内皮与基板之间,散在分布,细胞扁而有突起,纵向包绕在内皮细胞周围,细胞核卵圆形或肾形,核一端的胞质内可见高尔基复合体、粗面内质网、线粒体等细胞器,类似于成纤维细胞或间充质细胞,但周细胞的胞浆内微丝较多，散在或成束附着于质膜内面的密体，具有收缩功能，可调节毛细血管血流。毛细血管受损时，周细胞可增殖分化为内皮细胞、平滑肌纤维和成纤维细胞。

（二）毛细血管的基本功能与分类

毛细血管的基本功能是作为血液与组织细胞间进行物质交换的通透性屏障，决定其通透性的主要结构是内皮细胞，基膜也有一定作用。在不同器官和不同功能状态下，毛细血管的通透性差异很大。根据电镜下内皮细胞的结构特征，毛细血管可分为三类（图9-12）。

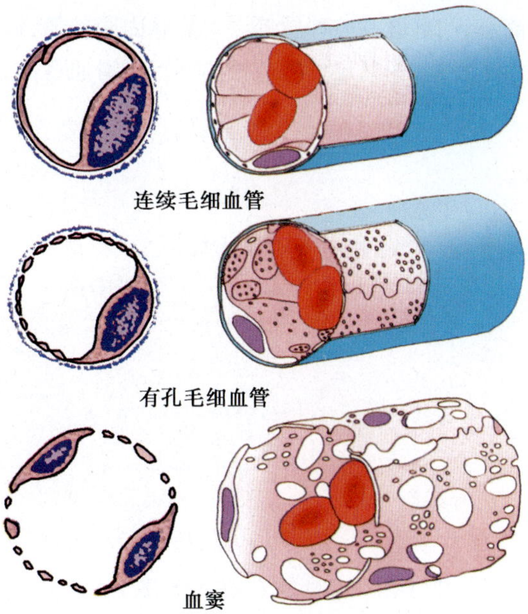

图9-12　毛细血管类型模式图

1. **连续毛细血管（continuous capillary）** 内皮细胞间有紧密连接封闭了细胞间隙，基膜完整；胞质中含大量质膜小泡，质膜小泡是血液和组织间进行物质交换的主要方式。主要分布于结缔组织、肌组织、外分泌腺、神经系统、胸腺和肺等，参与了屏障性结构的形成。

2. **有孔毛细血管（fenestrated capillary）** 内皮细胞间也有紧密连接，基膜也完整，但在内皮细胞不含核的部分极薄，有许多贯穿胞质的内皮窗孔，窗孔直径60～80nm，一般有厚4～6nm的隔膜封闭。内皮窗孔有利于血管内外的中、小分子物质交换。主要分布于胃肠黏膜、某些内分泌腺和肾血管球等。

3. **血窦（sinusoid）** 也称**窦状毛细血管**（sinusoid capillary）或**不连续毛细血管**（discontinuous capillary），管腔较大，直径可达40μm，形状不规则。内皮细胞间的间隙较大，有利于大分子物质甚至血细胞出入血管。主要分布于肝、脾、骨髓和某些内分泌腺，不同器官内的血窦差别较大。

四、静脉

静脉由细至粗逐级汇合并最终汇入心脏，管壁也逐渐增厚。根据管径大小和管壁结构特点，静脉可分为微静脉、小静脉、中静脉和大静脉四种类型。与相伴的动脉相比，静脉数量多，管径粗，管壁薄，管腔扁或不规则；无明显的内、外弹性膜，故三层膜的分界不如动脉明显；中膜薄，外膜厚，中膜的平滑肌纤维和弹性组织均较少，结缔组织较多，故静脉常呈塌陷状。静脉管壁结构的变异大，甚至一条静脉的各段也常有较大差异。

静脉的功能是将身体各处的血液导流回心脏。静脉血回流的动力主要依靠静脉内的压力差。影响静脉压力差的因素很多，如心脏收缩力、血液重力和身体体位、呼吸运动以及静脉周围肌组织的收缩挤压作用等。

1. **微静脉（venule）** 管径一般为50～200μm，其内皮细胞间的间隙较大，故通透性也较大；随着其管径逐渐增大，中膜出现散在的平滑肌纤维并逐渐增多，外膜薄。紧接毛细血管的微静脉称**毛细血管后微静脉**（postcapillary venule），其管径一般小于50μm，管壁结构与毛细血管相似，但内皮细胞呈立方形或柱状，管径略粗。

2. **小静脉（small vein）** 管径一般为200μm～1mm，其中膜的平滑肌纤维逐渐增多，较大的小静脉有一至数层较完整的平滑肌纤维，外膜逐渐变厚（图9-6）。

3. **中静脉（medium-sized vein）** 管径一般为1～9mm，内膜薄，内皮下层含少量平滑肌纤维，内弹性膜不如中动脉明显；中膜比中动脉薄很多，环行平滑肌纤维分布稀疏；外膜一般比中膜厚，无明显的外弹性膜，结缔组织中可含纵行平滑肌纤维束（图9-4，图9-13）。除大静脉外，凡有解剖学名称的静脉大都属于中静脉。

4. **大静脉（large vein）**　为靠近心脏的静脉，包括颈外静脉、无名静脉、奇静脉、肺静脉、髂外静脉、门静脉和腔静脉等。大静脉内膜较薄，内皮下层含少量平滑肌纤维，内膜与中膜分界不清；中膜很不发达，为几层排列疏松的环行平滑肌纤维；外膜则很厚，结缔组织内含有大量纵行的平滑肌纤维束（图 9-14）。

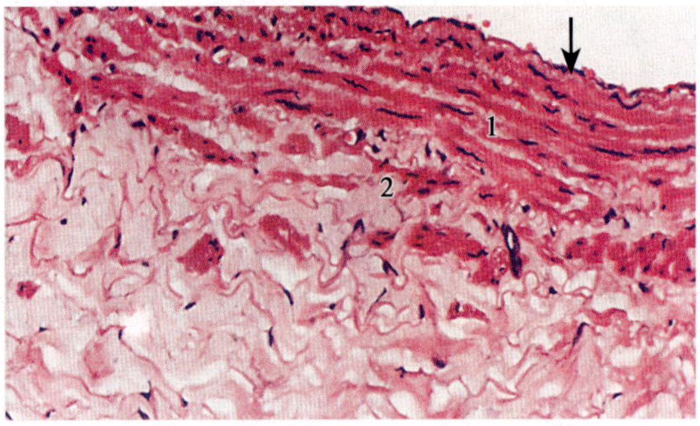

图 9-13　中静脉（局部横切面）光镜图
↓内膜；1. 中膜；2. 外膜（含纵行平滑肌束）

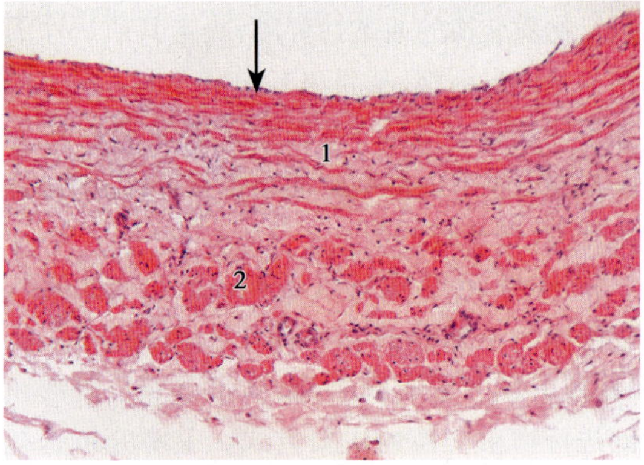

图 9-14　大静脉（局部横切面）光镜图
↓内膜；1. 中膜；2. 外膜

5. **静脉瓣（vein valve）**　常见于管径 2mm 以上的静脉，为两个彼此相对的半月形薄片，由内膜凸入管腔折叠而成，表面覆以内皮，内部为含弹性纤维的结缔组织。静脉瓣的游离缘与血流方向一致，可防止血液逆流。

五、微循环

微循环（microcirculation）指从微动脉到微静脉之间的血液循环，是血液循环和物质交换的基本结构和功能单位，是心血管系统在组织内真正实施功能的部位。其功能主要是运输氧、二氧化碳、营养物质、代谢产物、生物活性物质如激素等成分；还可随局部组织代谢情况变化而调整血流量，并通过局部自我调整而稳定血流和血压；由于毛细血管内静水压及血液内胶体渗透压的差异，此处还可调节组织及血液内的含水量。因此，微循环功能状态是否正常，对机体内环境稳态的影响很大。

不同组织中微循环血管的组成各有特点，但一般都由下述几部分组成（图 9-15）。

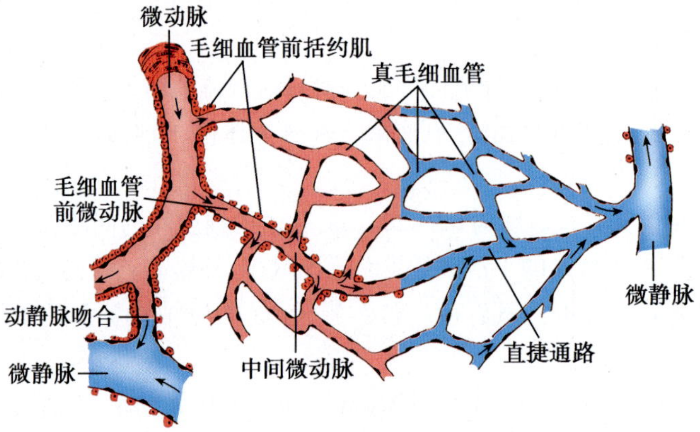

图 9-15　微循环血管模式图

1. **微动脉**　已如前述。其平滑肌纤维的舒缩是控制微循环血流量的总闸门。

2. **中间微动脉（metaarteriole）**　是微动脉的分支，又称后微动脉，由内皮和一层不连续的平滑肌纤维构成，其平滑肌纤维舒缩可调节进入毛细血管的血流量。

3. **真毛细血管（true capillary）** 指中间微动脉分支形成的相互吻合成网的毛细血管，即通称的毛细血管。真毛细血管网的行程迂回曲折，构成**迂回通路**（circuitous channel），此处的血流缓慢，利于实现物质的充分交换，是进行物质交换的主要部位。生理状态下，约20%的真毛细血管处于轮流开放状态。在真毛细血管的起始端通常有1～2个平滑肌纤维，形成环行的**毛细血管前括约肌**（pre-capillary sphincter），是调节微循环血流量的分闸门。当组织处于功能活跃时，毛细血管前括约肌开放，大部分血液流经真毛细血管网进行充分的物质交换。

4. **通血毛细血管（thoroughfare capillary）** 是中间微动脉直接延伸而与微静脉相通、距离最短的毛细血管，构成**直捷通路**（thoroughfare channel），其管径比真毛细血管略粗。生理状态下，大部分血流通过此通路回流入心。

5. **动静脉吻合（arteriovenous anastomosis）** 是微动脉发出的侧枝而直接与微静脉相通的血管，构成**动-静脉短路**（arteriovenous shunt）。此段血管的管壁较厚，管腔较小，有丰富的纵行平滑肌纤维和血管运动神经末梢。动静脉吻合血管收缩时，血液由微动脉流入毛细血管；动静脉吻合血管舒张时，微动脉血液经此直接流入微静脉。动静脉吻合血管主要分布于指、趾、耳、唇和鼻等处的皮肤，是调节局部组织血流量的重要结构。

6. **微静脉** 已如前述。

六、淋巴管系统

人体内除软骨组织、骨组织、骨髓、表皮、眼球、内耳及牙等没有淋巴管道外，其余组织或器官大多有淋巴管道，其功能主要是将组织液中的水、电解质和大分子物质等输送入血。

1. **毛细淋巴管（lymphatic capillary）** 以盲端起始于组织内，互相吻合成网，然后汇入淋巴管。与毛细血管相比，毛细淋巴管的管腔更大而不规则，管壁更薄，仅由一层内皮及不完整的基膜构成，无周细胞；内皮细胞间的间隙更大，大分子物质容易进出。内皮细胞被直径5～10nm的锚丝（anchoring filament）锚定于结缔组织。

2. **淋巴管（lymphatic vessel）** 包括粗细不等的几级分支，其管壁结构与相应管径的中、小静脉相似，也具备三层膜结构，但淋巴管的管壁更薄，三层分界更不明显，管腔内瓣膜更多，在瓣膜之间的管壁膨大呈结节状或串珠状。

3. **淋巴导管（lymphatic duct）** 为靠近心脏的淋巴管道，包括胸导管和右淋巴导管，其管壁结构与大静脉相似，但管壁更薄，三层分界更不明显，中膜平滑肌纤维呈纵行和环形排列，外膜较薄，含营养血管和神经。

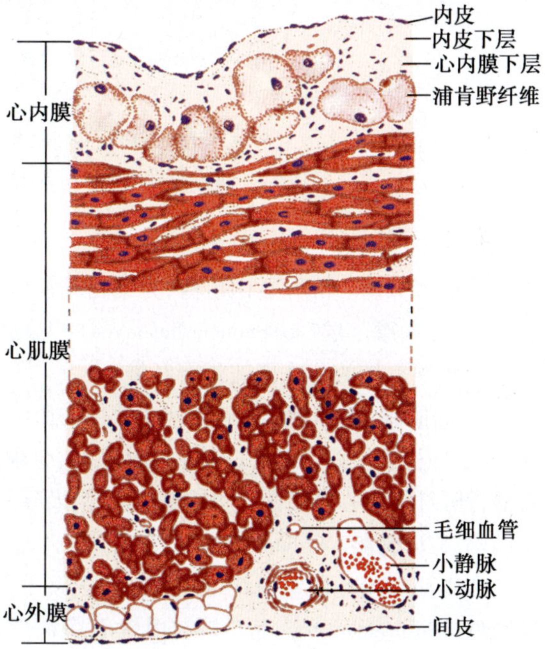

图9-16 心壁结构仿真图

七、心脏

心脏是中空性器官，心壁很厚，主要由心肌构成，心肌的节律性舒缩赋予血液流动的动力。心壁内还含有由特殊心肌纤维组成的传导系统，其功能是发生冲动并传导到整个心脏，使心肌按一定的节律舒缩。

（一）心壁的结构

心壁从内向外分为心内膜、心肌膜和心外膜三层（图9-16，图9-17）。

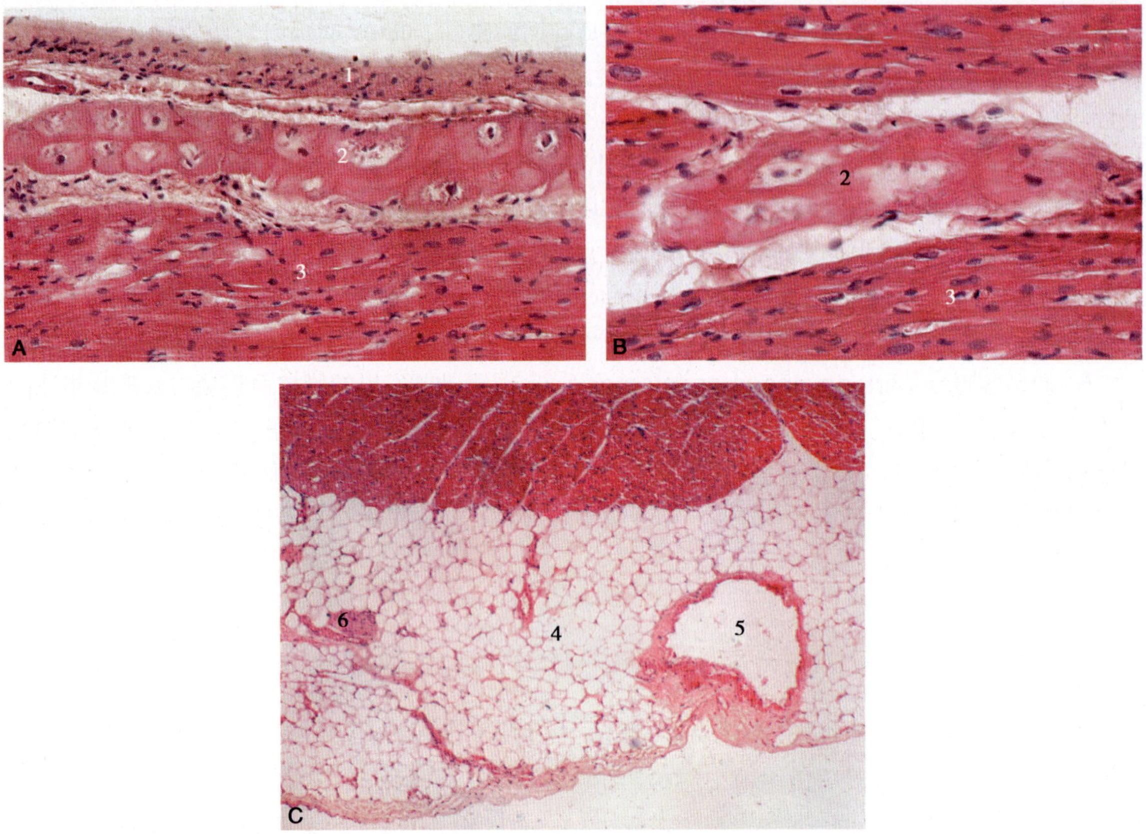

图 9-17　心壁光镜图

A. 心内膜；B. 心肌膜；C. 心外膜

1. 心内膜；2. 浦肯野纤维；3. 心肌膜；4. 心外膜（脂肪组织）；5. 小静脉；6. 神经

1. **心内膜**（endocardium）　由内皮和内皮下层构成。内皮与出入心脏的血管内皮相连续。内皮下层可分内、外两层：内层薄，为细密结缔组织，含丰富弹性纤维和少量平滑肌纤维；外层靠近心肌膜，称**心内膜下层**（subendocardial layer），为疏松结缔组织，含小血管和神经。在心室的心内膜下层含心脏传导系统的分支即浦肯野纤维。

2. **心肌膜**（myocardium）　主要由心肌纤维构成。心肌纤维集合成束，呈螺旋状排列，可分为内纵行、中环行和外斜行三层。心肌纤维之间、肌束之间有少量结缔组织和丰富的毛细血管；心室肌内也有浦肯野纤维。心肌膜在心房较薄，左心室最厚。在心房肌和心室肌之间，致密结缔组织构成坚实的支架结构，称**心骨骼**（cardiac skeleton）。心房肌和心室肌分别附着于心骨骼，两部分心肌并不连续。

心房肌纤维比心室肌纤维短而细。电镜下，部分心房肌纤维含电子致密的分泌颗粒，称**心房特殊颗粒**（specific atrial granule），颗粒内含**心房钠尿肽**（atrial natriuretic peptide），具有很强的利尿、排钠、扩张血管和降低血压的作用。心肌还能合成和分泌多种其他生物活性物质，如脑钠素、抗心律失常肽、内源性洋地黄素、肾素-血管紧张素等。

3. **心外膜**（epicardium）　即心包的脏层，为浆膜（serosa）。其外表面为间皮，间皮深部为疏松结缔组织，与心肌膜相延续。结缔组织内含血管、神经和神经节，并常有脂肪组织。心包的脏、壁两层之间为心包腔，内有少量浆液，可减少摩擦，利于心脏搏动。患心包炎时，心包的脏、壁两层可发生黏连，使心脏搏动受限。

4. **心瓣膜**（cardiac valve）　位于房室孔和动脉口处，包括二尖瓣、三尖瓣、主动脉瓣和肺动脉瓣，是心内膜向腔内凸起形成的薄片状结构，基部与心骨骼的纤维环相连。心瓣膜表面为内皮，内部为致密结缔组织，基部含平滑肌纤维和弹性纤维（图 9-18）。心瓣膜的功能是阻止心房、心室和动脉之间的血液逆流。患风湿性心脏病时，心瓣膜内胶原纤维增生，使瓣膜变硬、变短或变形，瓣膜还可发生黏连，使瓣膜不能正常地关闭和开放。

（二）心脏传导系统

心脏传导系统包括窦房结、房室结、房室束及其各级分支（图9-17，图9-19）。窦房结位于上腔静脉与右心耳交界处的心外膜深部，是心脏的起搏点。房室结、房室束及其主要分支位于心内膜下层，而房室束的进一步分支则伸入心肌膜。心脏传导系统受自主神经系统和肽能神经支配。组成心脏传导系统的细胞有三种，即起搏细胞、移行细胞和浦肯野纤维，这些细胞聚集成结或束。

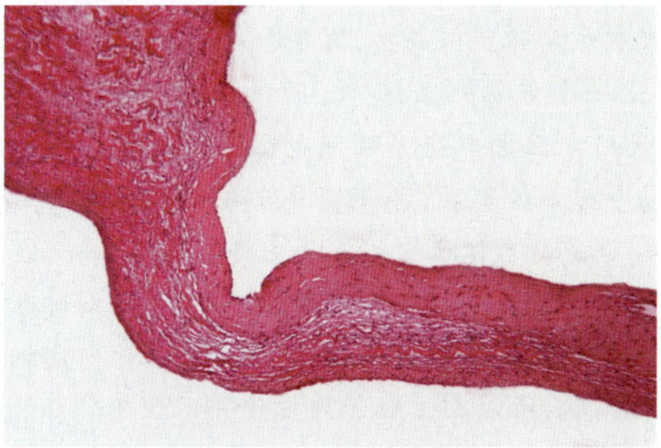

图9-18 房室瓣光镜图

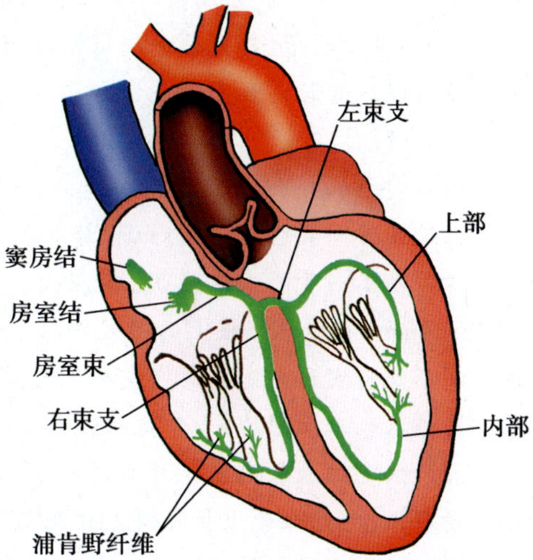

图9-19 心脏传导系统分布模式图

1. **起搏细胞（pacemaker cell）** 位于窦房结和房室结中央部位的结缔组织中，是心肌兴奋的起搏点。与普通心肌纤维相比，起搏细胞体积小，呈梭形或多边形，有分支连接成网，HE染色浅，胞质内细胞器和肌原纤维少，糖原多。

2. **移行细胞（transitional cell）** 主要位于窦房结和房室结周边及房室束，具有传导冲动的作用。移行细胞的结构介于起搏细胞和普通心肌纤维之间，比普通心肌纤维短而细，胞质内含肌原纤维较起搏细胞略多，肌质网也较发达。

3. **浦肯野纤维（Purkinje fiber）** 组成房室束及其各级分支，位于心室的心内膜下层和心肌膜。与普通心肌纤维相比，浦肯野纤维短而粗，形状常不规则，有1～2个细胞核，胞质含丰富的线粒体和糖原，但肌原纤维较少，故HE染色浅。细胞间有发达的闰盘。房室束分支末端的浦肯野纤维与普通心室肌纤维相连，通过缝隙连接构成功能合胞体，使所有心室肌纤维同步舒缩。

本章小结

动脉和静脉管壁从内向外依次分为内膜、中膜和外膜三层。内膜又包括内皮、内皮下层和内弹性膜。中膜由弹性膜、平滑肌纤维和结缔组织构成，其厚度及组成成分在不同血管的差异较大。外膜为疏松结缔组织。

动脉包括大、中、小、微动脉四类。大动脉内皮细胞含丰富的W-P小体，中膜含40～70层弹性膜。中动脉中膜含10～40层环行平滑肌纤维。小动脉管径小于1mm，中膜含3～9层平滑肌纤维。微动脉管径小于0.3mm，中膜含1～2层平滑肌纤维。毛细血管由内皮细胞、基膜和周细胞构成，分为连续毛细血管、有孔毛细血管和血窦三类。静脉分为微、小、中、大静脉四类。与相伴行的动脉相比，静脉管壁三层界限不明显，壁薄，平滑肌少；较大静脉的外膜内常有纵行平滑肌束，管腔内有静脉瓣。

心脏壁由心内膜、心肌膜和心外膜构成。心内膜包括内皮和内皮下层，内皮下层的外层称心内膜下层。心肌膜主要由心肌纤维构成。心外膜为浆膜。心脏传导系统的起搏细胞位于窦房结和房室结的中心部位，是心肌兴奋的起搏点；移行细胞位于窦房结和房室结周边及房室束，具有传导冲动的作用；浦肯野纤维组成房室束及其分支，位于心室的心内膜下层和心肌膜，与心室肌细胞形成功能合胞体，使所有心室肌纤维同步舒缩。

（姚忠祥）

插入框：血管内皮细胞与人工血管内皮化

扁平的内皮细胞位于血管最内层，形成介于血管壁和血液之间的屏障结构。内皮细胞代谢十分活跃，能合成和分泌多种生物活性物质，如一氧化氮、前列环素等；内皮细胞还与血细胞一样，表面带负电荷，具有抗血小板聚集、防止血液凝固和血栓形成作用。因而，内皮细胞及其分泌物质在血管腔内表面形成了一个抗凝血和抗血栓系统，从而保持血液的正常流动和血管的长期通畅。

1952 年 Voorhees 应用涤纶人造血管移植于犬腹主动脉获得成功，次年即应用于临床，并创立了人造血管网孔理论，成为血管替代物发展史上一个重要的里程碑。随着涤纶、真丝、聚四氟乙烯等人工血管的广泛应用，其在大、中动脉代用方面已取得了圆满的效果。但在小动脉（直径<4mm）和静脉移植上的疗效仍然不佳，容易导致血栓形成，再狭窄率很高，这与人工血管内表面不能自发形成完整的内皮细胞覆盖层有关，也是与自体血管移植最主要的区别。

当植入人工血管后，吻合口两侧宿主的血管内皮细胞会逐渐向人工血管进行迁移，同时人工血管外的毛细血管内皮也可通过人工血管网孔向血管腔内生长，但由于自然来源的内皮细胞数量有限，毛细血管生长时间差异及易混有其他细胞，所以人工血管内皮化并不理想。如果同时植入新鲜获取或体外培养的内皮细胞、造血系统的干细胞、间充质干细胞、胚胎干细胞等；或者对人工血管支架从生物材料选择、结构设计、表面功能化修饰等几方面进行优化，都可促进人工血管完全内皮化的形成。

（钟近洁）

第10章 免疫系统

免疫系统(immune system)执行机体的免疫防御功能,由淋巴器官、淋巴组织、免疫细胞和免疫活性分子构成。淋巴器官包括中枢淋巴器官(胸腺和骨髓)和外周淋巴器官(淋巴结、脾和扁桃体等)。淋巴组织是外周淋巴器官的主要成分,亦广泛分布于消化管和呼吸道等处。免疫细胞包括淋巴细胞、抗原呈递细胞、粒细胞和肥大细胞等,它们或聚集于淋巴组织中,或散在于血液、淋巴及其他组织内。免疫活性分子包括免疫球蛋白、补体、细胞因子等。以上成分通过血液循环和淋巴循环相互联系和流通,使免疫系统形成一个统一的整体。

免疫系统主要有三大功能。①**免疫防御**:识别和清除外源的病原微生物,包括细菌、病毒、真菌和寄生虫等;②**免疫监视**:识别和清除体内突变的肿瘤细胞和病毒感染细胞;③**免疫自稳**:识别和清除体内衰老、坏死亡的细胞和免疫复合物,维持内环境的稳定。

免疫系统的本质特征是识别"自我"和"非我",其分子基础是:①机体细胞表面都有**主要组织相容性复合分子**(major histocompatibility complex molecules),简称**MHC分子**。MHC分子具有种属特异性和个体特异性,即不同的个体(单卵孪生者除外)的MHC分子具有一定差别,而同一个体的MHC分子相同,因此,MHC分子成为自身细胞的标志,是介导移植免疫排斥反应的主要抗原,也是临床作为亲子鉴定和法医学鉴定的个体遗传"标签"。MHC分子又分MHC-Ⅰ类、MHC-Ⅱ类和MHC-Ⅲ类分子。MHC-Ⅰ类分子分布于个体所有有核细胞表面,主要参与内源抗原呈递;MHC-Ⅱ类分子仅分布于B细胞、树突状细胞和单核-吞噬细胞表面,主要参与外源性抗原呈递;MHC-Ⅲ类分子包括补体、细胞因子和热休克蛋白,与炎性反应有关。②T细胞和B细胞表面有特异性的**抗原受体**,其种类可达10^7~10^9,但每个细胞表面只有一种抗原受体,因而每个淋巴细胞只参与针对一种抗原的免疫应答;作为个体,淋巴细胞可以针对许多种类的抗原发生免疫应答。

一、主要的免疫细胞

(一)淋巴细胞

根据其发生来源、形态特点和免疫功能等方面的不同,淋巴细胞可分为T细胞、B细胞和NK细胞三类。

1. **T细胞** 来源于骨髓,在胸腺发育成熟并转移到外周淋巴器官或淋巴组织。在没有接触特异性抗原分子前,保持相对静息状态,称**初始T细胞**(naive T cell)。一旦接触了抗原呈递细胞呈递的与其抗原受体相匹配的抗原肽,它们便转化为代谢活跃、直径为15~20μm的大淋巴细胞,并增殖分化。成熟的T细胞体积较小,大部分分化为**效应T细胞**(effector T cell),小部分形成**记忆性T细胞**(memory T cell)。效应T细胞有显著MHC限制性,只在近距离起作用,能迅速清除抗原,其寿命仅1周左右;而记忆性T细胞寿命可长达数年,甚至终身,当它们再次遇到相同抗原时,能迅速转化增殖,形成大量效应T细胞,启动更大强度的免疫应答,并使机体较长期保持对该抗原的免疫力。

T细胞分为三个亚群:

(1)**辅助性T细胞**(helper T cell):简称Th**细胞**,表达CD4膜分子。能分泌多种细胞因子,以辅助其他淋巴细胞发挥免疫活性。Th 细胞有 Th1、Th2、Th17、Th9、Th22 和 Tfh 等亚型,Th1 细胞参与细胞免疫及迟发型超敏性炎症反应;Th2 可辅助 B 细胞分化为浆细胞,参与体液免疫应答;Th17 与机体自身免疫病的发生和急性炎症的调节密切相关。

(2) **细胞毒性 T 细胞**(cytotoxic T cell):简称 Tc **细胞**,表达 CD8 膜分子,具有直接、连续、特异性免疫杀伤效应的功能。它们能直接攻击外来的异体细胞、体内的肿瘤细胞和病毒感染细胞等。当它们与靶细胞接触后,能释放**穿孔素**(perforin),嵌入靶细胞膜内形成多聚体穿膜管状结构,细胞外液便可通过此管状结构进入靶细胞,导致细胞溶解死亡。Tc 细胞还分泌**颗粒酶**(granzyme),从小孔进入靶细胞,诱发靶细胞凋亡。

(3) **调节性 T 细胞**(regulatory T cell):简称 Tr 细胞,数量较少,表达 CD4、CD25 膜分子和核转录因子 Foxp3,具有对机体免疫应答的负调节功能。Tr 细胞通过接触方式,或通过分泌抑制性细胞因子如 IL-10、TGF-β 等,直接或间接抑制 T 细胞的增殖、分化及其活性。Tr 细胞的免疫学特点是诱导免疫无能和免疫抑制,进而通过下调机体的免疫应答,维持对抗原的免疫耐受,其数量和功能异常往往导致自身免疫性疾病。

由于效应 T 细胞可直接杀灭靶细胞,故 T 细胞参与的免疫称**细胞免疫**(cellular immunity)。

2. B 细胞 在骨髓成熟的**初始 B 细胞**迁移到外周淋巴器官和淋巴组织的初级淋巴小结,在相应抗原刺激下,呈递转化为大淋巴细胞并增殖分化,其大部分子细胞成为效应 B 细胞,即**浆细胞**,分泌抗体。抗体与相应抗原结合后,发挥中和毒素、中和病毒、阻止病原体黏附细胞的作用,加速了巨噬细胞对抗原的吞噬和清除。小部分子细胞成为**记忆性 B 细胞**,其作用和记忆性 T 细胞相同。

B 细胞分为两个亚群:

(1) B-1 细胞:在人和小鼠仅占 B 细胞总数的 5% ~10%,来源于胚胎肝造血干细胞,高表达 CD5 分子,主要分泌 IgM,其活化不需要 T 细胞参与,主要对最常见微生物的碳水化合物抗原作出反应,在机体抗感染时发挥作用。它们构成了黏膜 B 细胞的 50%,但不形成记忆 B 细胞。

(2) B-2 细胞:即绝大多数 B 细胞,表达 CD40 分子,主要分泌 IgG,其活化需要 T 细胞参与,主要对蛋白质抗原作出反应,能与 Th2 细胞结合并释放细胞因子,从而抑制 Th1 细胞的细胞周期,促进记忆 B 细胞和浆细胞形成,是体液免疫的主要执行者。

由于 B 细胞以分泌抗体这一可溶性蛋白分子进入体液而执行免疫功能,故 B 细胞介导的免疫称**体液免疫**(humoral immunity)。

3. NK 细胞 来源于骨髓,约占血液淋巴细胞的 15%,为大颗粒淋巴细胞,直径约 15μm,表达 CD16 和 CD56,不表达 T 细胞和 B 细胞的膜受体,无需抗原呈递细胞的中介即可活化,属于固有免疫细胞,其杀伤靶细胞没有 MHC 限制性,是机体抗肿瘤和抗感染免疫的第一道天然防线。

淋巴细胞再循环(lymphocyte recirculation):外周淋巴器官和淋巴组织内的淋巴细胞可经淋巴管进入血流,循环于全身,它们又可通过弥散淋巴组织内的高内皮微静脉(见后述),再返回淋巴器官或淋巴组织,如此周而复始,使淋巴细胞从一个淋巴器官或一处淋巴组织进入另一个淋巴器官或另一处淋巴组织,这种现象称淋巴细胞再循环。淋巴细胞再循环使得体内淋巴细胞的区域分布更趋合理,局部的淋巴细胞能得到不断补充,使分散于全身的免疫细胞成为一个相互关联的统一体,也增加了其与抗原接触和活化的机会,有利于识别抗原,产生更有效的免疫应答。

(二) 巨噬细胞及单核吞噬细胞系统

巨噬细胞由血液单核细胞穿出血管进入结缔组织后分化形成,广泛分布于机体,为终末细胞,一般不再返回血液。与单核细胞相比,巨噬细胞无论形态还是功能均发生显著变化,体积增加 5 ~10 倍,细胞器尤其溶酶体大量增加,功能更为复杂,吞噬能力增强,能分泌大量的可溶性

笔记

因子。**单核吞噬细胞系统**(mononuclear phagocyte system)包括单核细胞和由其分化而来的具有吞噬功能的细胞,包括结缔组织和淋巴组织的巨噬细胞、骨组织的破骨细胞、神经组织的小胶质细胞、肝巨噬细胞(库普弗细胞)和肺巨噬细胞(尘细胞)等,它们均具有强大的吞噬能力,也是主要的抗原呈递细胞。

(三)抗原呈递细胞

抗原呈递细胞(antigen presenting cell,APC)是指能捕获和处理抗原,形成抗原肽/MHC 分子复合物,并将抗原呈递给 T 细胞,激发后者活化、增殖的一类免疫细胞。专司抗原呈递功能的专职性 APC 主要有树突状细胞、单核/巨噬细胞和 B 淋巴细胞。

树突状细胞(dendritic cell,DC):是目前发现的抗原呈递功能最强的 APC,因其胞体具有很多树枝状的突起而得名(图 10-1)。DC 来源于骨髓造血干细胞,数量很少,但分布很广,不同部位名称不同,包括表皮的**朗格汉斯细胞**,心、肝、肺、肾、消化管的间质 DC,胸腺 DC,淋巴内的**面纱细胞**(veiled cell),外周淋巴组织中的**交错突细胞**(interdigitating cell)及**血液** DC 等,它们分别处于不同的发育成熟时期,隶属不同亚型。DC 在迁移过程中摄取抗原能力逐渐下降,而抗原呈递功能不断增强。

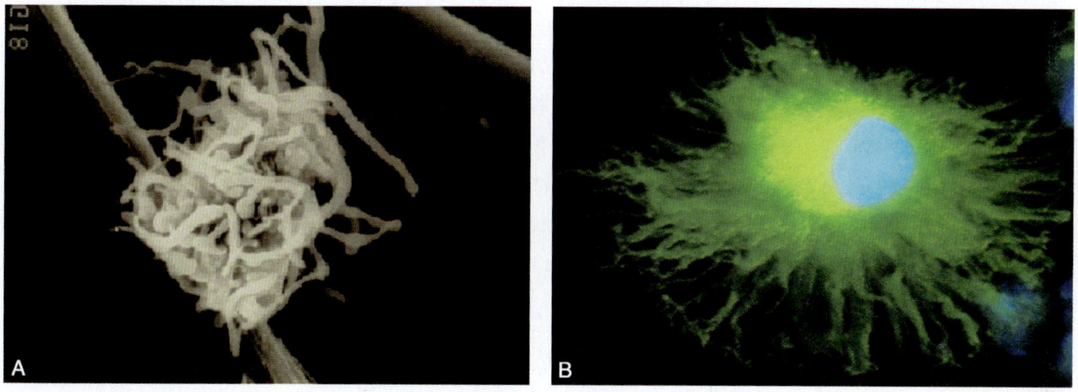

图 10-1 体外培养的树突状细胞

A. 扫描电镜图;B. 细胞免疫化学光镜图(荧光素 FITC 与 DAPI 双标记染色)示 MHC-Ⅱ类分子(呈绿色荧光)与核 DNA(呈蓝色荧光)

二、淋巴组织

淋巴组织(lymphoid tissue)以网状组织为支架,网孔内充满大量淋巴细胞及其他免疫细胞,是免疫应答的场所。淋巴组织分为弥散淋巴组织和淋巴小结两种。

1. 弥散淋巴组织(diffuse lymphoid tissue) 无明确的界限,组织中除有一般的毛细血管和毛细淋巴管外,还常见直径约 30~50μm 的**高内皮微静脉**(high endothelial venule,HEV),即**毛细血管后微静脉**,其内皮细胞为杆状,能分泌黏附分子以利于淋巴细胞穿越,是淋巴细胞从血液进入淋巴组织的重要通道(见图 10-8)。抗原刺激可使弥散淋巴组织扩大,并出现淋巴小结。

2. 淋巴小结(lymphoid nodule) 又称**淋巴滤泡**(lymphoid follicle),为直径 1~2mm 的球形小体,界限较明确。淋巴小结受抗原刺激后增大,并产生**生发中心**(germinal center)。无生发中心的淋巴小结较小,称**初级淋巴小结**,有生发中心的称**次级淋巴小结**。

生发中心可分为深部的**暗区**(dark zone)和浅部的**明区**(light zone)。暗区较小,主要由 B 细胞和 Th 细胞组成,由于细胞较大,嗜碱性较强,故暗区着色深;明区较大,除 B 细胞和 Th 细胞外,还多见滤泡树突状细胞和巨噬细胞。生发中心的周边有一层密集的小淋巴细胞,着色较深、形似新月,尤以顶部最厚,称**小结帽**(cap)(图 10-2,图 10-3)。

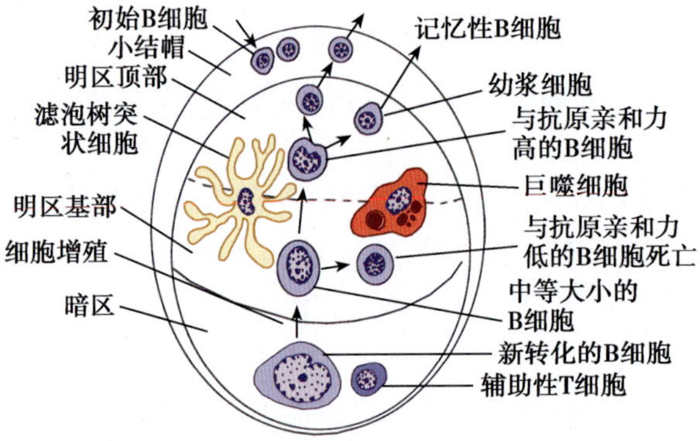

图10-2　淋巴小结的细胞组成及相互关系示意图

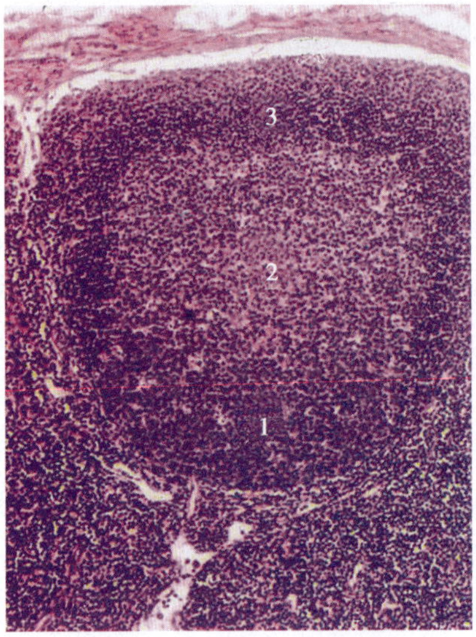

图10-3　淋巴小结光镜图
1. 暗区;2. 明区;3. 小结帽

生发中心的形成过程如下:初始B细胞或记忆性B细胞识别抗原并与Th细胞相互作用后,迁移到初级淋巴小结并分裂增殖,成为大而幼稚的生发中心母细胞(centroblast),它们紧密聚集,构成暗区。这些细胞继续增殖分化,生成体积较小的生发中心细胞(centrocyte),后者排列不甚紧密,其间夹杂较多的滤泡树突状细胞,构成明区。部分B细胞经过不断分化发育,形成体积较小的幼浆细胞及记忆性B细胞。幼浆细胞将迁移至附近的弥散淋巴组织,或进入淋巴后迁移至机体其他部位的淋巴组织或结缔组织,转化为浆细胞,分泌抗体。不发生分裂增殖的B细胞被推向外侧,形成小结帽。

次级淋巴小结的发育一般在接触抗原后2周达高峰。淋巴小结增大增多是体液免疫应答的重要标志,抗原被清除后淋巴小结又渐消失。

滤泡树突状细胞(follicular dendritic cell,FDC)与一般的树突状细胞在来源和功能上有很大差别。FDC虽然也有很多树枝状突起,但它们并非源于骨髓细胞,也不表达MHC-Ⅱ类分子,其细胞表面有丰富的抗体受体,可与抗原结合成抗原-抗体复合物。

三、淋巴器官

淋巴器官分为中枢淋巴器官和外周淋巴器官。**中枢淋巴器官**(central lymphoid organ)包括胸腺和骨髓,淋巴性造血干细胞在其特殊的微环境影响下,经历不同的分化发育途径,在胸腺形成初始T细胞,在骨髓形成初始B细胞。**外周淋巴器官**(peripheral lymphoid organ)包括淋巴结、脾、扁桃体等,是机体进行免疫应答的场所,其发育较中枢淋巴器官晚,出生数月后才逐渐发育完善。

人在出生前数周,初始T细胞和初始B细胞即源源不断地随血液或淋巴输送到外周淋巴器官和淋巴组织,在那里遭遇抗原或接受抗原呈递,然后增殖分化为效应细胞,发生免疫应答。无抗原刺激时外周淋巴器官较小,受抗原刺激后则迅速增大,形态和结构成分都发生剧烈变化,免疫应答减弱后又逐渐复原。

(一)胸腺

1. 胸腺的结构　胸腺分左右两叶,表面有薄层结缔组织**被膜**(capsule)。被膜结缔组织成片状伸入胸腺内部形成**小叶间隔**,将实质分隔成许多不完全分离的**胸腺小叶**(thymic lobule)。每个小叶都有皮质和髓质两部分,相邻小叶间的髓质相互连续。皮质内胸腺细胞密集,故着色较深;髓质含较多上皮细胞,故着色较浅(图10-4)。胸腺为T细胞发育提供了独特的微环境,构成这一微环境的细胞统称胸腺基质细胞（thymic stromal cell），主要包括胸腺上皮细胞、胸腺树突状细胞、巨噬细胞、嗜酸性粒细胞、肥大细胞、成纤维细胞等。

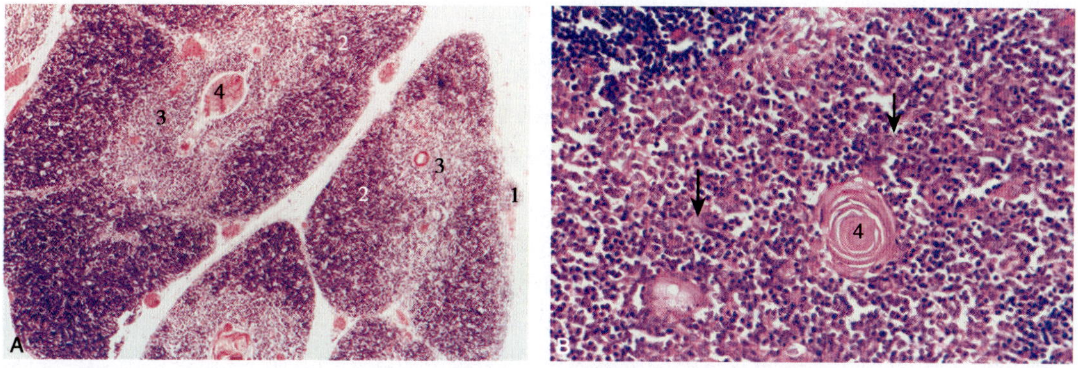

图10-4 胸腺光镜图

A. 低倍；B. 高倍

1. 被膜；2. 皮质；3. 髓质；4. 胸腺小体；↑胸腺上皮细胞

胸腺于幼儿期较大，进入青春期后逐渐退化缩小，到老年时期胸腺实质大部被脂肪组织代替，皮质可完全消失，但髓质则终生存留。

（1）**皮质**（cortex）：以胸腺上皮细胞为支架，间隙内含有大量胸腺细胞和少量基质细胞（图10-5）。

胸腺上皮细胞（thymic epithelial cell）：又称上皮性网状细胞。皮质的上皮细胞分布于被膜下和胸腺细胞之间，多呈星形，有突起，相邻上皮细胞的突起间以桥粒连接成网。某些被膜下上皮细胞胞质丰富，包绕胸腺细胞，称哺育细胞（nurse cell）。胸腺上皮细胞表面表达大量的MHC分子，能分泌**胸腺素**（thymosin）、胸腺肽（thymulin）和**胸腺生成素**（thymopoietin），为胸腺细胞发育所必需。

胸腺细胞（thymocyte）：即胸腺内处于不同分化发育阶段的T细胞，它们密集于皮质内，占皮质细胞总数的85%～90%。

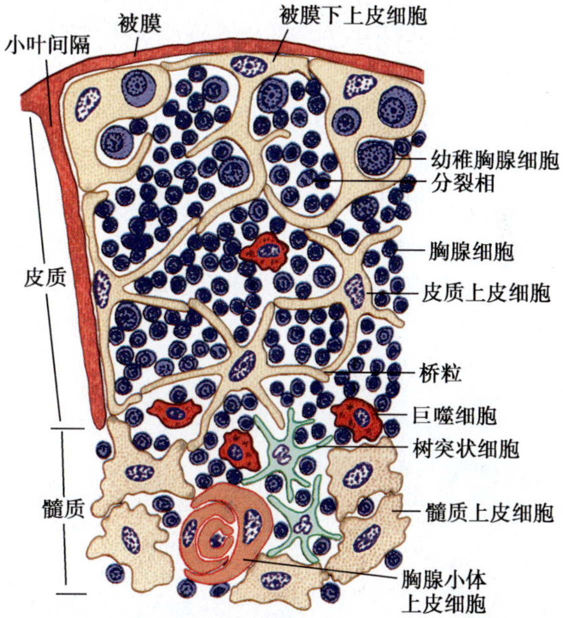

图10-5 胸腺内的细胞分布模式图

由骨髓来的淋巴性造血干细胞进入胸腺，在由皮质到髓质的迁移发育过程中，在周围胸腺基质细胞参与下，经受了两次选择，即阳性选择和阴性选择。阳性选择发生在皮质外层，赋予T细胞具有MHC分子限制性识别能力；而阴性选择则发生在皮质深层和髓质，淘汰了能与机体自身抗原发生反应的T细胞。最终只有不足5%左右的胸腺细胞发育成熟，成为初始T细胞，具有正常的免疫应答潜能。而绝大部分胸腺细胞发生凋亡，被巨噬细胞吞噬清除。

（2）**髓质**（medulla）：内含较多胸腺上皮细胞、少量初始T细胞和巨噬细胞等。髓质上皮细胞呈多边形，胞体较大，细胞间以桥粒相连，也能分泌胸腺素，部分胸腺上皮细胞构成胸腺小体。

胸腺小体（thymic corpuscle）是胸腺髓质的特征性结构，随年龄增长而增加，直径30～150μm，散在分布，由胸腺上皮细胞呈同心圆状排列而成。小体外周的上皮细胞，其核明显，细胞可分裂；近小体中心的上皮细胞，核渐退化，胞质中含有较多角蛋白；小体中心的上皮细胞则已完全角质化，呈强嗜酸性染色，有的已破碎，呈均质透明状。小体中还常见巨噬细胞、嗜酸性粒细胞和淋巴细胞。

胸腺小体的作用仍未完全阐明。人类胸腺小体分泌胸腺基质淋巴细胞生成素（thymic stromal lymphopoietin，TSLP），能刺激胸腺树突状细胞的成熟，后者能够诱导胸腺内调节性T细胞的增殖和分化。

（3）胸腺的血液供应及血-胸腺屏障：小动脉穿越胸腺被膜，沿小叶间隔至皮质与髓质交界处形成微动脉，然后发出分支进入皮质和髓质。皮质毛细血管在皮髓质交界处汇合为高内皮微静脉，成熟的初始T细胞在此穿过高内皮进入血流。髓质毛细血管常为有孔型，汇入微静脉后经小叶间隔及被膜出胸腺。

血-胸腺屏障（blood-thymus barrier）：实验证明，血液内的大分子物质如抗体、细胞色素C、铁蛋白、辣根过氧化物酶等均不能进入胸腺皮质，使胸腺内T细胞分化发育成熟过程基本不受外界抗原影响，说明皮质的毛细血管及其周围结构具有屏障作用，称血-胸腺屏障。血-胸腺屏障由下列结构组成：①连续毛细血管，其内皮细胞间有完整的紧密连接；②内皮周围连续的基膜；③血管周隙，内含巨噬细胞；④上皮基膜；⑤一层连续的胸腺上皮细胞（突起）（图10-6）。血-胸腺屏障在维持胸腺内环境的稳定，保证胸腺细胞的正常发育中起着极其重要的作用。

2. 胸腺的功能 胸腺是形成初始T细胞的场所，从皮质到髓质，T细胞逐渐成熟。实验证明，若切除新生小鼠的胸腺，该动物即缺乏T细胞，不能排斥异体移植物，周围淋巴器官及淋巴组织中无次级淋巴小结出现，机体产生抗体的能力也明显下降。若在动物出生后数周再切除胸腺，此时因已有大量初始T细胞迁移至周围淋巴器官和淋巴组织内，已能行使一定的免疫功能，故短期内看不出影响，但机体的免疫力仍会逐渐下降。若给切除胸腺的新生动物移植胸腺，则能明显改善该动物的免疫缺陷状态。研究表明，人类终生保留产生T细胞的能力。

（二）淋巴结

1. 淋巴结的结构 人有500～600个淋巴结，其大小和结构与机体的免疫功能状态密切相关。淋巴结表面有薄层致密结缔组织构成的被膜，数条**输入淋巴管**（afferent lymphatic vessel）穿越被膜，与被膜下淋巴窦相通连。淋巴结的一侧凹陷，为门部，有血管和**输出淋巴管**（efferent lymphatic vessel）。被膜和门部的结缔组织伸入淋巴结实质，形成相互连接的**小梁**（trabecula），构成淋巴结的粗支架，血管走行于其内。小梁之间为淋巴组织和淋巴窦。淋巴结实质分为皮质和髓质两部分，二者无截然界限（图10-7）。

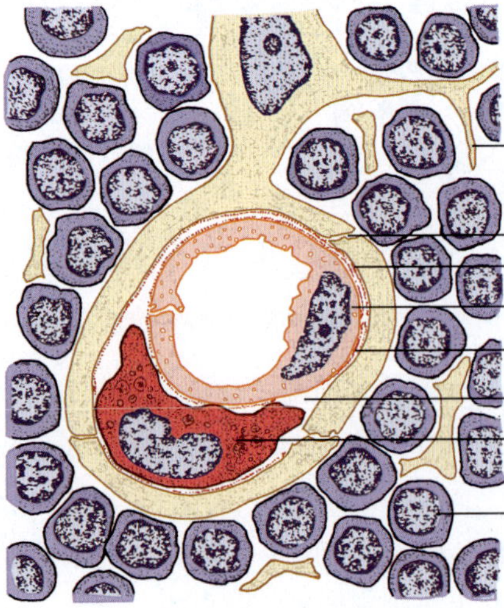

图10-6 血-胸腺屏障模式图

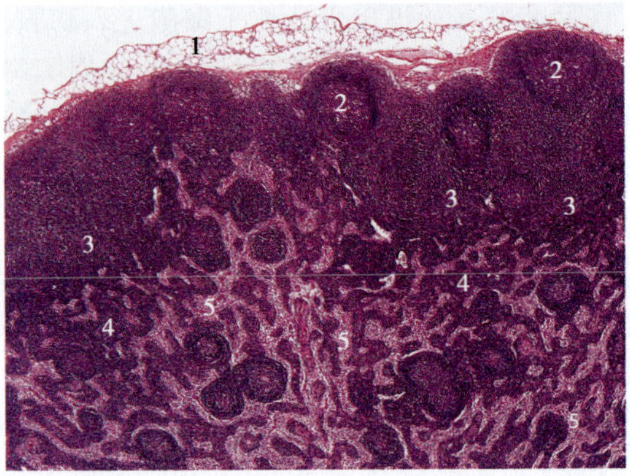

图10-7 淋巴结局部光镜图

1. 被膜；2. 淋巴小结；3. 副皮质区；4. 髓索；5. 髓窦

（1）皮质：位于被膜下方，由浅层皮质、副皮质区及皮质淋巴窦构成。

浅层皮质（superfacial cortex）：含淋巴小结及小结之间的弥散淋巴组织，为B细胞区。

副皮质区（paracortex zone）：位于皮质深层，为较大片的弥散淋巴组织，其淋巴细胞主要为Th细胞；给新生动物切除胸腺后，此区即不发育，故又称**胸腺依赖区**（thymus dependent area）。该区还有较多的交错突细胞、巨噬细胞和少量B细胞等。副皮质区有许多高内皮微静脉，其内皮细胞胞质丰富（图10-8），核较大，异染色质少，染色浅，核仁明显。血液流经此段时，约10%的淋巴细胞穿越内皮进入副皮质区，其中B细胞再迁移到淋巴小结，因而高内皮微静脉是淋巴结内淋巴细胞再循环的重要部位。在细胞免疫应答时，副皮质区的细胞分裂相增多，区域范围迅速扩大。

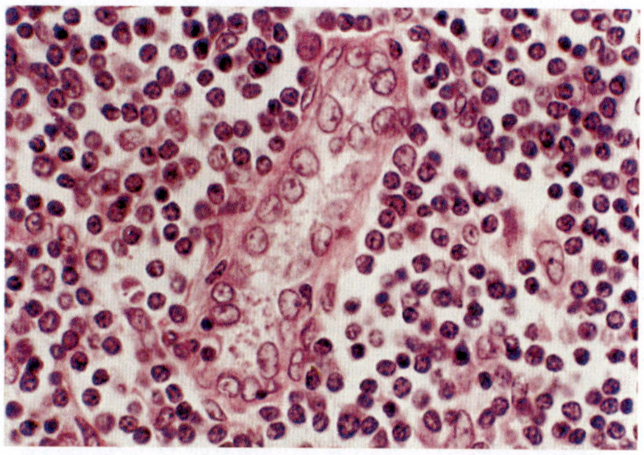

图10-8 淋巴结副皮质区的高内皮微静脉光镜图

皮质淋巴窦（cortical sinus）：包括被膜下方和小梁周围的淋巴窦，分别称被膜下窦和小梁周窦，二者相互通连。被膜下窦为一宽敞的扁囊，包绕整个淋巴结实质，其被膜侧有数条输入淋巴管通入（图10-9）。小梁周窦末端常为盲端，仅部分与髓质淋巴窦直接相通。淋巴窦壁由扁平的内皮细胞衬里，内皮外有薄层基质、少量网状纤维及一层扁平的网状细胞。淋巴窦内有呈星状的内皮细胞支撑窦腔，有巨噬细胞附着于内皮细胞。淋巴在窦内缓慢流动，有利于巨噬细胞清除抗原。淋巴内的各种细胞（如面纱细胞）和淋巴液不断穿过或渗过内皮，进入皮质淋巴组织；而淋巴组织中的细胞、抗体等成分也不断进入淋巴，这样淋巴组织便成为一种动态的结构，有利于免疫应答。

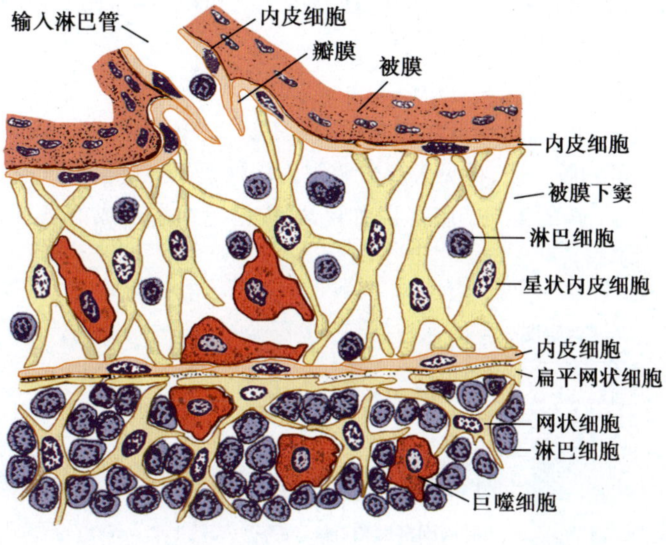

图10-9 被膜下窦模式图

（2）髓质：由髓索和其间的髓窦组成。**髓索**（medullary cord）是相互连接的索条状淋巴组织，也可见高内皮微静脉。主要含T细胞、B细胞、巨噬细胞和大量浆细胞。**髓窦**（medullary sinus）与皮质淋巴窦的结构相同，但较宽大，腔内的巨噬细胞较多，故有较强的滤过功能（图10-10，图10-11）。

2. 淋巴结内的淋巴通路　淋巴从输入淋巴管进入被膜下窦和小梁周窦，部分渗入皮质淋巴组织，然后渗入髓窦；部分经小梁周窦直接流入髓窦，继而汇入输出淋巴管。淋巴流经一个淋巴结需数小时，含抗原越多则流速越慢。淋巴经滤过后，其中的细菌等抗原绝大部分被清除。淋巴组织中的细胞和产生的抗体等也不断进入淋巴，因此，输出的淋巴常较输入的淋巴含较多的淋巴细胞和抗体。

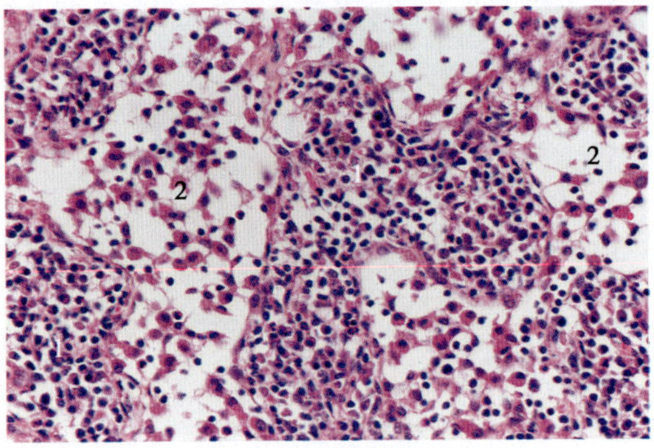

图 10-10　淋巴结髓质光镜图
1. 髓索;2. 髓窦

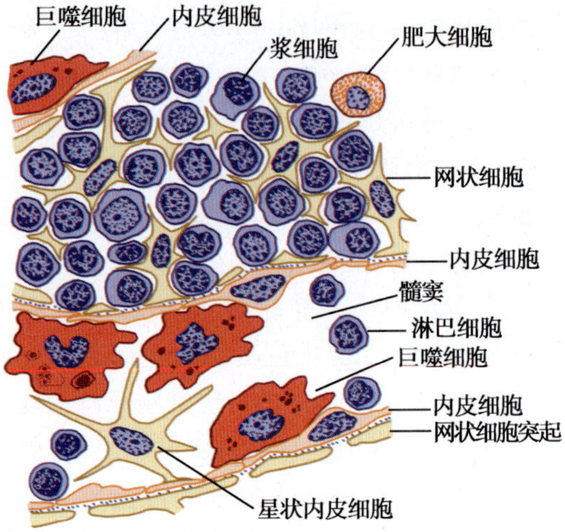

图 10-11　淋巴结髓索和髓窦模式图

3. 淋巴结的功能

（1）滤过淋巴：进入淋巴结的淋巴常带有细菌、病毒、毒素等抗原物质，在缓慢地流经淋巴结时，它们可被巨噬细胞清除。正常淋巴结对细菌的清除率可达 99.5%。

（2）免疫应答：抗原进入淋巴结后，巨噬细胞和交错突细胞可捕获和处理抗原，并呈递给具有相应抗原受体的初始 T 细胞或记忆性 T 细胞，引起 T 细胞增殖，副皮质区明显扩大，效应 T 细胞输出增多，引发细胞免疫。B 细胞在接触抗原后，在 Th 细胞的辅助下于浅层皮质增殖分化，淋巴小结增多增大，髓索中浆细胞增多，输出淋巴管内的抗体含量明显上升。淋巴结内细胞免疫应答和体液免疫应答常同时发生。

（三）脾

脾是胚胎时期的造血器官，自骨髓开始造血后，脾演变成人体最大的淋巴器官。

1. 脾的结构　在新鲜的脾切面，可见大部分组织为深红色，称红髓；其间有散在分布的灰白色点状区域，称白髓，二者构成了脾的实质。脾富含血管，脾内淋巴组织形成的各种微细结构沿血管有规律地分布（图 10-12，图 10-13）。

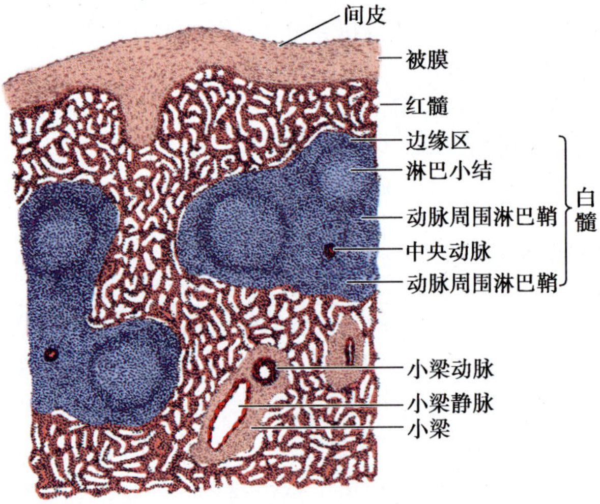

图 10-12　脾仿真图

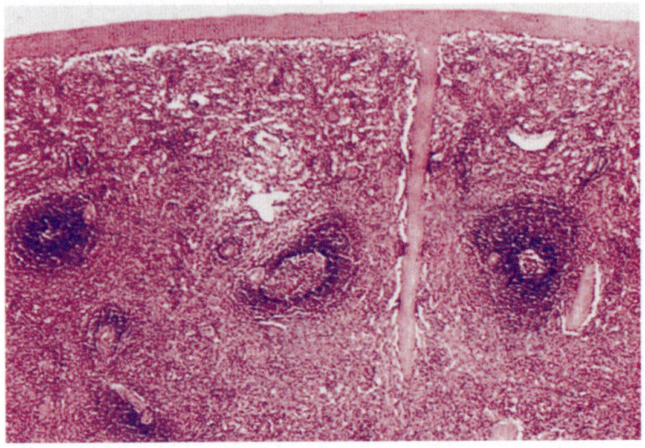

图 10-13　脾光镜图

（1）被膜与小梁：脾的被膜较厚，由富含弹性纤维、Ⅲ型胶原纤维及平滑肌纤维的不规则致密结缔组织构成，表面覆有间皮。被膜和脾门的结缔组织伸入脾内形成小梁，构成脾的粗支架。结缔组织内的平滑肌纤维收缩可调节脾的含血量。脾动脉从脾门进入后，分支随小梁走行，称小梁动脉（图10-14）。

（2）**白髓**（white pulp）：由动脉周围淋巴鞘、淋巴小结和边缘区构成，相当于淋巴结的皮质。

白髓内的主要小动脉称**中央动脉**（central arteriole）（图10-14）。中央动脉周围有厚层弥散淋巴组织，由大量T细胞、少量巨噬细胞与交错突细胞等构成，称**动脉周围淋巴鞘**（periarterial lymphatic sheath），相当于淋巴结的副皮质区，但无高内皮微静脉。当发生细胞免疫应答时，动脉周围淋巴鞘内的T细胞分裂增殖，鞘增厚。中央动脉旁有一条伴行的小淋巴管，它是鞘内T细胞经淋巴迁出脾的重要通道。

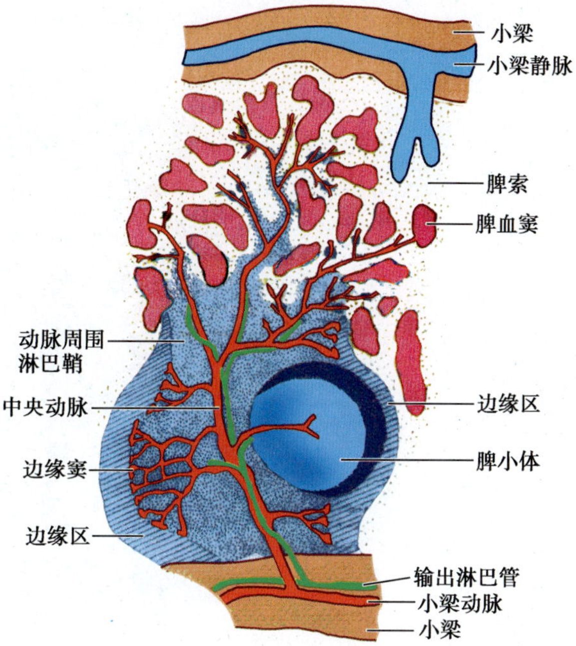

图10-14 脾血流通路模式图

在动脉周围淋巴鞘的一侧，可见淋巴小结，主要由大量B细胞构成。初级淋巴小结受抗原刺激后形成生发中心，含较多的滤泡树突状细胞和巨噬细胞，可见明区与暗区，小结帽朝向红髓，在此产生的幼浆细胞多进入红髓的脾索。健康人脾内淋巴小结较少，当抗原侵入时，淋巴小结数量剧增。

在白髓与红髓交界的狭窄区域，称**边缘区**（marginal zone），宽约100μm。边缘区含有较多巨噬细胞和一些B细胞。中央动脉的侧支末端在此区膨大，形成小血窦，称**边缘窦**（marginal sinusoid），是血液内抗原及淋巴细胞进入白髓的通道。白髓内的淋巴细胞也可进入边缘窦，参与再循环。

（3）**红髓**（red pulp）：分布于被膜下、小梁周围及白髓边缘区外侧的广大区域，约占脾实质的80%，由脾索和脾血窦组成（图10-14，图10-15）。

脾索（splenic cord）由富含血细胞的淋巴组织构成，呈不规则索条状，互连成网，网孔即为脾血窦。脾索含较多网状细胞、淋巴细胞、浆细胞、红细胞、巨噬细胞和树突状细胞。

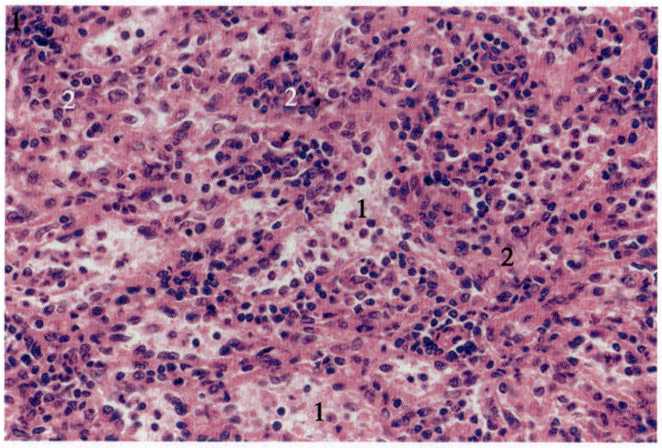

图10-15 脾红髓光镜图
1. 脾血窦；2. 脾索

脾血窦（splenic sinus）宽约20～50μm，形态不规则，互连成网。纵切面上，血窦壁如同多孔隙的栅栏，由一层纵向平行排列的长杆状内皮细胞围成，内皮外有不完整的基膜及环行网状纤维；横切面上，可见内皮细胞沿血窦壁排列，核突入管腔，细胞间有0.2～0.5μm宽的间隙（图10-16，图10-17）。脾索内的血细胞可变形，穿越内皮细胞间隙进入血窦。血窦外侧有较多巨噬细胞，其突起可通过内皮间隙伸向窦腔。

2. **脾的血液供应** 脾的血液供应与其功能密切相关。脾动脉从脾门进入后分几支进入小梁，称为小梁动脉，而后离开小梁进入白髓称中央动脉，中央动脉主干穿出白髓进入脾索后，分支成形似笔毛的**笔毛微动脉**（penicillar arteriole），后者除少数直接注入脾血窦外，多数末端扩大成喇叭状，开口于脾索，因而大量血液直接进入脾索（图10-16）。脾血窦汇入**小梁静脉**，再于脾门汇合为脾静脉出脾。

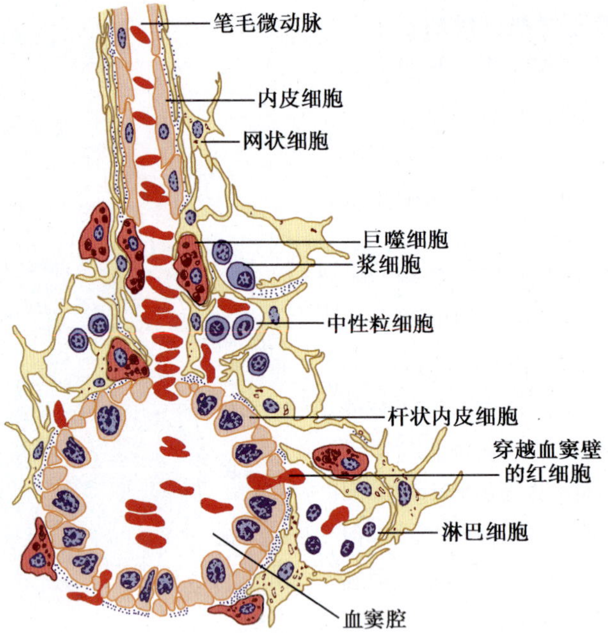

图 10-16　脾索和脾血窦模式图

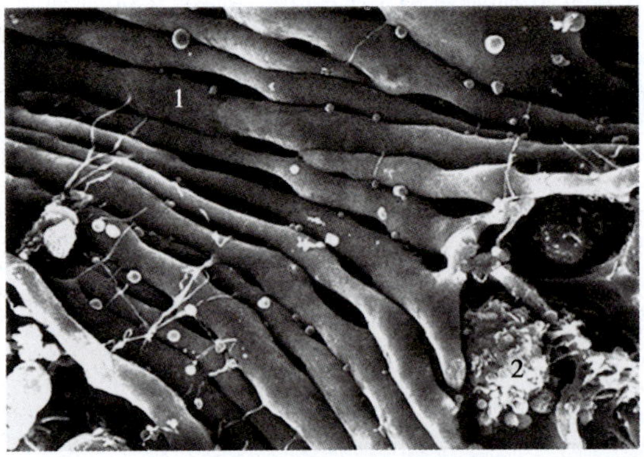

图 10-17　脾血窦扫描电镜图

1. 内皮细胞;2. 巨噬细胞

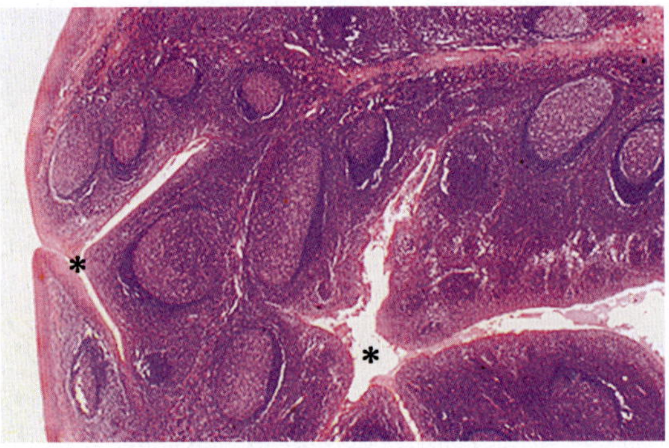

图 10-18　腭扁桃体光镜图

* 隐窝

3. 脾的功能

（1）滤血:脾脏是清除衰老红细胞和血小板的主要器官。进入脾索的血细胞,大部分可经变形,穿过血窦内皮细胞间隙,回到血循环。而衰老的红细胞,由于膜骨架蛋白变性,细胞的变形性降低,不能穿过内皮细胞间隙,滞留在脾索中,被巨噬细胞清除。当脾肿大或功能亢进时,红细胞破坏过多,可引起贫血。脾切除后,血液内的异形衰老红细胞会大量增多。

（2）免疫应答:脾是对血源性抗原物质产生免疫应答的部位。进入血液的病原体,如细菌、疟原虫和血吸虫等,可引起脾内发生免疫应答,脾淋巴小结增多增大,脾索内浆细胞增多;动脉周围淋巴鞘显著增厚,脾脏的体积增大。细胞放射标记实验显示,每天通过脾血流进行再循环的淋巴细胞数远超过通过全身淋巴结的细胞总量。

（3）造血:胚胎早期的脾有造血功能,成年后,脾内仍有少量造血干细胞,当机体严重缺血或某些病理状态下,脾可以恢复造血功能。

（四）扁桃体

笔记

扁桃体包括腭扁桃体、咽扁桃体和舌扁桃体,它们与咽黏膜内分散的淋巴组织共同组成咽淋巴环，构成机体的重要防线。

腭扁桃体呈扁卵圆形，黏膜表面覆盖复层扁平上皮。上皮向下陷入形成数十个隐窝，隐窝周围的固有层有大量淋巴小结及弥散淋巴组织（图10-18），隐窝上皮内含有淋巴细胞、浆细胞、巨噬细胞、朗格汉斯细胞等。在上皮细胞之间，有许多间隙和通道，它们相互通连并开口于隐窝上皮表面的小凹陷，淋巴细胞就充塞于这些通道内。这样的上皮称**淋巴上皮组织**（lymphoepithelial tissue）。

咽扁桃体和舌扁桃体较小，结构似腭扁桃体。咽扁桃体无隐窝，舌扁桃体也仅有一个浅隐窝，故较少引起炎症。成人的咽扁桃体和舌扁桃体多萎缩退化。

本章小结

免疫系统由淋巴器官、淋巴组织、免疫细胞和免疫活性分子构成。淋巴器官包括中枢淋巴器官（胸腺和骨髓）和外周淋巴器官（淋巴结、脾和扁桃体等）。免疫系统主要有免疫防御、免疫监视和免疫自稳三大功能，其本质特征是识别“自我”和“非我”。

主要的免疫细胞包括淋巴细胞、巨噬细胞及单核吞噬细胞系统和抗原呈递细胞。淋巴细胞分为T细胞、B细胞和NK细胞三类。T细胞参与细胞免疫，有辅助性T细胞、细胞毒性T细胞和调节性T细胞三个亚群；B细胞参与体液免疫，有B-1细胞和B-2细胞两个亚群。NK细胞无需抗原呈递细胞的中介即可活化，是机体抗肿瘤和抗感染免疫的第一道天然防线。巨噬细胞由单核细胞穿出血管进入结缔组织后分化形成，具有强大的吞噬能力。抗原呈递细胞能捕获和处理抗原，并将抗原呈递给T细胞，激发后者活化、增殖。

淋巴组织分为弥散淋巴组织和淋巴小结两种。

胸腺实质由许多不完全分离的胸腺小叶组成，小叶都有皮质和髓质两部分，主要由胸腺细胞和胸腺基质细胞（包括胸腺上皮细胞、树突状细胞、巨噬细胞等）组成。髓质内常见胸腺小体。胸腺是形成初始T细胞的场所，从皮质到髓质，T细胞逐渐成熟。

淋巴结实质分为皮质和髓质，皮质包括浅层皮质、副皮质区及皮质淋巴窦。浅层皮质含淋巴小结及弥散淋巴组织；副皮质区为胸腺依赖区；皮质淋巴窦包括被膜下窦和小梁周窦。髓质由髓索和髓窦组成。淋巴结有滤过淋巴和免疫应答的功能。

脾的实质包括红髓和白髓，白髓由动脉周围淋巴鞘、淋巴小结构成；红髓包括脾索和脾血窦，脾血窦内皮细胞呈长杆状；白髓与红髓之间为边缘区。脾有滤血、造血和免疫应答的功能。

腭扁桃体表面覆盖复层扁平上皮，下陷的隐窝周围固有层有大量淋巴小结及弥散淋巴组织。

（周瑞祥）

插入框：高内皮微静脉的结构与功能

高内皮微静脉是淋巴细胞自血液循环重新回到淋巴器官和淋巴组织的重要通道，除脾之外，在其他几乎所有周围淋巴器官与组织中都有较多分布。

高内皮微静脉直径一般为8～40μm，基膜常不完整，无平滑肌包绕。其内皮细胞外观上与衬于其他微静脉内壁的扁平内皮细胞有明显不同，为长杆状，横切面近似立方形，被称为高内皮细胞。内皮细胞胞质丰富，其中常见正在穿越的淋巴细胞。电镜下观察，细胞内有发达的高尔基复合体、丰富的粗面内质网和核糖体，以及许多膜包小泡、Weibel-Palade小体，表明其具有较强的合成与分泌功能。高内皮微静脉中硫酸化唾液酸黏蛋白高表达，这种淋巴细胞归巢受体L-selectin的配体，可以募集淋巴细胞迁移，成为区别于其他微静脉的特点之一。

当淋巴细胞开始穿越高内皮微静脉管壁时，首先黏附于内皮细胞表面，被完整吞入，与胞膜一起形成一个大泡，并逐渐移向对侧，最后从基部将淋巴细胞释出。淋巴细胞穿越时形状变为不规则形，而内皮细胞排列不整齐，彼此之间连接结构不连续，可以允许大量淋巴细胞自高内皮微静脉内迁出，进入淋巴组织间隙。

通过全身淋巴细胞再循环，有利于发现和识别抗原物质及肿瘤细胞，从而提高免疫系统效能。淋巴结输出的淋巴细胞，大部分来自再循环。当炎症发生时，淋巴器官内高内皮微静脉变粗变长，促进局部血流供应，同时招募更多淋巴细胞聚集到炎性组织区参与免疫反应。而许多慢性炎症非淋巴组织中，如风湿性关节炎、溃疡性结肠炎、自身免疫性甲状腺炎、炎症性皮肤损伤等慢性炎症组织的淋巴细胞密集区，也可见较多高内皮微静脉分布。

（钟近洁）

笔记

第11章 皮 肤

皮肤(skin)是人体面积最大的器官,由表皮和真皮构成,以皮下组织与深层组织相连(图 11-1)。皮肤厚度随身体部位和个体的年龄而异,为 0.5 ~ 4mm。皮肤有毛、皮脂腺、汗腺和指(趾)甲等,它们均为表皮衍生的皮肤附属器。皮肤与外界直接接触,能阻挡异物和病原体侵入,防止体液丢失,具有重要的屏障保护作用。皮肤内有丰富的感觉神经末梢,能感受外界多种刺激。皮肤还有调节体温、排出代谢产物、参与合成维生素 D 等功能。

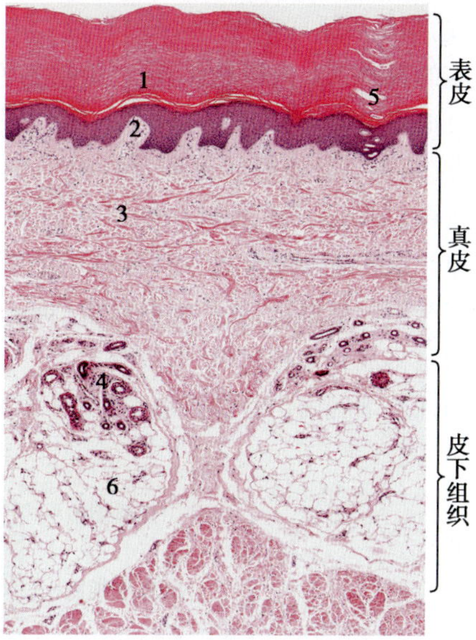

图 11-1 手掌皮肤光镜图

1. 表皮角化层;2. 真皮乳头层;3. 真皮网织层;4. 汗腺;5. 螺旋状汗腺导管;6. 皮下组织

一、表皮

表皮(epidermis)是皮肤的浅层,由角化的复层扁平上皮构成。根据表皮的厚度,皮肤可分为厚皮和薄皮。厚皮仅位于手掌和足底,其他部位均为薄皮。表皮细胞分为两大类,一类是**角质形成细胞**(keratinocyte),占表皮细胞的 90% 以上;另一类是非角质形成细胞,散在于角质形成细胞之间,包括黑素细胞、梅克尔细胞和朗格汉斯细胞。

(一)表皮分层和角化

手掌和足底的表皮结构,从基底到表面可分为基底层、棘层、颗粒层、透明层和角质层五层(图 11-2)。薄皮的表皮,颗粒层和透明层不明显,并且角质层较薄(图 11-3)。

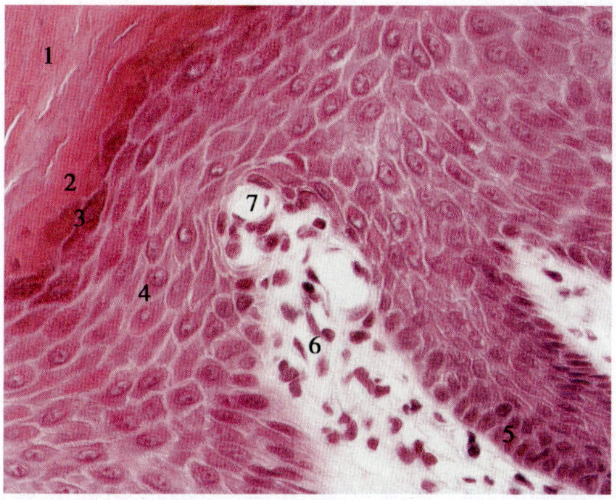

图 11-2 皮肤分层光镜图

1. 角质层;2. 透明层;3 颗粒层;4. 棘层;5. 基底层;6. 真皮乳头;7. 毛细血管

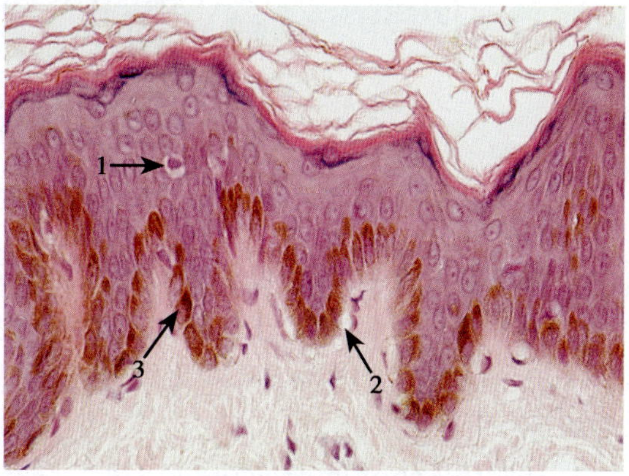

图 11-3 体皮光镜图

1. 朗格汉斯细胞;2. 黑素细胞;3. 基底细胞

1. 基底层(stratum basale) 附着于基膜上,由一层矮柱状**基底细胞**(basal cell)组成。细胞质内因富含游离核糖体而呈嗜碱性(图 11-2),有散在或成束的**角蛋白丝**(keratin filament)。角蛋白丝直径 10nm，属中间丝，因具有很强的张力，又称**张力丝**（tonofilament）。基底细胞与相邻细胞间以桥粒相连，与基膜以半桥粒相连（图 11-5）。基底细胞是表皮的干细胞，不断分裂，增殖形成的部分子细胞脱离基膜后，进入棘层，分化为棘细胞并失去分裂能力。在皮肤创伤愈合中，基底细胞具有重要的再生修复作用。

2. 棘层（stratum spinosum） 由 4～10 层多边形、体积较大的**棘细胞**（spinous cell）组成。细胞表面有许多短小棘状突起，相邻细胞的突起镶嵌，细胞质呈弱嗜碱性（图 11-2）。电镜下，相邻细胞的棘状突起由桥粒相连。细胞游离核糖体较多，合成蛋白质功能旺盛。合成的角蛋白丝常呈束分布，从核周呈放射状延伸至桥粒内侧；合成的外皮蛋白（involucrin）沉积在细胞膜内侧，使细胞膜增厚。细胞质内还合成一种含糖脂的膜被颗粒，呈明暗相间的板层状，故称**板层颗粒**（lamellar granule），主要分布于细胞周边（图 11-4），并以胞吐方式将糖脂排放到细胞间隙，形成膜状物，可阻止外界物质，尤其是水透过表皮，还能防止组织液外渗。棘层的深层细胞内仍有黑素颗粒，浅层细胞内黑素颗粒大多被降解。

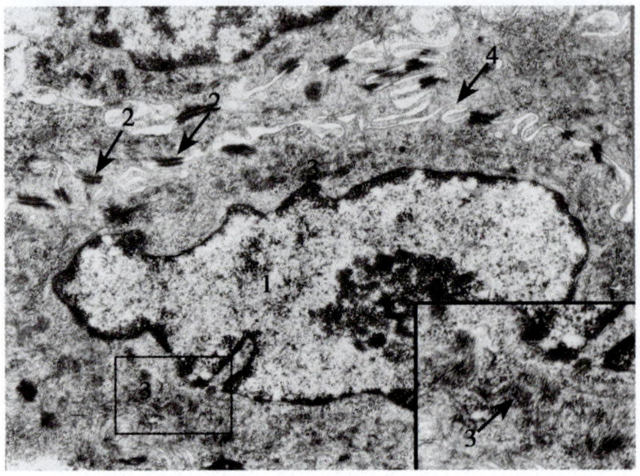

图 11-4 棘细胞电镜图

1. 细胞核；2. 棘细胞间桥粒；3. 板层颗粒；4. 棘细胞突起

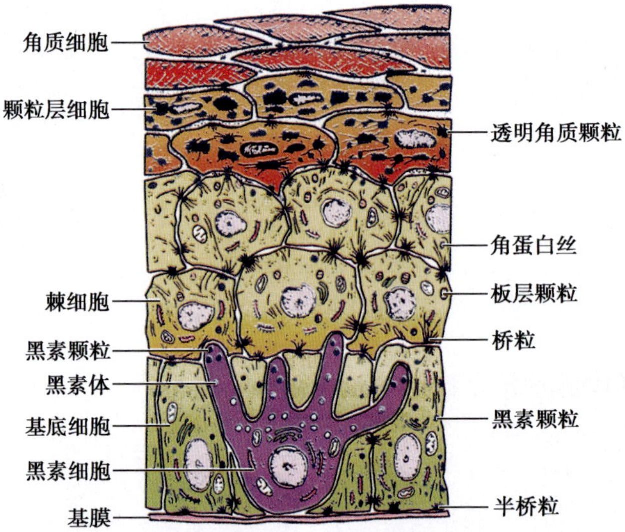

图 11-5 角质形成细胞和黑素细胞超微结构模式图

3. 颗粒层（stratum granulosum） 由 3～5 层梭形细胞组成。颗粒层细胞的核与细胞器已退化，细胞质内板层颗粒增多，还出现许多形状不规则、强嗜碱性的**透明角质颗粒**（keratohyalin granule）（图 11-2）。电镜下，透明角质颗粒无膜包裹，呈致密均质状，角蛋白丝常埋入其中。颗粒内为富有组氨酸的蛋白质。

4. 透明层（stratum lucidum） 由 2～3 层扁平细胞组成。细胞界限不清，细胞核和细胞器由于溶酶体的作用均已消失。HE 染色标本此层呈强嗜酸性，折光度高（图 11-2）。细胞的超微结构与角质层相似。

5. 角质层（stratum corneum） 由多层扁平**角质细胞**（horny cell）组成。细胞已完全角化，变得干硬，光镜下呈嗜酸性均质状（图 11-1，图 11-2）。电镜下，细胞内充满粗大的角蛋白丝束及均质状物质，后者主要为透明角质颗粒所含的富有组氨酸的蛋白质。角蛋白丝与均质状物质的复合物称角蛋白。细胞膜因内面有一层外皮蛋白而坚固，细胞间隙充满由糖脂构成的膜状物。角质层浅表细胞间的桥粒已消失，细胞连接松散，脱落后成为皮屑。

表皮由基底层到角质层的结构变化反映了角质形成细胞增殖、迁移，逐渐分化为角质细胞，然后脱落的新陈代谢过程，与此伴随的是角蛋白及其他成分合成量与质的变化。干硬坚固的角质细胞赋予表皮对多种物理和化学性刺激有很强的耐受性。角质形成细胞不断脱落和更新，其周期为3～4周。

（二）非角质形成细胞

1. 黑素细胞（melanocyte） 是生成黑色素的细胞。细胞体多分散于基底细胞之间，其突起伸入基底细胞和棘细胞之间。在HE染色切片上细胞体呈圆形，细胞核深染而细胞质透明，突起不易辨认（图11-3）。电镜下，黑素细胞与角质形成细胞之间无桥粒连接，细胞质内有特征性小泡状**黑素体**（melanosome），由高尔基复合体形成，内含酪氨酸酶，能将酪氨酸转化为**黑色素**（melanin）。当黑素体内出现黑色素后，改称**黑素颗粒**（melanin granule），多巴染色法呈黄褐色（图11-6）。黑素颗粒形成后迅速沿微管迁移并聚集于细胞突起末端，然后被角质形成细胞吞入，黑素颗粒便如此转移至角质形成细胞质内，故黑素颗粒于黑素细胞中很少，在角质形成细胞中反而较多（图11-3）。黑色素能吸收紫外线，防止对角质形成细胞核中DNA的辐射损伤。紫外线可刺激酪氨酸酶活性，促进黑色素合成和黑素颗粒快速释放。

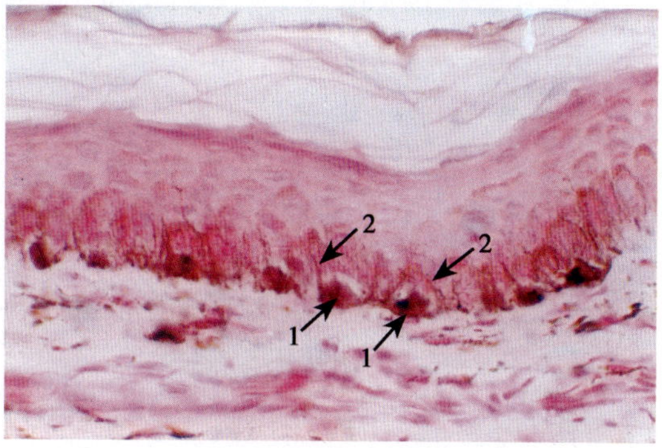

图11-6 皮肤黑素细胞光镜像（多巴染色）
1. 黑素细胞胞体；2. 黑素细胞突起

表皮中的黑素细胞有别于眼球壁血管膜中的黑素细胞，后者内含大量黑素颗粒。机体的黑素细胞均由胚胎时期的神经嵴细胞增殖分化而来（见第21章），除极少量进入眼球壁血管膜外，其余迁入表皮和毛球（见后述）。但可有少量黑素细胞滞留于真皮或真皮与表皮交界处，并在该部位增殖为团状，称色素痣或黑痣，几乎所有人都有。在少数人，滞留在真皮里的黑素细胞较多，范围较大，形成的青斑称胎记。

人种间的黑素细胞数量无明显差别，肤色深浅主要取决于黑素细胞合成黑素颗粒的能力及分布。黑种人的黑素颗粒多而大，分布于表皮全层；白种人的黑素颗粒少而小，主要分布于基底层；黄种人间介于两者之间。此外，肤色也与表皮厚度、血液的供应量有关。

2. 朗格汉斯细胞（Langerhans cell） 散在于棘层浅部，在HE染色切片上呈圆形，细胞核深染，细胞质清亮；用ATP酶组织化学染色可显示该细胞的树枝状突起（图11-7）。电镜下，可见细胞质内有特征性**伯贝克颗粒**（Birbeck granule），呈杆状或网球拍形，中等电子密度，其一端或中间部可见一个圆形透明膨大（图11-8）。伯贝克颗粒参与处理抗原。朗格汉斯细胞能捕获皮肤中的抗原物质，处理后形成抗原肽-MHC分子复合物分布于细胞表面，然后细胞游走出表皮，进入毛细淋巴管，随淋巴流迁至淋巴结，将抗原呈递给T细胞，引发免疫应答。因此，朗格汉斯细胞是一种抗原呈递细胞，在多种炎症情况下数量增多，如接触性皮炎等。所以，此细胞在对抗侵入皮肤的病原微生物、监视癌变细胞中起重要作用（见第10章）。

3. 梅克尔细胞（Merkel cell） 位于基底层，细胞数量很少，但于指尖、口腔和生殖道黏膜上皮中较多，可感受轻触觉和机械刺激。在HE染色标本上不易辨别。电镜下，细胞呈扁圆形，有短指状突起伸入角质形成细胞之间，并以桥粒与之相连，其基底部胞质内有许多有膜包被的致密核芯颗粒，50%～70%梅克尔细胞基底部与盘状感觉神经末梢紧密接触并形成突触，称**梅克尔细胞-轴突复合体**（Merkel cell-neurite complexe）（图11-9），也有一些不与神经末梢接触的梅克尔细胞，故呈明显的异质性。由于细胞表达突触素和多种神经多肽等物质，认为梅克尔细胞是一种神经内分泌细胞。它通过在皮肤中旁分泌和自分泌产生不同功能，如调节角质形成细胞增殖，通过影响朗格汉斯细胞调节抗原呈递功能等。

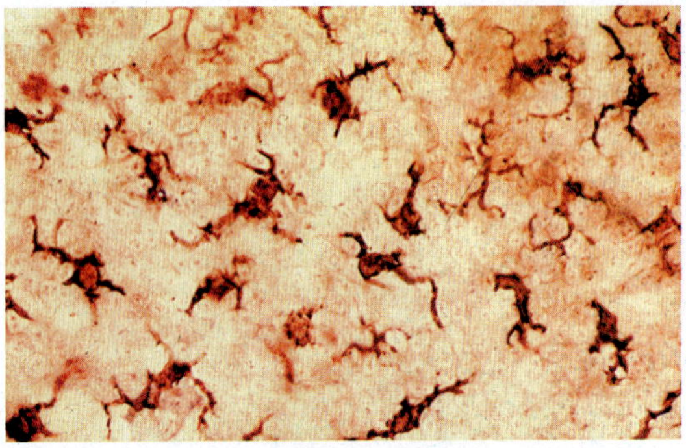

图 11-7 皮肤朗格汉斯细胞光镜图
ATP 酶组织化学染色

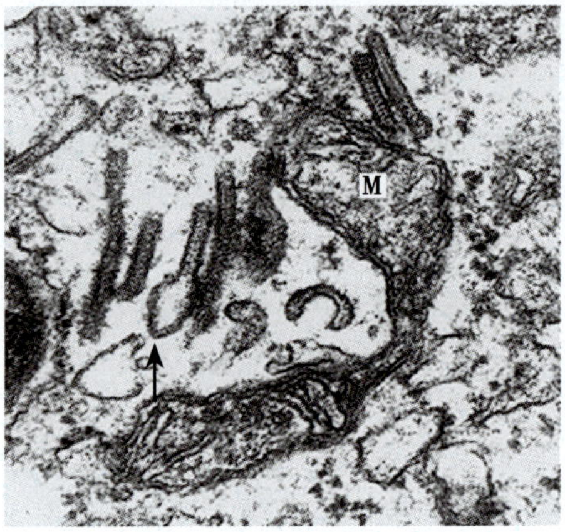

图 11-8 朗格汉斯细胞胞质电镜图
↑伯贝克颗粒;M. 线粒体

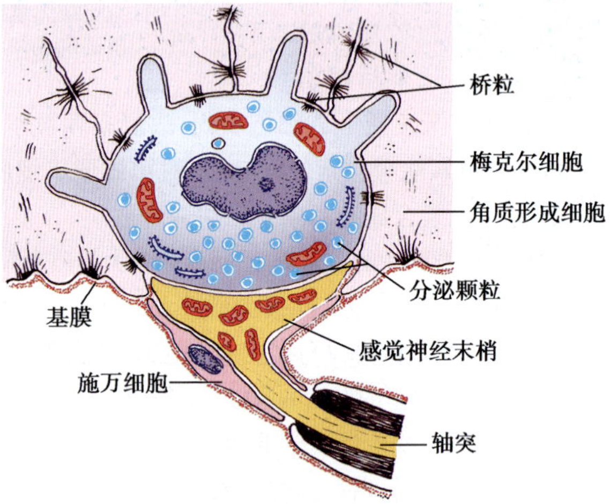

图 11-9 梅克尔细胞超微结构模式图

二、真皮

真皮(dermis)位于表皮下方的致密结缔组织,分为乳头层和网织层,二者间无明确界限(图 11-1)。身体各部真皮的厚度不等,一般为 1～2mm。

1. 乳头层(papillary layer) 是紧靠表皮薄层较致密的结缔组织,向表皮突出形成乳头状(图 11-2),故称**真皮乳头**(dermal papillae),此种结构使表皮与真皮的连接面扩大,连接更加牢固。由于内含丰富的毛细血管,有利于表皮从真皮组织液中获得营养。手指掌侧的真皮乳头内含较多触觉小体。

2. 网织层(reticular layer) 为乳头层下方较厚的致密结缔组织,内有粗大的胶原纤维束交织成网(图 11-1),并有许多弹性纤维,赋予皮肤较大的韧性和弹性。此层内还有较多血管、淋巴管和神经,深部常见环层小体(见图 7-29)。

皮肤表面并非平坦,而是有嵴、沟相间形成的皮纹(图 11-1)。在一条嵴内,一般有两列真皮乳头,在沟底有汗腺的开口。在手掌和足底,由于表皮很厚,皮纹格外明显,这有助于增加手足与接触物的摩擦力。在指(趾)末端,皮纹受到指(趾)甲的阻断,形成回旋,便呈现箕、斗、弓等形状,在手指者称**指纹**(finger print)。每个人的指纹均不相同,即使单卵孪生的二人也是如此,这是因为在胚胎发育时期,受局部微环境的影响,相同基因的表现型出现差异所致。因此指纹成为辨别个体的一种标志。

在真皮下方为**皮下组织**(hypodermis),即解剖学所称的浅筋膜,由疏松结缔组织和脂肪组织构成,将皮肤与深部组织相连(图11-1),并使皮肤具有一定的活动性。皮下组织还具有缓冲、保温、能量贮存等作用。其中的脂肪组织在不同个体、性别、年龄和同一个体的不同部位,有较大的量的差别。

三、皮肤的附属器

1. 毛(hair) 人体皮肤除手掌、足底等处外,均有毛分布(图11-10,图11-11)。尽管不同部位毛的粗细、长短和颜色有差别,但基本结构相同。毛分为毛干、毛根和毛球三部分。露在皮肤表面的为**毛干**,埋在皮肤内的为**毛根**;毛干和毛根由排列规则的角化上皮细胞组成,细胞内充满角蛋白并含有数量不等的黑素颗粒。包在毛根外面的**毛囊**分为两层,内层为上皮性鞘,与表皮相连续,包裹毛根,其结构也与表皮相似;外层为结缔组织性鞘,与真皮相连续,由薄层致密结缔组织构成。毛根和毛囊上皮性鞘的下端合为一体,膨大为**毛球**。毛球的上皮细胞称**毛母质细胞**(hair matrix cell),为干细胞,它们不断增殖,部分子细胞分化形成毛根和上皮性鞘的细胞,并向上迁移。毛球基部的黑素细胞可将黑素颗粒转送到上皮细胞中。毛球底面有结缔组织突入其中形成毛乳头,内含丰富的毛细血管和神经末梢。毛球是毛和毛囊的生长点,毛乳头对毛的生长起诱导和营养作用。毛和毛囊斜长在皮肤内,在毛根与皮肤表面呈钝角的一侧有一束平滑肌,连接毛囊和真皮,称**立毛肌**。立毛肌受交感神经支配,遇冷或感情冲动时收缩,使毛发竖立,产生"鸡皮疙瘩"现象。

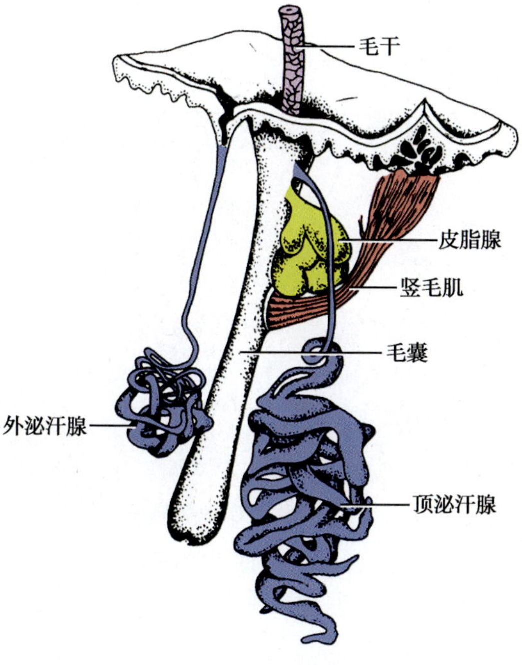

图11-10 皮肤附属器模式图

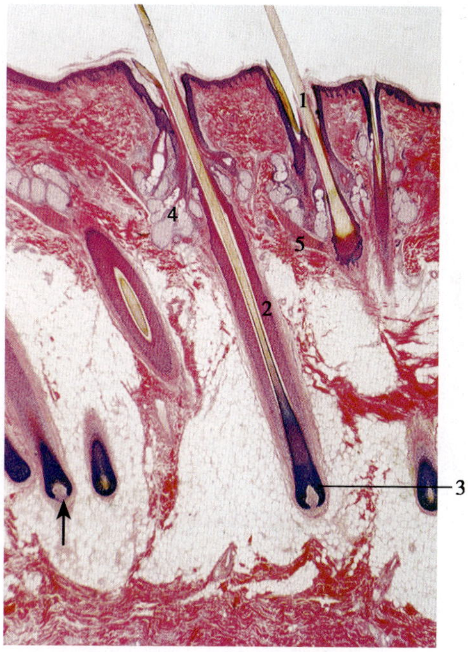

图11-11 头皮光镜图

1. 毛根;2. 毛囊;3. 毛球;↑毛乳头;4. 皮脂腺;5. 立毛肌

人类不同种族的毛发颜色有很大差异。黑色和棕黑色毛的黑素颗粒富含黑色素;金黄色和红色毛的黑素颗粒含褐黑色素,这是一种黄色或红色的色素;灰色和白色毛的黑素颗粒及其内含色素均少。

毛有一定的生长周期,头发的生长周期通常为3~5年,其他部位毛的生长周期只有数月。生长中的毛,其毛球膨大,毛乳头血流丰富,毛母质细胞增殖旺盛。转入静止期的毛球和毛乳头变小萎缩,毛母质细胞停止增殖,毛根与毛球、毛囊连接不牢。在旧毛脱落之前,于毛囊基部形成新的毛球和毛乳头,形成新毛,将旧毛推出。新生毛囊是由**毛囊干细胞**增殖、分化而来。毛囊干细胞存在于毛囊隆起部，即皮脂腺开口处和立毛肌毛囊附着处之间部位。

2. **皮脂腺（sebaceous gland）**　除手掌、足底和足侧部外，其余部位皮肤均有皮脂腺。在有毛的皮肤，它们位于毛囊与立毛肌之间，在无毛的皮肤，则位于真皮浅层。皮脂腺为泡状腺。分泌部由一个或几个腺泡构成，其周边是一层较小的干细胞，称基细胞，它们不断增殖，部分子细胞内形成脂滴，并向腺泡中心移动。腺泡中心的细胞较大，呈多边形，核固缩，胞质内充满脂滴。在近导管处，腺细胞解体，并排出分泌物即皮脂，此种分泌方式为**全浆分泌**（holocrine）。皮脂经粗而短的导管排入毛囊上部或直接排到皮肤表面（图 11-12）。皮脂能润泽皮肤和毛发。性激素可促进皮脂生成，故在青春期皮脂腺分泌活跃。过度分泌容易导致排出不畅，引起炎症，形成痤疮。

3. **汗腺（sweat gland）**　又称**外泌汗腺**（eccrine sweat gland），遍布于全身皮肤内，于手掌和足底尤多。汗腺为单曲管状腺，分泌部盘曲成团，位于真皮深层和皮下组织中。腺上皮由 1～2 层淡染的锥形和立方形细胞构成，外方有肌上皮细胞，其收缩有助排出分泌物。导管由两层较小的立方形细胞围成，胞质弱嗜碱性（图 11-13）。导管直行穿过真皮，然后与表皮相连续，管腔在表皮内呈螺旋状走行，开口于皮肤表面的汗孔（图 11-1）。腺细胞以胞吐方式进行分泌，产生的汗液中除大量水分外，还有钠、钾、氯、乳酸盐和尿素等。汗腺分泌是机体散热的主要方式，有调节体温、湿润皮肤、排泄机体代谢产物和离子等作用。

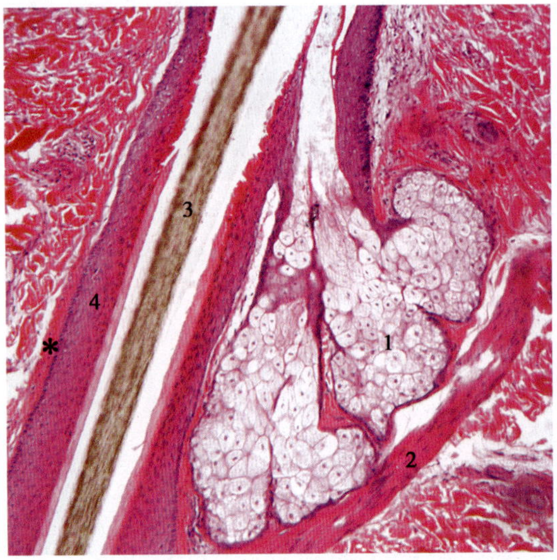

图 11-12　皮脂腺光镜图

1. 皮脂腺；2. 立毛肌；3. 毛根；4. 上皮性鞘；* 结缔组织性鞘

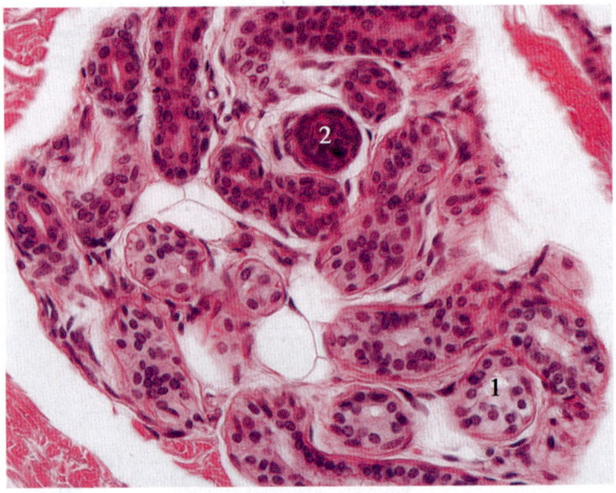

图 11-13　汗腺光镜图

1. 分泌部；2. 导管

此外，于腋窝、乳晕、会阴部等处还有大汗腺，以顶浆分泌方式分泌汗液，故称**顶泌汗腺**（apocrine sweat gland）。其分泌部较大，盘曲成团，腺细胞胞质呈嗜酸性，分泌时顶部胞质连同分泌颗粒一起脱落进入腺腔；导管开口于毛囊上端（图 11-10）。大汗腺的分泌物为黏稠乳状液，含蛋白质和脂类等。由于不同个体的分泌物所含蛋白质和脂类的成分有所差异，导致形成不同的体味。如分泌过盛并且分泌物被细菌分解，则产生腋臭。大汗腺分泌受性激素影响，青春期分泌较旺盛。

4. **指（趾）甲**　由甲体及其周围和下方的几部分组织组成。甲体由多层连接牢固的角质细胞构成；甲体的近端埋在皮肤内，称甲根；甲体下面的复层扁平上皮和真皮为甲床；甲体周缘的皮肤为甲襞；甲体与甲襞之间的沟为甲沟。甲根附着处的甲床上皮为甲母质，该部位细胞增殖活跃，是甲体的生长区（图 11-14）。

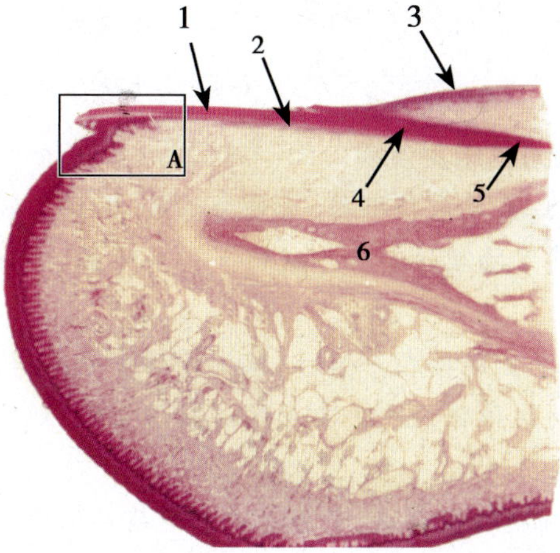

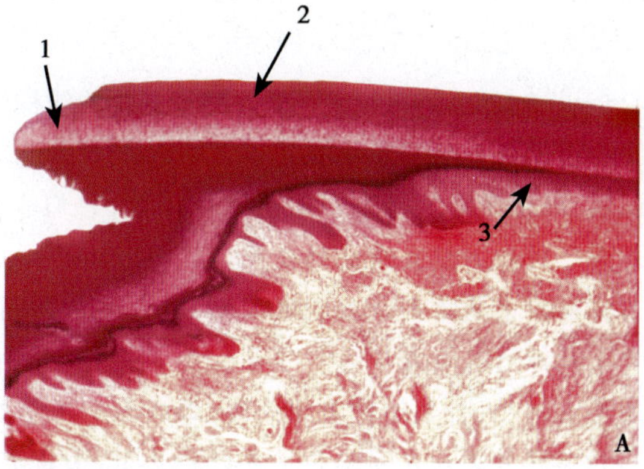

图 11-14 指甲纵切面光镜图（低、高倍）
1. 甲体;2. 甲床;3. 甲上皮;4. 甲根;5. 甲母质;6. 末节指骨
图 A 1. 甲板;2. 甲体;3. 甲床

四、皮肤再生

皮肤再生分为生理性和代偿性再生，前者为正常情况下的表皮增殖、角化和脱落、皮肤附属器的周期性生长变化以及真皮成分的自我更新过程；后者为皮肤受损后的再生和修复。皮肤损伤后修复过程和时间，依损伤面积和深度不同而异。小面积浅表损伤，数天即可修复，不留瘢痕。较大面积和较深的损伤，首先创伤处发生凝血，随之单核细胞进入组织，并分化为巨噬细胞，清除组织碎片，同时分泌趋化因子吸引成纤维细胞和血管内皮细胞至损伤处，成纤维细胞产生纤维和基质，充填缺损部，毛细血管长入其中，此种富含毛细血管的新生组织称肉芽组织。损伤边缘的角质形成细胞逐渐移行至肉芽组织表面，同时，残存的毛囊和汗腺导管上皮也可提供表皮再生的干细胞，并在局部形成上皮小岛。从而新生表皮的基底细胞继续增生分化形成各层细胞，直至填补缺损。倘若损伤面积过大且深，如大面积烧伤，伤处无残存的毛囊和汗腺，伤口边缘又相距太远，常需植皮以协助修复。修复后的肉芽组织，胶原纤维逐渐形成粗纤维束，细胞成分和血管减少，被瘢痕组织取代。此时，肉眼呈灰白色，质地坚韧，缺乏弹性。

本章小结

皮肤由表皮和真皮构成，以皮下组织与深层组织相连。表皮由角化的复层扁平上皮构成。细胞分为两大类，即角质形成细胞和非角质形成细胞。前者从表皮基底到表面可分为基底层、棘层、颗粒层、透明层和角质层五层。基底层附着于基膜，由一层矮柱状基底细胞组成，是表皮的干细胞，它不断分裂，分化为棘层细胞；棘层由数层多边形、体积较大的棘细胞组成；颗粒层由3～5层梭形细胞组成，细胞质内充满嗜碱性颗粒；透明层由2～3层扁平细胞组成，细胞界限不清，细胞核和细胞器已消失，胞质强嗜酸性；角质层由多层角质细胞组成，胞质内充满角蛋白，呈嗜酸性均质状。非角质形成细胞包括黑素细胞、梅克尔细胞和朗格汉斯细胞。位于基底层的黑素细胞生成黑色素，可吸收紫外线，防止对细胞核DNA辐射损伤；朗格汉斯细胞散在于棘层浅部，是一种抗原呈递细胞；梅克尔细胞数量很少，于指尖、口腔和生殖道黏膜上皮中较多，可感受轻触觉和机械刺激。真皮是位于表皮下方的结缔组织，分为乳头层和网织层。

皮肤有毛、皮脂腺、汗腺和指(趾)甲等附属器。毛分为毛干、毛根和毛球三部分，毛球是毛和毛囊的生长点。皮脂腺由腺泡和导管构成，分泌的皮脂可润泽皮肤和毛发。汗腺分泌部上皮由单层淡染、锥形细胞组成，导管由两层较小的立方形细胞围成，细胞质呈弱嗜碱性，呈螺旋状走行，开口于皮肤表面汗孔。

（周 莉）

插入框：皮肤的结构性屏障及其相关疾病

皮肤强大的屏障功能是以其独特的结构为基础的，主要包括桥粒、角蛋白形成、角质包膜包被、细胞间脂质填充和表面脂质覆盖，它们一起构建了物理性屏障。任何一种屏障被破坏，都会导致相关皮肤疾病的发生。

桥粒在角质形成细胞之间形成，大量桥粒将细胞紧紧连接在一起，以抵抗外摩擦力，阻挡外来抗原进入表皮下方。当寻常型天疱疮患者体内的抗体错误攻击自身的连接蛋白时，则无法形成桥粒，引起细胞之间分离，形成大小不等的水疱。

角蛋白是表皮细胞的主要结构蛋白，由角质形成细胞共同合成，大量存在于角质层细胞胞质中。若角蛋白出现基因突变，如 K5 或 K14 突变将导致单纯型大疱性表皮松解症；K10 或 K1 突变导致表皮松解性角化过度鱼鳞病等；银屑病与扁平苔藓等患者表皮中异常表达 K17。

角质包膜是颗粒层以上的各层内、覆盖在细胞外面、坚韧的不溶性外膜，由角蛋白中间丝与其相关蛋白相互作用形成，可抵抗蛋白酶的消化，短时间内耐受酸、碱刺激，抵抗致病微生物入侵，减少水分丢失。而这些相关蛋白的基因缺陷可导致鱼鳞病、角皮症、红皮病等。

细胞间脂质由棘细胞合成，以板层小体形式存在于胞质内，向上移行分化过程中，棘细胞以胞吐形式将小体排至细胞间隙。由于基因缺陷，X 性连锁隐性遗传鱼鳞病患者不能正常代谢角质层中的类固醇硫酸盐，其堆积影响细胞间脂质的正常结构，最终出现片状脱屑，皮肤干燥，屏障结构破坏，临床上表现为鱼鳞病。

覆盖在皮肤最表面的脂类物质来自皮脂腺，并混合有汗液和透表皮蒸发的水分，年龄增长、激素水平变化、外界环境等都会对其产生影响。化妆品中的保湿剂、角鲨烯类物质则可以起到一定的保护作用。

（钟近洁）

笔记

第12章 眼与耳

眼和耳均为人体的特殊感觉装置，前者为视觉器官，后者为听觉及位觉器官。

一、眼

眼由具有感光功能的眼球及其周围起辅助作用的附属器所构成。

（一）眼球

眼球近似圆球体，其外壳为眼球壁，内有晶状体、玻璃体和房水等眼内容物（图12-1～图12-3）。

1. 眼球壁　眼球壁由外至内依次分为**纤维膜**、**血管膜**和**视网膜**三层。纤维膜主要由致密结缔组织构成，前1/6为透明的角膜，后5/6为白色的巩膜，两者的过渡区域称角膜缘。血管膜由富含血管和黑素细胞的疏松结缔组织构成，从前向后依次为虹膜基质、睫状体基质和脉络膜。视网膜位于眼球壁最内层，分为盲部与视部，两者交界处呈锯齿状，称锯齿缘。盲部包括虹膜上皮和睫状体上皮，视部为感光的部位，即通常所称的视网膜。

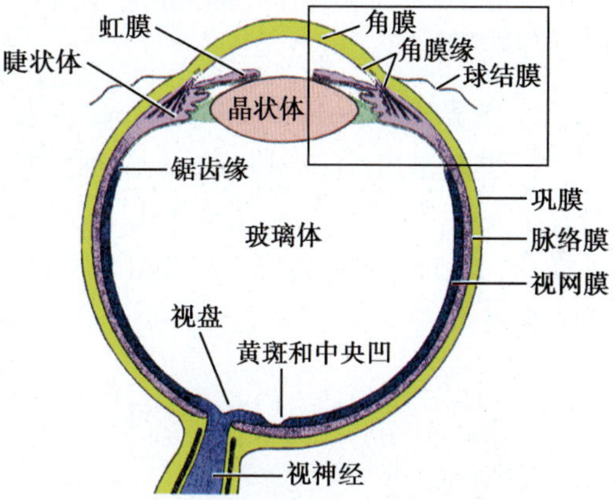

图12-1　眼球结构模式图（方框内为图12-2结构）

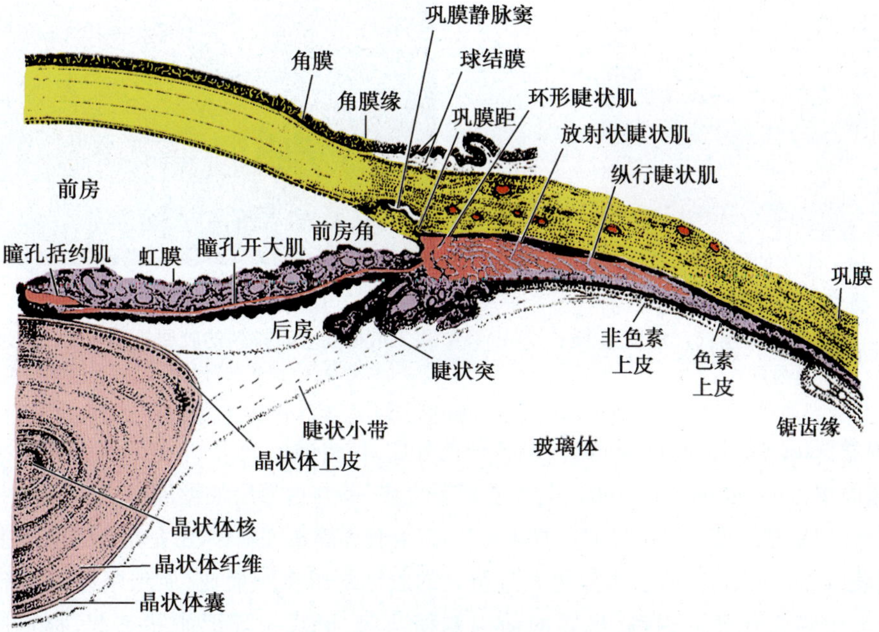

图12-2　眼球前部仿真图

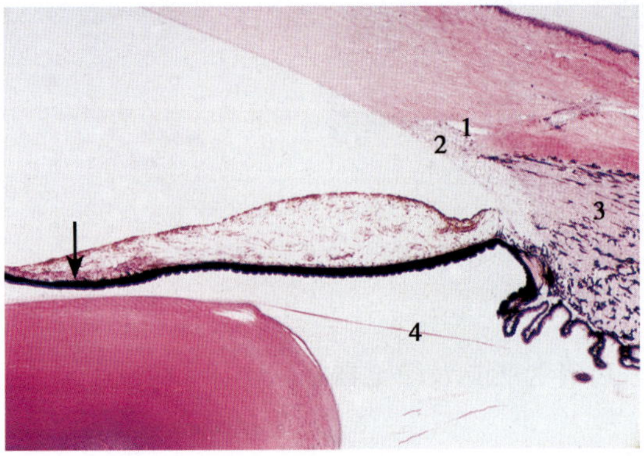

图 12-3 眼球前部光镜图

1. 巩膜静脉窦;2. 小梁网;3. 睫状体;4. 睫状小带;↑瞳孔括约肌

(1) **角膜**(cornea):为透明圆盘状结构,弯曲度大于眼球外壁的其他部分,故略向前方突出。角膜中央较薄,约0.5mm;周边较厚,约1.0mm。角膜内不含血管和淋巴管,营养由房水和角膜缘的血管以渗透方式供应。从前至后可将角膜分为5层(图12-4)。

1) **角膜上皮**(corneal epithelium):为未角化的复层扁平上皮,其基部平坦,表面平整光滑,由5~6层排列整齐的细胞构成,无黑素细胞。上皮基底层为单层矮柱状细胞,具有一定增殖能力,中间为2~3层多边形细胞,表面1~2层为扁平细胞。上皮更新较快,平均7天即可更新一次。上皮内有丰富的游离神经末梢,因此角膜感觉敏锐。

2) **前界层**(anterior limiting lamina):为不含细胞的薄层结构,由胶原原纤维和基质构成。

3) **角膜基质**(corneal stroma):又称固有层,约占角膜全厚度的90%,主要成分为多层与表面平行的胶原板层,含较多水分。胶原板层由大量胶原原纤维平行排列而成,相邻板层的纤维排列方向互相垂直(图12-5)。胶原板层之间散在分布扁平多突起的成纤维细胞,能产生基质和纤维,参与角膜损伤的修复。

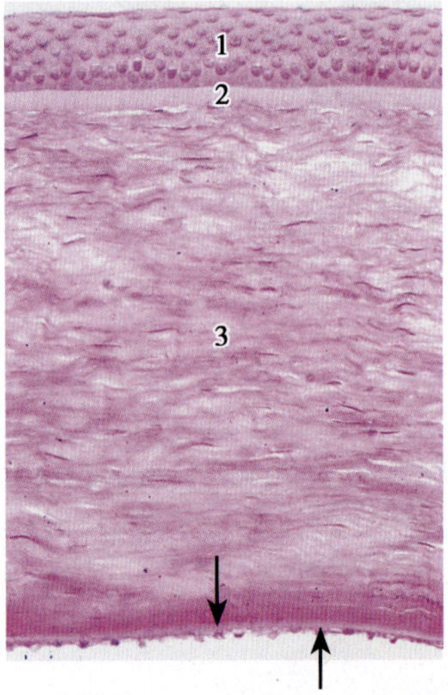

图 12-4 角膜光镜图

1. 角膜上皮;2. 前界层;3. 角膜基质;↓后界层;↑角膜内皮

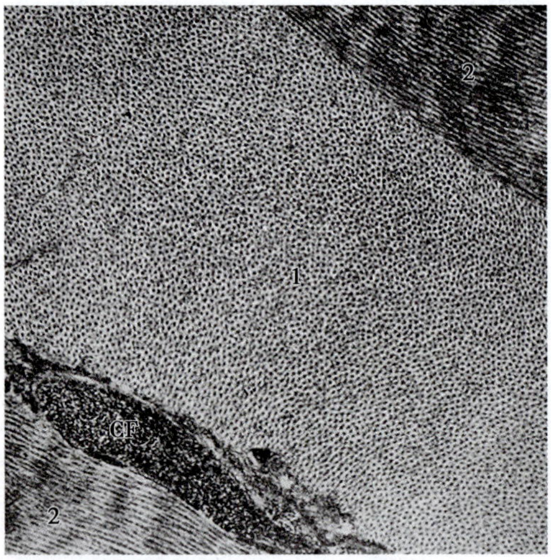

图 12-5 角膜基质电镜图

1和2示相互垂直排列的胶原板层;CF. 成纤维细胞

4) **后界层**(posterior limiting lamina):结构似前界层,但更薄。

5) **角膜内皮**(corneal endothelium):为单层扁平上皮,参与后界层的形成。

角膜成分(特别是纤维)的规则排列、富含水分、无血管和黑素细胞存在,是角膜透明的主要原因。

(2) **巩膜**(sclera):呈瓷白色,主要由大量粗大的胶原纤维交织而成,质地坚韧,是眼球壁的重要保护层。在与角膜交界处的内侧,巩膜向前内侧稍凸起,形成一环形嵴状突起,称巩膜距(scleral spur)(图12-2),是小梁网和睫状肌的附着部位。巩膜前部的外表面覆有球结膜,由复层扁平上皮和疏松结缔组织构成。

(3) **角膜缘**(corneal limbus):为角膜与巩膜的带状移行区域,宽1~2mm。此处通常是临床眼球

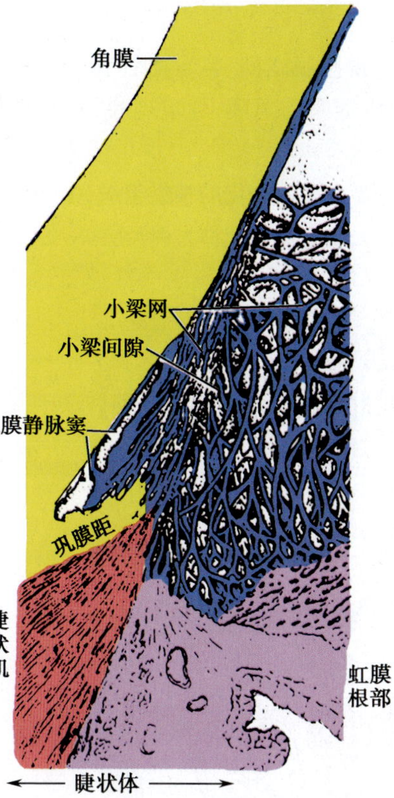

图12-6 巩膜静脉窦与小梁网模式图

前部手术的入路之处(图12-2)。角膜缘上皮不同于角膜上皮和结膜上皮,其上皮较厚,细胞通常超过10层,细胞较小,核深染。基底层细胞为矮柱状,排列成栅栏样。上皮内有黑素细胞,无杯状细胞。角膜缘基底层的细胞具有干细胞特征,称角膜缘干细胞(limbal stem cell),可通过增殖不断向角膜中央方向移行,补充角膜基底层细胞。故临床上通过角膜缘移植,可治疗某些严重的眼球表面疾病。

角膜缘内侧有环行的**巩膜静脉窦**(scleral venous sinus)。在眼球矢状切面上,窦腔呈较大而不太规则的长条形,窦壁衬贴内皮。巩膜静脉窦内侧为网格状的**小梁网**(trabecular meshwork),由小梁和小梁间隙构成。小梁中央为胶原纤维,表面覆以内皮。小梁间隙与巩膜静脉窦相通,两者是房水回流的必经之路(图12-3,图12-6)。

(4)**虹膜**(iris):是位于角膜和晶状体之间的圆环状薄膜,周边与睫状体相连,中央为圆形的瞳孔。虹膜将眼房分隔为前房和后房,前、后房内的房水借瞳孔相通。虹膜直径约为12mm,厚度约0.5mm,近瞳孔缘处较厚,周边较薄。虹膜由前向后分三层,即**前缘层**(anterior border layer)、**虹膜基质**(iris stroma)和**虹膜上皮**(iris epithelium)。前缘层为一层不连续的成纤维细胞和黑素细胞。虹膜基质较厚,为富含血管和黑素细胞的疏松结缔组织。**黑素细胞**(melanocyte)的形态不规则,有突起,细胞质内充满黑素颗粒。在靠近瞳孔缘的虹膜基质中有围绕瞳孔呈环行排列的平滑肌,收缩时使瞳孔缩小,故称**瞳孔括约肌**(sphincter pupillae muscle)。虹膜上皮由前、后两层细胞组成。前层为肌上皮细胞,以瞳孔为中心呈放射状分布,称**瞳孔开大肌**(dilator pupillae muscle),收缩时使瞳孔开大。后层细胞较大,呈立方形,胞质内充满黑素颗粒(图12-2,图12-3,图12-7)。

(5)**睫状体**(ciliary body):介于虹膜与脉络膜之间,为具有伸缩功能的环带状结构,在眼球矢状切面上大致呈三角形。前部较宽大,并向前内侧增厚形成许多突起,后部渐平坦,终止于锯齿缘。睫状体由睫状肌、基质和上皮组成(图12-2,图12-3,图12-6)。

睫状肌(ciliary muscle)为平滑肌,是睫状体的主要组成成分。肌纤维有环行、放射状和纵行三种走向。环行肌纤维分布于睫状体前部,放射状和纵行肌纤维的起点为巩膜距,分别止于睫状体内侧份和后端的脉络膜。睫状体基质为富含血管和黑素细胞的结缔组织。上皮由两层细胞组成。外层为立方形色素上皮细胞;内层为矮柱状非色素上皮细胞,可分泌房水,并产生构成睫状小带和玻璃体的生化成分。

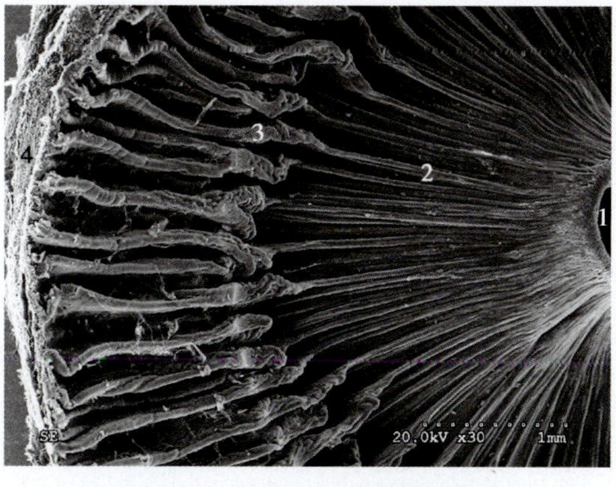

图12-7 虹膜后面扫描电镜图

1. 瞳孔;2. 瞳孔开大肌在虹膜上皮表面形成的放射状隆起;3. 睫状突(其表面的睫状小带已去除);4. 巩膜

睫状体的前内侧伸出约70个呈放射状排列的**睫状突**(ciliary process),并通过大量睫状小带与晶状体相连。**睫状小带**(ciliary zonule)呈细丝状,由微原纤维借蛋白聚糖黏合而成。睫状小带一端连于睫状体,一端插入晶状体囊内,将晶状体悬吊于虹膜与玻璃体之间。睫状肌收缩时，睫状体突向前方内侧，睫状小带松弛；反之，则紧张，借此改变晶状体的位置和曲度，从而调节焦距。

（6）**脉络膜**（choroid）：血管膜的后2/3部分，为充填于巩膜与视网膜之间、富含血管和大量黑素细胞的疏松结缔组织，呈棕黑色。与视网膜相贴的最内层为一均质透明的薄膜，称玻璃膜，由纤维和基质组成（图12-8）。

（7）**视网膜**（retina）：以下所述视网膜指视网膜视部。视网膜主要为高度分化的神经组织，由外向内依次是色素上皮层、视细胞层、双极细胞层和节细胞层（图12-8，图12-9）；后3层又统称为神经层。

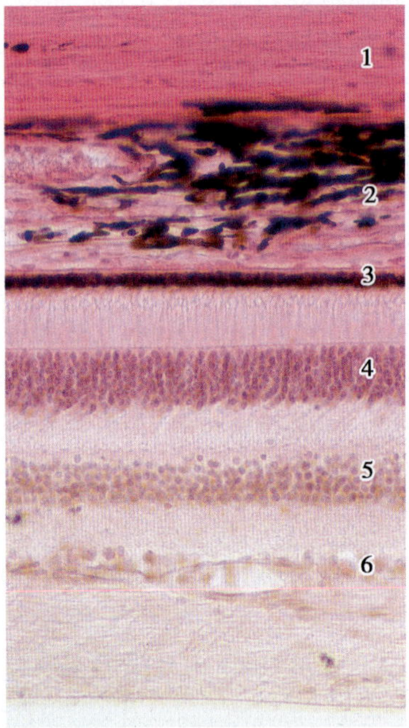

图12-8　视网膜光镜图

1. 巩膜；2. 脉络膜；3. 色素上皮层；4. 视细胞层；5. 双极细胞层；6. 节细胞层

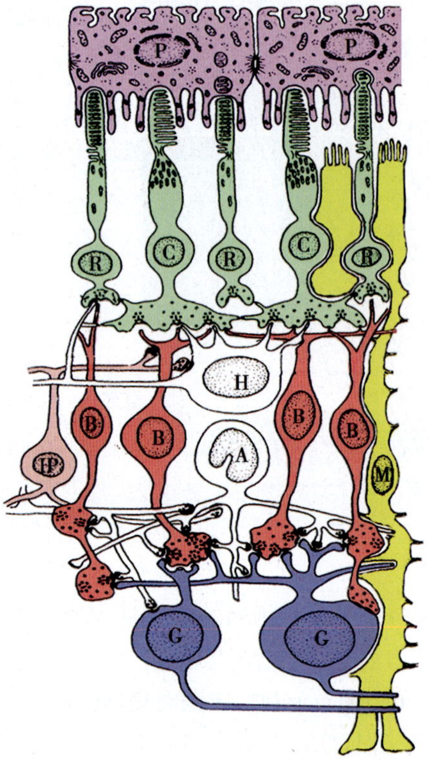

图12-9　视网膜各层细胞超微结构模式图

P. 色素上皮细胞；R. 视杆细胞；C. 视锥细胞；B. 双极细胞；G. 节细胞；H. 水平细胞；A. 无长突细胞；IP. 网间细胞；M. 米勒细胞

1）**色素上皮层**（pigment epithelial cell layer）：是由**色素上皮细胞**（pigment epithelial cell）构成的单层立方上皮，基底面紧贴玻璃膜。细胞顶部有大量突起伸入视细胞的外节之间。胞质内含大量粗大的黑素颗粒和吞噬体。黑素颗粒可防止强光对视细胞的损害，吞噬体内通常为视杆细胞脱落的膜盘，表明色素上皮细胞可参与视细胞外节的更新。细胞侧面有紧密连接。视网膜色素上皮有多方面的功能，如保护视细胞，稳定视网膜的内环境，贮存维生素A，以及营养神经层和吞噬视细胞脱落物等。

2）视细胞层：**视细胞**（visual cell）是感受光线的感觉神经元，又称感光细胞（photoreceptor cell）。细胞分为胞体、外突和内突三部分。胞体是细胞核所在部位，略微膨大，众多胞体密集排列成多层，构成视细胞层。外突垂直伸向色素上皮细胞，其中段有一缩窄而将其分为内节和外节，缩窄处的内部为纤毛样构造，称连接纤毛（connecting cilium）。**内节**（inner segment）紧邻胞体，含丰富的线粒体、粗面内质网和高尔基复合体，是合成感光蛋白的部位，感光物质经缩窄处转移到外节。**外节**（outer segment）为感光部位，含有大量平行层叠的扁平状**膜盘**（membranous disc），它们是由外节基部一侧的胞膜向胞质内陷形成（图12-10），膜中有能感光的镶嵌蛋白。内突末端主要与双极细胞形成突触联系。根据外突形状和感光性质不同，视细胞分为视杆细胞和视锥细胞两种。

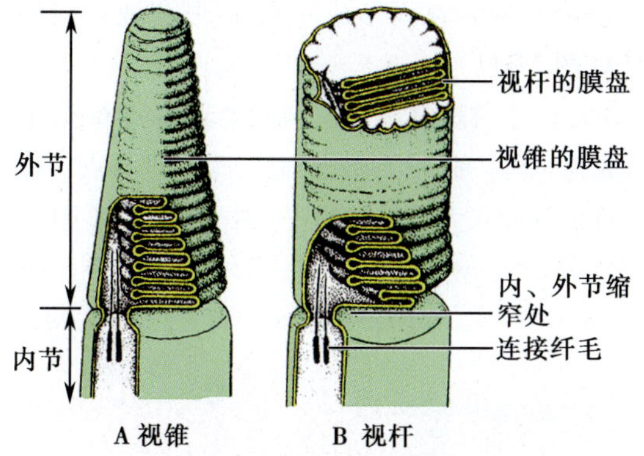

图12-10 视锥和视杆外节超微结构模式图

视杆细胞(rod cell)主要分布在视网膜的周围部,感受弱光,其数量远远多于视锥细胞。视杆细胞较细长,核较小、染色较深,外突呈杆状(视杆),内突末端膨大呈小球状。膜盘与细胞表面胞膜分离而独立。每个视杆细胞可有数百乃至上千个膜盘。膜盘不断更新,由外节基部向顶端推移,顶端的膜盘则老化脱落,被色素上皮细胞吞噬消化。膜盘上的感光蛋白称视紫红质,由11-顺视黄醛和视蛋白组成。维生素A是合成11-顺视黄醛的原料。当人体维生素A不足时,视紫红质缺乏,导致弱光视力减退,即夜盲症。

视锥细胞(cone cell)主要分布在视网膜中部,感受强光和颜色。细胞外形较视杆细胞粗大,核较大,染色较浅,外突呈圆锥形(视锥),内突末端膨大呈足状。视锥外节的膜盘大多与细胞膜不分离,顶端膜盘也不脱落。其感光物质称视色素(visual pigment),也由11-顺视黄醛和视蛋白组成,但视蛋白的结构与视紫红质的不同。视锥细胞有三种功能类型,分别含有红敏色素、绿敏色素和蓝敏色素。如缺少感红光(或绿光)的视锥细胞,则不能分辨红(或绿)色,为红(或绿)色盲。

3)双极细胞层:主要由**双极细胞**(bipolar cell)的胞体构成。双极细胞是连接视细胞和节细胞的纵向中间神经元。其树突与视细胞的内突形成突触,轴突与节细胞的树突形成突触。大多数双极细胞可与多个视细胞和节细胞形成突触联系;但也有少数细胞只与一个视锥细胞和一个节细胞联系,称侏儒双极细胞(midget bipolar cell),它们位于视网膜中央凹边缘。

在双极细胞层还有以下三种中间神经元:

水平细胞(horizontal cell):胞体位于双极细胞层外侧部,其突起呈水平走行,与视杆细胞、双极细胞及网间细胞的突起形成突触,相邻的水平细胞之间有缝隙连接。

无长突细胞(amacrine cell):位于双极细胞层内侧部,有2~3层,胞体较大,突起兼有树突和轴突的特点,与双极细胞的轴突、节细胞树突及网间细胞的突起形成突触。

网间细胞(interplexiform cell):胞体位于无长突细胞之间,突起向周围广泛伸展,与无长突细胞和水平细胞形成突触。中间神经元通过广泛的突触连接,构成局部环路,参与视觉信号的传导和调控。

4)**节细胞层**(ganglion cell layer):由**节细胞**(ganglion cell)的胞体构成,大多排列成单层。节细胞为长轴突的多极神经元,其树突主要与双极细胞形成突触,轴突向眼球后极汇聚,穿出眼球壁构成视神经。大多数节细胞胞体较大,与多个双极细胞形成突触联系;少数为胞体较小的**侏儒节细胞**(midget ganglion cell),只和一个侏儒双极细胞联系,也位于视网膜中央凹边缘。

节细胞层中还有少数特殊的非成像性感光细胞,称**内在光敏视网膜节细胞**(intrinsically photosensitive retinal ganglion cells,ipRGCs),其感光色素为黑视蛋白(melanopsin),也称黑视素。ipRGCs的轴突主要投射到视交叉上核、橄榄顶盖前核等脑区,参与调控昼夜节律、瞳孔对光反射等非成像视觉功能。

与其他部位的神经组织一样,视网膜中也有神经胶质细胞分布,如放射状胶质细胞、星形胶质细胞和小胶质细胞,但一般没有少突胶质细胞。**放射状胶质细胞**(radial neuroglia cell)又称米勒细胞(Müller cell),为视网膜特有的胶质细胞。细胞狭长,几乎贯穿神经层。细胞核位于双极细胞层,宽大的叶片状突起伸展于神经元之间。细胞内外两侧的突起末端常膨大分叉,外侧端于视细胞内节处相互连接构成连续性保护膜。内侧端于视网膜内表面相互连接形成胶质界膜。放射状胶质细胞具有营养、支持、绝缘和保护等作用。

黄斑(macula lutea)是视网膜后极的一浅黄色区域,正对视轴处,呈横向椭圆形,直径1~3mm,其中央有一浅凹,称**中央凹**(central fovea)。中央凹为视网膜最薄的部分,厚度仅0.1mm,只有色素上皮和视锥细胞。其视锥细胞与侏儒双极细胞之间,以及侏儒双极细胞与侏儒节细胞之间均形成一对一联系，能精确地传导信号。此处的双极细胞和节细胞均向外周倾斜，从而形成一局部凹陷，故光线可直接落在视锥细胞上。因此，中央凹是视觉最敏锐的部位（图 12-11）。

视盘（optic disc）又称**视神经乳头**（papilla of optic nerve），位于黄斑鼻侧，圆盘状，呈乳头状隆起，中央略凹。所有节细胞的轴突在此处汇集，并穿出眼球壁形成视神经。此处无感光细胞，为生理盲点。视网膜中央动脉和中央静脉也在此穿过（图 12-12）。视神经将信息传入大脑枕叶的视觉中枢，产生视觉。

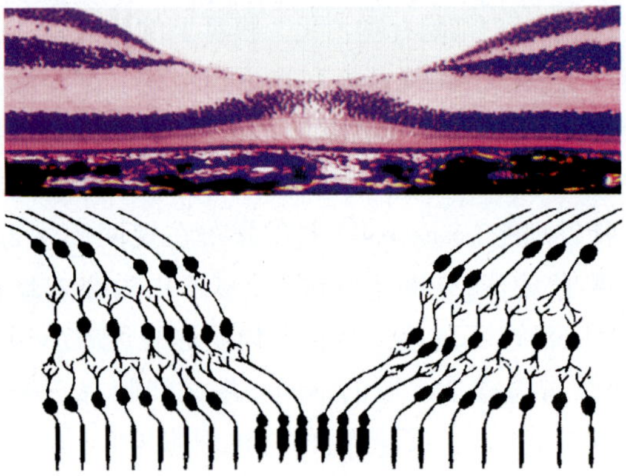

图 12-11 黄斑中央凹

上．光镜图；下．细胞联系示意图

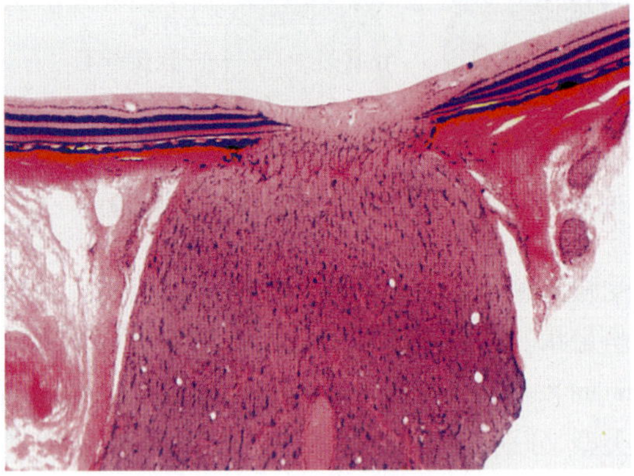

图 12-12 视盘与视神经光镜图

2. 眼内容物 包括房水、晶状体和玻璃体，均无色透明，与角膜共同组成眼的屈光系统。

（1）**晶状体**（lens）：为具有弹性的双凸透明体，是眼球中最重要的屈光装置，充当生物透镜作用。晶状体前面略平，后面较凸，两面交界处为赤道部。晶状体外包晶状体囊（lens capsule），是由基膜和胶原原纤维等构成的薄层结构。晶状体实质分为外周的皮质和中央的晶状体核（lens nucleus）。皮质的前表面有一层立方形细胞构成的晶状体上皮。在赤道部，细胞逐渐变成长柱状，称晶状体纤维（lens fiber），呈环层状排列。新形成的纤维构成皮质，陈旧的纤维被推向中心，细胞核逐渐消失，含水量减少，参与构成晶状体核（图 12-2，图 12-13，图 12-14）。晶状体内无血管和神经，靠房水供给营养。老年人晶状体弹性减退，透明度降低，甚至混浊形成老年性白内障。

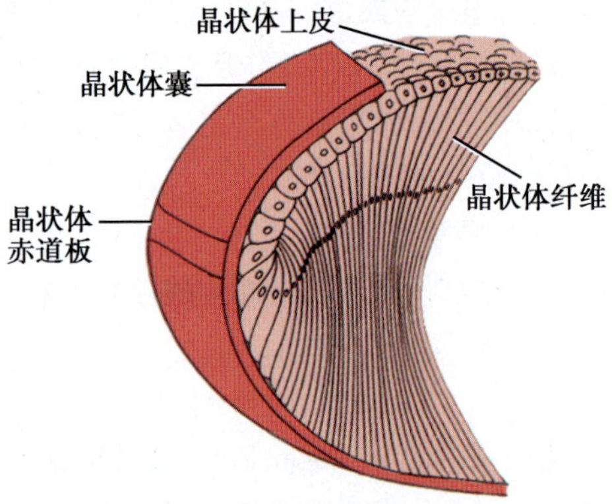

图 12-13 晶状体结构模式图

在赤道板处，上皮细胞明显变为长柱状，形成晶状体纤维

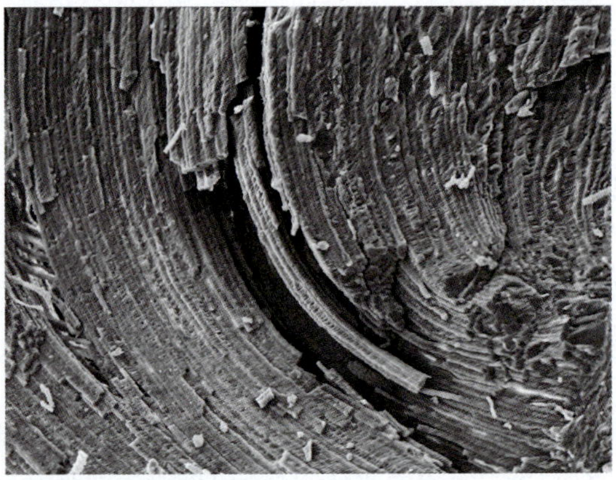

图 12-14 晶状体内部扫描电镜图

（2）**玻璃体**（vitreous body）：位于晶状体、睫状体与视网膜之间，为无色透明的胶状体，水分占 99%，其余为胶原原纤维、玻璃蛋白、透明质酸和少量细胞。

（3）**房水**（aqueous humor）：为充满于眼房的透明液体，由来自睫状体的血液渗出和非色素上皮细胞分泌而成。房水从后房经瞳孔至前房，继而在前房角经小梁间隙进入巩膜静脉窦，最终由睫状前静脉导入血循环。房水也具有屈光作用，并可营养晶状体和角膜以及维持眼压。房水的产生和回流保持动态平衡，回流受阻，引起眼压增高，导致视力受损，称**青光眼**。

（二）眼的附属器

包括眼睑、泪腺和眼外肌等，对眼球起遮盖、保护和运动等作用。

1. 眼睑（eyelid） 为薄板状结构，由前至后分为皮肤、皮下组织、肌层、睑板和睑结膜五层（图12-15）。皮肤薄而柔软，睑缘有2～3列睫毛，睫毛根部有小的皮脂腺，称**睑缘腺**或Zeis腺。睫毛附近有呈螺旋状的汗腺，称**睫腺**或Moll腺。皮下组织为疏松结缔组织，易水肿和淤血。肌层主要为骨骼肌。睑板由致密结缔组织构成，呈半月形，质如软骨，是眼睑的支架。睑板内有许多平行排列的分支管泡状皮脂腺，称**睑板腺**（tarsal gland），导管开口于睑缘，分泌物有润滑睑缘和保护角膜的作用。**睑结膜**为薄层黏膜，上皮为复层柱状，有杯状细胞，固有层为薄层结缔组织。睑结膜在结膜穹窿处移行为球结膜。

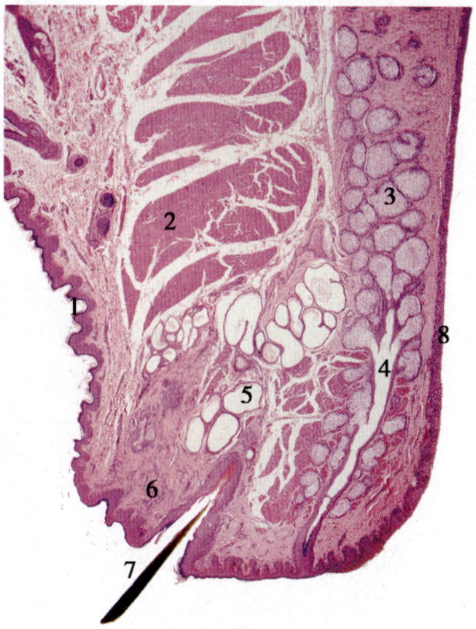

图12-15 眼睑光镜图

1. 皮肤；2. 眼轮匝肌；3. 睑板腺腺泡；4. 睑板腺导管；5. 睫腺；6. 睑缘腺；7. 睫毛；8. 睑结膜

2. 泪腺（lacrimal gland） 位于眶外侧上方的泪腺窝内，为浆液性复管状腺，被结缔组织分隔成小叶。腺上皮为单层立方或柱状，胞质内有分泌颗粒。腺上皮外有基膜和肌上皮细胞。泪腺分泌的泪液经导管排至结膜上穹窿部，有润滑和清洁角膜的作用。

二、耳

耳由外耳、中耳和内耳组成，前两者传导声波，后者为听觉感受器和位觉感受器的所在部位。

（一）外耳

外耳由耳廓、外耳道和鼓膜构成。耳郭以弹性软骨为支架，外包薄层皮肤。外耳道的皮肤内有耵聍腺，结构类似大汗腺，分泌耵聍。**鼓膜**（tympanic membrane）为椭圆形的半透明薄膜，分隔外耳道与中耳。鼓膜分三层，外层为复层扁平上皮，与外耳道的表皮连续；中层主要由胶原纤维束组成，与鼓膜的振动有关；内层为黏膜层，由单层扁平上皮和薄层疏松结缔组织构成。鼓膜的作用是将声波的振动传递到中耳。由于鼓膜极薄，易受外力冲击（如强噪声、击打、尖锐物刺入）而破裂。

（二）中耳

中耳包括鼓室和咽鼓管（图12-16）。鼓室内表面和三块听小骨表面覆有薄层黏膜。听小骨彼此形成关节连接，关节面为透明软骨。咽鼓管近鼓室段的黏膜上皮为单层柱状，近鼻咽段为假复层纤毛柱状上皮，固有层内有混合性腺。

（三）内耳

内耳为一系列穿行于颞骨岩部内相互通连的弯曲管道，形同迷宫，故又称**迷路**，分**骨迷路**（osseous labyrinth）和**膜迷路**（membranous labyrinth）两部分。骨迷路由前至后分为耳蜗、前庭和半规管，它们依次连通，内壁上都衬以骨膜。膜迷路为悬系在骨迷路内封闭的膜性管或囊，基本形态与骨迷路相似，也相应地分为三部分，即膜蜗管、膜前庭和膜半规管，三者也相通，内壁衬以单层上皮。膜迷路某些部位的上皮增厚，特化形成感受器。

膜迷路的腔内充满内淋巴，内淋巴由膜蜗管的血管纹产生，经内淋巴导管和内淋巴囊导入硬膜下隙。膜迷路与骨迷路之间的腔隙充满外淋巴，其成分与内淋巴不同，可能是蛛网膜下隙的脑脊液经蜗小管导入，也可能从骨膜毛细血管渗出产生。内、外淋巴互不相通。淋巴有营养内耳和传递声波等作用。

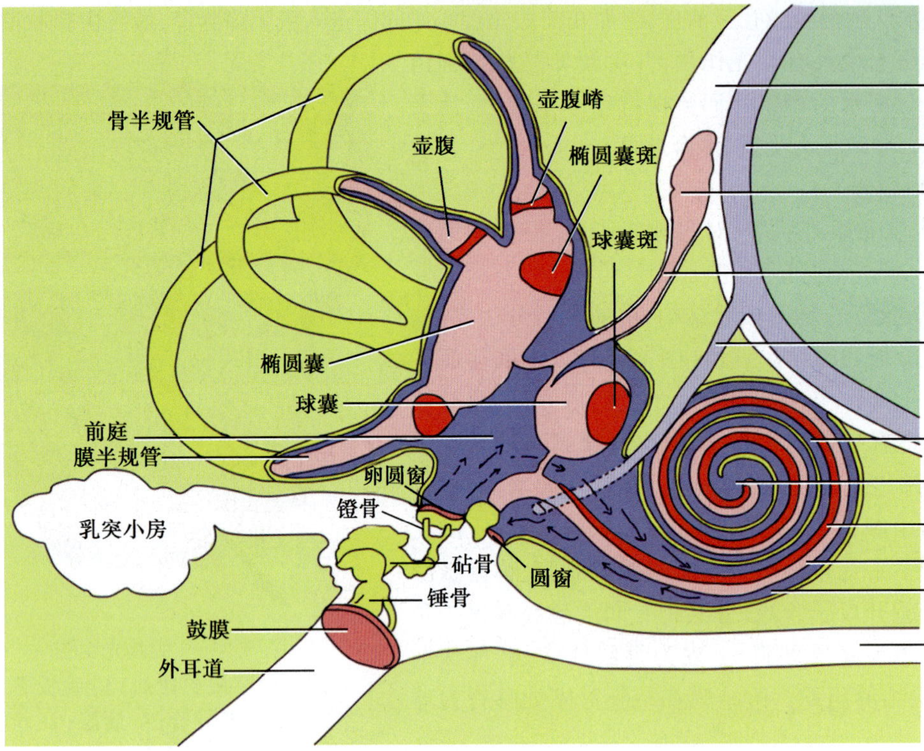

图 12-16 中耳和内耳模式图（↑示声波传导方向）

1. **耳蜗、膜蜗管及螺旋器** **耳蜗**（cochlea）外形如蜗牛壳，由中央圆锥形蜗轴和围绕蜗轴盘旋约两周半的蜗螺旋管（骨蜗管）及套嵌其内的膜蜗管构成（图 12-17～图 12-19）。蜗轴由松质骨构成，内有耳蜗神经节。

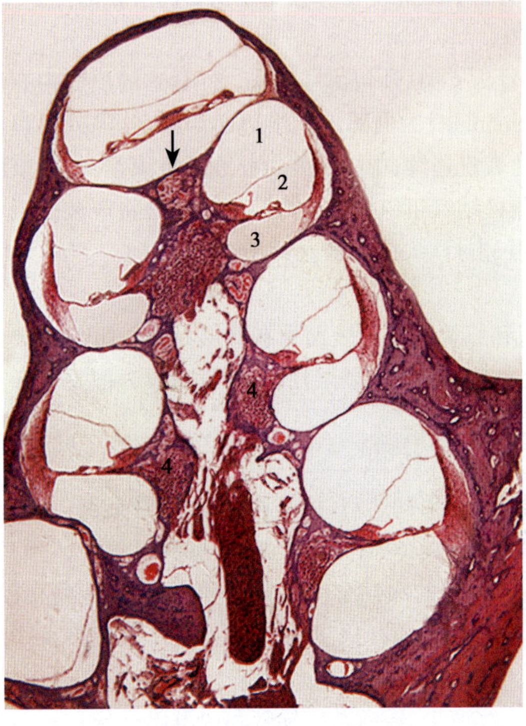

图 12-17 豚鼠耳蜗纵切面光镜图
↑蜗轴；1. 前庭阶；2. 膜蜗管；3. 鼓室阶；4. 耳蜗神经节

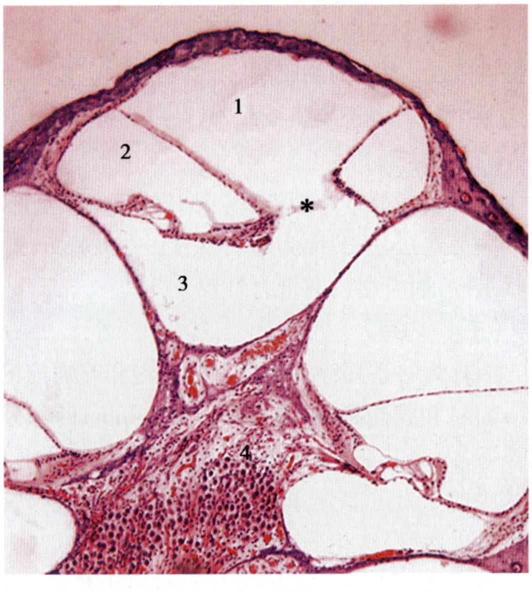

图 12-18 耳蜗顶部光镜图
＊蜗孔；1. 前庭阶；2. 膜蜗管；3. 鼓室阶；4. 耳蜗神经节

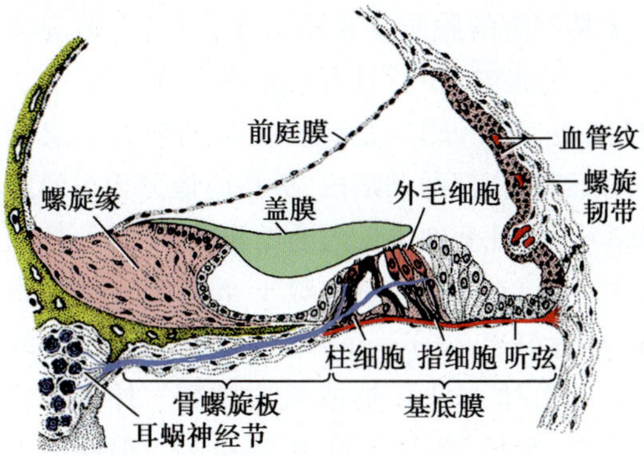

图12-19 膜蜗管与螺旋器仿真图

（1）骨蜗管：被膜蜗管分隔为上下两部分，上部为**前庭阶**（scala vestibuli），起始于前庭窗；下部为**鼓室阶**（scala tympani），起自圆窗；二者均含外淋巴，并在蜗顶以蜗孔相通。

（2）膜蜗管：为螺旋形膜性管道，其底端与球囊相通，顶部细小，止于蜗顶，为盲端。膜蜗管横切面呈三角形，有三个壁。

上壁为菲薄的**前庭膜**（vestibular membrane），由两层单层扁平上皮夹一层基板组成，前庭膜呈外高内低的斜行走向。

外侧壁上皮为特殊的含毛细血管的复层上皮，称**血管纹**（stria vascularis），可产生内淋巴。上皮下方为增厚的骨膜，称**螺旋韧带**（spiral ligament）。

下壁由内侧的**骨螺旋板**（osseous spiral lamina）和外侧的**膜螺旋板**（membranous spiral lamina）共同构成。骨螺旋板是蜗轴的骨组织向外延伸形成的螺旋形薄板。膜螺旋板（也称基底膜）内侧与骨螺旋板相连，外侧与螺旋韧带相连，由两层上皮夹一层基膜构成。朝向膜蜗管的上皮为单层柱状，并局部膨隆形成螺旋器。朝向鼓室阶的上皮为单层扁平状。骨螺旋板起始处的骨膜增厚，突入膜蜗管形成**螺旋缘**（spiral limbus），并向膜蜗管中伸出一末端游离的薄板状胶质性**盖膜**（tectorial membrane），覆盖于螺旋器上（图12-19～图12-22）。

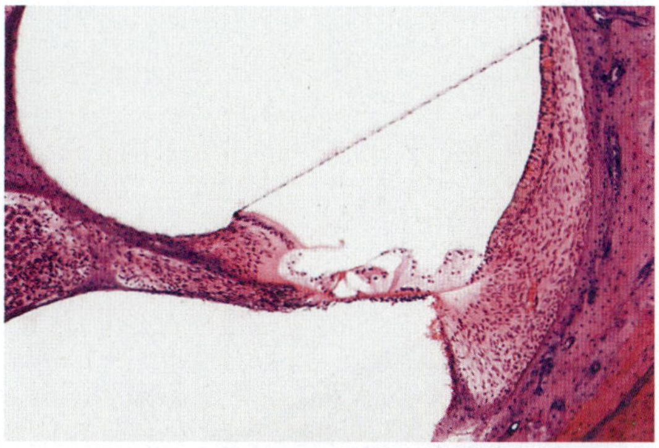

图12-20 膜蜗管与螺旋器光镜图

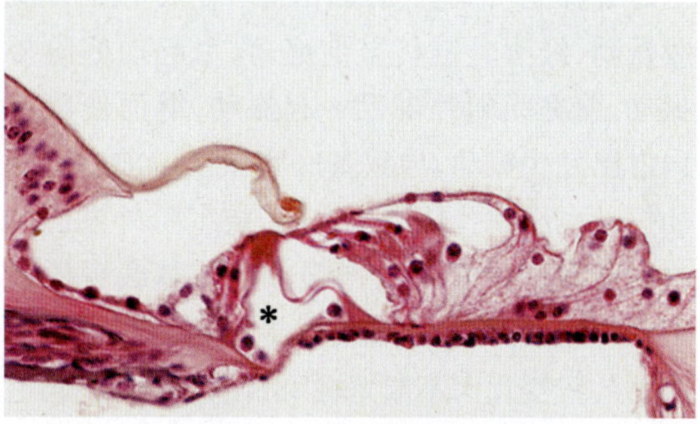

图12-21 螺旋器光镜图
＊内隧道

（3）**螺旋器**（spiral organ）：又称**柯蒂氏器**（organ of Corti），是基底膜上感受听觉的高度分化结构，呈螺旋状走行，由支持细胞和毛细胞组成。

1）支持细胞：主要有**柱细胞**（pillar cell）和**指细胞**（phalangeal cell）。柱细胞基部较宽，中部细长，排列为内、外两行，分别称内柱细胞和外柱细胞。内、外柱细胞在基底部和顶部彼此连接，细胞中部分离，围成一条三角形的内隧道（inner tunnel）。内柱细胞内侧有1列内指细胞，外柱细胞外侧有3～4列外指细胞。指细胞呈杯状，顶部凹陷内托着一个毛细胞，一侧伸出一个指状突起抵达螺旋器的游离面，扩展形成

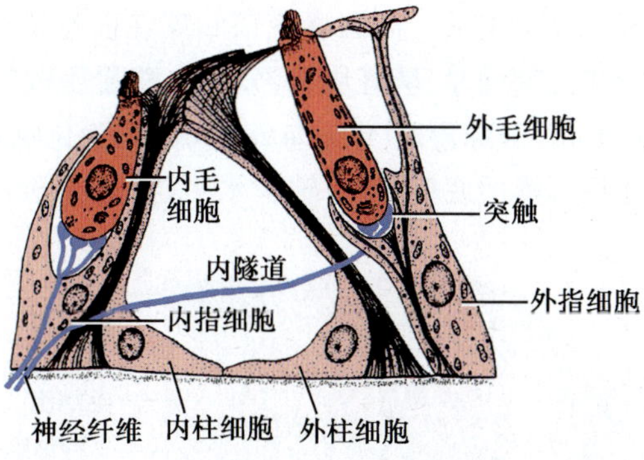

图12-22 螺旋器毛细胞与支持细胞模式图

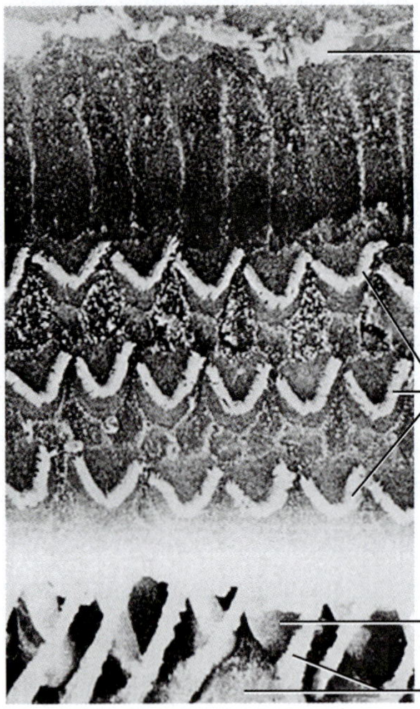

图 12-23 豚鼠螺旋器顶部扫描电镜图

薄板状结构，并与邻近的指细胞和柱细胞等形成的薄板连接。支持细胞的胞质富含张力丝，对稳定螺旋器的结构、固定毛细胞的位置具有很强的支持作用。

2）**毛细胞**（hair cell）：是感受听觉刺激的上皮细胞，坐落于指细胞顶部的凹陷内，故相应地分为1列内毛细胞和3～4列外毛细胞。内毛细胞呈烧瓶形，外毛细胞呈高柱状。细胞游离面有数十至上百根粗而长的微绒毛，称**静纤毛**（stereocilium）。内毛细胞的静纤毛有3～4行，总体上呈U形或弧形排列。外毛细胞的静纤毛为3～5行，呈V形或W形排列。静纤毛的排列也呈阶梯状，外侧的静纤毛较内侧的逐排增高（图12-23），外毛细胞中较长的静纤毛插入盖膜的胶质中。毛细胞底部胞质内有含神经递质的突触小泡，底部与来自耳蜗神经节的双极神经元的树突末端形成突触。

基底膜的基膜中含有大量胶原样细丝束，称**听弦**（auditory string），听弦从内向外呈放射状排列。从蜗底至蜗顶，基底膜由窄变宽，听弦由短变长，故蜗底的基底膜能与高频振动发生共振，蜗顶的基底膜能与低频振动发生共振。因此，蜗底受损可导致高音感受障碍，蜗顶受损则低音感受障碍。

螺旋器是听觉感受器，由外耳道传入的声波使鼓膜振动，经听骨链传至前庭窗，引起前庭阶外淋巴振动，前庭膜随外淋巴一起振动，继而使膜蜗管的内淋巴发生振动，导致基底膜振动。前庭阶外淋巴的振动也经蜗孔传到鼓室阶，鼓室阶外淋巴的振动也对基底膜的振动有增强效应。基底膜振动也将带动螺旋器振动，这就使得毛细胞的静纤毛因与盖膜的位置变化而不断弯曲和伸直，从而引起毛细胞兴奋，信息经毛细胞底部的突触而传递给耳蜗神经，借此传至中枢，产生听觉。

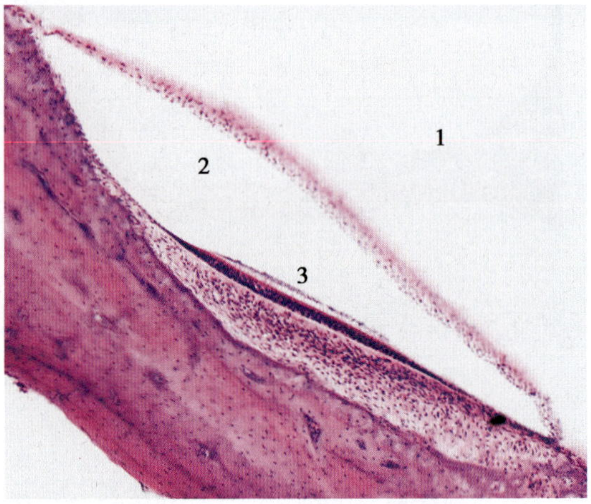

图 12-24 位觉斑光镜图
1. 前庭；2. 椭圆囊；3. 椭圆囊斑

2. 前庭、膜前庭及位觉斑 前庭为一膨大的腔，连接半规管和耳蜗（图12-16）。膜前庭由椭圆囊和球囊组成。椭圆囊底壁和球囊前壁的骨膜和上皮局部增厚，呈斑块状，分别称**椭圆囊斑**（macula utriculi）和**球囊斑**（macula sacculi），均为位觉感受器，故又统称**位觉斑**（maculae acustica）。椭圆囊斑位于椭圆囊的底壁，其长轴呈水平位；球囊斑位于球囊的前壁，其长轴为垂直位，故两斑呈相互垂直关系。

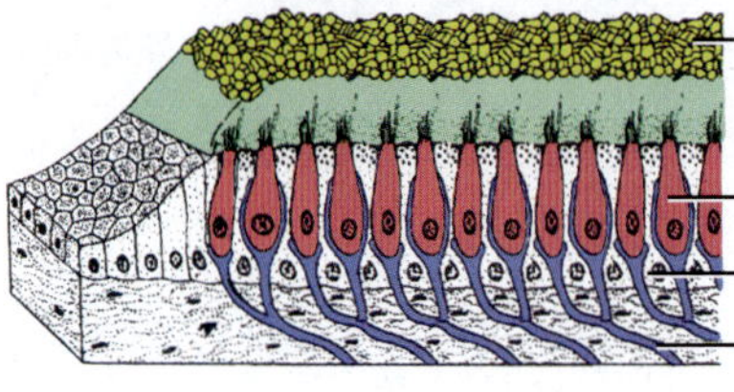

图 12-25 位觉斑模式图

位觉斑表面平坦，上皮为高柱状，由支持细胞和毛细胞组成（图12-24，图12-25）。支持细胞分泌胶状糖蛋白，在位觉斑表面形成胶质膜，称**位砂膜**（otolithic membrane），内有细小的碳酸钙结晶，即位砂。

毛细胞位于支持细胞之间，细胞顶部有40～80

根静纤毛和一根**动纤毛**（kinocilium），皆插入位砂膜。静纤毛呈阶梯状排列，最长的静纤毛一侧为动纤毛。毛细胞基底面与传入神经末梢形成突触联系。毛细胞分为Ⅰ型和Ⅱ型。Ⅰ型细胞呈烧瓶状，细胞的绝大部分被前庭神经末梢包裹，仅露出细胞顶部。神经末梢形似酒杯，故称神经杯，与毛细胞形成突触。Ⅱ型细胞为长圆柱状，细胞基部和多个前庭神经末梢有突触联系，但不形成神经杯（图12-26）。

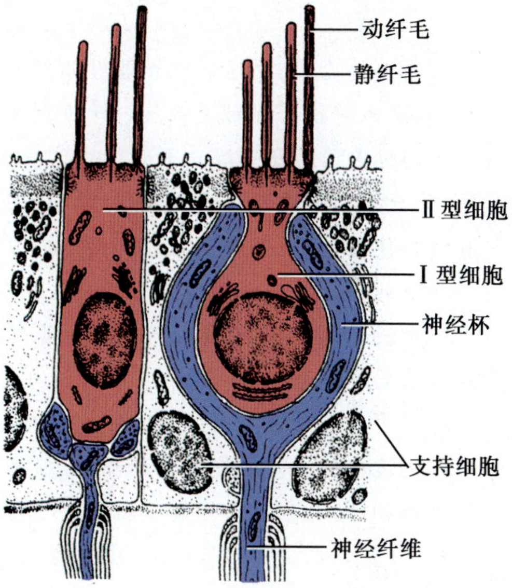

图12-26 位觉感受器超微结构模式图

位觉斑感受身体的直线变速运动和静止状态。由于位砂的比重远大于内淋巴，在直线变速运动或重力作用下，位砂膜与毛细胞胞体的位置发生相对移位，从而使纤毛弯曲，毛细胞兴奋，并将兴奋通过突触传递给传入神经末梢。由于球囊斑和椭圆囊斑互成直角，所以，不管身体处在何种位置，都会有毛细胞受到刺激。

3. 半规管、膜半规管及壶腹嵴 半规管位于内耳的后外侧，为三个相互垂直的半环形骨管，每个半规管与前庭相连处各形成一个膨大的壶腹。相应的膜半规管及其壶腹套嵌其内。膜性壶腹部骨膜和上皮局部增厚，形成横行的山嵴状隆起，称**壶腹嵴**（crista ampullaris）（图12-27，图12-28）。

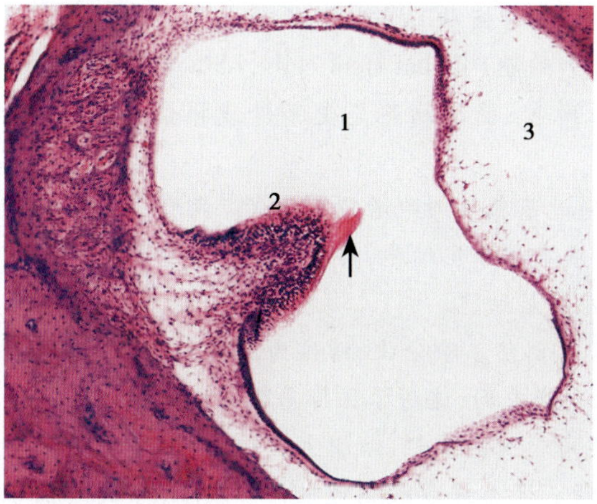

图12-27 壶腹嵴光镜图

1. 膜半规管壶腹部；2. 壶腹嵴；3. 半规管；↑壶腹帽（未完全保存）

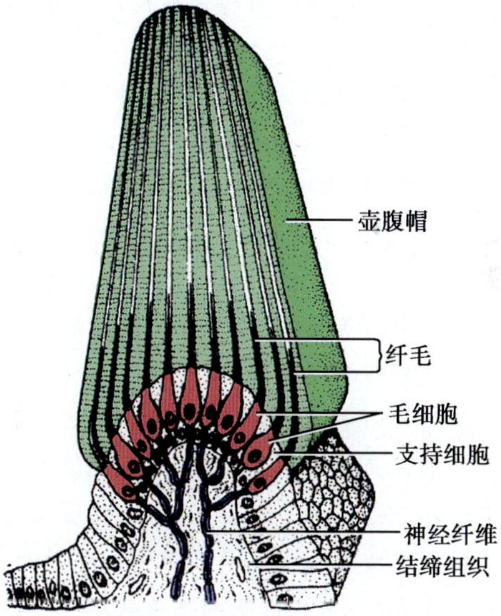

图12-28 壶腹嵴模式图

壶腹嵴上皮也由支持细胞和毛细胞组成，毛细胞也分Ⅰ型和Ⅱ型，其动纤毛和静纤毛的数量和排列情况与位觉斑类似。支持细胞分泌的糖蛋白形成圆锥形的胶质**壶腹帽**（cupula），动纤毛和静纤毛插入壶腹帽基部。前庭神经中的传入纤维末梢分布于毛细胞的基部。壶腹嵴也是位觉感受器，感受身体或头部的旋转变速运动。由于3个半规管互相垂直排列，所以，不管身体或头部在哪个方向旋转，都会有半规管内淋巴流动使壶腹帽倾斜，从而刺激毛细胞产生兴奋，经前庭神经传入中枢。

本章小结

眼为视觉器官，包括眼球和眼附属器。眼球由眼球壁和眼内容物组成。眼球壁从外至内依次分为纤维膜、血管膜和视网膜三层。纤维膜主要由致密结缔组织构成，前1/6为角膜，后5/6为巩膜，两者之间的过渡区为角膜缘。血管膜由富含血管和黑素细胞的疏松结缔组织构成。从前向后依次为虹膜基质、睫状体基质和脉络膜三部分。视网膜位于眼球壁最内层，分为盲部与视部。盲部包括虹膜上皮和睫状体上皮，视部为感光部位，即通常所称的视网膜。视网膜分为色素上皮层、视细胞层、双极细胞层和节细胞层共四层。色素上皮层为单层立方上皮，有吞噬、保护和营养等作用。视细胞层包含视杆细胞和视锥细胞，感受光线与颜色。眼球内容物包括房水、晶状体和玻璃体，均无色透明，与角膜共同组成眼的屈光系统。

耳为听觉和平衡觉器官，包括外耳、中耳和内耳。外耳和中耳主要起传导声波的作用。内耳由骨迷路和膜迷路组成。骨迷路包括耳蜗、前庭和半规管，它们互相通连。膜迷路悬系在骨迷路内，形态与骨迷路相似，也分为膜蜗管、膜前庭（椭圆囊和球囊）和膜半规管，也互相通连。膜迷路衬以单层上皮，某些部位的上皮增厚，特化形成听觉感受器或位觉感受器。膜迷路腔内充满内淋巴，膜迷路与骨迷路之间的腔隙充满外淋巴。声波和身体位置变化均可使淋巴产生振动，从而刺激感受器，感受听觉和位觉。

（周国民）

插入框：角膜缘干细胞与角膜疾病

角膜和巩膜之间的狭窄移行区为角膜缘，由于两者逐渐过渡，因而在眼表面两者之间没有明确的分界线。

角膜缘由数层密集细胞和下方基质组成，基底面排列成嵴状，层数超过10层，排列不规则，细胞体积小，呈矮柱状，核深染，形成特殊的栅状结构，即Vogt栅栏（Palisades of Vogt，POV），其中位于基底部的细胞即角膜缘干细胞（limbal stem cells，LSCs）。角膜缘中还含有色素细胞、朗格汉斯细胞和丰富的毛细血管，使干细胞免受紫外线损伤，并得到营养支持。

正常情况下，角膜表面上皮细胞不断脱落，通过基底层细胞增殖来替代。角膜上皮基底层细胞是短暂扩增细胞，经历有限几代分裂后即形成末端分化细胞，而角膜缘干细胞则不断缓慢分裂增殖形成子细胞，并向角膜中央转移，补充基底层细胞。

如果角膜损伤，角膜缘干细胞迅速增殖以修复创伤。除分化、增殖为上皮细胞以外，角膜缘干细胞还作为一道屏障，阻止结膜上皮移行至角膜表面，这对于保持角膜的透明性与正常生理功能有重要意义。角膜缘干细胞缺乏时，出现角膜上皮糜烂、结膜上皮增生移行、新生血管形成等表现，角膜透明性将被破坏，导致视力下降。还有许多疾病可损伤角膜缘，导致角膜缘干细胞部分或完全性缺乏，如先天性无虹膜、热烧伤、酸碱烧伤、手术创伤、接触镜佩戴不当、严重干眼症、药物毒性作用等。而为了修复持续性角膜损伤，也可采取自体或异体角膜缘干细胞移植重建角膜上皮来进行治疗。

（钟近洁）

第 13 章　内分泌系统

内分泌系统(endocrine system)是机体的重要调节系统,由内分泌腺(如甲状腺、甲状旁腺、肾上腺、垂体、松果体等)和分布于其他器官内的内分泌组织和细胞组成。在内分泌腺中,腺细胞排列成索状、网状、团状或围成滤泡状,无输送分泌物的导管,有丰富的有孔或窦状毛细血管。分布于其他器官中的内分泌细胞有的聚集成群,如胰腺中的胰岛细胞、卵巢黄体细胞、睾丸间质细胞等;有的分散存在,如消化道、呼吸道、肾等器官内散在分布的内分泌细胞。

内分泌细胞的分泌物称**激素**(hormone)。大多数内分泌细胞分泌的激素通过血液循环作用于远隔的特定细胞。少部分内分泌细胞的激素可直接作用于邻近的细胞,称**旁分泌**(paracrine)。每种激素作用的特定器官或特定细胞,称为这种激素的**靶器官**(target organ)或**靶细胞**(target cell)。靶细胞具有与相应激素结合的**受体**(receptor),激素与受体结合后产生效应。

激素按其化学性质分为含氮激素(包括氨基酸衍生物、胺类、肽类和蛋白质类激素)和类固醇激素两大类。机体绝大部分内分泌细胞为含氮激素分泌细胞,其超微结构特点是,胞质中有密集的粗面内质网、较发达的高尔基复合体和数量不等的分泌颗粒。类固醇激素分泌细胞仅包括肾上腺皮质和性腺的内分泌细胞,其超微结构特点是,胞质内含有与合成类固醇激素有关的丰富的滑面内质网;线粒体较多,其嵴多呈管状;含较多脂滴,为激素合成的原料;无分泌颗粒,激素具脂溶性,通过胞膜直接扩散出细胞。

一、甲状腺

甲状腺(thyroid gland)分左右两叶,中间以峡部相连。表面包有薄层结缔组织被膜。腺实质由大量甲状腺滤泡组成,滤泡间有少量疏松结缔组织和丰富的有孔毛细血管(图 13-1,图 13-2)。

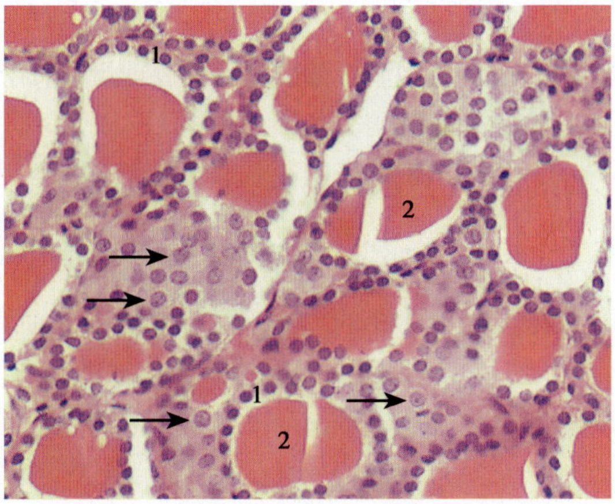

图 13-1　甲状腺光镜图
1. 滤泡上皮;2. 胶质;↑滤泡旁细胞

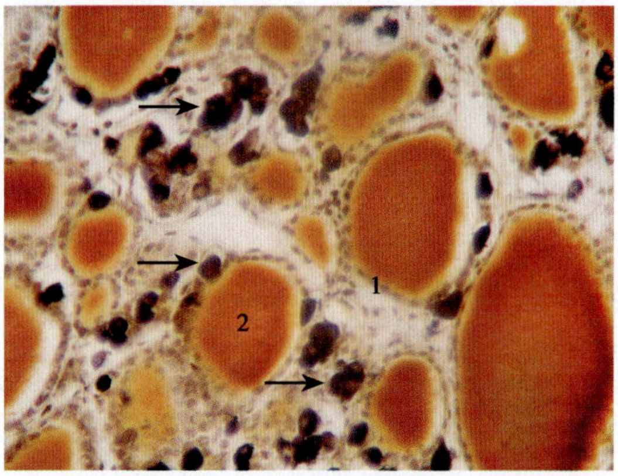

图 13-2　甲状腺光镜图
镀银染色
1. 滤泡上皮;2. 胶质;↑滤泡旁细胞

(一) 甲状腺滤泡

甲状腺滤泡(thyroid follicle)大小不等,直径 0.02~0.9mm,呈圆形或不规则形。滤泡由单层立方的**滤泡上皮细胞**(follicular epithelial cell)围成,滤泡腔内充满均质状、嗜酸性的**胶质**(colloid)(图 13-1)。滤泡上皮细胞可因功能状态不同而有形态差异。在功能活跃时,细胞增高呈低柱状,腔内胶质减少;反之,细胞变矮呈扁平状,腔内胶质增多。胶质是滤泡上皮细胞的分泌物,即碘化的甲状腺球蛋白。

电镜下,滤泡上皮细胞胞质内有较丰富的粗面内质网和较多的线粒体,溶酶体散在于胞质内,高尔基复合体位于核上区。顶部胞质内有电子密度中等、体积很小的分泌颗粒,还有从滤泡腔摄入的低电子密度的胶质小泡。滤泡上皮基底面有完整的基膜(图 13-3)。

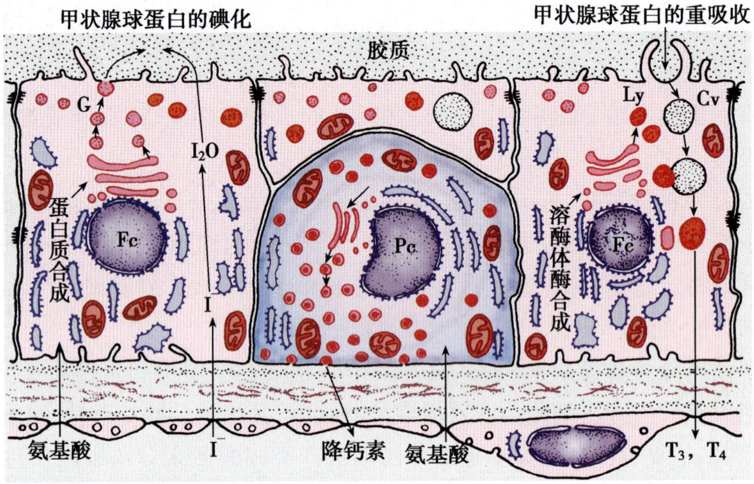

图 13-3 甲状腺滤泡上皮细胞(Fc)和滤泡旁细胞(Pc)超微结构及激素合成与分泌模式图

Cv. 胶质小泡;G. 分泌颗粒;Ly. 溶酶体

滤泡上皮细胞合成和分泌甲状腺激素。甲状腺激素的形成经过合成、贮存、碘化、重吸收、分解和释放等过程。滤泡上皮细胞从血中摄取氨基酸,在粗面内质网合成甲状腺球蛋白的前体,继而在高尔基复合体加糖并浓缩形成分泌颗粒,再以胞吐方式排放到滤泡腔内贮存。滤泡上皮细胞能从血中摄取 I^-,后者经过氧化物酶的作用而活化,再进入滤泡腔与甲状腺球蛋白结合,形成碘化甲状腺球蛋白。

滤泡上皮细胞在腺垂体分泌的促甲状腺激素的作用下,胞吞滤泡腔内的碘化甲状腺球蛋白,成为胶质小泡。胶质小泡与溶酶体融合,小泡内的甲状腺球蛋白被水解酶分解,形成甲状腺激素,即占 90% 的四碘甲状腺原氨酸(T4),也称**甲状腺素**(thyroxine),和占 10% 的三碘甲状腺原氨酸(T3)。T3 和 T4 于滤泡细胞基底部释放入血。

甲状腺激素能促进机体的新陈代谢,提高神经兴奋性,促进生长发育。甲状腺激素对婴幼儿的骨骼发育和中枢神经系统发育有显著影响。小儿甲状腺功能低下,不仅长骨生长停滞、身材矮小,而且脑发育障碍、智力低下,导致**呆小症**(cretinism)。成人甲状腺功能亢进时,出现明显的中枢神经系统兴奋性增高的表现,同时引起心血管、消化等系统功能的紊乱,即临床上常见的甲状腺功能亢进症,简称甲亢。

(二) 滤泡旁细胞

滤泡旁细胞(parafollicular cell)位于甲状腺滤泡之间和滤泡上皮细胞之间(图 13-1,图 13-2)。细胞稍大,在 HE 染色切片中胞质着色较淡(图 13-1),于镀银染色切片可见其胞质内有黑色的嗜银分泌颗粒(图 13-2)。电镜下,位于滤泡上皮中的滤泡旁细胞顶部被相邻的滤泡上皮细胞覆盖(图 13-3)。滤泡旁细胞以胞吐方式释放分泌颗粒内的**降钙素**(calcitonin)。降钙素能促进成骨细胞的活动,使骨盐沉着于类骨质,并抑制胃肠道和肾小管吸收 Ca^{2+},使血钙浓度降低。

二、甲状旁腺

甲状旁腺（parathyroid gland）有上下两对，分别位于甲状腺左、右两叶的背面。单个腺体呈扁椭圆形，腺表面包有薄层结缔组织被膜，实质内腺细胞排列成索团状，其间有丰富的有孔毛细血管、散在的脂肪细胞以及少量结缔组织。腺细胞分主细胞和嗜酸性细胞两种（图 13-4）。

1. 主细胞（chief cell）　数量最多，呈多边形，核圆，居中，HE 染色胞质着色浅。主细胞分泌**甲状旁腺激素**（parathyroid hormone），主要作用于骨细胞和破骨细胞，使骨盐溶解，并能促进肠及肾小管吸收钙，从而使血钙升高。在甲状旁腺激素和降钙素的共同调节下，机体维持血钙的稳定。

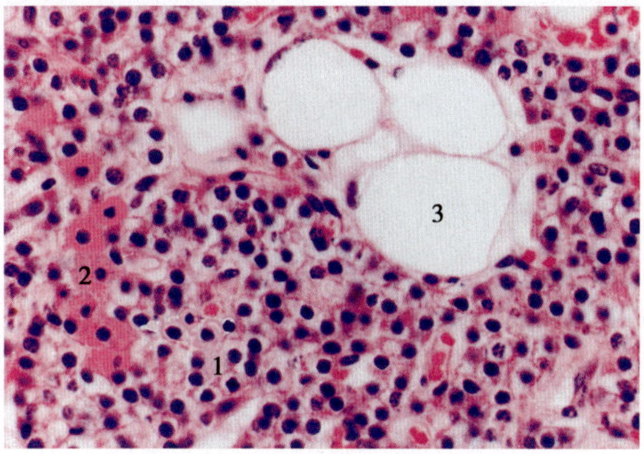

图 13-4　甲状旁腺光镜图

1. 主细胞；2. 嗜酸性细胞；3. 脂肪细胞

2. 嗜酸性细胞（oxyphil cell）　从青春期开始，甲状旁腺内出现嗜酸性细胞，并随年龄增多。细胞单个或成群存在于主细胞之间。嗜酸性细胞比主细胞大，核较小，染色深，胞质呈强嗜酸性染色；电镜下，其胞质含丰富的线粒体。此细胞的功能不明。

三、肾上腺

肾上腺（adrenal gland）表面包以结缔组织被膜，少量结缔组织伴随血管和神经伸入腺实质内。肾上腺实质由周边的皮质和中央的髓质两部分构成（图 13-5，图 13-7A）。

（一）皮质

皮质约占肾上腺体积的 80%，由皮质细胞、血窦和少量结缔组织组成。根据皮质细胞的形态和排列特征，可将皮质分为三个带，即球状带、束状带和网状带，三者间无明显界限（图 13-5）。

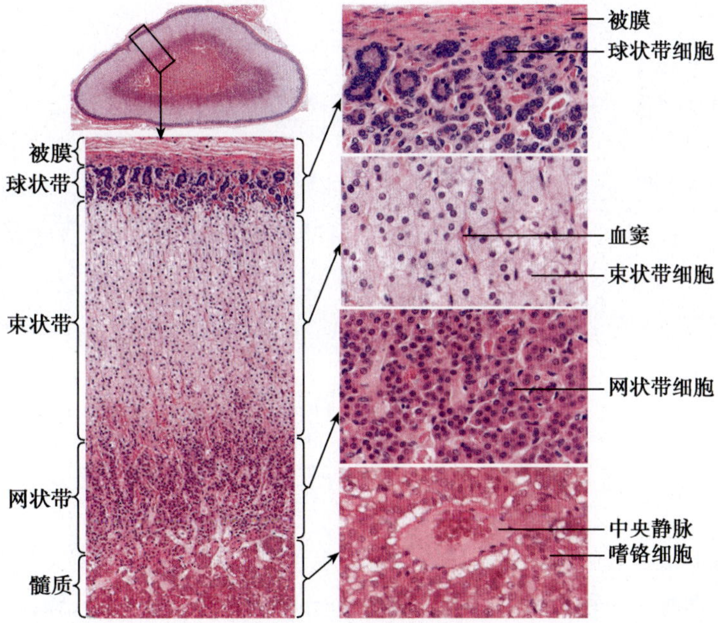

图 13-5　肾上腺光镜图

1. **球状带（zona glomerulosa）**　位于被膜下方，较薄。细胞聚集成许多球团，细胞较小，呈锥形，核小染色深，胞质较少，含少量脂滴。球状带细胞分泌**盐皮质激素**（mineralocorticoid），主要是**醛固酮**（aldosterone），能促进肾远曲小管和集合管重吸收 Na^+ 及排出 K^+，同时也刺激胃黏膜吸收 Na^+，使血 Na^+ 浓度升高，K^+ 浓度降低，维持血容量于正常水平。

2. **束状带（zona fasciculata）**　是皮质中最厚的部分。束状带细胞较大，呈多边形，排列成单行或双行的细胞索。胞核圆形，较大，着色浅。胞质内含大量脂滴，在 HE 染色切片，因脂滴被溶解，故胞质呈泡沫状或空泡状而染色浅。束状带细胞分泌**糖皮质激素**（glucocorticoid），主要为**皮质醇**（cortisol）。糖皮质激素可促使蛋白质及脂肪分解并转变成糖，还有抑制免疫应答及抗炎症等作用。

3. **网状带（zona reticularis）**　位于皮质最内层，细胞索相互吻合成网。网状带细胞较小，核小，着色深，胞质呈嗜酸性，内含较多脂褐素和少量脂滴。网状带细胞主要分泌**雄激素**，也分泌少量雌激素和糖皮质激素。

肾上腺皮质细胞分泌的激素均属类固醇，都具有类固醇激素分泌细胞的超微结构特点，尤以束状带细胞最为典型（图 13-6）。

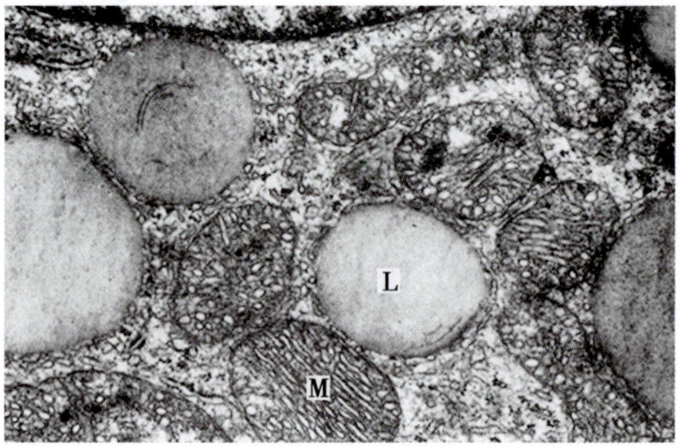

图 13-6　肾上腺皮质束状带细胞电镜图
L. 脂滴；M. 线粒体

（二）髓质

髓质主要由排列成索状或团状的髓质细胞组成，其间为血窦和少量结缔组织，髓质中央有中央静脉（图 13-5）。髓质细胞呈多边形，核圆着色浅，胞质嗜碱性（图 13-5，图 13-7）。如用含铬盐的固定液固定标本，胞质内可见黄褐色的嗜铬颗粒，因而髓质细胞又称**嗜铬细胞**（chromaffin cell）。此外，髓质内还有少量交感神经节细胞，胞体较大，散在分布（图 13-7）。

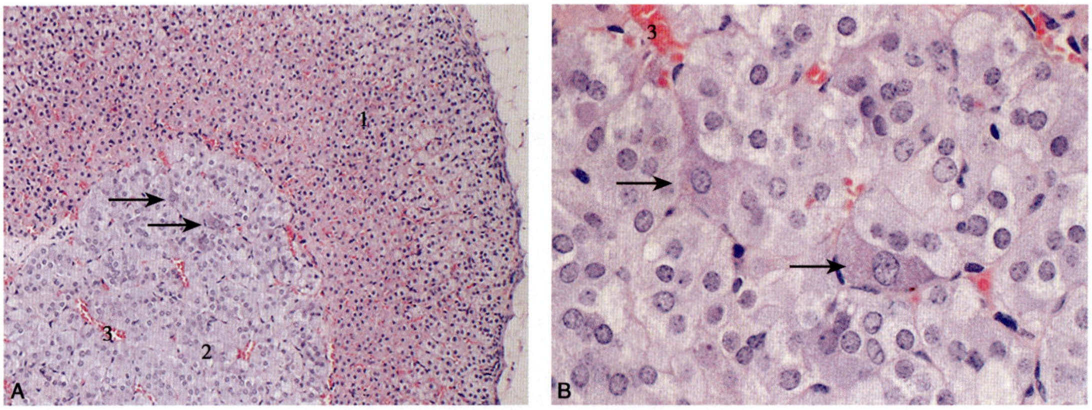

图 13-7　肾上腺髓质光镜图
A. 低倍图；B. 高倍图
1. 皮质；2. 髓质；3. 血窦；↑交感神经节细胞

电镜下，嗜铬细胞最显著的特征是胞质内含许多电子密度高的分泌颗粒。根据颗粒所含物质的差别，嗜铬细胞分为两种。一种为**肾上腺素细胞**（epinephrine-secreting cell），颗粒内含**肾上腺素**（epinephrine），此种细胞数量多，占人肾上腺髓质细胞的 80% 以上；另一种为**去甲肾上腺素细胞**（norepinephrine-secreting cell），颗粒内含**去甲肾上腺素**（norepinephrine）。肾上腺素和去甲肾上腺素为儿茶酚

笔记

胺类物质，它们与嗜铬颗粒蛋白等组成复合物贮存在颗粒内。嗜铬细胞的分泌活动受交感神经节前纤维支配。肾上腺素使心率加快、心脏和骨骼肌的血管扩张；去甲肾上腺素使血压增高，心脏、脑和骨骼肌内的血流加速。

（三）肾上腺的血管分布

肾上腺动脉进入被膜后，大部分分支进入皮质，形成与髓质的血窦相连续的窦状毛细血管网。少数小动脉分支穿过皮质直接进入髓质，分支形成血窦（图 13-7）。髓质的小静脉汇合成一条中央静脉（图 13-5），经肾上腺静脉离开肾上腺。肾上腺皮质的血液流经髓质时，所含较高浓度的糖皮质激素可增强髓质嗜铬细胞苯乙醇胺-N-甲基转移酶的活性，促进去甲肾上腺素甲基化为肾上腺素，其所在细胞成为肾上腺素细胞，以致髓质肾上腺素细胞远多于去甲肾上腺素细胞。由此可见，由于肾上腺血管分布的特点，肾上腺皮质对髓质细胞激素的生成有很大的影响。

四、垂体

垂体（pituitary gland）位于颅骨蝶鞍垂体窝内，为一椭圆形小体，重约 0.5g。垂体由**腺垂体**（adenohypophysis）和**神经垂体**（neurohypophysis）两部分组成，表面包以结缔组织被膜。神经垂体分为神经部和漏斗两部分，漏斗与下丘脑相连，包括漏斗柄和正中隆起。腺垂体分为远侧部、中间部和结节部三部分。远侧部最大，中间部位于远侧部和神经部之间，结节部围在漏斗周围（图 13-8）。在位置上，腺垂体居前，神经垂体居后。腺垂体的远侧部又称**垂体前叶**（anterior lobe of pituitary），神经垂体的神经部和腺垂体的中间部合称**垂体后叶**（posterior lobe of pituitary）。

（一）腺垂体

1. 远侧部（pars distalis）　腺细胞排列成团索状，其间有丰富的窦状毛细血管和少量结缔组织。在 HE 染色切片中，腺细胞分为嗜色细胞和嫌色细胞两类；嗜色细胞又分为嗜酸性细胞和嗜碱性细胞两种（图 13-9），均具有含氮类激素分泌细胞的超微结构特点（图 13-10）。根据嗜色腺细胞所分泌的激素的不同，可进一步对它们进行分类，并按所分泌的激素进行命名。

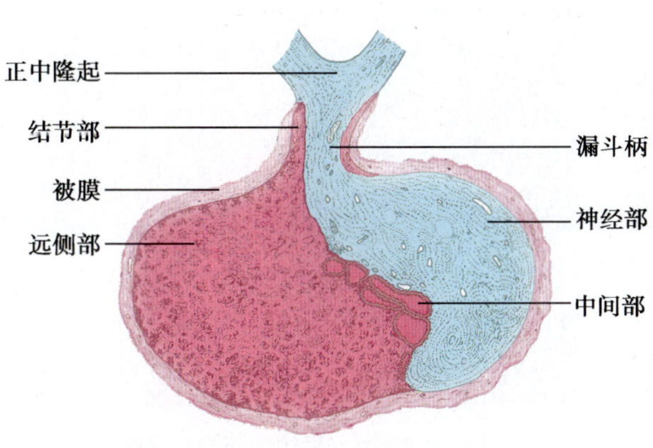

图 13-8　垂体矢状切面模式图

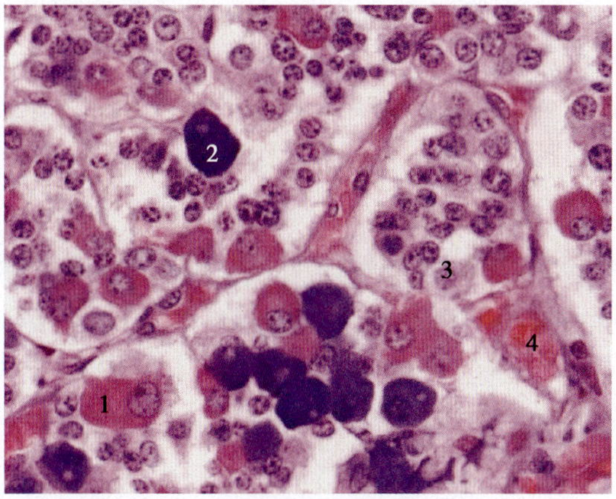

图 13-9　腺垂体远侧部光镜图
1. 嗜酸性细胞；2. 嗜碱性细胞；3. 嫌色细胞；4. 血窦

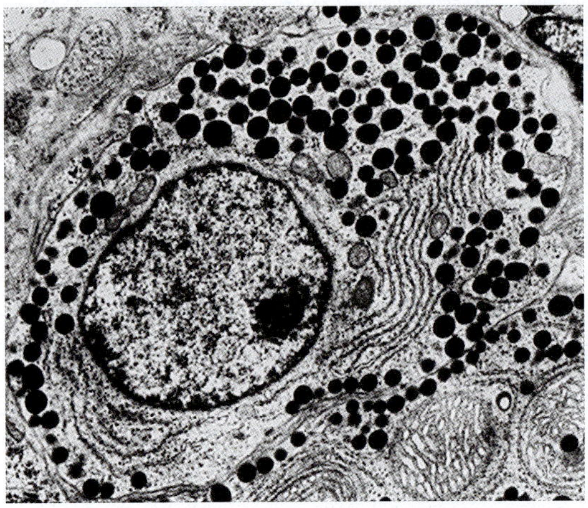

图 13-10 垂体促肾上腺皮质激素细胞电镜图

（1）**嗜酸性细胞**（acidophil）：数量较多，呈圆形或椭圆形，胞质呈嗜酸性。嗜酸性细胞分生长激素细胞和催乳激素细胞两种。

生长激素细胞（somatotroph）数量较多，所分泌的**生长激素**（growth hormone，GH）能促进骨骼肌和内脏的生长及多种代谢过程，尤其是刺激骺软骨生长，使骨增长。在未成年时期，生长激素分泌不足可致垂体性侏儒症，分泌过多则引起巨人症；成人生长激素分泌过多会导致肢端肥大症。

催乳激素细胞（mammotroph）在男女两性的垂体均有，但在女性较多，于分娩前期和哺乳期细胞功能旺盛。所分泌的**催乳激素**（prolactin，PRL）能促进乳腺发育和乳汁分泌。

（2）**嗜碱性细胞**（basophil）：数量较嗜酸性细胞少，呈椭圆形或多边形，胞质呈嗜碱性。嗜碱性细胞分促甲状腺激素细胞、促肾上腺皮质激素细胞和促性腺激素细胞三种。

促甲状腺激素细胞（thyrotroph）所分泌的**促甲状腺激素**（thyroid stimulating hormone，TSH）能促进甲状腺激素的生成和释放。

促肾上腺皮质激素细胞（corticotroph）所分泌的**促肾上腺皮质激素**（adrenocorticotropic hormone，ACTH）主要促进肾上腺皮质束状带细胞分泌糖皮质激素。

促性腺激素细胞（gonadotroph）分泌**卵泡刺激素**（follicle stimulating hormone，FSH）和**黄体生成素**（luteinizing hormone，LH），在男性和女性均如此。应用免疫电镜技术，发现促性腺激素细胞有 3 种，即 FSH 细胞、LH 细胞和两种激素共存的 FSH/LH 细胞。卵泡刺激素在女性促进卵泡发育，在男性则刺激生精小管的支持细胞合成雄激素结合蛋白，以促进精子的发生。黄体生成素在女性促进排卵和黄体形成，在男性则刺激睾丸间质细胞分泌雄激素，故又称间质细胞刺激素（interstitial cell stimulating hormone，ICSH）。

（3）**嫌色细胞**（chromophobe cell）：数量多，体积小，胞质少，着色浅，细胞界限不清。电镜下，嫌色细胞胞质内含少量分泌颗粒，因此这些细胞可能是脱颗粒的嗜色细胞，或是处于形成嗜色细胞的初期阶段。

2. 中间部（pars intermedia） 为一纵行狭窄区域，仅占垂体体积的 2%，由滤泡及其周围的嗜碱性细胞和嫌色细胞构成（图 13-11）。滤泡由单层立方或柱状上皮细胞围成，大小不等，内含胶质，呈嗜酸性或嗜碱性，其功能不明。在低等脊椎动物，此部位的嗜碱性细胞分泌**黑素细胞刺激素**（melanocyte stimulating hormone，MSH）；在人类，产生 MSH 的细胞散在于腺垂体中。MSH 可作用于皮肤黑素细胞，促进黑色素的合成和扩散，使皮肤颜色变深。

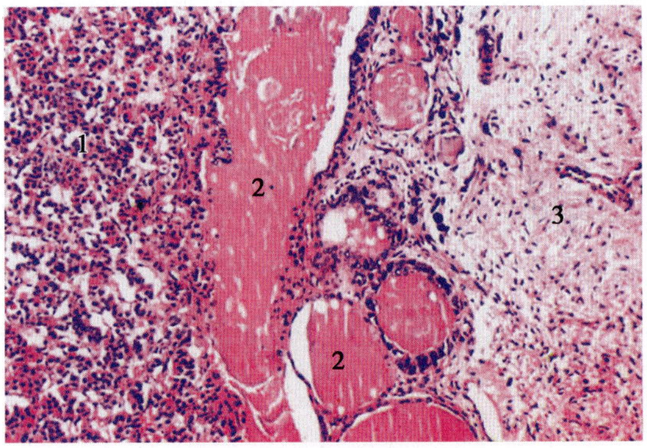

图 13-11 垂体中间部光镜图

1. 远侧部；2. 中间部滤泡；3. 神经部

3. 结节部（pars tuberalis） 包围着神经垂体的漏斗，在漏斗的前方较厚，后方较薄或缺如。此部含有丰富的纵行毛细血管，腺细胞纵向分布于这些血管之间，排列成条索状。腺细胞较小，主要是嫌色细胞，其间有少量嗜酸性和嗜碱性细胞。

4. 垂体门脉系统（hypophyseal portal system） 腺垂体主要由大脑基底动脉环发出的垂体

上动脉供应血液。垂体上动脉穿过结节部上端，进入神经垂体的漏斗，在该处分支并吻合形成有孔毛细血管网，称第一级毛细血管网。这些毛细血管网下行到结节部下端汇集形成数条垂体门微静脉，后者下行进入远侧部，再度分支并吻合，形成第二级毛细血管网。垂体门微静脉及其两端的毛细血管网共同构成垂体门脉系统。远侧部的毛细血管最后汇集成小静脉，注入垂体周围的静脉窦（图 13-12）。

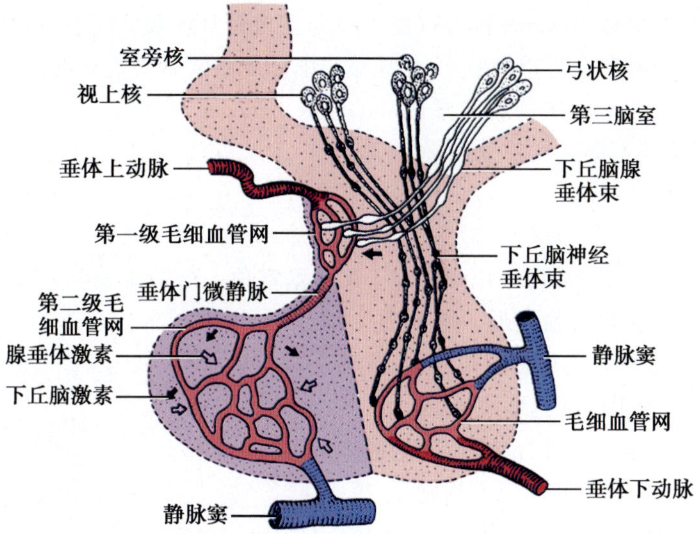

图 13-12　下丘脑-垂体系统及其血管分布、激素产生和储存部位模式图

5. 下丘脑与腺垂体的关系　下丘脑的弓状核等神经核团的神经元，具有内分泌功能，称为**神经内分泌细胞**（neuroendocrine cell）。这些细胞的轴突伸至神经垂体漏斗，构成下丘脑腺垂体束。细胞合成的多种激素在轴突末端释放，进入漏斗处的第一级毛细血管网，继而经垂体门微静脉到达腺垂体远侧部的第二级毛细血管网，分别调节远侧部各种腺细胞的分泌活动（图 13-12）。其中对腺细胞分泌起促进作用的激素，称**释放激素**（releasing hormone，RH）；对腺细胞起抑制作用的激素，则称**释放抑制激素**（release inhibiting hormone，RIH）。

目前已知的释放激素有：生长激素释放激素（GRH）、催乳激素释放激素（PRH）、促甲状腺激素释放激素（TRH）、促肾上腺皮质激素释放激素（CRH）、促性腺激素释放激素（GnRH）及黑素细胞刺激素释放激素（MSRH）等。释放抑制激素有：生长激素释放抑制激素（又称生长抑素，SOM）、催乳激素释放抑制激素（PIH）和黑素细胞刺激素释放抑制激素（MSIH）。

下丘脑通过所产生的释放激素和释放抑制激素，调节腺垂体内各种细胞的激素分泌；而腺垂体嗜碱性细胞产生的各种促激素又可调节甲状腺、肾上腺和性腺的内分泌活动，从而神经系统可通过内分泌系统，调节机体的多种物质代谢及功能活动。

（二）神经垂体

神经垂体与下丘脑存在密切的关系，二者实为一个整体。主要由无髓神经纤维和神经胶质细胞组成，含有较丰富的有孔毛细血管（图 13-13）。下丘脑前区的视上核和室旁核，含有大型神经内分泌细胞，其轴突经漏斗终止于神经垂体的神经部，构成下丘脑神经垂体束，也是神经部无髓神经纤维的

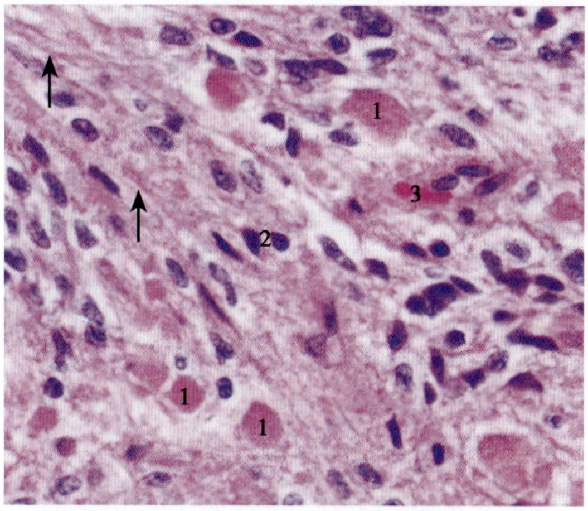

图 13-13　垂体神经部光镜图
1. 赫林体；2. 垂体细胞；3. 毛细血管；↑无髓神经纤维

来源（图 13-12）。神经部的胶质细胞又称**垂体细胞**（pituicyte），其形状和大小不一，具有支持和营养神经纤维的作用。

视上核和室旁核的神经内分泌细胞合成**血管升压素**（vasopressin）和**缩宫素**（oxytocin）。这些激素在神经内分泌细胞胞体内合成，形成许多分泌颗粒，后者经轴突被运输到神经部贮存，并释放入有孔毛细血管。在轴突沿途和终末，分泌颗粒常聚集成团，使轴突呈串珠状膨大，于光镜下呈现为大小不等的弱嗜酸性团块，称**赫林体**（Herring body）（图 13-13）。血管升压素可使小动脉平滑肌收缩，血压升高，还可促进肾远曲小管和集合管重吸收水，使尿液浓缩。此激素分泌若减少，会导致尿崩症，患者每日排出大量稀释的尿液，故又称**抗利尿激素**（antidiuretic hormone，ADH）。缩宫素可引起子宫平滑肌收缩，有助于孕妇分娩，还可促进乳腺分泌。

五、松果体

松果体（pineal body）呈扁圆锥形，以细柄连于第三脑室顶。松果体表面包以软膜，软膜结缔组织伴随血管和无髓神经纤维伸入腺实质。腺实质主要由松果体细胞、神经胶质细胞和无髓神经纤维组成。无髓神经纤维可与松果体细胞形成突触。

松果体细胞（pinealocyte）与神经内分泌细胞类似。在 HE 染色切片中，胞体呈圆形或不规则形，核大，胞质少，弱嗜碱性（图 13-14）。电镜下，松果体细胞具有含氮激素分泌细胞的超微结构特点。松果体细胞分泌**褪黑素**（melatonin），褪黑素参与调节机体的昼夜节律、睡眠、情绪、性成熟等生理活动。在成人的松果体内常见脑砂，是松果体细胞分泌物钙化而成的同心圆结构，其意义不明。

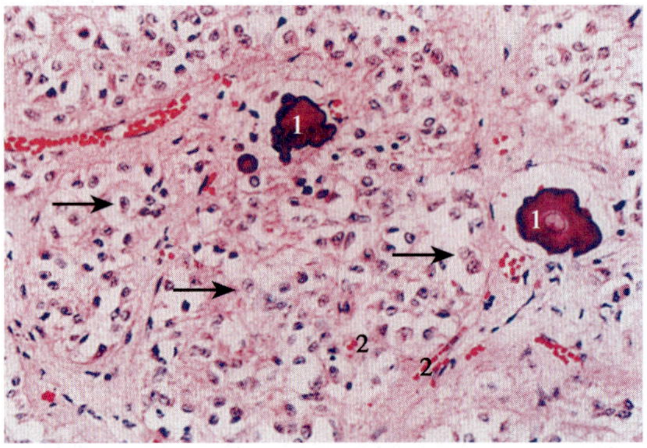

图 13-14　松果体光镜图

1. 脑砂；2. 毛细血管；↑松果体细胞

六、弥散神经内分泌系统

除了中枢神经系统内的神经内分泌细胞之外，体内还存在大量弥散分布的神经内分泌细胞，这些细胞统称为**弥散神经内分泌系统**（diffuse neuroendocrine system，DNES），对机体具有广泛和重要的调节功能。

DNES 细胞能产生和释放与许多脑内神经内分泌细胞同样的胺类、多肽类激素和递质样分子，细胞内同样含有特征性的、圆形并含致密核芯的神经内分泌小泡；有的分泌产物作用于邻近的细胞，有的产物则通过血流作用于远处的靶细胞。

DNES 最典型的例子是位于胃肠道的内分泌细胞。它们分布于胃肠道的黏膜、胰腺小的导管和胆管内，可分泌 20 余种肽类和胺类激素。此外，DNES 还包括呼吸道、泌尿管道和生殖管道内的内分泌细胞，以及甲状腺的滤泡旁细胞、肾上腺髓质的嗜铬细胞、交感神经节的小强荧光细胞、颈动脉体细胞、血管内皮细胞、部分心肌细胞和平滑肌细胞等，各自产生相应的激素。

本章小结

甲状腺实质由许多滤泡组成。滤泡由单层立方细胞上皮围成，其内为胶质。滤泡上皮细胞合成和释放甲状腺激素。在滤泡之间和滤泡上皮细胞之间有滤泡旁细胞，能合成和释放降钙素。

甲状旁腺内的腺细胞排列成索团状，分主细胞和嗜酸性细胞两种。主细胞分泌甲状旁腺素，嗜酸性细胞功能不明。

肾上腺皮质由表及里分为球状带、束状带和网状带，束状带最厚。球状带细胞分泌盐皮质激素；束状带细胞分泌糖皮质激素；网状带细胞主要分泌雄激素。肾上腺髓质的腺细胞分为两种：一种为肾

笔记

上腺素细胞，分泌肾上腺素，数量多；另一种为去甲肾上腺素细胞，分泌去甲肾上腺素，数量较少。

垂体由腺垂体和神经垂体两部分组成。在 HE 染色标本中，腺垂体远侧部的腺细胞分为嗜色细胞和嫌色细胞两大类。嗜色细胞又分为嗜酸性细胞和嗜碱性细胞两种。嗜酸性细胞有两类，分别分泌生长激素和催乳激素。嗜碱性细胞分三类，分别分泌促甲状腺激素、促肾上腺皮质激素和促性腺激素。下丘脑弓状核等核团的神经细胞能合成多种激素，其轴突伸至神经垂体的漏斗，合成的激素在轴突末端释放，再通过垂体门脉系统到达腺垂体远侧部，分别调节各种腺细胞的分泌活动。

神经垂体分为神经部和漏斗两部分。下丘脑视上核和室旁核的神经内分泌细胞合成和分泌血管升压素和缩宫素，其轴突经漏斗下行，进入垂体神经部，所合成的激素运输至该处释放入血。

（齐建国）

插入框：生物钟与激素分泌

2017 年 10 月 2 日，2017 诺贝尔生理或医学奖评选结果揭晓，美国遗传学家杰弗里·霍尔（Jeffrey C. Hall）、迈克尔·罗斯巴什（Michael Rosbash）以及迈克尔·杨（Michael W. Young）获奖。他们三人揭示了生物钟的秘密，解释了植物、动物以及人类是如何适应这种生物节律，并如何同时与地球的自转保持同步。

地球上的所有生命体，包括人类在内，都有一个内部的生物钟，以适应昼夜变换，并找到生命的节奏。1984 年，杰弗里·霍尔、迈克尔·罗斯巴什和迈克尔·杨紧密合作，成功分离出果蝇体内的 *period* 基因，并将其编码的蛋白命名为“PER”。同时发现，晚上 PER 在果蝇体内积累，到了白天又被分解，PER 浓度以 24 小时为周期循环波动，与昼夜节律相同。1994 年，迈克尔·杨发现了第二个节律基因：*timeless*，编码 TIM 蛋白，与 PER 结合，一起进入细胞核，抑制 *period* 基因活性。1998 年，迈克尔·杨又证实了 *doubletime* 基因编码的 DBT 蛋白可延迟 PER 蛋白的积累，最终解释了细胞周期蛋白波动的周期为什么会稳定在 24 小时左右。

生物钟包括中枢生物钟（母钟）和外周生物钟（子钟）。中枢生物钟位于视交叉上核，可自主独立产生并维持日周期节律，由此发出的信息控制机体的行为和生理节律，包括运动、睡眠、体温和内分泌等全身的节律活动。外周生物钟存在于视交叉上核以外的多种器官，例如心、肝、胰腺和肾等，它们不能自主产生节律，而是接受中枢生物钟直接或间接控制。两者共同调节着人体昼夜节律的变化。

糖皮质激素的分泌即具有典型的节律性变化特点，表现为昼夜节律升高和下降——每天上午 8～10 时为分泌高峰，随后逐渐减少，午夜 24 时分泌最少。胰岛素晚上分泌减少，敏感性下降；糖尿病患者在夜间血糖控制尚可且平稳，于清晨 3～9 时由于糖皮质激素、甲状腺激素、胰高血糖素等分泌可引起清晨高血糖。生长激素作为生长发育必需的重要代谢激素，在 24 小时以内呈脉冲式分泌。这些现象都是人体生物钟与激素分泌反馈式相互调节的表现。

（钟近洁）

第14章 消 化 管

消化系统(digestive system)由消化管和消化腺组成。消化管是从口腔至肛门的连续性管道,依次分为口腔、咽、食管、胃、小肠和大肠。主要对食物进行物理性和化学性消化,将大分子物质分解为小分子的氨基酸、单糖、甘油酯等,进而吸收营养物质和排泄食物残渣。此外,消化管黏膜还是机体的一个重要屏障,黏膜内富有淋巴组织和免疫细胞,对病原生物等有害物质具有重要的防御作用。消化管上皮内还含有多种内分泌细胞。消化管的管壁结构具有某些共同的分层规律,又各具有与其功能相适应的特点。

一、消化管壁的一般结构

除口腔与咽外,消化管壁自内向外分为黏膜、黏膜下层、肌层与外膜四层(图14-1)。

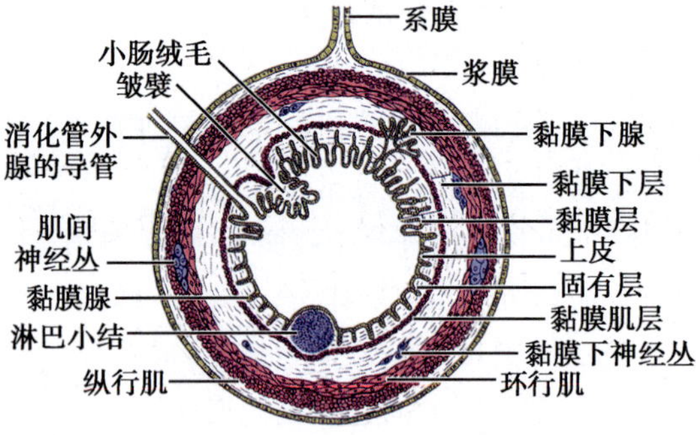

图14-1 消化管一般结构模式图

(一)黏膜

黏膜(mucosa)由上皮、固有层和黏膜肌层组成,是消化管各段结构差异最大、功能最重要的部分。

1. **上皮** 上皮的类型依部位而异。消化管的两端(口腔、咽、食管及肛门)为复层扁平上皮,以保护功能为主;余为单层柱状上皮,以消化吸收功能为主。上皮与管壁内的腺体相连续。上皮细胞间隙有散在分布的淋巴细胞,尤以在小肠上皮中多见。

2. **固有层(lamina propria)** 为疏松结缔组织,细胞成分较多,纤维较细密,有丰富的毛细血管和毛细淋巴管。胃肠固有层内富含腺体和淋巴组织。

3. **黏膜肌层(muscularis mucosa)** 为薄层平滑肌,其收缩可促进固有层内的腺体分泌物排出和血液运行,利于物质吸收和转运。

(二)黏膜下层

黏膜下层(submucosa)为较致密的结缔组织,含小动脉、小静脉与淋巴管。在食管及十二指肠的黏膜下层内分别有食管腺和十二指肠腺。黏膜下层中还有黏膜下神经丛,由多极神经元与无髓神经纤维构成,可调节黏膜肌的收缩和腺体分泌。在食管、胃、小肠和大肠,黏膜与黏膜下层共同向管腔面突起,形成**皱襞**(plica),具有扩大黏膜表面积的作用。

(三)肌层

除食管上段与肛门处的**肌层**(muscularis)为骨骼肌外,其余大部分为平滑肌。肌层一般分为内环行、外纵行两层,胃的肌层较厚,分为内斜、中环和外纵三层。肌层间有肌间神经丛,结构与黏膜下神经丛相似,调节肌层的运动。在肌间的结缔组织中有**间质卡哈尔细胞**(interstitial Cajal cell),呈多突起状,核椭圆形,胞质较少,含较多线粒体。此细胞在HE染色的标本中不易辨认。间质卡哈尔细胞可产生电信号,通过缝隙连接传递给平滑肌细胞,引起肌层自发缓慢的节律性收缩(图14-2,图14-3)。

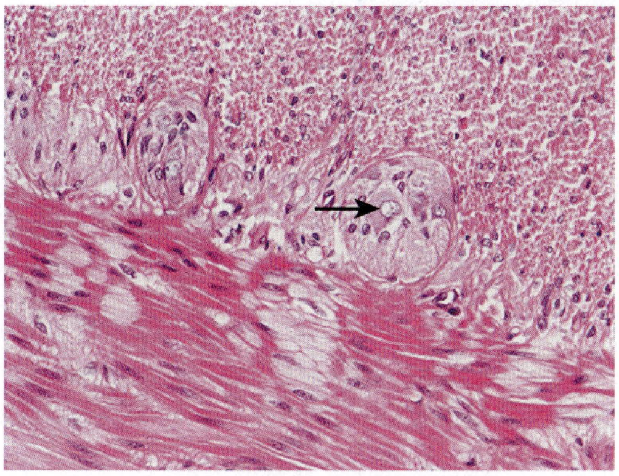

图14-2 小肠肌间神经丛光镜图
↑神经元胞体

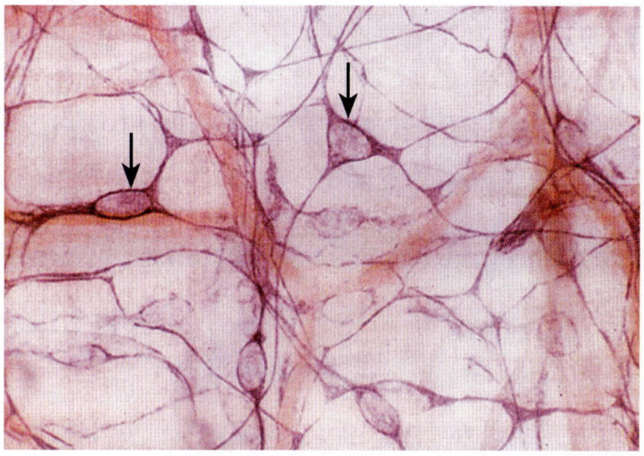

图14-3 小肠肌层的间质卡哈尔细胞光镜图 波形蛋白免疫组织化学染色
↑卡哈尔细胞胞体

（四）外膜

消化管壁的最外层为**外膜**（adventitia），按其组成的不同可分为浆膜与纤维膜两种。消化管上段（咽和食管）及下段（直肠）的外膜由疏松结缔组织组成，称**纤维膜**（fibrosa），与周围的组织相连；消化管中段，包括胃和肠的最外层，除薄层结缔组织外，还有间皮覆盖，称**浆膜**（serosa），可保持胃肠外表面光滑，减少摩擦，有利于胃肠蠕动。

二、口腔与咽

（一）口腔黏膜的一般结构

口腔黏膜只有上皮和固有层，无黏膜肌层。上皮为复层扁平，仅在硬腭部出现角化。固有层结缔组织突向上皮形成乳头，其内富有毛细血管，故黏膜呈红色。乳头及上皮内有许多感觉神经末梢。在口腔底部的上皮菲薄，通透性高，有利于某些化学物质的吸收，如治疗心绞痛的硝酸甘油。固有层中尚有小唾液腺。固有层在唇、颊等处连于骨骼肌，在硬腭连于骨膜。

（二）舌

舌由表面的黏膜和深部的肌层组成。肌层由纵行、横行及垂直三种不同行走方向的骨骼肌交织构成。黏膜由复层扁平上皮与固有层组成。舌腹面黏膜薄，表面光滑，其复层扁平上皮未角化；舌根部黏膜内有许多淋巴小结，构成舌扁桃体。舌背部黏膜形成许多乳头状隆起，称**舌乳头**（lingual papillae）。根据形态和结构的不同，人舌乳头可分为丝状乳头、菌状乳头和轮廓乳头三种（图14-4，图14-5）。

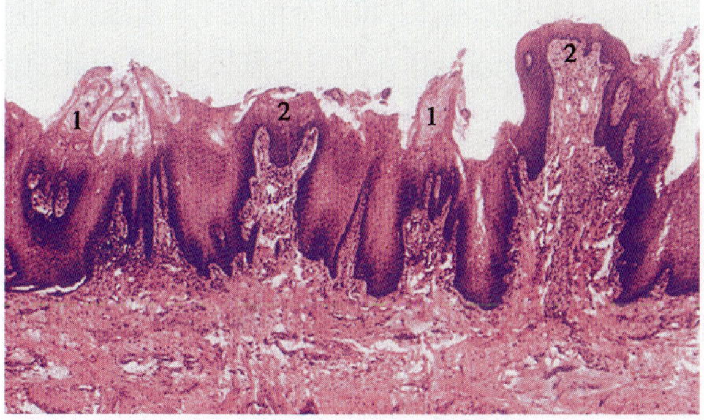

图14-4 舌乳头光镜图
1. 丝状乳头；2. 菌状乳头

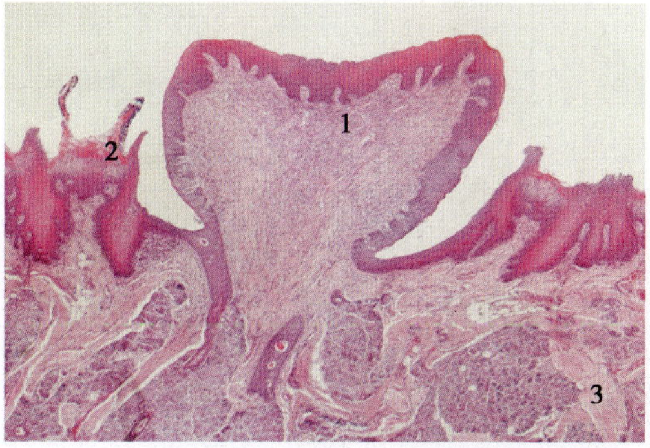

图14-5 舌轮廓乳头光镜图
1. 轮廓乳头；2. 菌状乳头；3. 骨骼肌

1. 丝状乳头　数量最多,遍布于舌背。乳头呈圆锥形,中央为富含血管和神经的固有层结缔组织,表面覆有复层扁平上皮,乳头尖端上皮角化。脱落的角化细胞与唾液和食物残渣等混合,黏附于舌的表面,形成薄的舌苔。

2. 菌状乳头　数量较少,主要分布于舌尖与舌缘,散在于丝状乳头之间。乳头呈蘑菇状,上皮不角化,内有味蕾。固有层富含毛细血管,故肉眼观呈红色小点状。

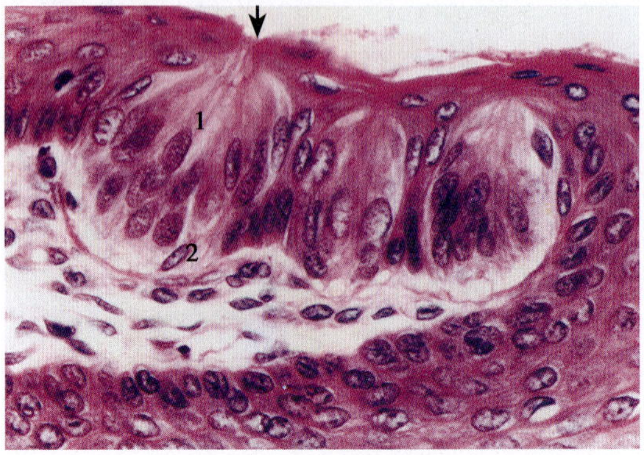

图 14-6　味蕾光镜图

1. 味细胞;2. 基细胞;↑味孔

3. 轮廓乳头　有 10 余个,位于舌后部界沟前方。形体较大,陷于黏膜中,故顶部平坦,乳头周围的黏膜凹陷形成环沟,乳头表面为未角化的复层扁平上皮,沟两侧的上皮内有较多味蕾。固有层中有浆液性的**味腺**,导管开口于沟底。味腺分泌的稀薄液体不断冲洗味蕾表面的食物碎渣,以利味蕾不断接受新的物质刺激。

味蕾(taste bud)为卵圆形小体,成人约有 3000 个,主要分布于菌状乳头和轮廓乳头,少数散在于软腭、会厌及咽等部上皮内。味蕾为卵圆形小体,染色较上皮淡,其基部位于上皮的基膜上,顶端窄小,有一小孔开口于上皮表面,称味孔。组成味蕾的细胞有味细胞、支持细胞和基细胞三种(图 14-6)。支持细胞呈梭形,细胞数量较多,位于味细胞之间;味细胞也呈梭形,多位于味蕾中央,细胞顶部微绒毛(也称味毛)突入味孔,细胞基部与味觉神经末梢以突触相连;基细胞呈矮锥体形,是味细胞的前体干细胞,位于味蕾基部。味蕾可感受四种基本味觉:甜、苦、酸、咸,甜咸感在舌尖,酸苦感在舌的两侧及舌根。

(三)牙

牙露在外面的为**牙冠**,埋在牙槽骨内的为**牙根**,两者交界部为牙颈。牙中央有牙髓腔,开口于牙根底部的牙根孔。牙由牙本质、釉质、牙骨质三种钙化的硬组织和牙髓软组织构成。牙根周围的牙周膜、牙槽骨骨膜及牙龈则统称**牙周组织**(图 14-7)。

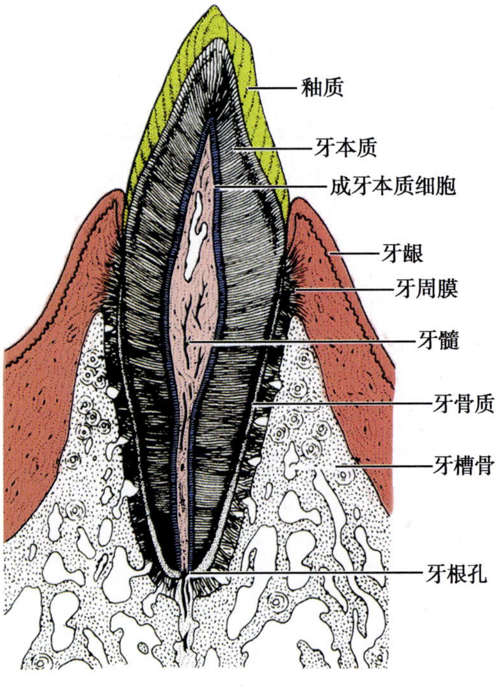

图 14-7　牙结构模式图

1. 牙本质(dentine)　是牙的主体结构,包绕着牙髓腔。牙本质主要由牙本质小管与间质构成。牙本质小管从牙髓腔面向周围呈放射状走行,越向周边越细,且有分支吻合。牙本质的内表面有一层**成牙本质细胞**(odontoblast),其突起伸入牙本质小管,称牙本质纤维。牙本质小管之间为间质,由胶原纤维与钙化的基质构成,其化学成分与骨质相似,但无机成分约占 80%,较骨质坚硬。有机成分由成牙本质细胞产生。

2. 釉质(enamel)　位于牙冠表面,其中无机物约占 96%,有机物很少,故为人体最坚硬的结构。釉质由釉柱和极少量的间质构成。釉柱呈棱柱状,主要成分为羟基磷灰石结晶。釉柱从与牙本质交界处向牙冠表面成放射状排列。在牙磨片中,釉柱呈细纹状,另可见釉质内有一种以牙尖为中心的弧形线,称芮氏线(line of Retzius)。它是釉质的生长线,因釉质在形成过程中呈间歇性生长所致。在间歇期,釉质生长慢,而有机质含量多,故显微镜下呈现该处折光性较差。

3. 牙骨质（cementum） 包在牙根部的牙本质外面，其组成及结构与骨组织相似。近牙颈部的牙骨质较薄，无骨细胞。

4. 牙髓（dental pulp） 为疏松结缔组织，内含自牙根孔进入的血管、淋巴管和神经纤维，对牙本质和釉质具有营养作用。牙髓与牙本质间有一层排列整齐的成牙本质细胞。感觉神经末梢包绕成牙本质细胞，并有极少量进入牙本质小管。牙髓神经从牙根孔进入牙髓腔，在成牙质细胞层下形成神经丛，一部分神经末梢终止在牙本质内表面及成牙质细胞上，另一部分进入牙本质中。牙髓神经接受感觉有两个特点：①不能区别刺激的性质，对任何刺激均以痛觉反应出现；②缺乏定位感觉，不易确定刺激发生的部位。

5. 牙周膜（peridental membrane） 是位于牙根与牙槽骨间的致密结缔组织，内含较粗的胶原纤维束，其一端埋入牙骨质，另一端伸入牙槽骨，将两者牢固连接。

6. 牙龈（gingiva） 是由复层扁平上皮及固有层组成的黏膜。牙龈包绕着牙颈。老年人的牙龈常萎缩，牙颈外露。

（四）咽

咽是消化管和呼吸道的交叉部位，分为口咽、鼻咽和喉咽三部分。

1. 黏膜 由上皮和固有层组成。口咽表面覆以未角化的复层扁平上皮，鼻咽和喉咽主要为假复层纤毛柱状上皮。固有层的结缔组织内有丰富的淋巴组织及黏液性腺或混合性腺，深部有一层弹性纤维。

2. 肌层 由内纵行与外斜或环行的骨骼肌组成，其间可有黏液性腺。

3. 外膜 为富有血管及神经纤维的结缔组织（纤维膜）。

三、食管

食管腔面有由黏膜和黏膜下层形成的纵行皱襞，食物通过时管腔扩大，皱襞消失（图14-8～图14-10）。

1. 黏膜 上皮为未角化的复层扁平上皮，在食物通过时起机械性保护作用。食管下端的复层扁平上皮与胃贲门部的单层柱状上皮骤然相接，是食管癌的易发部位。固有层为细密的结缔组织，并形成乳头突向上皮。在食管上段与下段的固有层内可见少量黏液性腺。黏膜肌层由纵行平滑肌束组成。

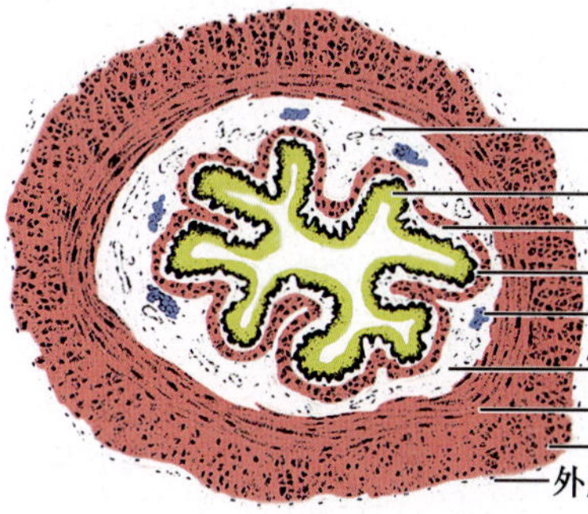

图14-8 食管（横切面）仿真图

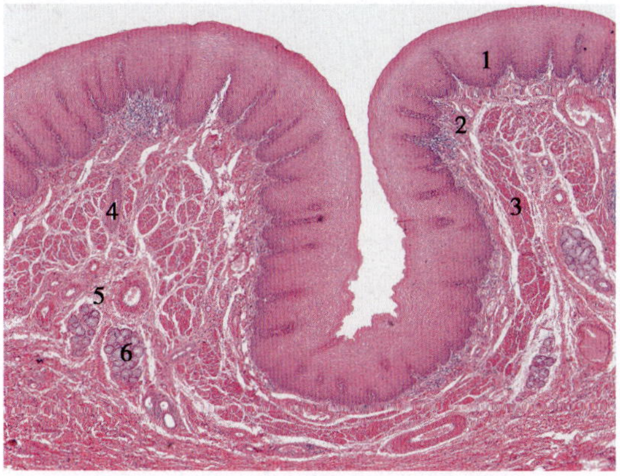

图14-9 食管（横切面）光镜图

1. 上皮；2. 固有层；3. 黏膜肌层；4. 食管腺导管；5. 黏膜下层；6. 食管腺腺泡

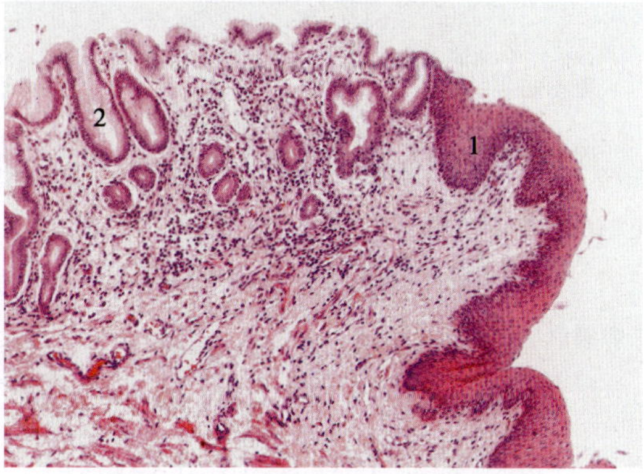

图14-10 食管贲门连接部光镜图

1. 食管上皮；2 胃小凹

2. 黏膜下层　为疏松结缔组织，内含黏液性的**食管腺**（esophageal gland），其导管穿过黏膜开口于食管腔，分泌的黏液涂布于食管表面，利于食物通过。食管腺周围常有较密集的淋巴细胞及浆细胞，甚至淋巴小结。

3. 肌层　分内环行与外纵行两层。上1/3段为骨骼肌，下1/3段为平滑肌，中1/3段则兼具两者。食管两端的内环行肌稍厚，分别形成食管上、下括约肌。

4. 外膜　为纤维膜。

四、胃

食物入胃后，与胃液混合为食糜。胃可贮存食物，初步消化蛋白质，吸收部分水、无机盐和醇类。胃的腔面有许多不规则的皱襞，当胃充盈时，皱襞消失。

（一）黏膜

黏膜表面有许多浅沟，将黏膜分成许多直径2～6mm的胃小区。黏膜表面还遍布约350万个不规则形的小凹陷，称**胃小凹**（gastric pit）。每个胃小凹底部与3～5条腺体通连（图14-11～图14-14）。

1. 上皮　为单层柱状，主要由**表面黏液细胞**（surface mucous cell）组成。该细胞椭圆形的核位于基部；顶部胞质充满黏原颗粒，在HE染色切片上着色浅淡以至透明；上皮细胞分泌物中富含中性糖蛋白，分泌至细胞表面形成一层保护性的黏液膜，可防止高浓度盐酸与胃蛋白酶对黏膜的消化以及食物对上皮的磨损。相邻柱状细胞在近游离面处形成紧密连接，起屏障作用，防止胃腔内的化学物质进入胃壁，黏液膜和紧密连接共同组成屏障，起保护作用。胃上皮每2～6天更新一次，脱落的细胞由胃小凹底部和胃腺颈部的未分化细胞增殖补充。

2. 固有层　内有排列紧密的大量管状腺，根据所在部位和结构的不同，分为胃底腺、贲门腺和幽门腺。腺之间及胃小凹之间有少量结缔组织，其细胞成分中除成纤维细胞外，还有较多淋巴细胞及一些浆细胞、肥大细胞、嗜酸性粒细胞，以及散在的平滑肌细胞。

（1）**胃底腺**（fundic gland）：又称泌酸腺（oxyntic gland），分布于胃底和胃体部，约有1500万条，是胃黏膜中数量最多、功能最重要的腺体。胃底腺呈分支管状，由主细胞、壁细胞、颈黏液细胞、干细胞和内分泌细胞组成（图14-13～图14-15）；越接近贲门部的胃底腺中主细胞越多，而越毗邻幽门部的腺中壁细胞越多。

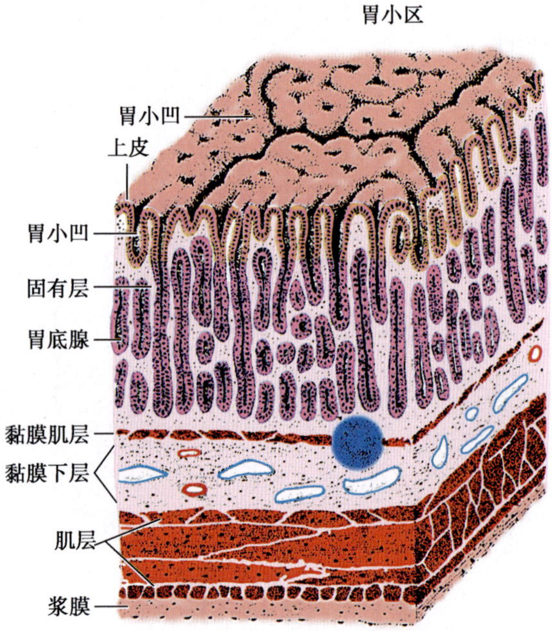

图14-11　胃底与胃体部立体模式图

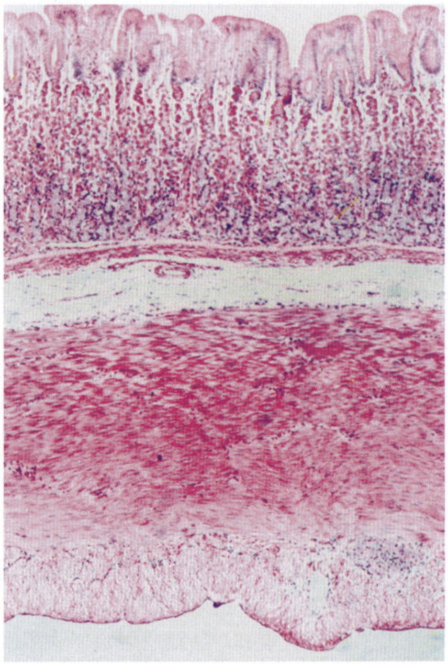

图14-12　胃底部光镜图

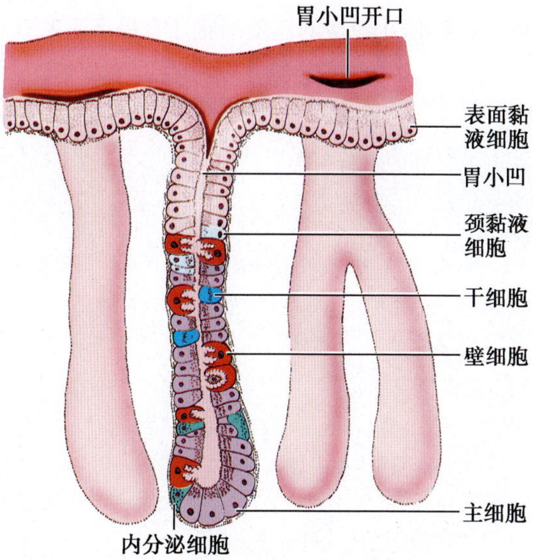

图14-13 胃上皮和胃底腺立体模式图

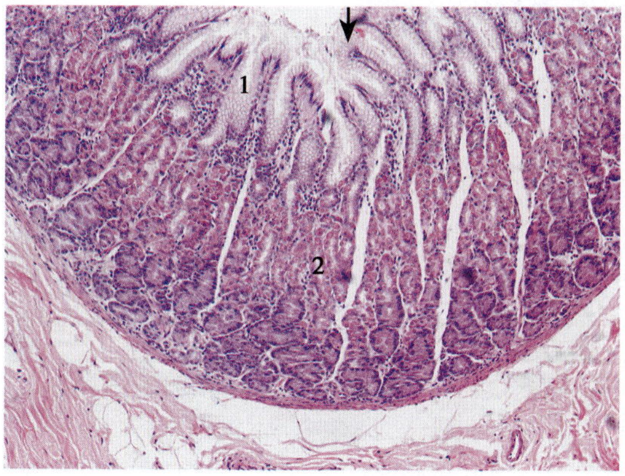

图14-14 胃底部黏膜光镜图

↑表面黏液细胞;1. 胃小凹;2. 胃底腺

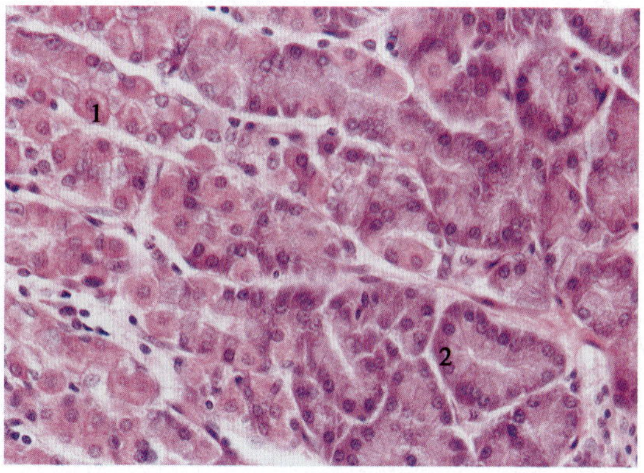

图14-15 胃底腺光镜图

1. 壁细胞;2. 主细胞

主细胞(chief cell)又称**胃酶细胞**(zymogenic cell),数量最多,主要分布于腺的下半部。细胞呈柱状,核圆形,位于基部;胞质基部呈强嗜碱性,核上方充满酶原颗粒,但在普通固定染色的标本上,颗粒多溶解消失,使该部位呈色浅淡。此细胞具有典型的蛋白质分泌细胞的超微结构特点(图14-16)。主细胞分泌**胃蛋白酶原**(pepsinogen)。

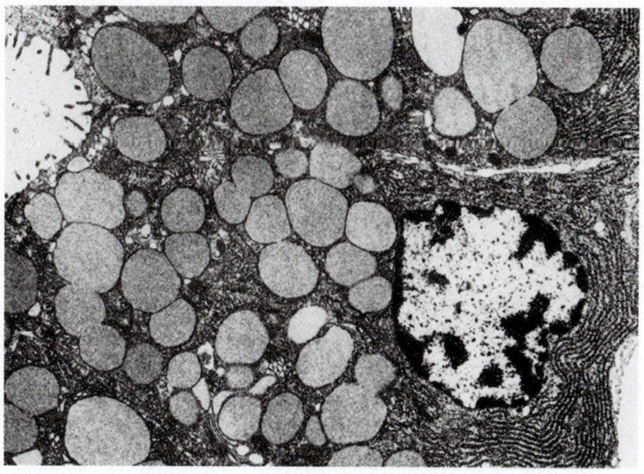

图14-16 胃主细胞电镜图

壁细胞(parietal cell)又称泌酸细胞(oxyntic cell),在腺的上半部较多。此细胞体积大,多呈圆锥形。核圆,位于细胞中央,可有双核;胞质呈强嗜酸性。电镜下,细胞游离缘的细胞膜内陷形成分支小管,称**细胞内分泌小管**(intracellular secretory canaliculus),它们可环绕核,甚至接近基部质膜,小管开口于腺腔,小管腔面有大量微绒毛。分泌小管周围有许多小管和小泡,称**微管泡系统**(tubulovesicular system)。壁细胞的这些结构特征随分泌活动的不同时相而变化,当细胞处于静止状态时,微绒毛少而短,分泌小管少,微管泡系统发达;若细胞处于分泌状态，微管泡系统迅速转变成细胞内分泌小管，小管内微绒毛增长、增多，微管泡系随之减少。这表明微管泡系统的膜与小管的膜是可以融合和相互转换的。壁细胞还有极丰富的线粒体（图 14-17，图 14-18）。

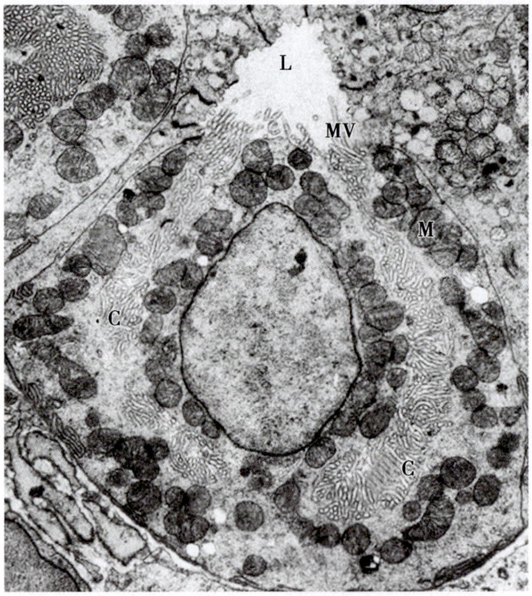

图 14-17 壁细胞电镜图
L. 胃底腺腔；M. 线粒体；MV. 微绒毛；C. 细胞内分泌小管

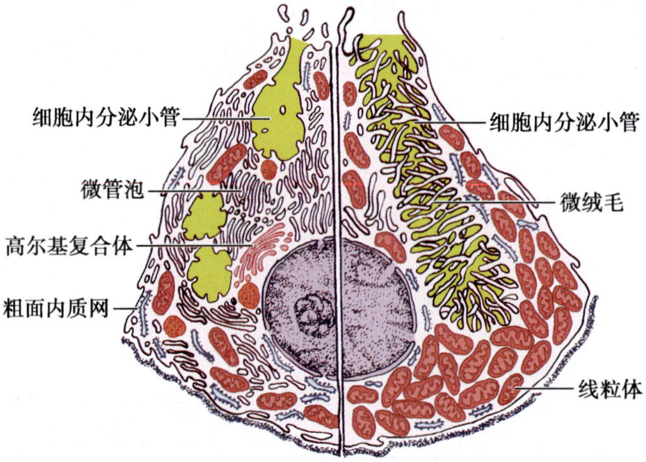

图 14-18 壁细胞超微结构模式图

分泌小管膜上有大量质子泵（H^+、K^+-ATP 酶）和 Cl^- 通道，能分别把壁细胞内形成的 H^+ 和从血液摄取的 Cl^- 输入小管，二者结合成**盐酸**后进入腺腔。线粒体为这一耗能过程提供了大量 ATP。盐酸（也称胃酸）能激活胃蛋白酶原，使之转变为**胃蛋白酶**，并为其活性提供所需的酸性环境，以对食物蛋白质进行初步分解；盐酸还有杀菌作用。人的壁细胞尚分泌**内因子**（intrinsic factor），这种糖蛋白在胃腔内与食物中的维生素 B_{12} 结合成复合物，使维生素 B_{12} 在肠道内不被酶分解，并能促进回肠吸收维生素 B_{12}，供红细胞生成所需。在萎缩性胃炎，由于壁细胞减少，内因子缺乏，维生素 B_{12} 吸收障碍，可出现恶性贫血。

颈黏液细胞（mucous neck cell）较少，位于胃底腺顶部，常呈楔形夹在其他细胞之间。核扁平，居细胞基底，核上方有很多黏原颗粒，HE 染色浅淡。其分泌物为可溶性的酸性黏液，对黏膜有保护作用。

干细胞（stem cell）存在于从胃底腺顶部至胃小凹深部一带，胞体较小，呈低柱状。干细胞可不断分裂增殖，向上迁移可分化为表面黏液细胞，向下迁移可分化为其他胃底腺细胞。主细胞和壁细胞的

笔记

寿命约为200天,颈黏液细胞为1周。

内分泌细胞主要为ECL细胞和D细胞。**ECL细胞**分泌**组胺**,主要促进邻近壁细胞的泌酸功能。D细胞分泌生长抑素,既可直接抑制壁细胞的功能,又可通过抑制ECL细胞而间接地作用于壁细胞。

(2)**贲门腺**(cardiac gland):分布于近贲门处宽1~3cm的区域,为单管或分支管状腺,分泌黏液和溶菌酶。

(3)**幽门腺**(pyloric gland):分布于幽门部宽4~5cm的区域,此区胃小凹很深;幽门腺为分支较多而弯曲的管状黏液性腺,可有少量壁细胞。幽门腺中还有很多**G细胞**,产生**胃泌素**(gastrin),可刺激壁细胞分泌盐酸,还能促进胃肠黏膜细胞增殖(图14-19,图14-20)。

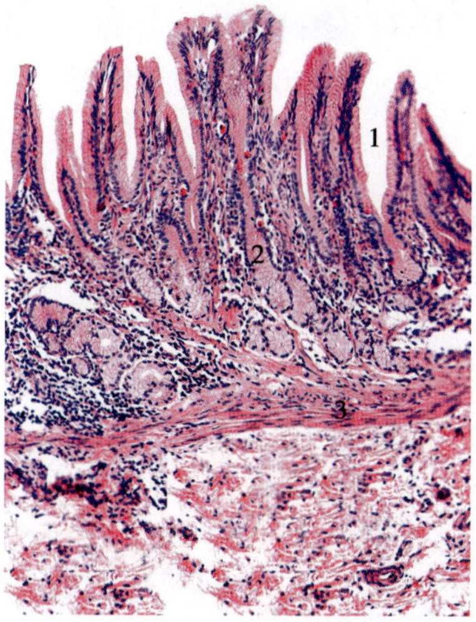

图14-19 胃幽门部光镜图 HE染色
1. 胃小凹;2. 幽门腺;3. 黏膜肌

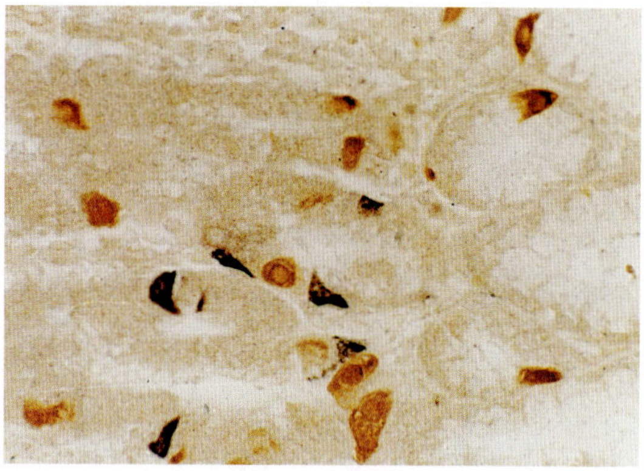

图14-20 胃幽门部的内分泌细胞光镜图
双重免疫组织化学示G细胞(棕黄色)与D细胞(黑色)

以上三种腺体的分泌物混合组成统称胃液。成人每日分泌量为1.5~2.5L,pH为0.9~1.5,除含有盐酸、胃蛋白酶、黏液外,还有大量水、NaCl、KCl等。

3. **黏膜肌层** 由内环行与外纵行两薄层平滑肌组成。

(二)黏膜下层

为较致密的结缔组织,内含较粗的血管、淋巴管和神经,还可见成群的脂肪细胞。

(三)肌层和外膜

肌层较厚,一般由内斜行、中环行和外纵行三层平滑肌构成。环行肌在贲门和幽门部增厚,分别形成贲门括约肌和幽门括约肌。外膜为浆膜。

五、小肠

小肠是消化和吸收营养物质的主要部位,分为十二指肠、空肠和回肠。

(一)黏膜

小肠壁的黏膜和黏膜下层向肠腔面突起,形成**皱襞**,可为环行、半环行或螺旋状走行,从距幽门约5cm处开始出现,在十二指肠末段和空肠头段极发达,向下逐渐减少、变矮,至回肠中段以下基本消失。黏膜表面有许多细小的**肠绒毛**(intestinal villus),是由上皮和固有层向肠腔突起而成,长0.5~1.5mm,形状不一,以十二指肠和空肠头段最发达(图14-21~图14-25)。绒毛在十二指肠呈宽大的

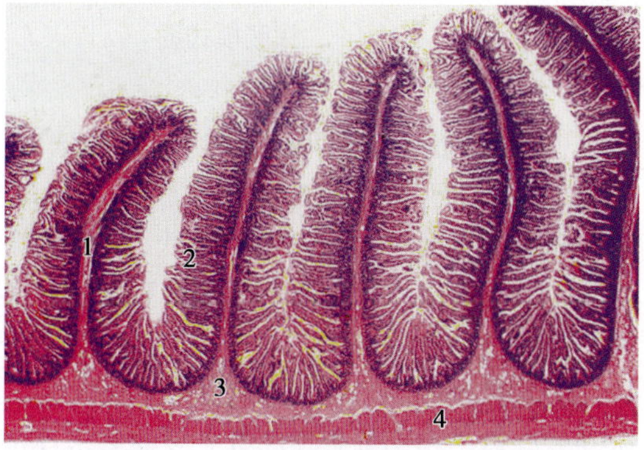

图14-21 空肠(纵切面)光镜图
1. 皱襞;2. 小肠绒毛;3. 黏膜下层;4. 肌层

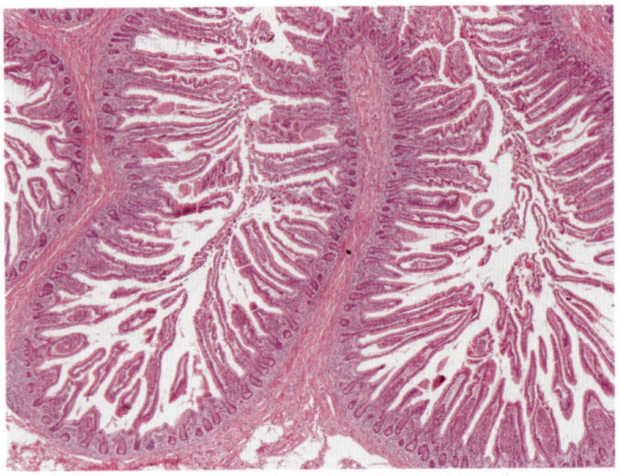

图 14-22 空肠黏膜光镜图
示小肠绒毛

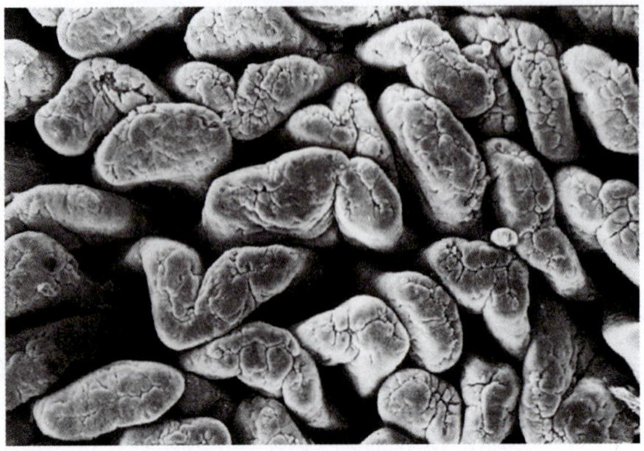

图 14-23 十二指肠绒毛扫描电镜图

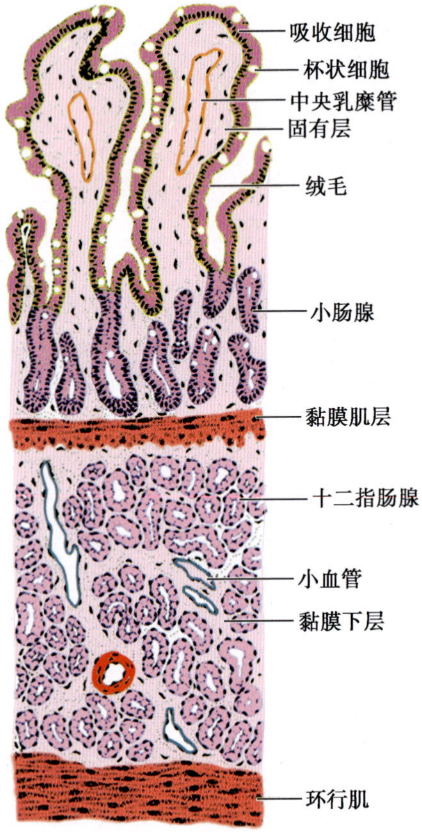

图 14-24 十二指肠模式图

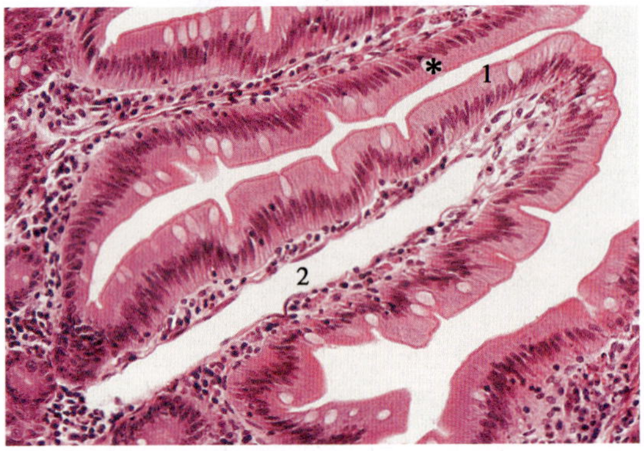

图 14-25 小肠绒毛光镜图
* 杯状细胞；1. 吸收细胞；2. 中央乳糜管

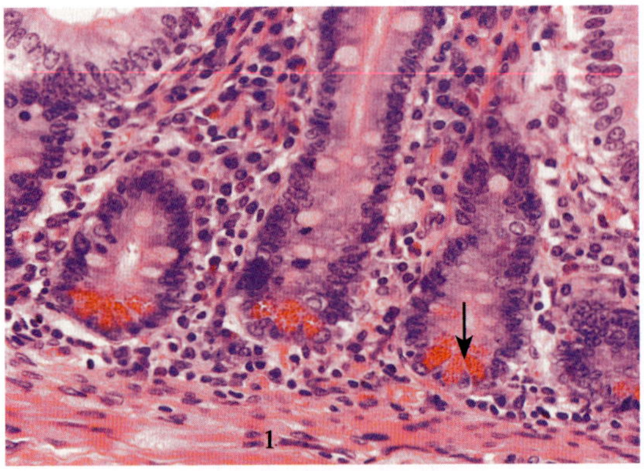

图 14-26 小肠腺光镜图
↑帕内特细胞；1. 黏膜肌

叶状，在空肠如长指状，在回肠则为短的锥形。皱襞和肠绒毛使小肠内表面积扩大约 30 倍。绒毛根部的上皮和下方固有层中的小肠腺上皮相连续。**小肠腺**（small intestinal gland）又称利伯屈恩隐窝（crypts of Lieberkuhn），呈单管状，直接开口于肠腔。

1. 上皮　为单层柱状。绒毛部上皮由吸收细胞、杯状细胞和少量内分泌细胞组成；小肠腺除上述细胞外，还有帕内特细胞和干细胞（图 14-26）。

吸收细胞（absorptive cell）最多，呈高柱状，核椭圆形，位于基部。胞质含丰富的滑面内质网和高尔基复合体。相邻细胞顶部有完善的紧密连接，可阻止肠腔内物质由细胞间隙进入组织，保证选择性吸收的进行。细胞游离面在光镜下可见**纹状缘**，电镜下由密集而规则排列的微绒毛构成（见第 2 章）。每个吸收细胞有 2000～3000 根微绒毛，使细胞游离面面积扩大约 20 倍。微绒毛表面尚有一层细胞衣，主要由细胞膜内镶嵌蛋白的胞外部分构成，其中有参与消化碳水化合物和蛋白质的双糖酶和肽酶；此外还有吸附的胰蛋白酶、胰淀粉酶等，故细胞衣是食物消化的重要部位。此外，吸收细胞的膜上尚有某些特殊受体，有利于相应物质的吸收，如回肠的内因子受体，有助于维生素 B_{12} 的吸收。

食物中的多糖和淀粉经唾液淀粉酶和胰淀粉酶水解成双糖类，再由吸收细胞表面细胞衣中的双糖酶分解成单糖后被吸收。蛋白质经胃蛋白酶和胰蛋白酶的作用，水解成多肽，再经吸收细胞表面细胞衣中的氨基肽酶分解成氨基酸后被吸收。食物中的脂肪经胰脂肪酶消化，使甘油三酯水解成甘油一酯、脂肪酸及甘油，然后由小肠上皮细胞吸收进入胞质，在滑面内质网中甘油一酯、脂肪酸和甘油又重新合成自身的甘油三酯，它与粗面内质网合成的载脂蛋白结合成乳糜颗粒，经高尔基复合体，从细胞侧面释入细胞间隙，经基膜进入中央乳糜管。

此外，吸收细胞也参与分泌性免疫球蛋白 A 的释放过程（见后述）；十二指肠和空肠上段的吸收细胞还向肠腔分泌肠激酶（enterokinase），可以激活胰腺分泌的胰蛋白酶原，使之转变为具有活性的胰蛋白酶（见第 15 章）。

杯状细胞散在于吸收细胞间，分泌黏液，有润滑和保护作用。从十二指肠至回肠末端，杯状细胞逐渐增多。

内分泌细胞种类很多（表 14-1），其中 I 细胞产生**缩胆囊素-促胰酶素**（cholecystokinin-pancreozymin，CCK-PZ），兼有促进胰腺腺泡分泌胰酶和促进胆囊收缩、胆汁排出的作用；S 细胞产生**促胰液素**（secretin），可刺激胰导管上皮细胞分泌水和碳酸氢盐，导致胰液分泌量剧增。这两种细胞分布在十二指肠和空肠，当酸性食糜从胃排入肠时，刺激它们的分泌活动；其最终效果主要是促进了碱性的胆汁和胰液中和胃酸，并为胰酶的消化作用提供碱性环境。

表 14-1　主要的胃肠内分泌细胞

细胞名称	分布部位	分泌物	主要作用
D 细胞（生长抑素细胞）	小肠、结肠	生长抑素	抑制胃酸分泌、胰液分泌
EC 细胞（肠嗜铬细胞）	小肠、结肠	5-羟色胺	促进胃肠运动
P 物质细胞	胃、肠	P 物质	促进胃肠运动、胃液分泌
ECL 细胞（组胺细胞）	胃底腺	组胺	促进胃酸分泌
G 细胞（胃泌素细胞）	幽门、十二指肠	胃泌素	促进胃酸分泌、黏膜细胞增殖
I 细胞（胆囊收缩素细胞）	十二指肠、空肠	胆囊收缩素	促进胆囊收缩、胰酶分泌
K 细胞（抑胃肽细胞）	十二指肠、空肠	抑胃肽	促进胰岛素分泌、抑制胃酸分泌
M_0 细胞（胃动素细胞）	十二指肠、空肠	胃动素	参与控制胃肠的收缩节律
N 细胞（神经降压素细胞）	回肠	神经降压素	抑制胃酸分泌和胃运动
PP 细胞（胰多肽细胞）	胃、小肠、结肠	胰多肽	抑制胰酶分泌、松弛胆囊
S 细胞（促胰液素细胞）	十二指肠、空肠	促胰液素	促进胰液分泌，中和胃酸

干细胞位于小肠腺下半部，胞体较小，呈柱状。细胞不断增殖、分化、向上迁移，补充在绒毛顶端脱落的吸收细胞和杯状细胞，也可分化为帕内特细胞和内分泌细胞。绒毛上皮细胞的更新周期为 3～6 天。

2. 固有层　由疏松结缔组织组成，绒毛中轴的结缔组织内，有 1～2 条纵行毛细淋巴管，称**中央乳糜管**（central lacteal），它以盲端起始于绒毛顶部，向下穿过黏膜肌层进入黏膜下层形成淋巴管丛。中央乳糜管管腔较大，内皮细胞间隙宽，无基膜，通透性大。吸收细胞释出的乳糜微粒入中央乳糜管后输出。此管周围有丰富的有孔毛细血管，肠上皮吸收的氨基酸、单糖等水溶性物质主要经此入血（图 14-27）。绒毛内还有少量平滑肌细胞，其收缩使绒毛变短，利于淋巴和血液运行。相邻绒毛根部之间的上皮内陷，伸入固有层中，形成**肠腺**（intestinal gland），又称**肠隐窝**。肠腺上皮内除有吸收细胞和杯状细胞外，还有帕内特细胞、未分化细胞和内分泌细胞。**帕内特细胞**（Paneth cell）位于肠腺基部，尤以回肠为多，常三五成群，细胞较大，呈圆锥形，核卵圆位于基部，顶部胞质含粗大的嗜酸性颗粒，基部胞质嗜碱性。电镜下胞质中含丰富的粗面内质网，发达的高尔基复合体及粗大的酶原颗粒。帕内特细胞能分泌溶菌酶和防御素，又称隐窝素等物质。溶菌酶能溶解肠道细菌的细胞壁，有一定的灭菌作用。

固有层中还含有较多的淋巴细胞、浆细胞、巨噬细胞和嗜酸性粒细胞等。淋巴细胞可聚集在某些部位形成淋巴组织，淋巴细胞也可穿过黏膜肌进入黏膜下层。在回肠，许多淋巴小结聚集形成集合淋巴小结（aggregated lymphoid nodules）（图 14-28）；患肠伤寒时，细菌常侵入该部淋巴组织，引起局部溃疡，甚至肠穿孔。

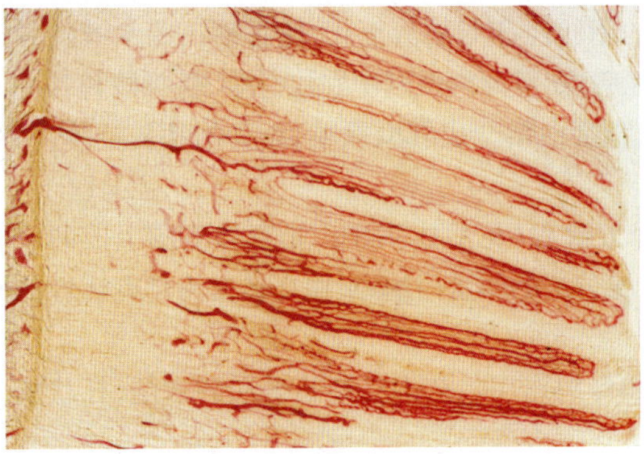

图 14-27 空肠黏膜血管光镜图 肠血管卡红明胶灌注法

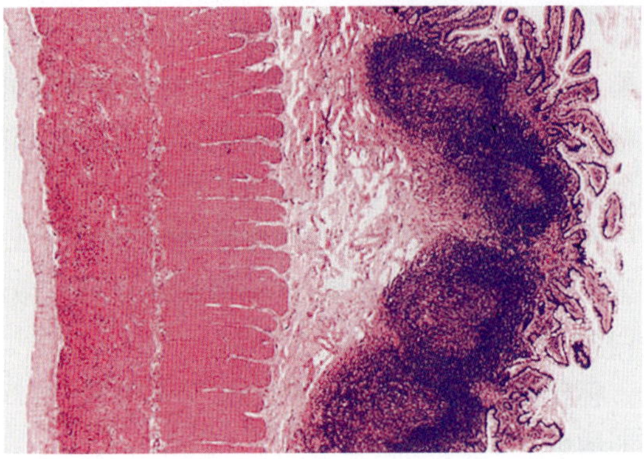

图 14-28 回肠（纵切面）光镜图

3. 黏膜肌层 由内环行和外纵行两薄层平滑肌组成。

（二）黏膜下层

为较致密的结缔组织，其中有较多血管和淋巴管。十二指肠的黏膜下层内有大量**十二指肠腺**（duodenal gland），为黏液性腺，其导管穿过黏膜肌层开口于小肠腺底部。此腺分泌黏稠的碱性黏液（pH 8.2～9.3），保护十二指肠免受胃酸侵蚀（图 14-29）。

小肠上皮及腺体的分泌物统称小肠液，成人每日分泌量为 1～3L，pH 约为 7.6，除含上述分泌物外，还有大量水、NaCl、KCl 等。

（三）肌层和外膜

肌层由内环行和外纵行两层平滑肌组成。外膜除部分十二指肠壁为纤维膜外，余均为浆膜。

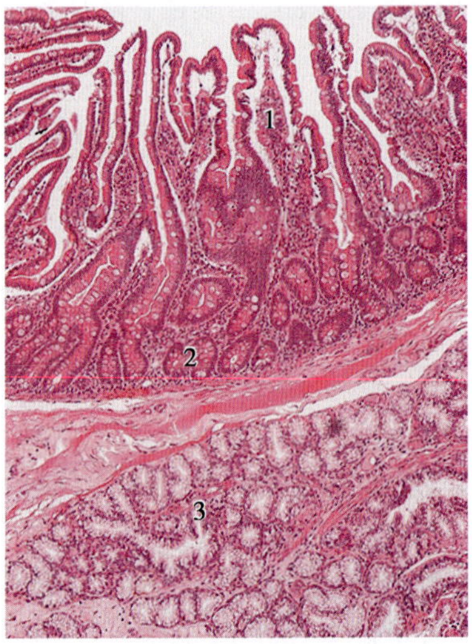

图 14-29 十二指肠黏膜与黏膜下层光镜图
1. 小肠绒毛；2. 小肠腺；3. 十二指肠腺

六、大肠

大肠分为盲肠、阑尾、结肠、直肠和肛管，主要功能是吸收水分和电解质，将食物残渣形成粪便。

（一）盲肠、结肠与直肠

这三部分大肠的组织学结构基本相同（图 14-30）。

1. 黏膜 表面光滑，无绒毛；在结肠袋之间的横沟处有半月形皱襞，在直肠下段有三个横行的皱襞（直肠横襞）。上皮为单层柱状，由吸收细胞和大量杯状细胞组成。大肠的吸收细胞主要吸收水分和电解质，以及大肠内细菌产生的 B 族维生素和维生素 K。固有层内有稠密的**大肠腺**，呈直管状，含吸收细胞、大量杯状细胞、少量干细胞和内分泌细胞，无帕内特细胞。分泌黏液是大肠腺的重要功能。固有层内可见孤立淋巴小结。黏膜肌层同小肠。

2. 黏膜下层 在结缔组织内有小动脉、小静脉和淋巴管，可有成群脂肪细胞。

3. 肌层 由内环行和外纵行两层平滑肌组成。内环行肌节段性局部增厚，形成结肠袋；外纵行肌局部增厚形成三条结肠带，带间的纵行肌菲薄，甚至缺如。

4. 外膜 在盲肠、横结肠、乙状结肠为浆膜；在升结肠与降结肠的前壁为浆膜，后壁为纤维膜；在直肠上 1/3 段的大部、中 1/3 段的前壁为浆膜，余为纤维膜。外膜结缔组织中常有脂肪细胞聚集构成的肠脂垂。

（二）阑尾

阑尾的管腔小而不规则，大肠腺短而少。固有层内有极丰富的淋巴组织，大量淋巴小结可连续成层，并突入黏膜下层，致使黏膜肌层不完整。肌层很薄，外覆浆膜，富含血管。阑尾是具有黏膜免疫功能的器官（图14-31）。

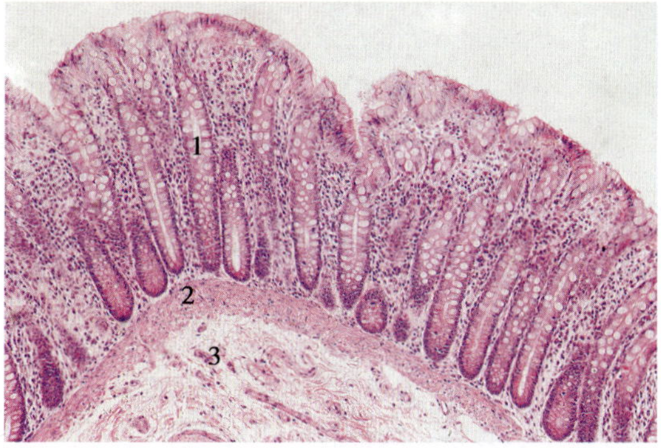

图14-30　结肠（横切面）光镜图

1. 大肠腺；2. 黏膜肌；3. 黏膜下层

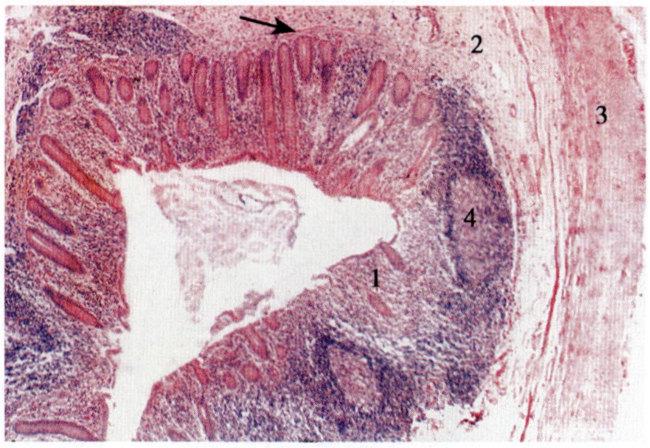

图14-31　阑尾(横切面)光镜图

1. 黏膜；2. 黏膜下层；↑黏膜肌层；3. 肌层；4. 淋巴小结

（三）肛管

在齿状线以上的肛管黏膜结构和直肠相似，仅在肛管上段出现了纵行皱襞（肛柱）。在齿状线处，单层柱状上皮骤变为轻度角化的复层扁平上皮，大肠腺和黏膜肌消失（图14-32）。白线以下为和皮肤相同的角化复层扁平上皮，含有很多黑色素；固有层中出现了环肛腺（大汗腺）和丰富的皮脂腺。肛管黏膜下层的结缔组织中有密集的静脉丛，如静脉淤血扩张则形成痔。肌层由两层平滑肌构成，其内环行肌增厚形成肛门内括约肌。近肛门处，外纵行肌周围有骨骼肌形成的肛门外括约肌。

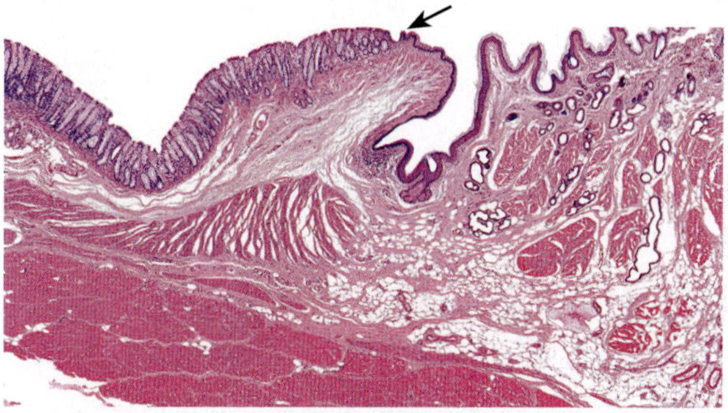

图14-32　直肠-肛管交界处光镜图

↑单层柱状上皮-复层扁平上皮交界处

七、消化管的淋巴组织

消化管与体外环境直接相通，各种细菌、病毒、寄生虫（卵）等病原微生物不可避免地随饮食进入。它们大多被胃酸、消化酶以及帕内特细胞分泌的防御素和溶菌酶所破坏，其余或以原形排出体外，或受到消化管淋巴组织的免疫抵御。消化管淋巴组织主要包括上皮内的淋巴细胞、固有层中的淋巴细胞、淋巴小结和集合淋巴小结，统称为**肠相关淋巴组织**（gut-associated lymphoid tissue，GALT），尤以咽、回肠、阑尾等处的淋巴组织丰富，其中，集合淋巴小结为多个淋巴小结聚集形成，主要位于回肠。消化管淋巴组织能接受消化管内病原微生物的抗原刺激，主要通过产生和向消化管腔分泌免疫球蛋白作为应答。

在肠集合淋巴小结处，局部黏膜向肠腔呈圆顶状隆起，无绒毛和小肠腺。此部位上皮内有散在的**微皱褶细胞**（microfold cell），又称M细胞，因其游离面有微皱褶而得名。M细胞基底面质膜内陷形成一较大的穹窿状凹腔，内含多个淋巴细胞和少量巨噬细胞。M细胞在光镜下难于分辨，只能根据其基底部是否包含淋巴细胞来推断。电镜下可见其胞质中有丰富的囊泡。M细胞可摄取肠腔内抗原物质，以囊泡的形式转运并传递给下方的巨噬细胞，后者将抗原处理后提呈给淋巴细胞。淋巴细胞进入黏膜淋巴小结和肠系膜淋巴结内增殖分化为幼浆细胞，然后经淋巴细胞再循环途径，大部分返回消化管黏膜，并转变为浆细胞。浆细胞除产生少量免疫球蛋白 G(IgG)进入血液循环外，主要产生免疫球蛋白 A(IgA)。IgA 能和吸收细胞基底面和侧面膜中的受体(亦称分泌片)相结合，形成**分泌性 IgA**(secretory IgA，sIgA)。sIgA 被吸收细胞内吞后释入肠腔(图 14-33)。sIgA 能较强地抵御消化酶的分解，可特异性地与抗原结合，从而抑制或杀灭细菌，中和病毒，防止抗原黏附和穿入上皮。部分幼浆细胞还随血液进入唾液腺、呼吸道黏膜、女性生殖道黏膜和乳腺等部位，产生 sIgA，发挥相似的免疫作用，使消化管免疫成为全身免疫的一部分。

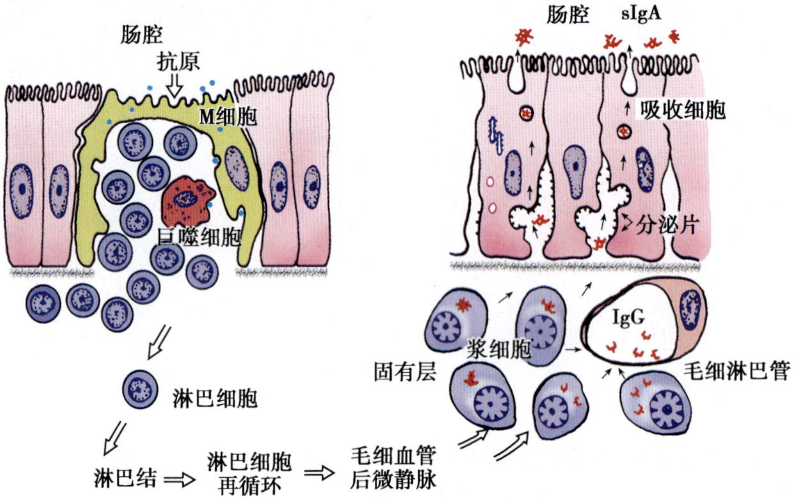

图 14-33 消化管黏膜的免疫功能示意图

八、胃肠的内分泌细胞

在胃、肠的上皮及腺体中散布着四十余种内分泌细胞(表 14-1)，尤以胃幽门部和十二肠上段为多。由于胃肠道黏膜面积巨大，这些细胞的总量估计为 3×10^9 个，超过所有内分泌腺腺细胞的总和。因此，在某种意义上，胃肠是体内最大、最复杂的内分泌器官。所分泌的激素主要协调胃肠道自身的消化吸收功能，也参与调节其他器官的生理活动。

胃肠的内分泌细胞大多单个夹于其他上皮细胞之间，在 HE 染色切片上，细胞多较圆，核圆、居中，胞质染色浅淡；目前主要用免疫组织化学法显示这些细胞。电镜下呈不规则的锥形；基底部附于基膜，并可有基底侧突与邻近细胞相接触；底部胞质有大量分泌颗粒，分泌颗粒的大小、形状与电子密度依细胞种类而异。绝大多数种类的细胞具有面向管腔的游离面，称开放型，游离面上有微绒毛，对管腔内食物和 pH 等化学信息有较强感受性，从而引起其内分泌活动的变化。少数细胞(主要是 D 细胞)被相邻细胞覆盖而未露出腔面，称封闭型，主要受胃肠运动的机械刺激或其他激素的调节而改变其内分泌状态(图 14-34)。分泌颗粒含肽和(或)胺类激素，多在细胞基底面释出，经血循环运送并作用于靶细胞；少数激素直接作用于邻近细胞，以旁分泌方式调节靶细胞的生理功能。

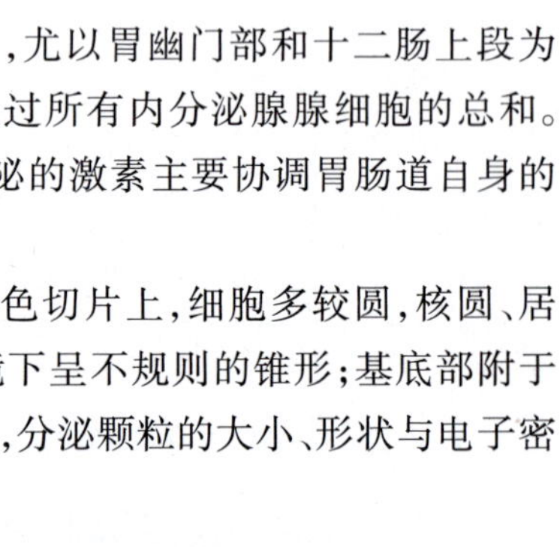

图 14-34 消化管内分泌细胞模式图

目前已知有十余种胃肠内分泌细胞，它们的分布和结构均有一定特点。有些细胞的分泌物及其作用比较明确，有些细胞的分泌物及其生理和病理意义尚有待研究。几种主要的胃肠内分泌细胞见表 14-1。

本章小结

消化管是从口腔至肛门的连续性管道，依次分为口腔、咽、食管、胃、小肠和大肠。主要对食物进行物理性和化学性消化，将大分子物质分解为小分子的氨基酸、单糖、脂肪酸等，进而吸收营养物质和排泄食物残渣。

消化管壁（除口腔与咽外）自内向外分为黏膜、黏膜下层、肌层与外膜四层，黏膜由上皮、固有层和黏膜肌层组成，食管的上皮为复层扁平上皮，黏膜下层中有混合腺，肌层中上1/3段为骨骼肌，下1/3段为平滑肌，中1/3段则兼具两者，外膜为纤维膜。胃的上皮为单层柱状，主要由表面黏液细胞组成。可形成胃黏膜屏障，具有保护作用。固有层中有胃底腺，由主细胞、壁细胞、颈黏液细胞、干细胞和内分泌细胞组成，其中主细胞分泌胃蛋白酶原，壁细胞分泌盐酸和内因子。小肠表面形成皱襞、绒毛和微绒毛，可扩大吸收的表面积。上皮为单层柱状，由吸收细胞、杯状细胞和少量内分泌细胞组成，吸收细胞可将摄入的营养物质几乎全部吸收，杯状细胞分泌黏液，有润滑和保护作用。绒毛中央的固有层中有中央乳糜管，用于脂肪的吸收，绒毛深部的固有层中有小肠腺。大肠的上皮为单层柱状，由吸收细胞和杯状细胞组成，吸收细胞主要吸收水分和电解质，杯状细胞分泌的黏液起润滑作用。肌层由内环行和外纵行两层平滑肌组成。内环行肌节段性局部增厚，形成结肠袋；外纵行肌局部增厚形成三条结肠带，带间的纵行肌菲薄，甚至缺如。

消化管壁中含有较多的淋巴组织，主要包括黏膜淋巴小结（尤以咽、回肠和阑尾处发达），固有层中弥散分布的淋巴细胞、浆细胞、巨噬细胞、间质树突状细胞，上皮内的淋巴细胞。淋巴组织能接受消化管内病原微生物的抗原刺激，主要通过产生和向消化管腔分泌免疫球蛋白作为应答。在胃、肠的上皮及腺体中散布着四十余种内分泌细胞，所分泌的激素主要协调胃肠道自身的消化吸收功能，也参与调节其他器官的生理活动。

（周作民）

插入框：间质卡哈尔细胞与胃肠道疾病

间质卡哈尔细胞是主要分布于消化管神经末梢和平滑肌纤维之间的一类间质细胞，兼有成纤维细胞和平滑肌纤维特性，起源于中胚层。1911年，曾获诺贝尔生理或医学奖的西班牙籍病理学家 Santiago Ramón y Cajal 采用组织化学染色方法发现，故而以他的名字命名。细胞呈梭形或星形，成群分布，核巨大呈卵圆形，胞质少，有2～5个较长分支状突起。电镜下，有丰富的中间丝，成串的线粒体，大量的滑面内质网及许多致密小体；胞膜有许多凹陷，与平滑肌纤维之间形成缝隙链接，类似神经末梢的结构，为间质卡哈尔细胞的特征性结构。

从食管到结肠的消化管管壁上，其黏膜下层、肌层、神经丛周围以及外膜的结缔组织中均可见间质卡哈尔细胞，共同形成胃肠网络，对胃肠动力的发生和功能调控至关重要。平滑肌纤维在间质卡哈尔细胞的调控下，形成节律性胃肠蠕动，完成食物的消化和吸收。

消化管间质卡哈尔细胞可分为不同类型，具有三个主要功能：平滑肌兴奋的起搏细胞、抑制性神经传递的介质、促进电活动扩散。间质卡哈尔细胞与多种胃肠动力紊乱疾病密切相关，如便秘和假性肠道梗阻等；其发育异常可导致肥厚性幽门狭窄、先天性巨结肠和肠闭锁等先天性疾病。间质卡哈尔细胞也分布于其他平滑肌丰富的器官中，如膀胱、胆管等。

（钟近洁）

第15章 消 化 腺

消化腺(digestive gland)包括大消化腺，即三对大唾液腺、胰腺和肝脏，以及分布于消化管壁内的许多小消化腺(如口腔内的小唾液腺、食管腺、胃腺和肠腺等)。大消化腺是实质性器官，包括由腺细胞组成的分泌部和导管，分泌物经导管排入消化管，对食物进行化学消化作用。此外，胰腺还有内分泌功能。

一、大唾液腺

大唾液腺有腮腺、下颌下腺、舌下腺各一对，分泌的唾液经导管排入口腔。

（一）大唾液腺的一般结构

大唾液腺均为复管泡状腺，被膜较薄。被膜伸入结缔组织将腺实质分隔为大小不等的小叶，血管、淋巴管和神经也随同走行其间，并进入小叶内。腺实质由分支的导管及末端的腺泡组成。腺泡分浆液性、黏液性与混合性三类。在腺细胞和部分导管上皮细胞与基膜之间有肌上皮细胞，其收缩有助于分泌物排出。

导管通常包括闰管、纹状管、小叶间导管和总导管。

1. 闰管（intercalated duct） 导管的起始部，直接与腺泡相连，管径细，管壁为单层扁平或立方上皮。

2. 纹状管（striated duct） 又称**分泌管**(secretory duct)，与闰管相连，管壁为单层高柱状上皮，核圆位于细胞顶部，胞质嗜酸性。细胞基部可见垂直纵纹，电镜下为质膜内褶和纵行排列的线粒体，此种结构使细胞基部表面积增大，便于细胞与组织液间进行水和电解质的转运。

3. 小叶间导管和总导管 纹状管汇合形成小叶间导管，行走于小叶间结缔组织内。小叶间导管较粗，初为单层柱状上皮，以后移行为假复层柱状上皮。小叶间导管逐级汇合，最后形成一条或几条总导管开口于口腔。

（二）三种大唾液腺的结构特点

1. 腮腺 为纯浆液性腺，闰管长，纹状管较短，分泌物含唾液淀粉酶。

2. 下颌下腺 为混合性腺，浆液性腺泡多，黏液性和混合性腺泡少。闰管短，纹状管发达(图15-1)。分泌物含唾液淀粉酶和黏液。

3. 舌下腺 为混合性腺，以黏液性腺泡为主，也多见混合性腺泡，无闰管，纹状管也较短。分泌物以黏液为主。

唾液由大、小唾液腺分泌的混合液组成，95%以上来自三对大唾液腺。唾液中的水分和黏液起润滑口腔作用，唾液淀粉酶可使食物中的淀粉分解为麦芽糖。唾液中某些成分具有一定的防御作用，如溶菌酶和干扰素，能抵抗细菌和病毒的侵入。另外，唾液腺间质内有浆细胞，分泌的IgA与腺细胞产生的蛋白质分泌片结合，形成sIgA，随唾液排入口腔，具有免疫作用。下颌下腺还分泌许多生物活性

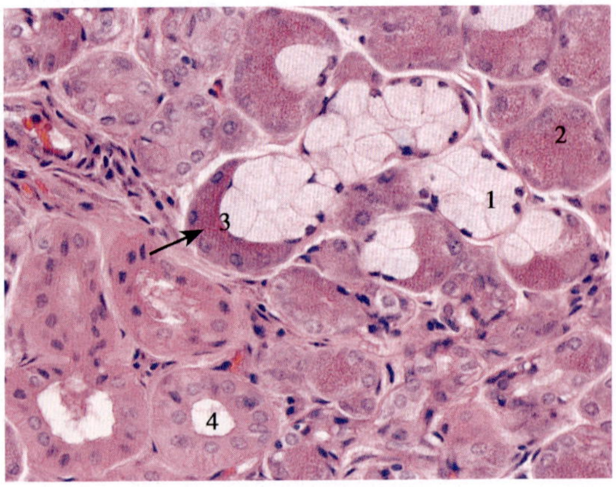

图15-1 下颌下腺光镜图

1. 黏液性腺泡；2. 浆液性腺泡；3. 混合性腺泡；4. 纹状管；↑浆半月

多肽,对多种组织和细胞的生理活动起重要调节作用。如表皮生长因子,可促进口腔上皮的增殖与创伤修复。

二、胰腺

胰腺表面覆有薄层结缔组织被膜,结缔组织伸入腺内将实质分隔为许多小叶。胰腺实质由外分泌部和内分泌部(胰岛)组成(图 15-2)。外分泌部构成腺的大部分,是重要的消化腺,它分泌的胰液经导管排入十二指肠,在食物消化中起重要作用。胰岛分泌的激素进入血液或淋巴,主要调节糖代谢。

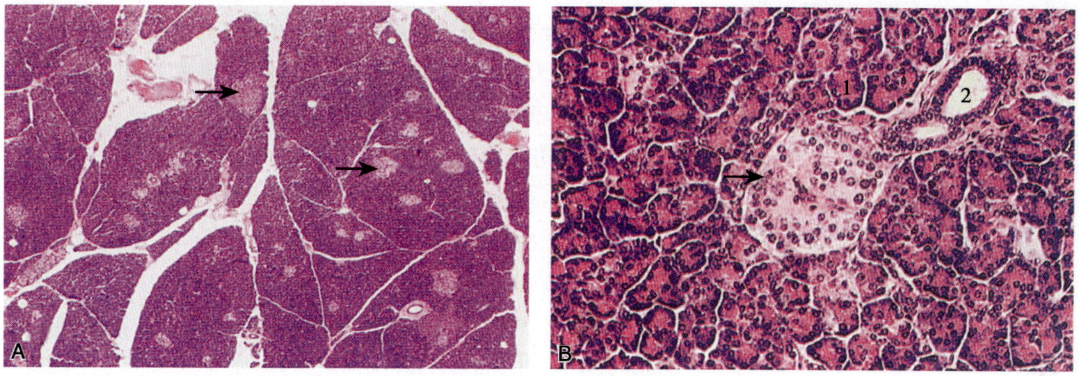

图 15-2 胰腺光镜图

A. 低倍; B. 高倍; ↑胰岛;1. 腺泡;2. 小叶内导管

(一) 外分泌部

胰腺的外分泌部为纯浆液性复管泡状腺。

1. **腺泡** 每个腺泡含 40 ~ 50 个**胰腺泡细胞**(pancreatic acinar cell),它们都具有典型的浆液细胞形态特点(图 15-3 ~ 图 15-5)。胰腺泡细胞分泌多种消化酶,如胰蛋白酶原、胰糜蛋白酶原、胰淀粉酶、胰脂肪酶、核酸酶等,它们分别消化食物中的各种营养成分。胰蛋白酶原和胰糜蛋白酶原在进入小肠后,被肠激酶激活,成为有活性的胰蛋白酶和胰糜蛋白酶。胰腺泡细胞的分泌活动受小肠 I 细胞分泌的缩胆囊素-促胰酶素的调节。

胰腺腺泡无肌上皮细胞。胰腺腺泡腔面还可见一些较小的扁平或立方形的**泡心细胞**(centroacinar cell)(图 15-3,图 15-4),胞质染色淡,核圆或卵圆形。泡心细胞是延伸入腺泡腔内的闰管起始部上皮细胞。

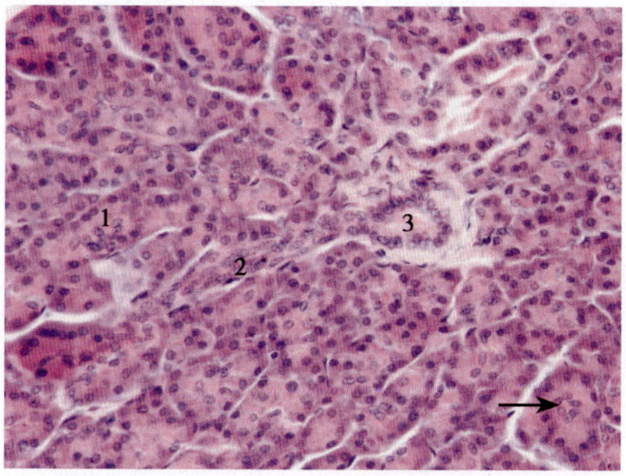

图 15-3 胰腺外分泌部光镜图

1. 腺泡;2. 闰管;3. 小叶内导管;↑泡心细胞

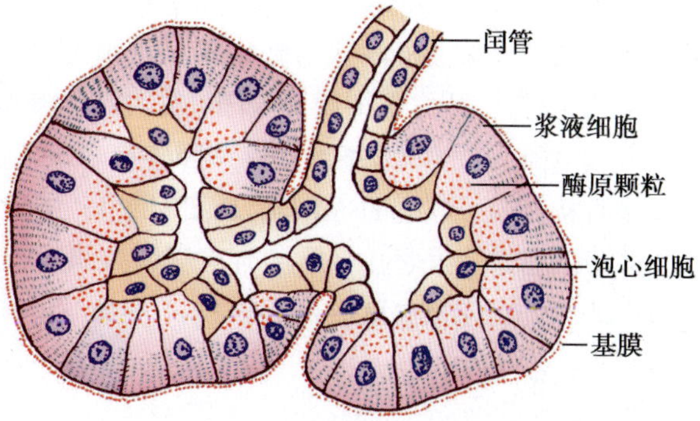

图 15-4 胰腺腺泡模式图

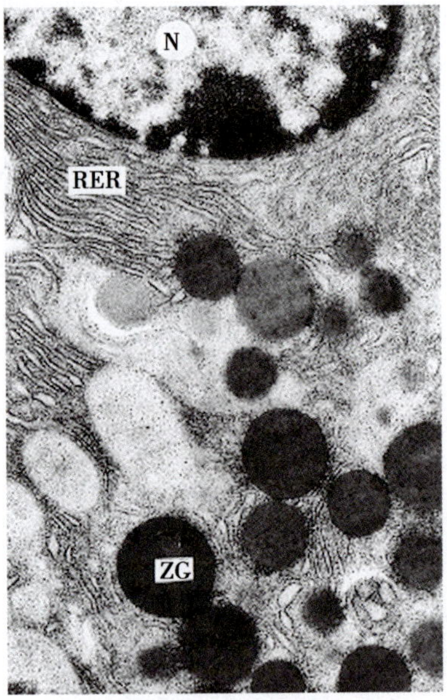

图 15-5 胰腺泡细胞电镜图
N. 细胞核；RER. 粗面内质网；ZG. 酶原颗粒

2. 导管 由闰管、小叶内导管、小叶间导管和主导管组成。闰管细而长，管壁为单层扁平或立方上皮，其伸入腺泡的一段由泡心细胞组成。闰管远端逐渐汇合形成小叶内导管。小叶内导管在小叶间结缔组织内汇合成小叶间导管，后者再汇合成一条主导管，贯穿胰腺全长，在胰头部与胆总管汇合，开口于十二指肠乳头。从小叶内导管至主导管，管腔渐增大，上皮由单层立方渐变为单层柱状，主导管为单层高柱状上皮，上皮内可见杯状细胞。胰腺导管上皮细胞可分泌水和碳酸氢盐等多种电解质，其分泌活动受小肠 S 细胞分泌的促胰液素调节。

成人每天分泌 1000～2000ml 胰液。胰液为碱性液体，含多种消化酶和丰富的电解质，是最重要的消化液。

（二）内分泌部（胰岛）

胰岛（pancreas islet）是由内分泌细胞组成的球形细胞团，分布于腺泡之间，HE 染色浅（见图 15-2）。成人胰腺约有 100 万个胰岛，约占胰腺体积的 1.5%，于胰尾部较多。胰岛大小不等，直径 75～500μm，小的仅由十几个细胞组成，大的有数百个细胞。胰岛细胞间有丰富的有孔毛细血管。人胰岛主要有 A、B、D、PP 四种细胞。HE 染色不易区分，目前主要用免疫组织化学法进行鉴别（图 15-6）。

1. A 细胞 又称甲细胞、α 细胞，约占胰岛细胞总数的 20%，细胞体积较大，多分布在胰岛周边部。A 细胞分泌**高血糖素**（glucagon），能促进肝细胞的糖原分解为葡萄糖，并抑制糖原合成，使血糖浓度升高，满足机体活动的能量需要。

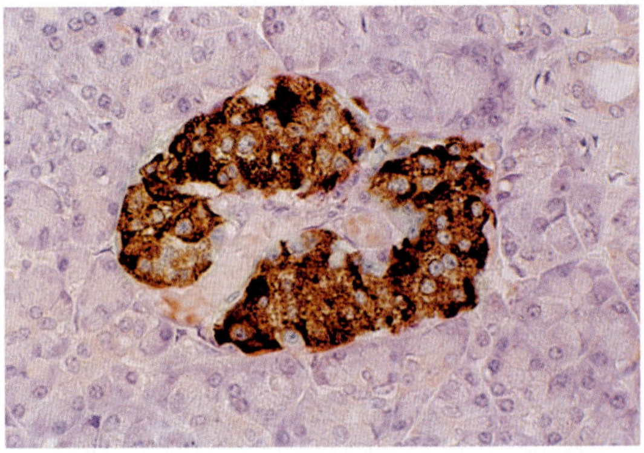

图 15-6 胰岛光镜图
免疫组织化学术（辣根过氧化物酶标记）示 B 细胞含胰岛素，呈棕黑色

2. B 细胞 又称乙细胞、β 细胞，约占胰岛细胞总数的 70%，主要位于胰岛中央部。B 细胞分泌**胰岛素**（insulin），主要促进肝细胞、脂肪细胞等吸收血液内的葡萄糖，合成糖原或转化为脂肪贮存，使血糖降低。

高血糖素和胰岛素的协同作用能保持血糖水平处于动态平衡。若胰岛发生病变，B 细胞退化，胰岛素分泌不足，可致血糖升高，并从尿中排出，即为糖尿病。胰岛 B 细胞肿瘤或细胞功能亢进，则胰岛素分泌过多，可导致低血糖症。

3. D 细胞 又称丁细胞、δ 细胞，约占胰岛细胞总数的 5%，分散在胰岛周边部，A、B 细胞之间，并与 A、B 细胞紧密相贴，细胞间有缝隙连接。D 细胞分泌**生长抑素**（somatostatin），以旁分泌方式经缝隙连接直接作用于邻近的 A 细胞、B 细胞或 PP 细胞，抑制这些细胞的分泌活动。

4. PP 细胞 数量很少，主要存在于胰岛周边部。此外，还可见于外分泌部的导管上皮内及腺泡细胞间。PP 细胞分泌**胰多肽**（pancreatic polypeptide），具有抑制胃肠运动、胰液分泌及胆囊收缩的作用。

三、肝

肝是人体最大的腺体，具有极复杂多样的生物化学功能，被称为机体的化工厂。肝产生的胆汁作为消化液参与脂类食物消化；肝合成多种蛋白质等多类物质，直接分泌入血；肝还参与糖、脂类、激素和药物等代谢。

笔记

肝表面覆以致密结缔组织被膜，除在肝下面各沟、窝处以及右叶上面后部为纤维膜外，其余均被覆浆膜。肝门部的结缔组织随门静脉、肝动脉、肝静脉和肝管的分支伸入肝实质，将实质分成许多肝小叶。肝小叶之间各种管道密集的部位为门管区。

（一）肝小叶

肝小叶（hepatic lobule）是肝的基本结构单位，呈多角棱柱体，长约2mm，宽约1mm，成人肝有50万~100万个肝小叶。有的动物（如猪）肝小叶因周围结缔组织较多而分界明显，人的肝小叶间结缔组织很少，相邻肝小叶常连成一片，分界不清（图15-7，图15-8）。肝小叶中央有一条沿其长轴走行的**中央静脉**（central vein），周围是大致呈放射状排列的肝索和肝血窦。

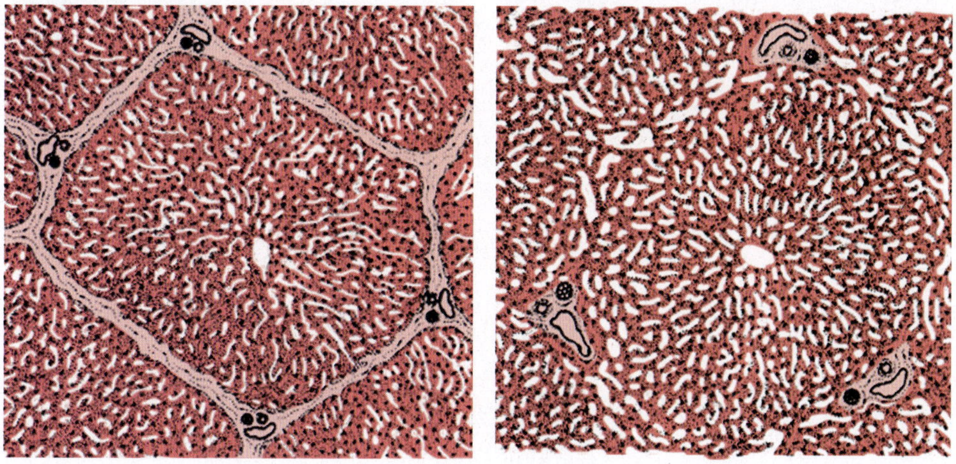

图15-7 肝小叶（横切面）仿真图

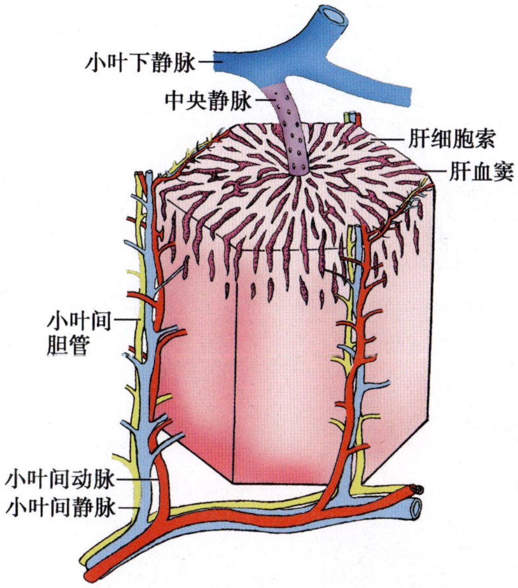

图15-8 肝小叶立体模式图

肝细胞单层排列成凹凸不平的板状结构称**肝板**（hepatic plate）。相邻肝板吻合连接，形成迷路样结构，其切面呈索状，故也称**肝索**（hepatic cord）。在肝小叶周边的肝板，其肝细胞较小，嗜酸性较强，称**界板**。肝板之间为肝血窦，血窦经肝板上的孔互相通连。肝细胞相邻面的质膜局部凹陷，形成微细的胆小管。这样，肝板、肝血窦和胆小管在肝小叶内形成各自独立而又密切相关的复杂网络（图15-9，图15-10）。

1. 肝细胞（hepatocyte） 占肝内细胞总数的80%。肝细胞呈多面体形，直径15~30μm。肝细胞有三种不同的功能面，即血窦面、细胞连接面和胆小管面（图15-11，图15-12）。血窦面和胆小管面有发达的微绒毛，使细胞表面积增大，有利于进行物质交换。相邻肝细胞之间的连接面有紧密连接、桥粒和缝隙连接等结构。有的肝细胞之间还有贯通的细胞间通道。

肝细胞核大而圆，常染色质丰富，有1至数个核仁，双核细胞较多。肝的特点之一是多倍体肝细胞数量大，成人肝的4倍体肝细胞占60%以上，这可能与肝细胞长期保持活跃状态有关，而且很可能与肝潜在的强大再生能力相关。肝细胞的胞质嗜酸性，含有弥散分布的嗜碱性团块。电镜下，胞质内各种细胞器均丰富（图15-11~图15-14）。

（1）粗面内质网：呈板层状排列成群，合成多种重要的血浆蛋白，包括白蛋白、纤维蛋白原、凝血酶原、脂蛋白和补体等。

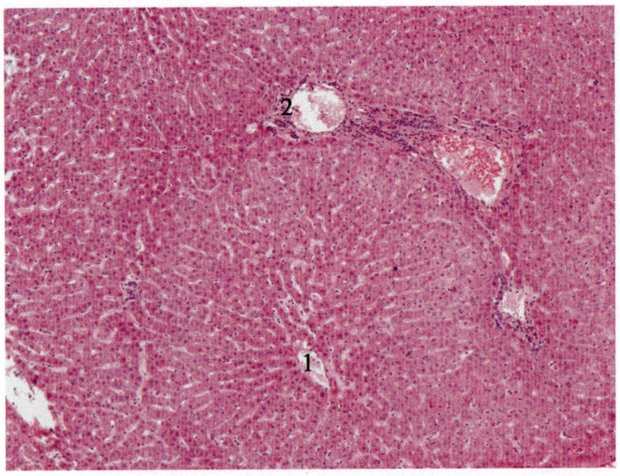

图 15-9　肝小叶光镜图
1. 中央静脉；2. 门管区

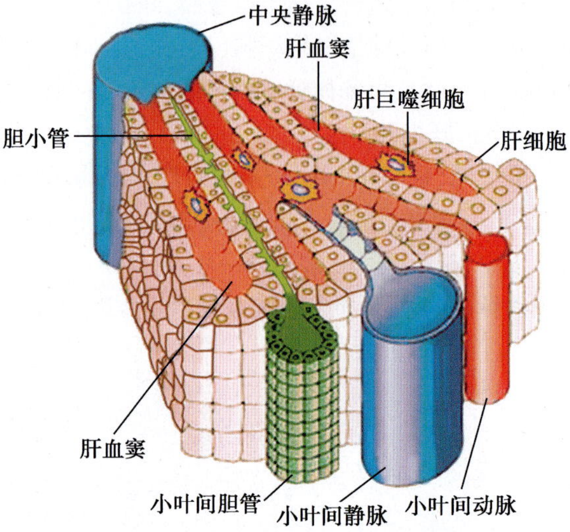

图 15-10　肝板、肝血窦与胆小管关系立体模式图

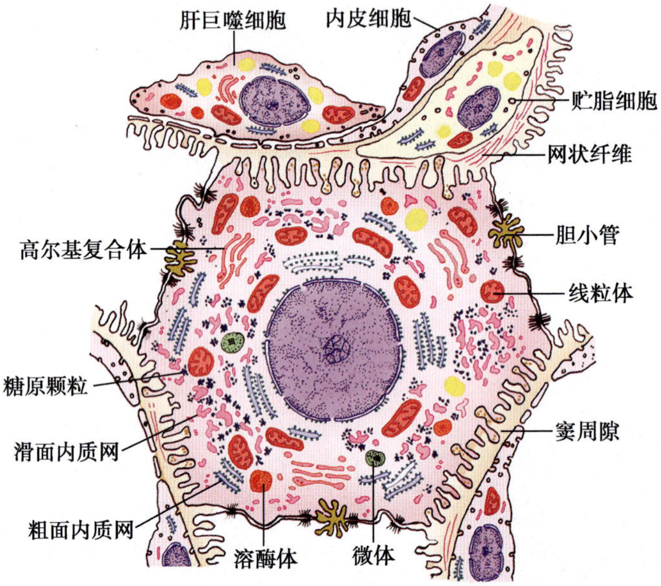

图 15-11　肝细胞、肝血窦、窦周隙及胆小管结构模式图

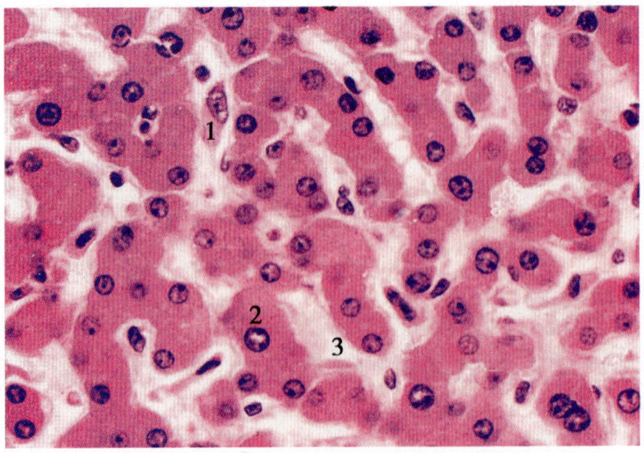

图 15-12　肝小叶（局部）光镜图
1. 肝巨噬细胞；2. 肝细胞；3. 肝血窦

笔记

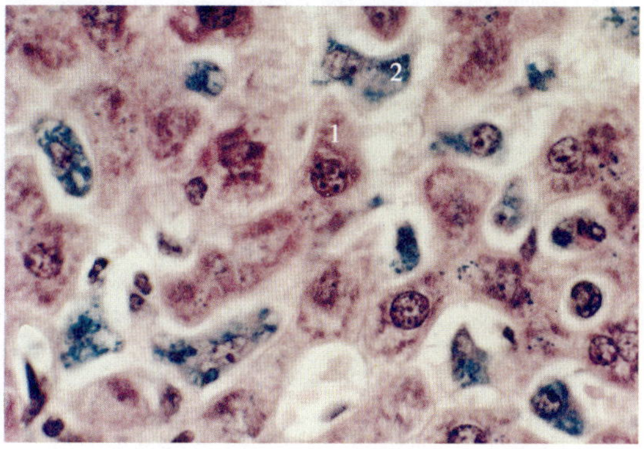

图15-13 肝小叶(鼠肝局部)光镜图

1. 肝细胞(含嗜碱性团块);2. 肝巨噬细胞(含台盼蓝颗粒)

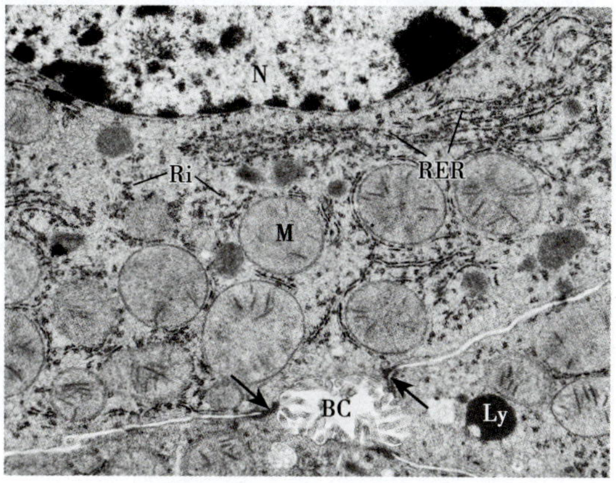

图15-14 肝细胞电镜图

N. 细胞核;RER. 粗面内质网;M. 线粒体;Ri. 游离核糖体;Ly. 溶酶体;BC. 胆小管;↑连接复合体

(2)滑面内质网:为许多散在的小管和小泡,其膜上有多种酶系规律地分布,如氧化还原酶、水解酶、转移酶、合成酶等。肝细胞摄取的有机物在滑面内质网进行连续的合成、分解、结合和转化等反应,包括胆汁合成、脂类代谢、糖代谢和激素代谢,以及从肠道吸收的有机异物(如药物、腐败产物等)的生物转化。

(3)高尔基复合体:从粗面内质网合成的蛋白质和脂蛋白中,一部分转移至高尔基复合体加工后,再经分泌小泡由肝细胞血窦面排出。近胆小管处的高尔基复合体尤为发达,参与胆汁的分泌。

此外,肝细胞富含线粒体、溶酶体和过氧化物酶体,以及糖原(图15-15)、脂滴、色素等内含物。内含物的数量因机体的生理和病理状况不同而异。进食后糖原增多,饥饿时糖原减少;正常时脂滴少,肝病时脂滴可增多。

2. 肝血窦(hepatic sinusoid) 位于肝板之间,腔大而不规则,窦壁由内皮细胞围成。含各种肠道吸收物的门静脉血液和含氧的肝动脉血液,通过在门管区的小叶间动脉和小叶间静脉注入肝血窦,由于在血窦内血流缓慢,血浆得以与肝细胞进行充分的物质交换,然后汇入中央静脉(图15-16)。

肝血窦内皮细胞有大量内皮窗孔,其大小不等,无隔膜,直径多为0.1μm左右,大的可达1~2μm(见图15-11,图15-17)。内皮细胞连接松散,细胞间隙宽。内皮外无基膜,仅有少量网状纤维附着。因此,肝血窦内皮具有很高的通透性,除血细胞和乳糜微粒外,血浆各种成分均可进入窦周隙。

肝血窦内有定居的**肝巨噬细胞**(hepatic macrophage)(见图15-11~图15-13,图15-17,图15-18),又称**库普弗细胞**(Kupffer cell),其形态不规则,胞质嗜酸性。细胞表面有大量皱褶和微绒毛,并以板状和丝状伪足附着在内皮细胞上,或穿过内皮窗孔和细胞间隙伸入窦周隙。胞质内有发达的溶酶体,

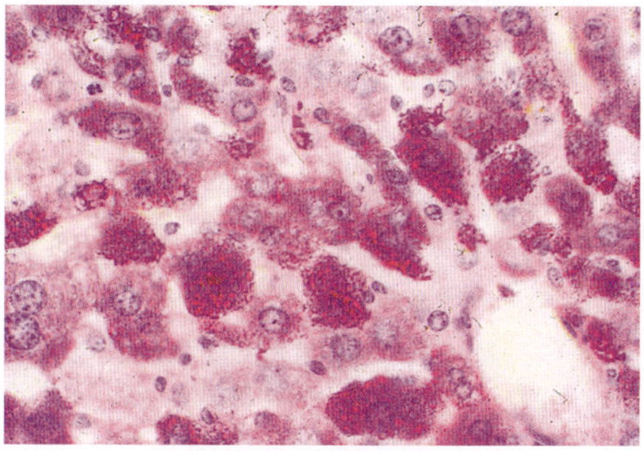

图15-15 肝细胞光镜图 PAS反应与苏木精染色

糖原颗粒呈紫红色

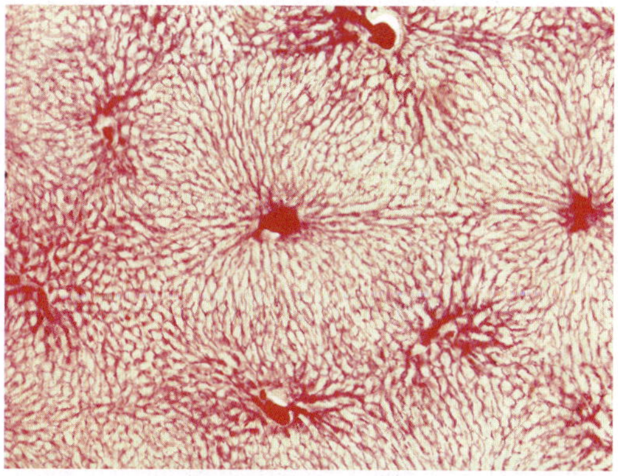

图15-16 肝内血管光镜图 肝血管卡红明胶灌注法

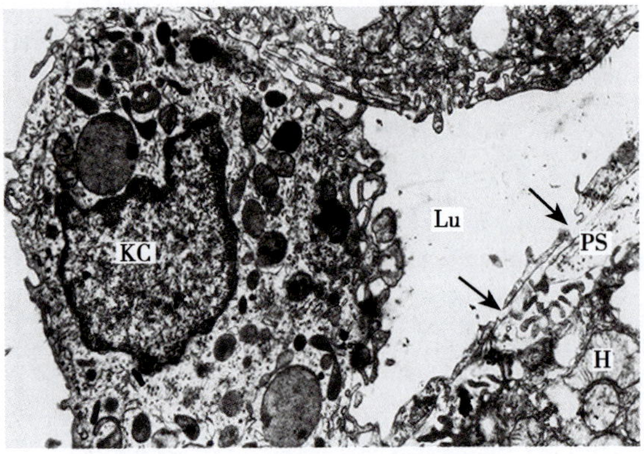

图 15-17 肝巨噬细胞电镜图

KC. 肝巨噬细胞；Lu. 肝血窦；H. 肝细胞；PS. 窦周隙；↑内皮窗孔

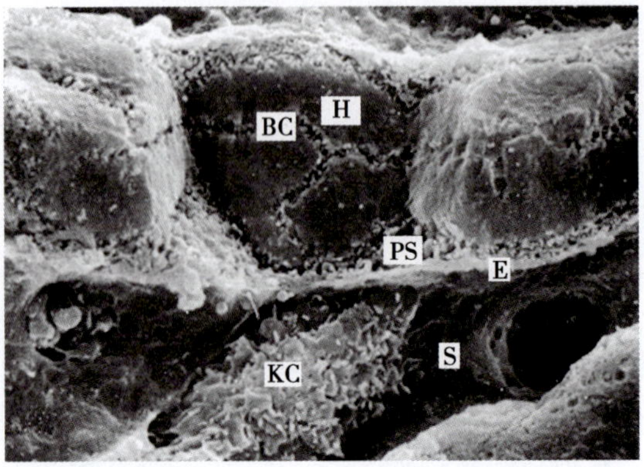

图 15-18 肝小叶扫描电镜图

H. 肝细胞；BC. 胆小管；S. 肝血窦；KC. 肝巨噬细胞；E. 内皮；PS. 窦周隙

并常见吞噬体和吞饮泡。肝巨噬细胞由血液单核细胞分化而来，在清除从门静脉入肝的抗原异物、衰老的血细胞和监视肿瘤等方面均发挥重要作用。

肝血窦内还有较多 NK 细胞，称**肝内大颗粒淋巴细胞**（hepatic large granular lymphocyte），附着在内皮细胞或肝巨噬细胞上。其核呈肾形，常偏于一侧，胞质含较多溶酶体。此细胞在抵御病毒感染、防止肝内肿瘤及其他肿瘤的肝转移方面有重要作用。

3. 窦周隙（perisinusoidal space） 为肝血窦内皮与肝板之间的狭窄间隙，宽约 0.4μm（图 15-11，图 15-17，图 15-18）。由于肝血窦内皮通透性大，故窦周隙充满血浆，肝细胞血窦面的微绒毛伸入窦周隙，浸于血浆之中。窦周隙是肝细胞和血液之间进行物质交换的场所。

窦周隙内有一种形态不规则的**贮脂细胞**（fat-storing cell），又称**肝星状细胞**（hepatic stellate cell，HSC），它们有突起附于内皮细胞基底面和肝细胞表面，或伸入肝细胞之间。其最主要的特征是胞质内含有许多大的脂滴。在 HE 染色中，贮脂细胞不易鉴别，用氯化金或硝酸银浸染法，或免疫组织化学法可清楚显示。正常情况下，贮脂细胞呈静止状态，它在肝脏中主要参与维生素 A 的代谢和储存脂肪。人体摄取维生素 A 的 70% ~85% 贮存在贮脂细胞内，在机体需要时释放入血。在病理条件下，如肝脏受到物理、化学及病毒感染时，贮脂细胞被激活并异常增殖，产生细胞外基质，肝内纤维增多，可导致肝硬化。

4. 胆小管（bile canaliculus） 是相邻两个肝细胞之间局部胞膜凹陷形成的微细管道，在肝板内连接成网。在 HE 染色中不易看到，用银染法或 ATP 酶组织化学染色法可清楚显示（图 15-19）。电镜下，肝细胞的胆小管面形成许多微绒毛，突入管腔。靠近胆小管的相邻肝细胞膜形成由紧密连接、桥粒等组成的连接复合体，可封闭胆小管周围的细胞间隙，防止胆汁外溢至细胞间或窦周隙。当肝细胞发生变性、坏死或胆道堵塞而内压增大时，胆小管的正常结构被破坏，胆汁则溢入窦周隙，继而进入肝血窦，导致机体出现黄疸。

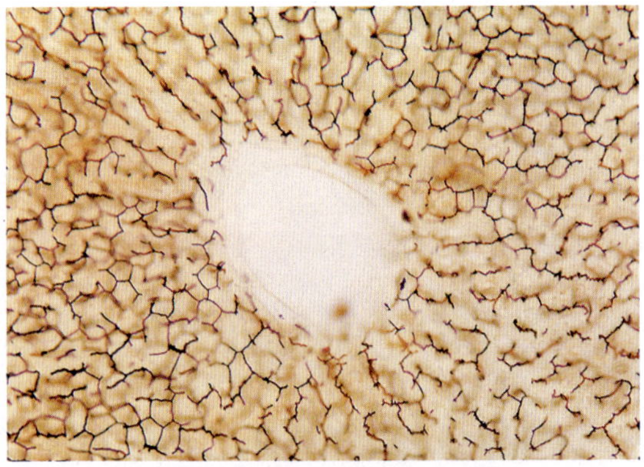

图 15-19 胆小管光镜图 镀银染色

胆小管呈黑色

（二）门管区

相邻肝小叶之间呈三角形或椭圆形的结缔组织小区，称**门管区**（portal area），每个肝小叶周围有3 ~4 个门管区。门管区内有**小叶间静脉**、**小叶间动脉**和**小叶间胆管**（图 15-20）。小叶间静脉是门静脉的分支，管腔较大而不规则，管壁薄；小叶间动脉

笔记

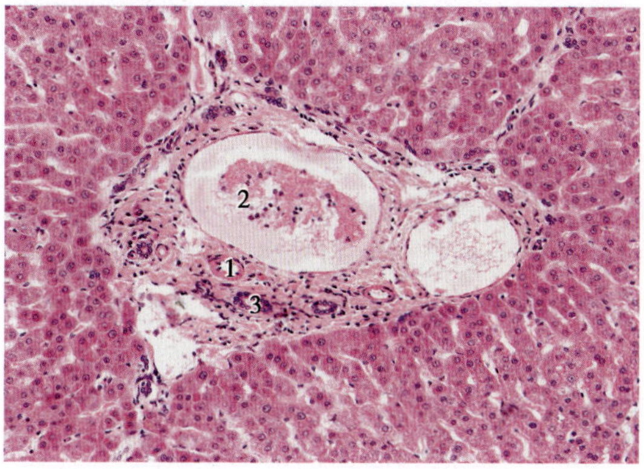

图15-20 肝门管区光镜图

1. 小叶间动脉;2. 小叶间静脉;3. 小叶间胆管

是肝动脉的分支,管腔小,管壁相对较厚。小叶间胆管管壁为单层立方上皮,它们向肝门方向汇集,最后形成左、右肝管出肝。

在非门管区的小叶间结缔组织中,还有单独走行的小叶下静脉,由中央静脉汇集形成,它们在肝门部汇集为肝静脉。

(三) 肝内血液循环

肝与血液内的物质代谢关系密切,其血供通常分为功能性血管和营养性血管。进入肝的血管有门静脉和肝动脉,门静脉是肝的功能性血管,主要收集胃肠静脉和脾静脉的血流,将胃肠道吸收的营养和某些有毒物质输入肝内进行代谢和加工处理。肝动脉是肝的营养性血管,为肝提供氧及其他器官的代谢产物。肝血供丰富,成人肝每分钟血流量为1500~2000ml,占心搏出量的30%~40%。

(四) 肝的胆汁形成和排出途径

肝细胞吸收血浆中的胆红素后,经滑面内质网内的葡萄糖醛酸转移酶的作用,转化为水溶性的结合胆红素,释放入胆小管,与胆盐和胆固醇等共同组成胆汁,成人每天可分泌胆汁600~1000ml。胆小管内的胆汁从肝小叶的中央流向周边。胆小管于小叶边缘处汇集成进入闰管或赫令管(Hering canal)。闰管与小叶间胆管相连,小叶间胆管向肝门方向汇集,最后形成左、右肝管出肝,在肝外汇成肝总管,再由胆囊管入胆囊,或经胆总管入十二指肠。

(五) 肝的再生

肝的重要特征之一是它具有强大的再生能力。正常人体的肝细胞是一种长寿命细胞,极少见分裂象。但在肝受损害后,尤其在肝大部分(2/3)切除后,在残余肝不发生炎症和纤维增生的情况下,肝细胞迅速出现快速活跃的分裂增殖,并能精确地调控自身体积的大小。动物实验证明,肝被切除3/4后,肝的生理功能仍可维持,并逐渐恢复原来的重量。肝病患者施行大部或部分肝切除后也有再生能力,但因病变情况而异,一般可在半年内恢复正常肝体积。肝的再生受肝内外诸多因子的调控,在肝受损害或部分切除后,这些因子通过肝细胞相应受体作用于肝细胞,启动并促进肝细胞的增殖。

四、胆囊与胆管

(一) 胆囊

胆囊分底、体、颈三部分,颈部连胆囊管。胆囊壁由黏膜、肌层和外膜三层组成。黏膜有许多高而分支的皱襞突入腔内。胆囊收缩排空时,皱襞高大而分支;胆囊充盈扩张时,皱襞减少变矮。黏膜上皮为单层柱状。固有层为薄层结缔组织。肌层的平滑肌厚薄不一,胆囊底部较厚,颈部次之,体部最薄。外膜较厚,大部分为浆膜(图15-21)。

胆囊的功能是贮存和浓缩胆汁。胆囊的容量为40~70ml,从肝排出的胆汁流入舒张的胆囊内贮存。胆囊上皮细胞能主动吸收胆汁中的水和无机盐,使胆汁浓缩。进食后,尤其进高脂肪食物后,在小肠分泌的胆囊收缩素-促胰酶素作用下,胆囊持续收缩30~60分钟,胆总管括约肌松弛,将胆汁排入肠腔。

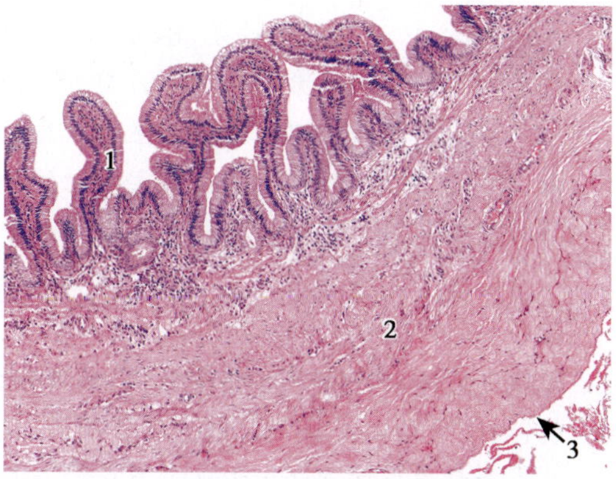

图15-21 胆囊光镜图

1. 黏膜;2. 肌层;3. 外膜

（二）胆管

由肝分泌的胆汁经左右肝管、肝总管、胆囊管进入胆囊贮存，胆囊中贮存的浓缩胆汁经胆囊管、胆总管排入十二指肠。

肝外胆管管壁分黏膜、肌层和外膜三层。胆总管黏膜的上皮为单层柱状，有杯状细胞，固有层内有黏液性腺。肝管和胆总管的上 1/3 段肌层很薄，平滑肌分散；胆总管的中 1/3 段肌层渐厚，尤其是纵行平滑肌增多；胆总管下 1/3 段的肌层分内环行、外纵行两层。胆总管在与胰管汇合后，穿入十二指肠壁，局部扩大形成壶腹，此处的环行平滑肌增厚，形成壶腹括约肌，其舒缩作用控制了胆汁和胰液的排出。胆管外膜为较厚的结缔组织。

本章小结

消化腺由唾液腺、胰腺、肝脏、胆囊和分布于消化管壁内的许多小消化腺组成，参与人体的消化、吸收、代谢等功能。唾液腺起润滑口腔和食物的作用，开始了食物的消化。胰腺有外分泌和内分泌部。外分泌部每天分泌 1500ml 含消化酶的胰液进入十二指肠，参与消化功能。胰岛为胰腺内分泌部，人胰岛主要有 A、B、D、PP 四种细胞。A 细胞分泌高血糖素，能促进肝细胞的糖原分解为葡萄糖，并抑制糖原合成，使血糖浓度升高。B 细胞分泌胰岛素，主要促进肝细胞、脂肪细胞等吸收血液内的葡萄糖，合成糖原或转化为脂肪贮存，使血糖降低。若胰岛发生病变，B 细胞退化，胰岛素分泌不足，可致血糖升高，并从尿中排出，即为糖尿病。胰岛 B 细胞肿瘤或细胞功能亢进，则胰岛素分泌过多，可导致低血糖症。

肝实质由许多肝小叶和门管区组成。肝小叶中央有中央静脉，周围由肝索（或肝板）和肝血窦，肝小叶为肝的基本结构和功能单位。胆小管位于肝细胞相邻面，并在肝板内连接成网。肝血窦位于肝板之间，互相吻合成网状管道，血窦壁由内皮细胞组成，窦腔内有肝巨噬细胞，具有吞噬和清除细菌、病毒和异物的功能。血液从肝小叶的周边经肝血窦汇入中央静脉。窦周隙是肝血窦内皮细胞与肝细胞之间的狭小间隙，又称 Disse 隙，是肝细胞与血液之间进行物质交换的场所。贮脂细胞位于窦周隙，有产生胶原的功能。在病理状况下，贮脂细胞增多并转化为成纤维细胞，合成胶原的功能增强，与肝纤维化的发生有关。门管区位于肝小叶周围，有较多的结缔组织，含有小叶间静脉、小叶间动脉和小叶间胆管，还有淋巴管和神经纤维。每个肝小叶的周围一般有 3～5 个门管区。

（李继承）

插入框：胰岛素与糖尿病

血糖是指血液内所含的葡萄糖，是人体能量最重要来源。随着进食，碳水化合物经消化、分解为葡萄糖吸收进入血液，引起血糖增高，胰腺相应增加胰岛素分泌，促使葡萄糖进入肝脏和肌肉内合成糖原加以储备，并抑制肝糖原分解、减少糖原异生、抑制消化管对糖的吸收，稳定血糖水平。在非饮食时间，胰岛内只分泌少量胰岛素；饮食后，则分泌较大量胰岛素。

我国在 1965 年完成了人工牛胰岛素的全合成；1982 年，美国首次利用 DNA 重组技术合成人胰岛素，但存在稳定性差、体内代谢快等缺陷。1996 年，通过对胰岛素化学结构的改造和修饰得到第一个胰岛素类似物。目前，开发出 300 多个胰岛素类似物，部分已进入临床应用。

糖尿病是一组以高血糖为主的代谢性疾病。长期存在的高血糖，将导致各种组织，特别是眼、肾、心、血管、神经的慢性损害和功能障碍。24 小时内基础血糖持续增高，以及进食后血糖异常增高是糖尿病的主要特征。临床上，一般分为Ⅰ型和Ⅱ型两种类型糖尿病，其中Ⅱ型占 90% 以上。Ⅰ型糖尿病患者胰岛 B 细胞被破坏而导致胰岛素绝对缺乏，需依靠外源胰岛素存活，一旦终止胰岛素治疗则威胁生命。Ⅱ型糖尿病多起因于胰岛素抵抗伴胰岛素相对性缺乏或胰岛素分泌受损伴胰岛素抵抗，病人可口服促进胰腺分泌胰岛素的药物降糖，但长期观察表明，效果往往不能持久。随着病情进展，胰岛 B 细胞功能减退，Ⅱ型糖尿病病人仍然需要进行胰岛素补充或替代治疗以达到有效的血糖控制。

（钟近洁）

第16章 呼吸系统

呼吸系统（respiratory system）包括鼻、咽、喉、气管、主支气管和肺。从鼻腔到肺内终末细支气管司传导气体，为**导气部**；从肺内呼吸性细支气管至末端的肺泡，是气体交换的部位，为**呼吸部**。

一、鼻腔

鼻是呼吸和嗅觉器官。鼻腔内表面为黏膜，由上皮和固有层构成；黏膜下方与软骨、骨或骨骼肌相连。依据鼻黏膜的部位和功能分为前庭部、呼吸部和嗅部。

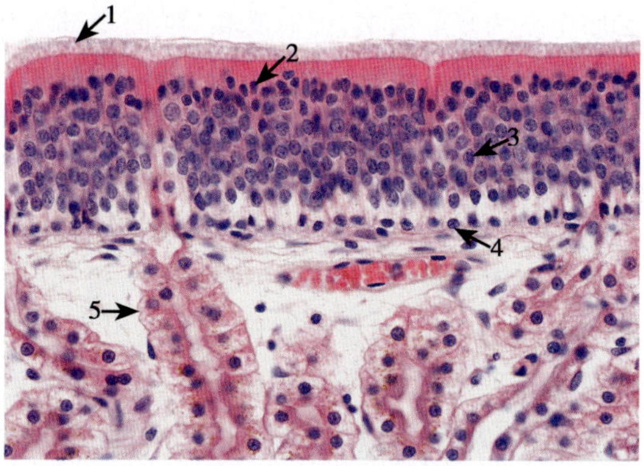

图16-1 嗅黏膜光镜图

1. 嗅毛与分泌物；2. 支持细胞核；3. 嗅细胞核；4. 基细胞核；5. 嗅腺

1. 前庭部（vestibular region） 为鼻腔入口处。鼻翼内表面为未角化复层扁平上皮，近外鼻孔处上皮出现角化，与皮肤相移行，并有鼻毛和皮脂腺。鼻毛能阻挡空气中的尘埃等异物。

2. 呼吸部（respiratory region） 占鼻黏膜的大部分，包括下鼻甲、中鼻甲、鼻道及鼻中隔中下部的黏膜，因富含血管而呈淡红色。上皮为假复层纤毛柱状，杯状细胞较多。固有层内有混合性腺，称鼻腺。其分泌物与杯状细胞分泌物共同形成一层黏液覆盖于黏膜表面。纤毛向咽部摆动，将黏着的细菌及尘埃颗粒推向咽部而被咳出。固有层还有丰富的静脉丛与淋巴组织，丰富的血流通过散热和渗出而对吸入的空气加温或加湿。损伤黏膜时此部位容易出血。

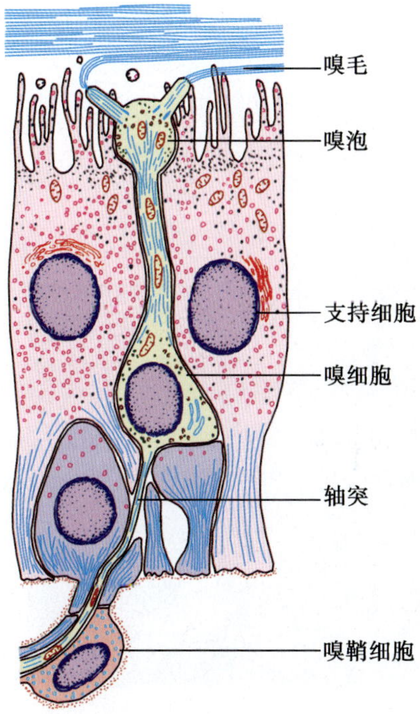

图16-2 嗅黏膜上皮细胞超微结构模式图

3. 嗅部（olfactory region） 位于鼻中隔上部两侧、上鼻甲及鼻腔顶部。人嗅部黏膜面积约为2cm^2。狗嗅黏膜面积约为100cm^2，故嗅觉发达。嗅黏膜呈棕黄色，该部为较厚的假复层柱状上皮，含嗅细胞、支持细胞和基细胞，称**嗅上皮**（图16-1，图16-2）。

（1）**嗅细胞**（olfactory cell）：呈梭形，夹在支持细胞之间，细胞核位于嗅上皮的中层，为双极神经元，是体内唯一存在于上皮中的感觉神经元。其树突伸至上皮游离面，末端膨大形成球状嗅泡。从嗅泡发出10～30根较长的嗅毛。嗅毛属于纤毛，但由于其内含主要为单微管，故不能摆动，而是倒伏、浸埋于上皮表面的嗅腺分泌物中。从嗅细胞基部发出一条细长轴突，在穿过上皮基膜进入固有层时，被一种称为**嗅鞘细胞**（olfactory ensheathing cell）的神经胶质细胞包裹，构成无髓神经纤维，并组成嗅神经。嗅毛的细胞膜内有多种受体，分别接受不同化学物质的刺激，使嗅细胞产生冲动，传入中枢，产生嗅觉。

(2) 支持细胞:呈高柱状,顶部宽大,基部较细,游离面有许多微绒毛。细胞核位于嗅上皮浅部,细胞质内常可见色素颗粒。支持细胞起支持和分隔嗅细胞的作用,相当于神经胶质细胞。

(3) 基细胞:呈锥形,位于上皮深部,是干细胞,可增殖分化为嗅细胞和支持细胞。

固有层结缔组织中富含血管,并有许多浆液性嗅腺,分泌的浆液沿导管排至鼻黏膜表面,可溶解空气中的化学物质,刺激嗅毛。嗅腺不断分泌浆液,可清洗上皮表面,保持嗅细胞感受刺激的敏感性。

二、喉

喉以软骨为支架,软骨之间以韧带和肌肉相连。会厌表面为黏膜,内部为会厌软骨(弹性软骨)。会厌舌面及喉面上部的黏膜上皮为复层扁平,内有味蕾,喉面基部为假复层纤毛柱状上皮。固有层的疏松结缔组织中有较多弹性纤维,并有混合性腺和淋巴组织(图 16-3)。

喉侧壁黏膜形成两对皱襞,上为室襞,下为声襞,二者之间为喉室。室襞与喉室的黏膜及黏膜下层结构相似。其上皮为假复层纤毛柱状,夹有杯状细胞。固有层和黏膜下层为疏松结缔组织,含有许多混合性腺和淋巴组织。声襞即声带,其较薄的游离缘为膜部,基部为软骨部。膜部覆有复层扁平上皮,固有层较厚,大量弹性纤维与表面平行排列,形成了致密板状结构,称声韧带。固有层下方的骨骼肌为声带肌。声带振动主要发生在膜部。声带的软骨部黏膜结构与室襞相仿。

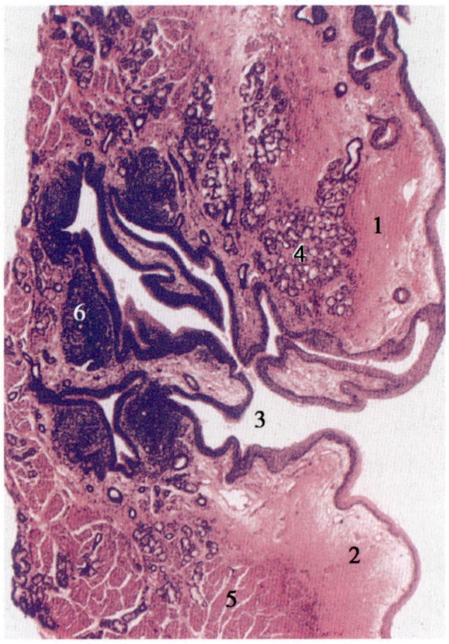

图 16-3 喉(纵切面)光镜图
1. 室襞;2. 声带;3. 喉室;4. 混合性腺;5. 声带肌;6. 淋巴组织

三、气管与主支气管

(一) 气管

气管与主支气管的管壁结构相似,均可由内向外依次分为黏膜、黏膜下层和外膜三层(图 16-4)。

1. 黏膜 由上皮和固有层组成。前者为假复层纤毛柱状上皮,由纤毛细胞、杯状细胞、刷细胞、基细胞和小颗粒细胞组成(图 16-5 ~ 图 16-7)。

(1) **纤毛细胞**(ciliated cell):最多,呈柱状,游离面有密集的纤毛,纤毛向咽部快速摆动,将黏液及其黏附的尘埃、细菌等推向咽部咳出,以净化吸入的空气。

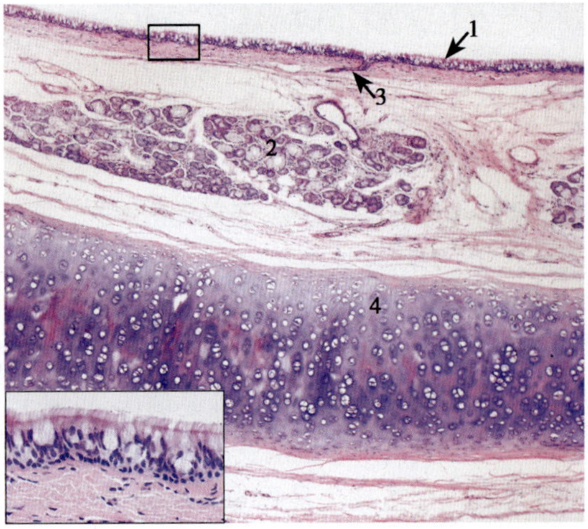

图 16-4 气管光镜图
1. 假复层纤毛柱状上皮;2. 混合性腺;3. 导管;4. 透明软骨

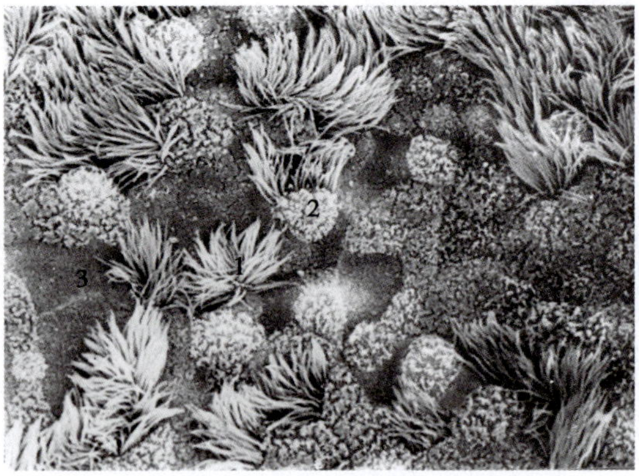

图 16-5 气管上皮扫描电镜像
1. 纤毛细胞;2. 刷细胞;3. 杯状细胞

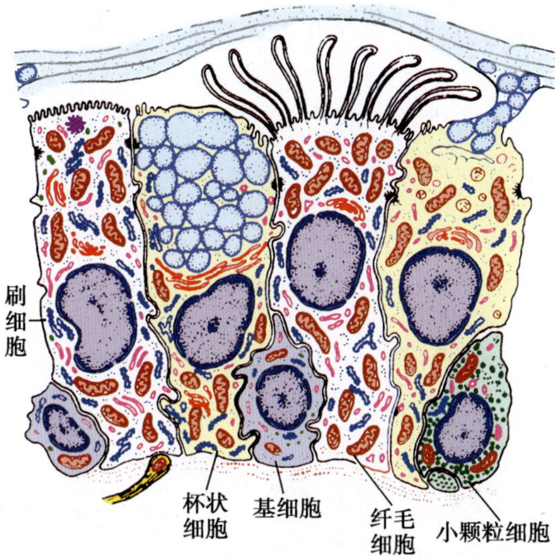

图16-6 气管上皮超微结构模式图

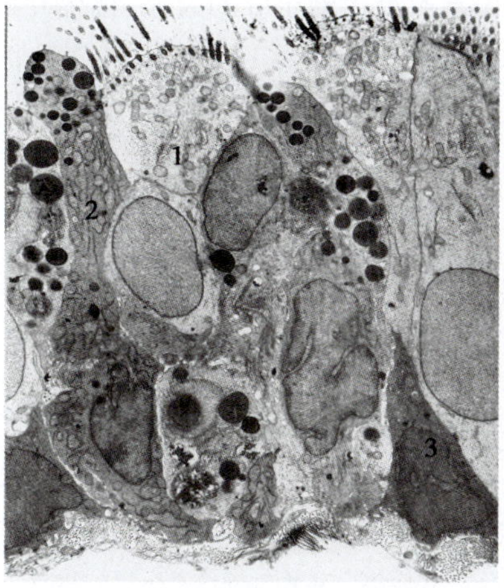

图16-7 气管上皮电镜像
1. 纤毛细胞;2. 杯状细胞;3. 基细胞

（2）**杯状细胞**:较多,形态与肠黏膜杯状细胞相同。分泌的黏蛋白与混合性腺的分泌物在上皮表面构成黏液性屏障,可黏附空气中的异物颗粒,溶解吸入的SO_2等有毒气体。

（3）**刷细胞**(brush cell):较少,呈柱状,游离面有排列整齐的微绒毛,形如刷状。刷细胞的功能尚未定论。有报道,在刷细胞基部有与感觉神经末梢形成突触,故认为该细胞可能有感受刺激的作用。

（4）**小颗粒细胞**(small granule cell):较少,锥形,单个或成团分布在上皮深部,细胞质内有许多分泌颗粒,含5-羟色胺等物质,可调节呼吸道平滑肌的收缩和腺体的分泌。

（5）**基细胞**:呈锥形,位于上皮深部,为干细胞,可增殖分化为上皮中其他各类细胞。在上皮中还可见梭形细胞,它们是处于分化过程中的细胞。衰老的纤毛细胞和杯状细胞会不断脱落。

光镜下,上皮与固有层之间基膜明显。固有层结缔组织中有较多弹性纤维,也常见淋巴组织,具有免疫防御功能。其中的浆细胞与上皮细胞联合分泌 sIgA,释放入管腔,对细菌、病毒有杀灭作用。

2. 黏膜下层 为疏松结缔组织,与固有层和外膜无明显界限,其内有较多混合性腺,也称**气管腺**。

3. 外膜 较厚,主要含16~20个C字形**透明软骨环**,软骨环之间以弹性纤维构成的膜状韧带连接,它们共同构成管壁的支架。软骨环的缺口处为**气管膜性部**,内有弹性纤维组成的韧带、平滑肌束和气管腺。咳嗽反射时平滑肌收缩,使气管腔缩小,有助清除痰液。

(二)主支气管

主支气管壁的结构随着管腔变小,管壁变薄,三层分界不明显;环状软骨逐渐变为不规则的软骨片,而平滑肌纤维逐渐增多,呈螺旋形排列。

四、肺

肺表面被覆浆膜(胸膜脏层)。肺组织分实质和间质两部分。间质包括结缔组织及血管、淋巴管、神经等。实质即肺内支气管的各级分支及其终末的大量肺泡(图16-8)。从主支气管(第1级)至肺泡大约有24级分支。主支气管经肺门进入肺,顺序分支为叶支气管(第2级)、段支气管(第3~4级)、小支气管(第5~10级)、细支气管(第11~13级)、终末细支气管(第14~16级)、呼吸性细支气管(第17~19级)、肺泡管(第20~22级)、肺泡囊(第23级)和肺泡(第24级)。因主支气管的反复分支呈树枝状,故称**支气管树**。其中,从叶支气管到终末细支气管为肺导气部,呼吸性细支气管以下各段均不同程度出现肺泡,为肺呼吸部。每一细支气管连同它的分支和肺泡,组成一个**肺小叶**(pulmonary lobule)(图 16-9)。肺小叶呈锥形，尖朝向肺门，底向肺表面，小叶之间有结缔组织间隔，在肺表面可见肺小叶底部轮廓，直径 1～2.5cm。每叶肺有 50～80 个肺小叶，它们是肺的结构单位。临床上常见累及若干肺小叶的炎症，称小叶性肺炎。

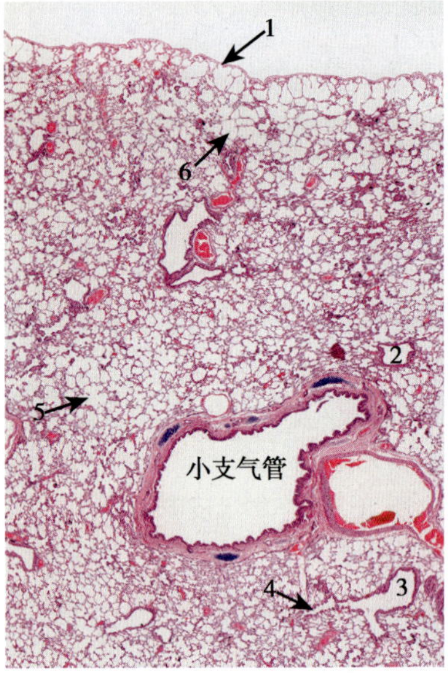

图 16-8 肺光镜图

1. 胸膜脏层；2. 终末细支气管；3. 细支气管；4. 呼吸性细支气管；5. 肺泡囊；6. 肺泡

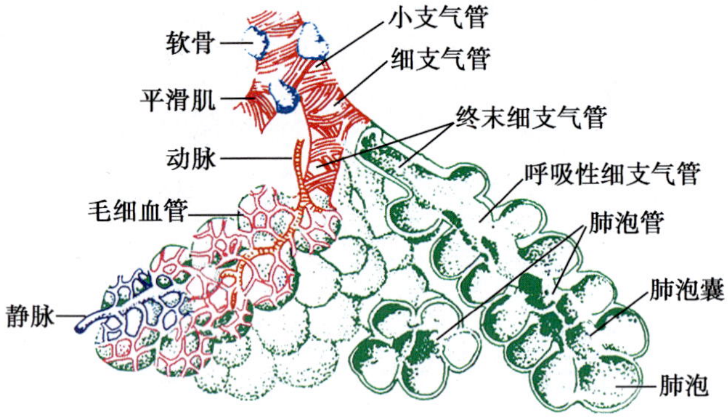

图 16-9 肺小叶立体模式图

（一）肺导气部

1. **叶支气管至小支气管** 管壁结构与主支气管相似，但随管径变小，管壁变薄，三层结构分界不明显。上皮仍为假复层纤毛柱状，但由厚逐渐变薄；杯状细胞、腺体和软骨片逐渐减少；固有层外平滑肌纤维相对增多，呈现为断续的环行平滑肌束(图 16-10)。

2. **细支气管(bronchiole)和终末细支气管(terminal bronchiole)** 细支气管管径约 1.0mm，上皮由假复层纤毛柱状渐变为单层纤毛柱状。杯状细胞、腺体和软骨片很少或消失，环行平滑肌更为明显，黏膜常形成皱襞(图 16-11)。终末细支气管的上皮为单层柱状，管径约 0.5mm。杯状细胞、腺体和软骨片全部消失，有完整的环行平滑肌(图 16-12)。此时，肺内导气部由软骨为支架的管道逐渐变为肌性管道，以适应肺功能的需要。细支气管和终末细支气管壁中的环行平滑肌可在自主神经的支配下收缩或舒张，调节进入肺小叶的气流量。

终末细支气管上皮中纤毛细胞减少，主要细胞为无纤毛的**克拉拉细胞**(Clara cell)，这种细胞在小支气管即已出现，之后逐渐增多。细胞为柱状，游离面呈圆顶状凸向管腔，细胞质染色浅(图 16-13)；电镜下，其顶部细胞质内有发达的滑面内质网和较多的分泌颗粒(图 16-14)。滑面内质网有解毒功能，可对吸入的有毒物或药物进行生物转化和解毒；分泌颗粒以胞吐方式释放一种类表面活性物质，在上皮表面形成一层保护膜；分泌物中含有蛋白水解酶可分解管腔中的黏液，减低其黏稠度，有利于排出。

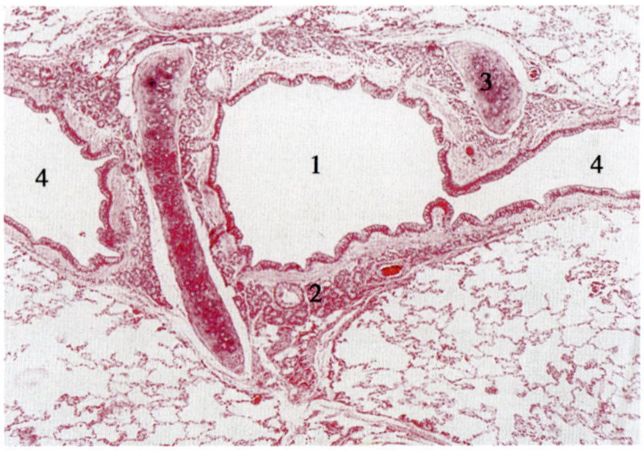

图 16-10 小支气管光镜图

1. 小支气管；2. 混合腺；3. 软骨片；4. 细支气管

笔记

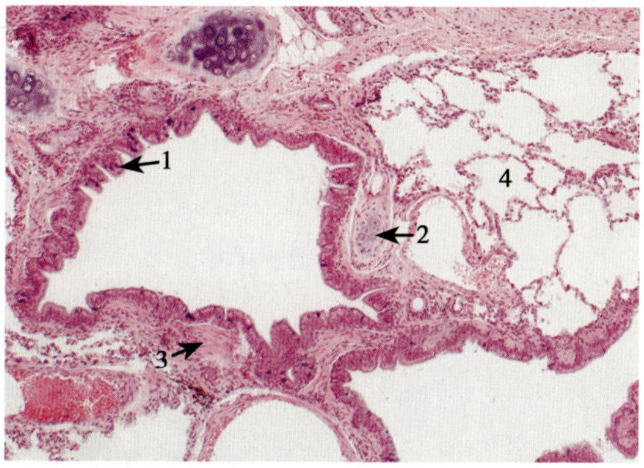

图16-11 细支气管光镜图

1. 单层纤毛柱状上皮;2. 软骨片;3. 平滑肌束;4. 肺泡

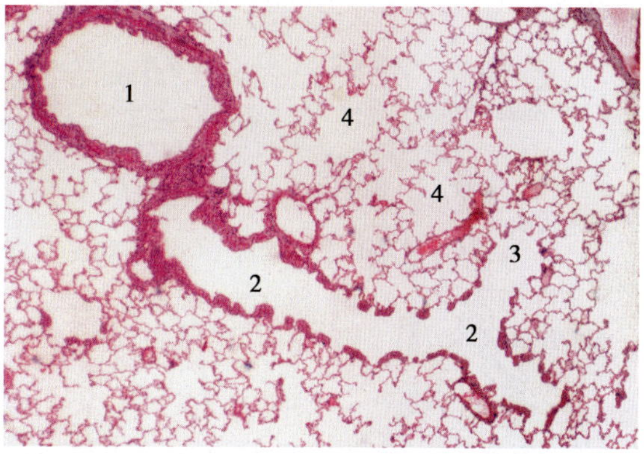

图16-12 终末细支气管及分支光镜图

1. 终末细支气管;2. 呼吸性细支气管;3. 肺泡管;4. 肺泡囊

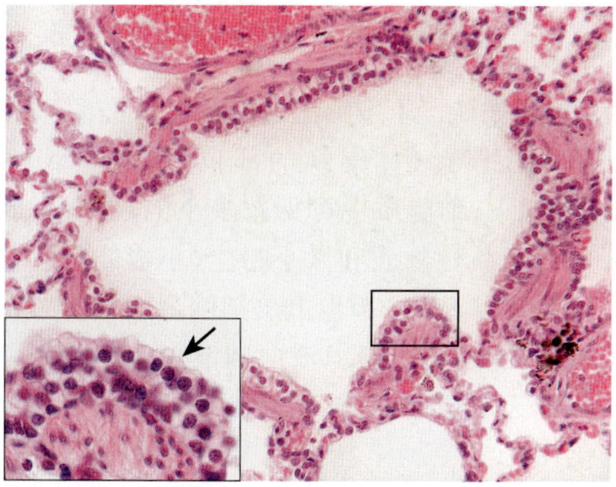

图16-13 终末细支气管光镜图

↑克拉拉细胞

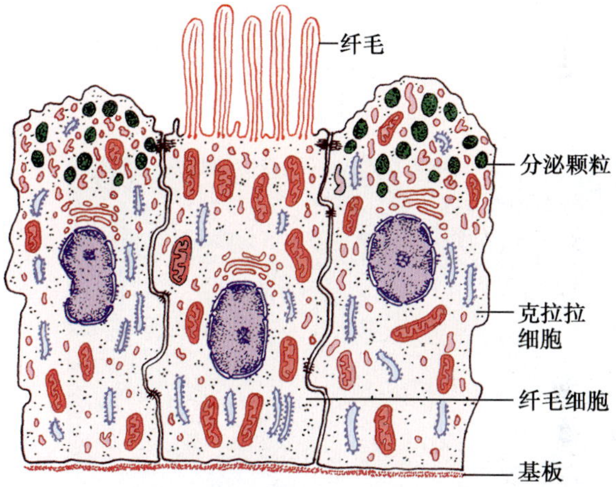

图16-14 终末细支气管上皮细胞超微结构模式图

（二）肺呼吸部

1. 呼吸性细支气管（respiratory bronchiole） 管壁上出现少量肺泡,故具有换气功能。管壁上皮为单层立方,有克拉拉细胞和少许纤毛细胞,上皮下有弹性纤维和少量环行平滑肌细胞。在肺泡开口处,单层立方上皮移行为单层扁平上皮(图16-12)。

2. 肺泡管（alveolar duct） 管壁上有许多肺泡,故其自身的管壁结构很少,相邻肺泡开口之间有结节状膨大。膨大表面覆有单层立方或扁平上皮,深部有弹性纤维和环行平滑肌束(图16-12)。

3. 肺泡囊（alveolar sac） 实为若干肺泡的共同开口处。相邻肺泡开口之间无平滑肌,故无结节状膨大(图16-12)。

4. 肺泡（pulmonary alveolus） 为半球形小囊,直径约200μm,开口于肺泡囊、肺泡管或呼吸性细支气管,是肺进行气体交换的部位,构成肺的主要结构。成人肺约有3亿~4亿个肺泡,吸气时总表面积可达140m^2。肺泡壁很薄,由单层肺泡上皮组成。相邻肺泡之间的薄层结缔组织称肺泡隔(图16-15~图16-17)。

(1) 肺泡上皮:由Ⅰ型肺泡细胞和Ⅱ型肺泡细胞组成。

Ⅰ型肺泡细胞(type Ⅰ alveolar cell):细胞除含核部略厚外,其余胞质部分扁平菲薄,厚约0.2μm,

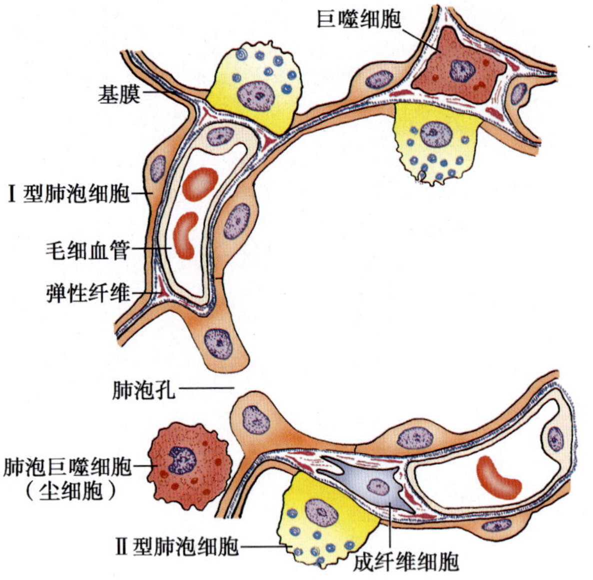

图 16-15 肺泡模式图

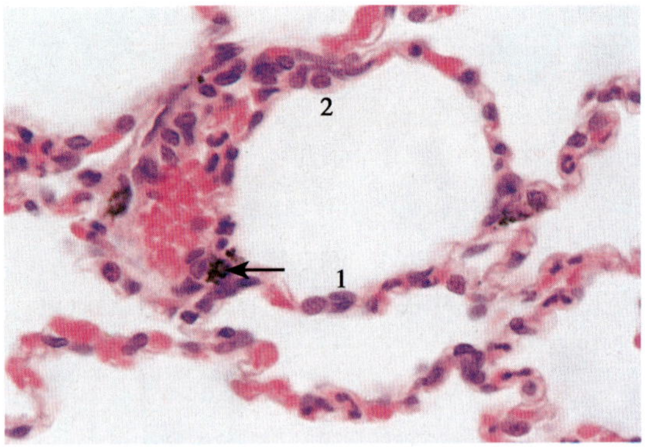

图 16-16 肺泡光镜图

1. Ⅰ型肺泡细胞；2. Ⅱ型肺泡细胞；↑尘细胞

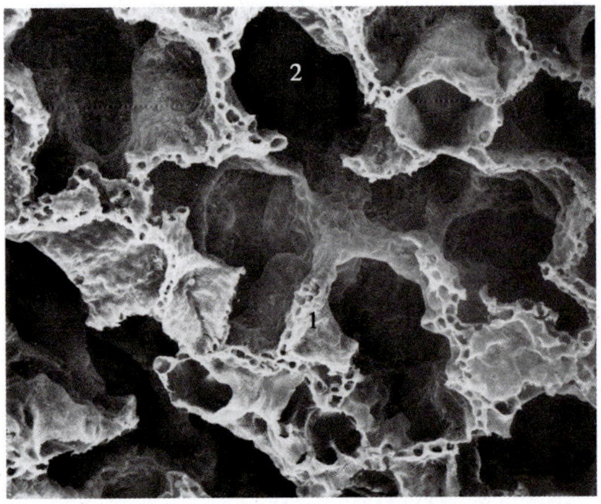

图 16-17 肺泡扫描电镜图

1. 肺泡壁；2. 肺泡腔

光镜下难以辨认。Ⅰ型肺泡细胞覆盖肺泡约 95% 表面积，是进行气体交换的部位（图 16-15、16-16）。电镜下，细胞质中可见较多小泡，内有细胞吞入的表面活性物质和微小粉尘，小泡能将它们转运到间质内清除。肺泡上皮细胞之间均有紧密连接和桥粒，以防止组织液向肺泡内渗入。Ⅰ型上皮细胞无增殖能力，损伤后由Ⅱ型肺泡细胞增殖分化补充。

Ⅱ型肺泡细胞（type Ⅱ alveolar cell）：细胞呈立方或圆形，散在凸起于Ⅰ型肺泡细胞之间。覆盖肺泡约 5% 表面积。细胞核圆形，细胞质着色浅（图 16-16）。电镜下，细胞质富含线粒体和溶酶体，有较发达的粗面内质网和高尔基复合体，核上方有较多高电子密度的分泌颗粒，因颗粒内呈现同心圆或平行排列的板层状结构，故称**板层小体**（lamellar body）（图 16-18，图 16-19），其内容物为磷脂（主要是二棕榈酰卵磷脂）、蛋白质和糖的复合物。细胞以胞吐方式将内容物分泌到肺泡上皮表面，铺展形成一薄层液体膜，称**表面活性物质**（surfactant），有降低肺泡表面张力，稳定肺泡大小的重要作用。呼气时肺泡缩小，表面活性物质密度增加，降低了表面张力，可防止肺泡塌陷；吸气时肺泡扩大，表面活性物质密度减小，肺泡回缩力增大，可防止肺泡过度膨胀。某些早产儿其Ⅱ型肺泡细胞尚未发育完善，不能产生表面活性物质，致使婴儿出生后肺泡不能扩张，呼吸困难，以致早夭（见第 23 章）。

（2）**肺泡隔**（alveolar septum）：相邻肺泡之间的薄层结缔组织构成肺泡隔，其内有密集的连续毛细血管和丰富的弹性纤维（图 16-20），其弹性起回缩肺泡的作用（图 16-21）。老年人的弹性纤维退化，吸烟可加速退化进程。肺泡弹性降低后，回缩较差，呼气时肺内残留气体增加，久之，肺泡扩大形成老年性肺气肿，影响呼吸功能。此外，肺泡隔内还有成纤维细胞、肺巨噬细胞 、肥大细胞、毛细淋巴管和神经纤维。

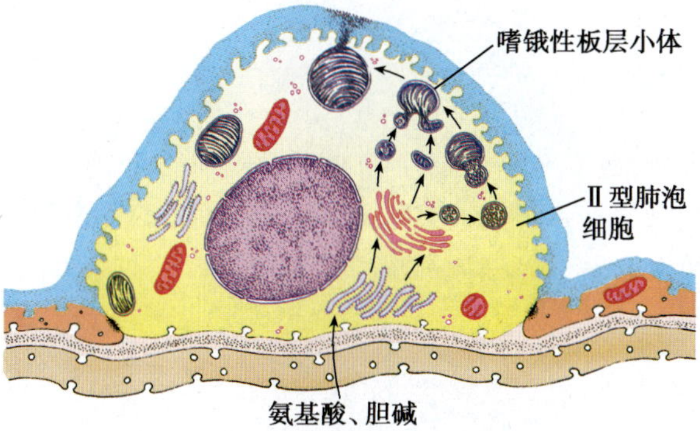

图 16-18　Ⅱ型肺泡细胞超微结构模式图
↑示板层小体形成过程

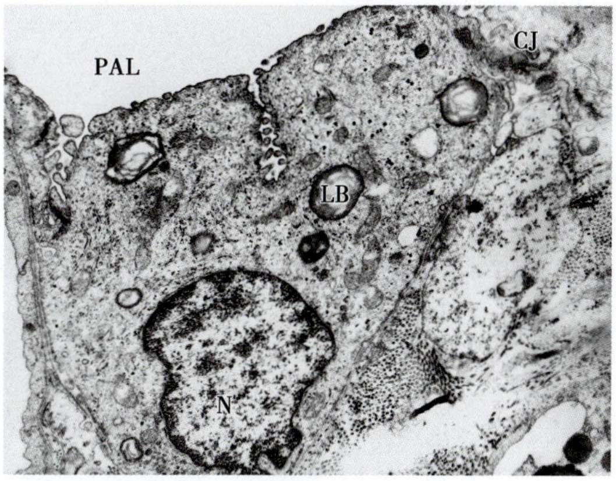

图 16-19　肺泡Ⅱ型细胞电镜图
N. 细胞核；PAL. 肺泡腔；LB. 板层小体；
CJ. 细胞连接

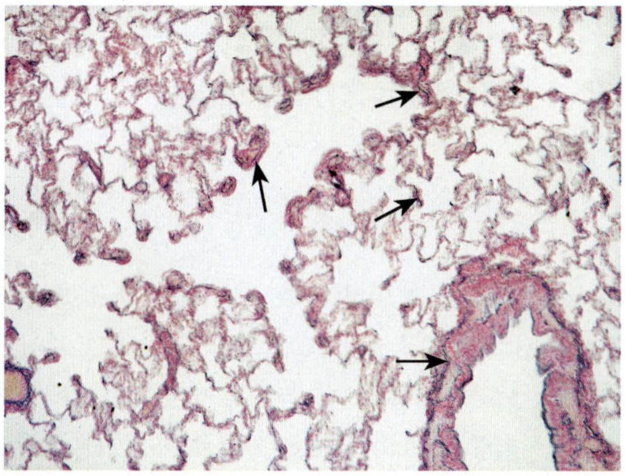

图 16-20　肺弹性纤维光镜图　醛复红染色
↑弹性纤维染成蓝黑色

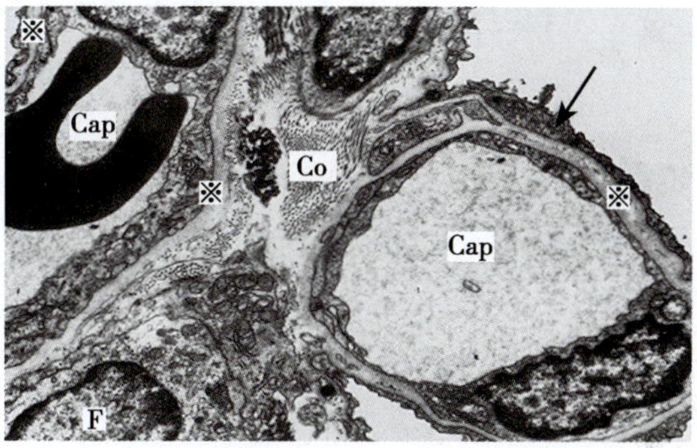

图 16-21　肺泡上皮和肺泡隔电镜图
Cap. 毛细血管；F. 纤维细胞；Co. 胶原原纤维；
↑ Ⅰ型肺泡细胞；※基膜

肺巨噬细胞(pulmonary macrophage)由血液中单核细胞演化而来，广泛分布于肺间质，在肺泡隔中最多。有的游走进入肺泡腔。肺巨噬细胞具有活跃的吞噬功能，能清除进入肺泡和肺间质的尘粒、细菌等异物，发挥重要的免疫防御作用。吞噬了较多尘粒的肺巨噬细胞称为**尘细胞**(dust cell)。吞噬了异物的肺巨噬细胞，可沉积在肺间质内，也可从肺泡腔经呼吸道随黏液咳出，还可进入肺淋巴管，再迁移至肺门淋巴结(图 16-15，图 16-16，图 16-22)。

(3) **肺泡孔**(alveolar pore)：是相邻肺泡之间气体流通的小孔，直径 10 ~ 15μm，一个肺泡壁上可有 1 至数个，可均衡肺泡间气体含量。当某个终末细支气管或呼吸性细支气管阻塞时，肺泡孔起侧支通气作用。肺部感染时，肺泡孔也是细菌扩散的渠道。

(4) **气-血屏障**(blood-air barrier)：是肺泡与血液之间气体进行交换所通过的结构。它包括肺泡表面活性物质层、Ⅰ型肺泡细胞与基膜、薄层结缔组织、毛细血管基膜与连续内皮。有的部位两层基膜间无结缔组织，两层基膜融合(图 16-21)。此结构总厚度为 0.2 ~ 0.5μm，有利于气体迅速交换。临床上急、慢性炎症引起的炎性细胞浸润、渗出或增生均会影响正常气体交换功能。

(三) 肺的血液供应

肺的血液供应来自肺动脉和支气管动脉。肺动脉是肺功能血管，管径较粗，为弹性动脉。它从右心室发出，至肺门入肺，其分支与各级支气管伴行直至肺泡隔内形成毛细血管网，毛细血管内血液与

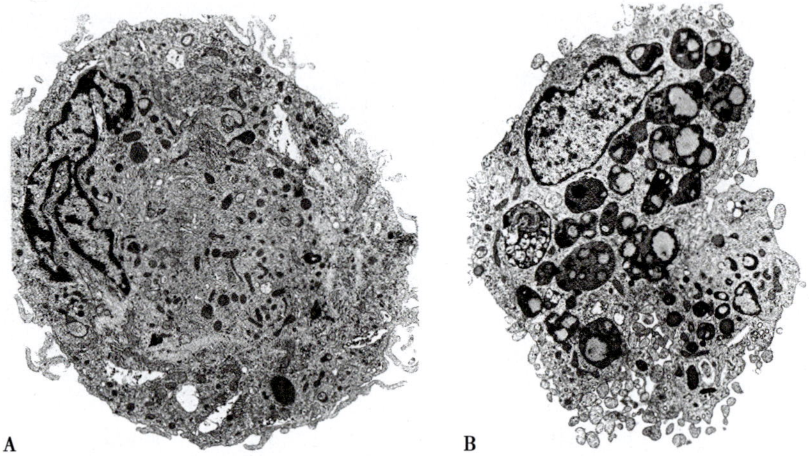

图 16-22 肺巨噬细胞电镜图

A. 取自非吸烟者;B. 取自吸烟者,胞质内充满由于吞噬烟尘颗粒而形成的残余体

肺泡进行气体交换。支气管动脉是肺营养血管,管径细,为肌性动脉。该动脉发自胸主动脉或肋间动脉,与支气管伴行入肺,沿途在导气部各段管壁内分支形成毛细血管网,营养管壁组织。

本章小结

呼吸系统包括鼻、咽、喉、气管、支气管和肺。

气管与主支气管壁由内向外分为黏膜、黏膜下层和外膜三层。黏膜由假复层纤毛柱状上皮和固有层组成,黏膜下层为含气管腺的疏松结缔组织,外膜由透明软骨环和疏松结缔组织构成。

肺表面被覆浆膜,肺实质由肺内支气管树及其终末的大量肺泡组成。前者包括叶支气管、段支气管、小支气管、细支气管和终末细支气管,构成肺的导气部。其管壁结构与主支气管相似,但随着管径变小,管壁变薄,上皮由假复层纤毛柱状变为单层柱状,腺体和软骨片逐渐减少乃至消失;固有层外平滑肌束逐渐增多直至为环形。肺呼吸部包括呼吸性细支气管、肺泡管、肺泡囊和肺泡。呼吸性细支气管壁开始出现少量肺泡;肺泡管有大量肺泡开口,管壁仅存少量,而在相邻肺泡之间表现为结节状膨大;肺泡囊为肺泡的共同开口处;肺泡为多面体形的囊状结构,其壁上有可供气体流通的小孔,肺泡壁由Ⅰ型肺泡细胞和Ⅱ型肺泡细胞组成。前者覆盖肺泡约95%表面积,细胞质菲薄,是气体交换的部位;后者呈立方形或圆形,细胞质着色浅,电镜下可见细胞中含嗜锇性板层小体,内为表面活性物质,释放后于肺泡内表面形成一层薄膜,能降低肺泡表面张力。肺泡隔是相邻肺泡间的薄层结缔组织,其内富有毛细血管、弹性纤维和肺巨噬细胞。肺泡与血液进行气体交换所通过的结构称气-血屏障,包括肺泡表面活性物质层、Ⅰ型肺泡细胞、融合后的肺泡上皮基膜和毛细血管内皮基膜、毛细血管内皮。

(周　莉)

插入框:克拉拉细胞与肺部疾病

克拉拉细胞分布在支气管、细支气管、终末细支气管和呼吸性细支气管等的上皮内,尤其后两者较多,是终末细支气管上皮中的主要细胞。1881 年这类细胞首先被发现,1937 年 Max Clara 首先描述其特征,故以其名字命名,后更名为 club 细胞。随着研究不断深入,已经确认克拉拉细胞具有分泌水解酶、降解吸入的有毒物质、调节免疫功能等功能,还是呼吸道上皮的特异性干细胞及前体细胞。

笔记

克拉拉细胞具有多样性,即其结构与功能随着肺内环境的变化而变化。正常成年肺中,克拉拉细胞处于静止状态,维护内环境稳定。当支气管上皮内环境发生改变时,可特异性表达Clara细胞分泌蛋白(Clara cell secretory protein,CCSP)的干细胞被激活,成为克拉拉细胞的兼性前体细胞;有些条件下可导致前体细胞直接分化为黏液细胞;另一些条件下则促使前体细胞分化为A型克拉拉细胞,后者或者成为成熟的克拉拉细胞,或者转变为纤毛细胞。

克拉拉细胞分泌的主要物质之一为CCSP16。血清中的CCSP16水平与肺组织的合成和分泌密切相关。肺泡液中CCSP16浓度最高,约为100mg/L,为外周血的10 000倍,巨大的浓度差促使CCSP16由呼吸道进入外周血。气-血屏障的完整性是保持两者平衡的重要因素,任何原因导致的气-血屏障的完整性破坏都可能引起血清中CCSP16浓度升高,因此CCSP16是克拉拉细胞和气-血屏障损害程度的外周标志物之一,其浓度检测有望成为一种判断肺损害程度的非侵入性检查指标,诸如先天性肺纤维化、结节病、慢性阻塞性肺疾病、哮喘、占位性或外周肺损伤、阻塞性细支气管炎等呼吸末端损伤程度及预后的判断。

(钟近洁)

第17章 泌尿系统

泌尿系统(urinary system)包括肾、输尿管、膀胱和尿道。肾产生尿液,其余为排尿器官。

一、肾

肾(kidney)是人体主要的排泄器官,以形成尿液的方式排出体内的代谢废物,对人体的水盐代谢和离子平衡起调节作用,参与维持机体内环境的相对稳定。此外,肾还分泌多种生物活性物质,如肾素、前列腺素和促红细胞生成素等。

肾呈豆形,外侧缘隆凸,内侧缘中部凹陷。肾表面有由致密结缔组织构成的被膜。肾实质分为皮质和髓质(图17-1,图17-2)。髓质由10~18个**肾锥体**(renal pyramid)组成,锥体尖端钝圆,突入肾小盏内,称**肾乳头**,乳头管开口于此处。肾锥体的底与皮质相连接,从肾锥体底呈辐射状伸入皮质的条纹称**髓放线**(medullary ray);位于髓放线之间的肾皮质称**皮质迷路**(cortical labyrinth)。一条髓放线及其周围的皮质迷路组成一个**肾小叶**。一个肾锥体与相连的皮质组成一个**肾叶**。位于肾锥体之间的皮质部分称**肾柱**。

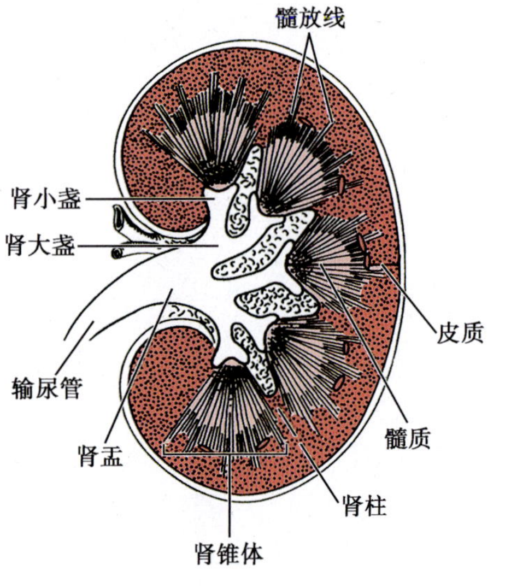

图17-1 肾冠状剖面模式图

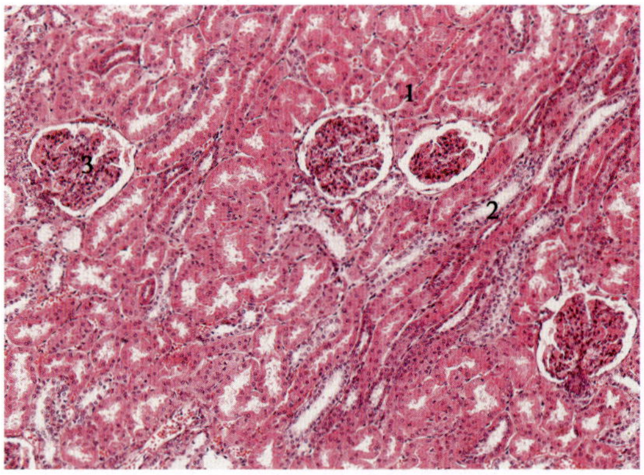

图17-2 肾皮质光镜图

1. 皮质迷路;2. 髓放线;3. 肾小体

肾实质由大量肾单位和集合管构成。每个肾单位包括一个肾小体和一条与它相连的肾小管,是尿液形成的结构和功能单位。肾小管汇入集合管,它们都是单层上皮性管道,合称泌尿小管。肾单位和集合管有规律地分布于肾实质。肾小体和肾小管的弯曲部分位于皮质迷路和肾柱内,肾小管的直行部分与集合管位于髓放线和肾锥体内(表17-1)。肾内的少量结缔组织、血管和神经等构成肾间质。

(一)肾单位

肾单位(nephron)是肾的结构与功能单位,由肾小体和肾小管组成,每个肾有约150万个肾单位,它们与集合管共同行使泌尿功能。

表 17-1　肾实质的组成和各段的位置

- 泌尿小管
  - 肾单位
    - 肾小体
      - 血管球(皮质迷路、肾柱)
      - 肾小囊
    - 肾小管
      - 近端小管
        - 近曲小管(皮质迷路、肾柱)
        - 近直小管 ┐
      - 细　段 ├ 髓袢(髓放线、肾锥体)
      - 远端小管
        - 远直小管 ┘
        - 远曲小管(皮质迷路、肾柱)
  - 集合管
    - 弓形集合管(皮质迷路)
    - 直集合管(髓放线、肾锥体)
    - 乳头管(肾乳头)

肾小体位于皮质迷路和肾柱内，一端与肾小管相连。肾小管的起始段在肾小体附近盘曲走行，称近端小管曲部或近曲小管；继而进入髓放线或髓质直行，称近端小管直部或近直小管；随后管径变细，称细段；细段之后管径又增粗，称远端小管直部或远直小管。近直小管、细段和远直小管三者构成 U 型的**髓袢**（medullary loop）。远直小管离开髓放线或髓质后，进入皮质迷路，盘曲走行于原肾小体附近，称远端小管曲部或远曲小管，最后汇入髓放线内的集合管（图 17-3）。

肾小体因在皮质中的位置不同而分为两种。**浅表肾单位**的肾小体位于皮质浅层和中层，体积较小，髓袢较短，约占肾单位总数的 85%，在尿液形成中起重要作用。**髓旁肾单位**的肾小体位于皮质深部，体积较大，髓袢较长，约占肾单位总数的 15%，对尿液浓缩具有重要的生理意义。

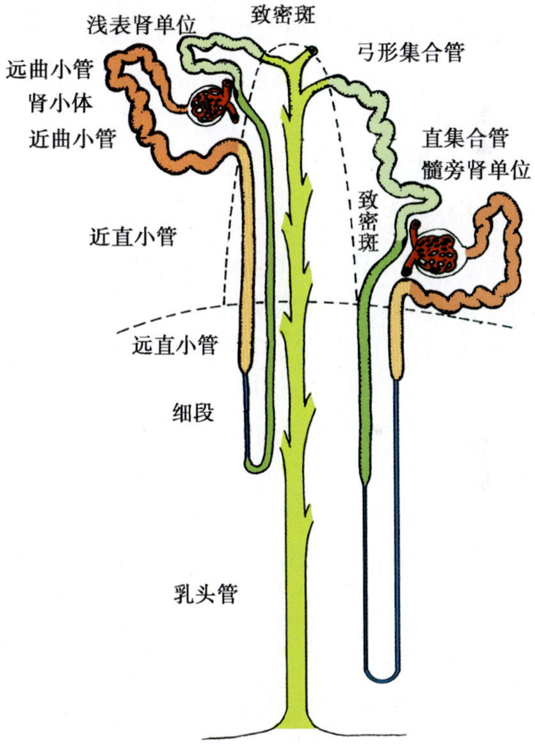

图 17-3　肾单位和集合管模式图

1. 肾小体（renal corpuscle）　呈球形，直径约 200μm，由肾小囊和血管球组成。肾小体有两个极，微动脉出入的一端称血管极，对侧一端和近曲小管相连，称尿极（图 17-4，图 17-5）。

（1）**血管球**（glomerulus，又译为肾小球）：是肾小囊中一团盘曲的毛细血管。一条入球微动脉从血管极进入肾小囊内，分成 4～5 支，每支再分出袢状毛细血管，毛细血管又互相吻合为网，继而汇合，于近血管极处形成一条出球微动脉，离开肾小囊。因此，血管球是一种独特的动脉性毛细血管网。入球微动脉管径较出球微动脉粗，使得毛细血管内血压较高。毛细血管为有孔型，孔径 50～100nm，多无隔膜，利于血液中物质滤出。毛细血管内皮游离面的细胞衣富含带负电荷的唾液酸糖蛋白。内皮基底面除与血管系膜相接触的部位外，均有基膜（图 17-6）。

血管球毛细血管基膜较厚，在成人约为 330nm。在电镜下分三层，中层厚而致密，内、外层薄而稀疏。基膜主要成分为Ⅳ型胶原蛋白、层黏连蛋白和蛋白多糖（其糖胺多糖以带负电荷的硫酸肝素为主）。Ⅳ型胶原蛋白形成网状结构，连接其他糖蛋白，共同形成孔径为 4～8nm 的分子筛，在血液物质滤过中起关键作用。

血管系膜（mesangium）又称**球内系膜**（intraglomerular mesangium），连接于血管球毛细血管之间，主要由球内系膜细胞和系膜基质组成。**球内系膜细胞**（intraglomerular mesangial cell）形态不规则，细胞突起可伸至内皮与基膜之间；细胞核染色较深，细胞质含较发达的粗面内质网、高尔基复合体、溶酶体和吞噬体；细胞体和突起内有微管、微丝和中间丝。目前认为系膜细胞为特化的平滑肌细胞，能合成基膜和系膜基质的成分，还可吞噬和降解沉积在基膜上的免疫复合物，防止免疫复合物沉积，以维持基膜的通透性，并参与基膜的更新和修复。系膜基质填充在系膜细胞之间，在血管球内起支持和通透作用。有些类型的肾小球肾炎，系膜细胞弥漫性增生，系膜基质增多，血管系膜区出现免疫复合物沉

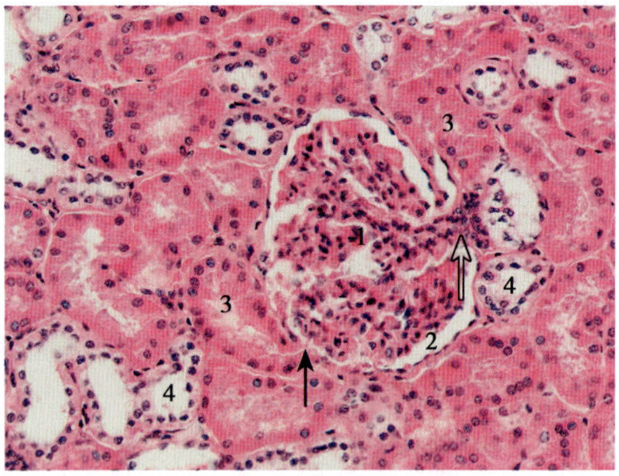

图 17-4　肾皮质迷路光镜图

1. 血管球；2. 肾小囊腔；3. 近曲小管；4. 远曲小管；⇧血管极；↑尿极

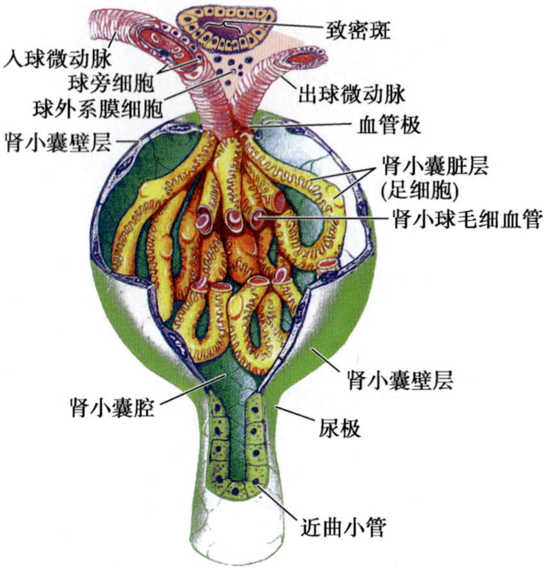

图 17-5　肾小体与球旁复合体立体模式图

积，影响滤过功能。血管系膜内还可见少量巨噬细胞。

（2）**肾小囊**（renal capsule）：是在胚胎时期肾小管的起始端膨大凹陷而成的杯状双层上皮囊。其外层（或称壁层）为单层扁平上皮，在肾小体的尿极处与近曲小管上皮相连续，在血管极处反折为肾小囊内层（或称脏层），两层上皮之间的狭窄腔隙为肾小囊腔，与近曲小管腔相通。内层细胞称**足细胞**（podocyte）（图 17-6 ~ 图 17-8），细胞体较大，凸向肾小囊腔，细胞核染色较浅。光镜下，足细胞不易与内皮细胞、球内系膜细胞相区分。从细胞核着色情况看，球内系膜细胞最深，内皮细胞次之，足细胞最浅。在扫描电镜下，可见从细胞体发出几支粗大的初级突起，继而再分出许多指状次级突起，次级突起互相嵌合，呈栅栏状，紧贴在毛细血管基膜外面，其表面由一层带负电荷的唾液酸糖蛋白覆盖。次级突起间有宽约 25nm 的裂隙，称**裂孔**（slit pore），孔上覆盖一层 4 ~ 6nm 的薄膜，即**裂孔膜**（slit

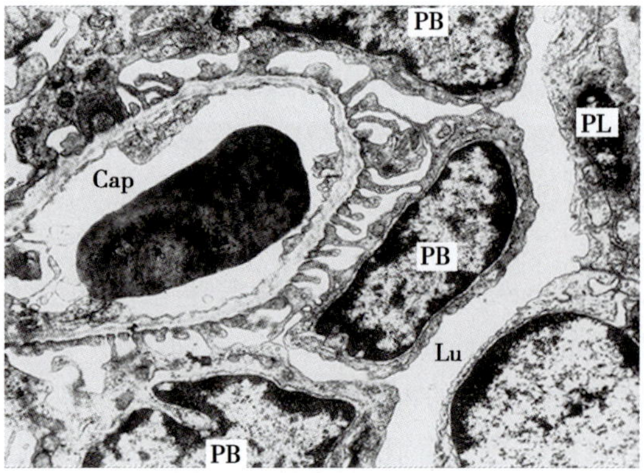

图 17-6　肾小体电镜图

PB. 足细胞体；PL. 肾小囊壁层；Lu. 肾小囊腔；Cap. 毛细血管

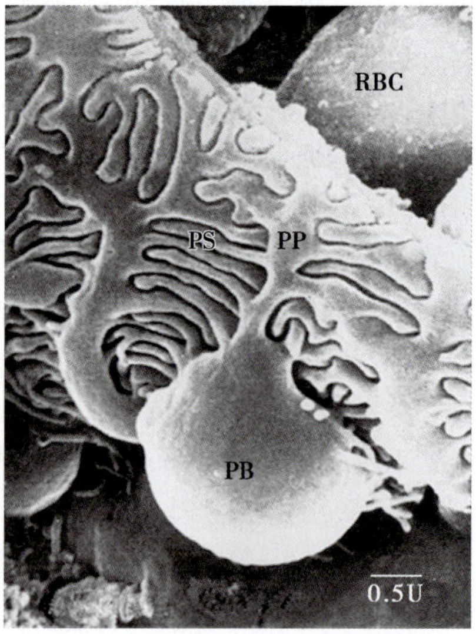

图 17-7　肾小体扫描电镜图

PB. 足细胞体；PP. 初级突起；PS. 次级突起；RBC. 红细胞

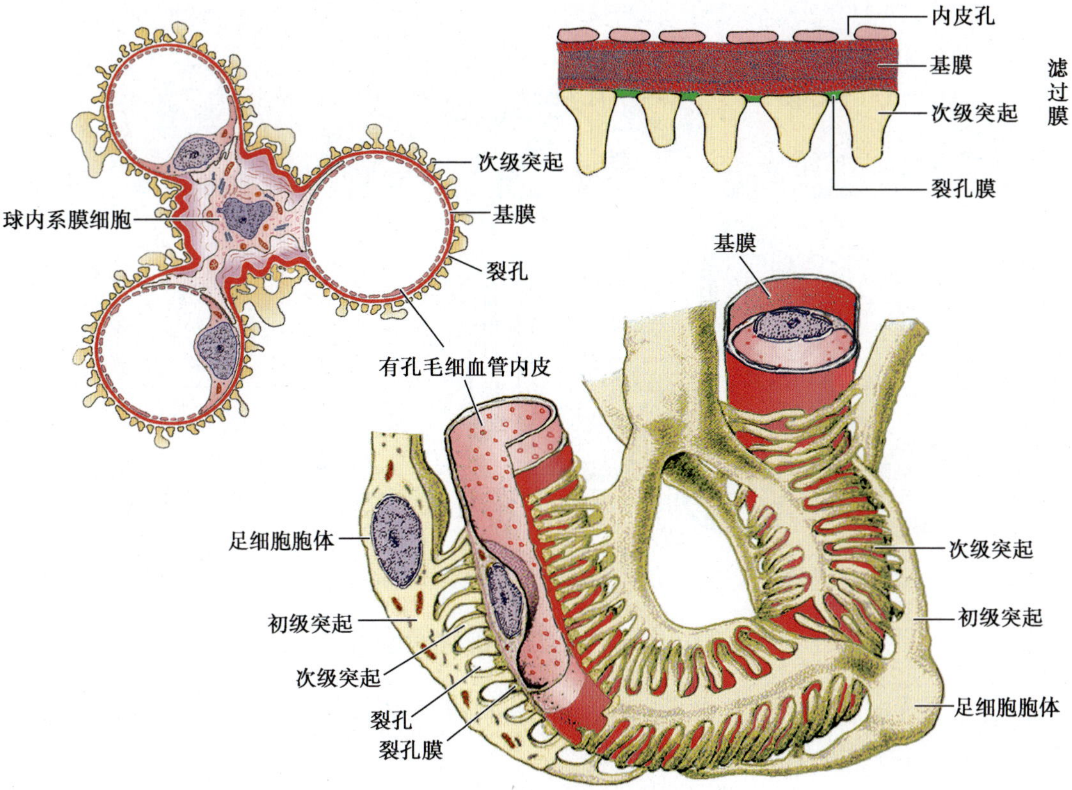

图17-8 滤过屏障超微结构模式图

membrane)。次级突起末端内含较多微丝,微丝收缩可使突起移动而改变裂孔的宽度,调节血管球的滤过率。足细胞还参与基膜形成和更新,维持血管球形状。

(3)滤过屏障:肾小体犹如滤过器,当血液流经血管球的毛细血管时,管内血压较高,血浆内部分物质经有孔内皮、基膜和足细胞裂孔膜滤入肾小囊腔。这三层结构统称**滤过屏障**(filtration barrier)或滤过膜(filtration membrane)。一般情况下,分子量70kDa以下、直径4nm以下的物质可通过滤过膜,其中又以带正电荷的物质易于通过,如葡萄糖、多肽、尿素、电解质和水等。滤入肾小囊腔的滤液称**原尿**,原尿除不含大分子蛋白质外,其成分与血浆相似。

成人一昼夜两肾可形成原尿约180L。若滤过膜受损害(如肾小球肾炎),则大分子蛋白质甚至血细胞均可通过滤过膜漏出,出现蛋白尿或血尿。当系膜细胞清除了基膜内沉积物,内皮细胞和足细胞再建新的基膜后,滤过膜功能又可恢复。

2. 肾小管(renal tubule) 管壁由单层上皮构成,上皮外为基膜和极少量结缔组织。肾小管有重吸收原尿成分和排泄等作用(图17-9)。

(1)**近端小管**(proximal tubule):分曲部(近曲小管)和直部(近直小管)两段,是肾小管中最长最粗的一段,长约14mm,约占肾小管总长的一半;管径50~60μm,管腔不甚规则。

近曲小管(proximal convoluted tubule):其上皮细胞为立方形或锥形,细胞分界不清,细胞体较大,细胞质嗜酸性,细胞核圆,位于近基底部。上皮细胞腔面有**刷状缘**(brush border)。

电镜下,可见刷状缘由大量较长的微绒毛整齐排列构成,使细胞游离面的表面积明显扩大(两肾近曲小管表面积总计可达50~60m^2)。刷状缘的细胞膜中有丰富的碱性磷酸酶和ATP酶,参与细胞的重吸收功能。微绒毛基部之间的细胞膜凹陷,形成顶小管和顶小泡,是细胞吞饮原尿中小分子蛋白质的方式。顶小泡与溶酶体结合后,吞饮物被降解。细胞侧面有许多侧突,相邻细胞的侧突相互嵌合,故光镜下细胞分界不清。细胞基部有发达的质膜内褶,含许多纵向杆状线粒体。侧突和质膜内褶

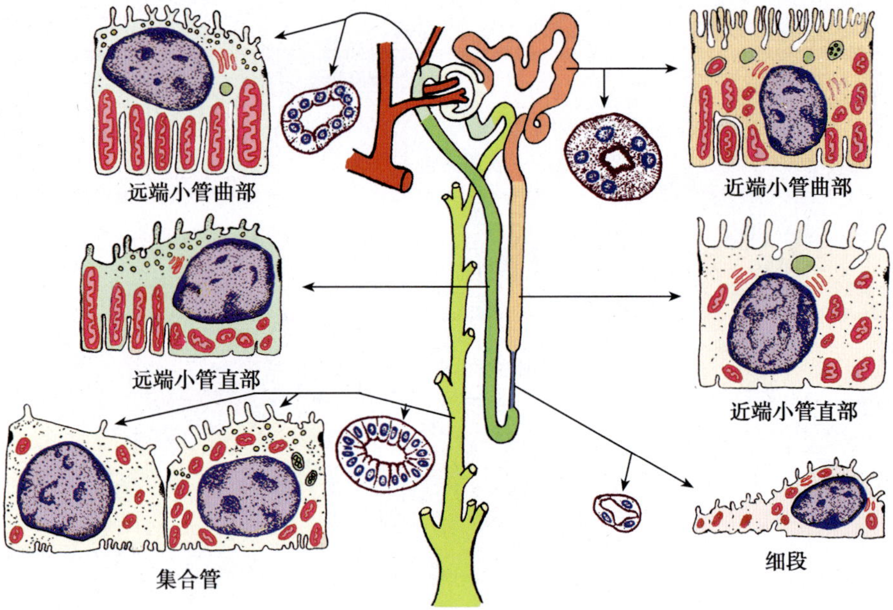

图 17-9　泌尿小管各段上皮细胞结构模式图

使细胞侧面及基底面面积扩大，有利于重吸收物的排出（图 17-10）。基部质膜内还有丰富的 Na^+、K^+-ATP 酶（钠泵），可将细胞内钠离子泵出。

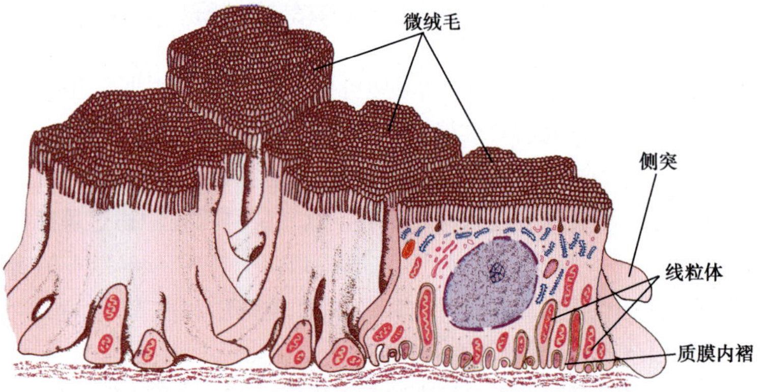

图 17-10　近曲小管上皮细胞超微结构立体模式图

近直小管（proximal straight tubule）：其结构与曲部基本相似，但上皮细胞较矮，微绒毛、侧突和质膜内褶等不如曲部发达。

近端小管的上述结构特点使其具有良好的吸收功能，是重吸收原尿成分的主要场所，原尿中几乎所有葡萄糖、氨基酸、蛋白质以及大部分水、离子和尿素等均在此段重吸收。尽管近端小管上皮细胞间有紧密连接，但不是完全封闭的，对水和离子通透的阻力较低。此外，近端小管还向腔内分泌 H^+、NH_3、肌酐和马尿酸等，还能转运和排出血液中的酚红和青霉素等药物。临床上常利用马尿酸或酚红排泄试验来检测近端小管的功能。

（2）**细段**（thin segment）：管径细，直径 10 ~ 15μm，管壁为单层扁平上皮，细胞核椭圆形，含核部分突向管腔，细胞质着色较浅，无刷状缘（图 17-11，图 17-12）。由于细段上皮薄，有利于水和离子通透。

（3）**远端小管**（distal tubule）：包括远直小管和远曲小管。管腔较大而规则，管壁上皮细胞呈立方形，比近端小管细胞小，细胞核位于中央或靠近管腔，细胞质染色较近端小管浅，游离面无刷状缘。

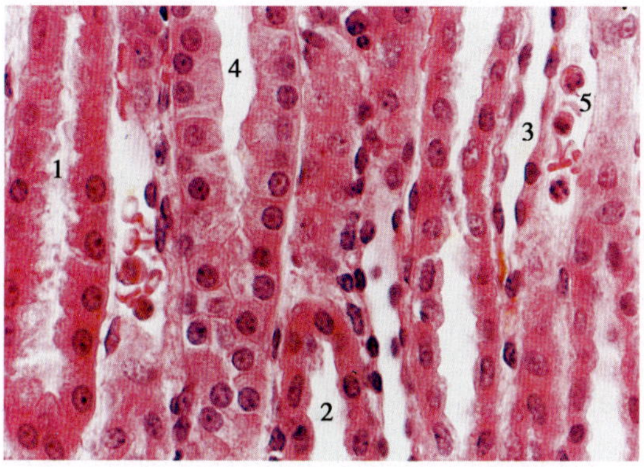

图17-11 肾髓质浅部纵切面光镜图
1. 近直小管;2. 远直小管;3. 细段;4. 直集合管;5. 毛细血管

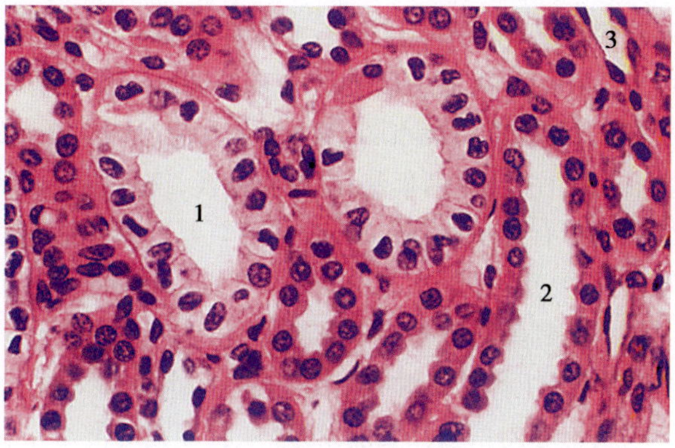

图17-12 肾髓质深部横切面光镜图
1. 直集合管;2. 远直小管;3. 细段

远直小管(distal straight tubule):管径约30μm。电镜下,细胞表面有少量短而小的微绒毛,基底部质膜内褶发达,长的内褶可伸达细胞顶部,基部质膜上有丰富的 Na^+、K^+-ATP 酶,能主动向间质运转 Na^+。

远曲小管(distal convoluted tubule):直径35~45μm,其超微结构与直部相似,但质膜内褶不如直部发达。远曲小管细胞有吸收水、Na^+和排出 K^+、H^+、NH_3等功能,是离子交换的重要部位,对维持体液的酸碱平衡发挥重要作用。远曲小管的功能活动受激素调节,醛固酮能促进此段重吸收 Na^+和排出 K^+;抗利尿激素能促进此段对水的重吸收,使尿液浓缩,尿量减少。

(二) 集合管

集合管(collecting duct)全长20~38mm,分为弓形集合管、直集合管和乳头管三段(图17-3)。弓形集合管很短,位于皮质迷路内,一端连接远曲小管,另一端呈弧形弯入髓放线,与直集合管相通。直集合管在髓放线和肾锥体内下行,至肾乳头处改称乳头管,开口于肾小盏。直集合管在髓放线下行时沿途有许多弓形集合管汇入。直集合管的管径由细(直径40μm)变粗(直径200~300μm),管壁上皮由单层立方增高为单层柱状,至乳头管处成为高柱状。集合管上皮细胞分界清楚,细胞核圆,居中或靠近底部;细胞质染色浅于远端小管,甚至清亮。细胞超微结构比远端小管简单,细胞器少,细胞游离面仅有少量短微绒毛,也可见少量侧突和短小的质膜内褶。集合管能进一步重吸收水和交换离子,对尿液浓缩和维持体内酸碱平衡起重要作用。此外,其功能活动也受醛固酮和抗利尿激素的调节。另一方面,集合管还可受心房钠尿肽的作用,减少对水的重吸收,导致尿量增多。

综上所述,肾小体形成的原尿,经过肾小管和集合管后,绝大部分水、营养物质和无机盐被重吸收入血,部分离子也在此进行交换;肾小管上皮细胞还排出机体部分代谢产物。最后形成浓缩的终尿,经乳头管排入肾小盏,其量为每天1~2L,仅占原尿的1%左右。因此,肾在泌尿过程中不仅排出了机体的代谢废物,而且对维持机体水盐平衡和内环境的稳定起重要作用。

(三) 球旁复合体

球旁复合体(juxtaglomerular complex)也称肾小球旁器(juxtaglomerular apparatus),位于肾小体血管极,由球旁细胞、致密斑和球外系膜细胞组成。它们大致呈三角形,致密斑为三角形的底,入球微动脉和出球微动脉分别形成两条侧边,球外系膜细胞则位于三角区的中心(图17-5)。

1. 球旁细胞(juxtaglomerular cell) 入球微动脉行至近肾小体血管极处,管壁中平滑肌细胞分化为上皮样细胞,称球旁细胞。细胞体积较大,呈立方形,细胞核大而圆,细胞质呈弱嗜碱性。电镜下,细胞内肌丝少,粗面内质网与高尔基复合体发达,有较多分泌颗粒,内含**肾素**(renin)。球旁细胞和血管内皮细胞之间无内弹性膜和基膜相隔,分泌物易于释放入血。

肾素是一种蛋白水解酶,能使血浆中血管紧张素原转变为血管紧张素Ⅰ。后者在肺血管内皮细胞游离面的转换酶的作用下，转变为血管紧张素Ⅱ。两种血管紧张素均可使血管平滑肌收缩，血压升高，但血管紧张素Ⅱ的作用更强。血管紧张素还可刺激肾上腺皮质分泌醛固酮，促进肾远曲小管和集合管吸收 Na^+和水，导致血容量增大，血压升高。肾素-血管紧张素系统是机体调节血压的重要机制之一。

2. 致密斑（macula densa）　为远端小管靠近肾小体侧的上皮细胞形成的椭圆形斑。此处上皮细胞呈柱状，排列紧密；细胞质色浅，细胞核椭圆形，位于近细胞顶部。致密斑处的基膜常不完整，细胞基部有细小的分支突起，并可与邻近球旁细胞和球外系膜细胞连接。致密斑是一种离子感受器，能敏锐地感受远端小管内 Na^+浓度变化，并将信息传递给球旁细胞，改变肾素的分泌水平，继而调节远端小管和集合管对 Na^+的重吸收。

3. 球外系膜细胞（extraglomerular mesangial cell）　又称极垫细胞（polar cushion cell）。球外系膜与球内系膜相延续，球外系膜细胞的形态结构也与球内系膜细胞相似，并与球旁细胞、球内系膜细胞之间有缝隙连接，因此认为它在球旁复合体功能活动中，可能起信息传递作用。

（四）肾间质

肾间质包括肾内的结缔组织、血管、神经等。结缔组织于皮质很少，越接近肾乳头越多。髓质中的成纤维细胞因形态和功能较特殊，被称为**间质细胞**（interstitial cell）（图 17-13）。细胞呈不规则形或星形，其长轴与肾小管或集合管垂直，细胞质内除有较多细胞器外，还有较多脂滴。该细胞可合成间质内的纤维和基质，产生前列腺素。前列腺素可舒张血管，促进周围血管内的血液流动，加快重吸收水分的转运，从而促进尿液浓缩。另外，间质细胞还产生促红细胞生成素，刺激骨髓中红细胞生成。肾病晚期往往伴有贫血。

（五）肾的血液循环

肾动脉经肾门入肾后分为数支叶间动脉，在肾柱内上行至皮质与髓质交界处，横向分支为弓形动脉。弓形动脉分出若干小叶间动脉，伸入皮质迷路（图 17-14，图 17-15），其末端抵达被膜下形成毛细血管网。小叶间动脉沿途向两侧发出许多入球微动脉进入肾小体，形成血管球，继而汇合成出球微动脉。浅表肾单位的出球微动脉离开肾小体后，又分支形成球后毛细血管网，分布在肾小管周围。毛细血管网依次汇合成小叶间静脉、弓形静脉和叶间静脉，它们与相应动脉伴行，最后形成肾静脉出肾。髓旁肾单位的出球微动脉不仅形成球后毛细血管网，而且还发出若干直小动脉直行进入髓质；而后在髓质的不同深度，折返上升为直小静脉，与直小动脉共同构成 U 形血管袢，与髓袢伴行（表 17-2）。

肾的血液循环与肾功能密切相关，其特点是：①血流量大，流速快，约占心输出量的 1/4，这是由于肾动脉直接发自腹主动脉，短而粗；此外，肾内血管行走较直，血液能很快抵达血管球。②90% 的血液供应皮质，进入肾小体后被滤过。③入球微动脉较出球微动脉粗，使血管球内压较高，有利于滤过。④两次形成毛细血管网，即入球微动脉分支形成血管球，出球微动脉分布在肾小管周围形成球后毛细

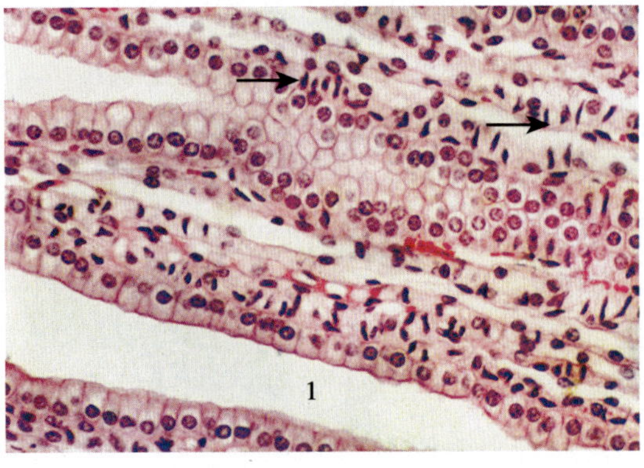

图 17-13　肾髓质光镜图
1. 直集合管；↑间质细胞

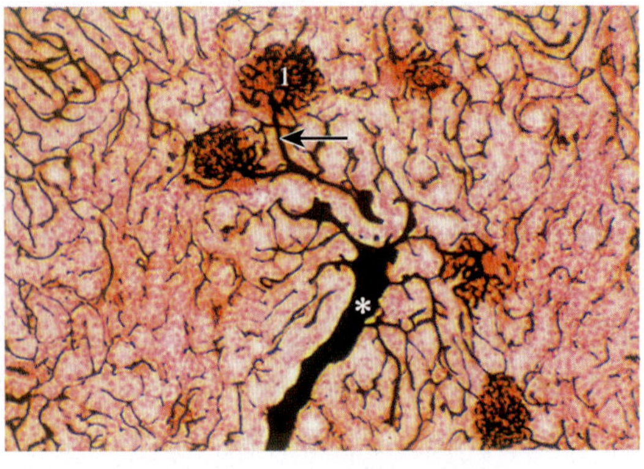

图 17-14　肾皮质血管光镜图
肾动脉墨汁灌注法；1. 血管球；* 小叶间动脉；↑入球微动脉

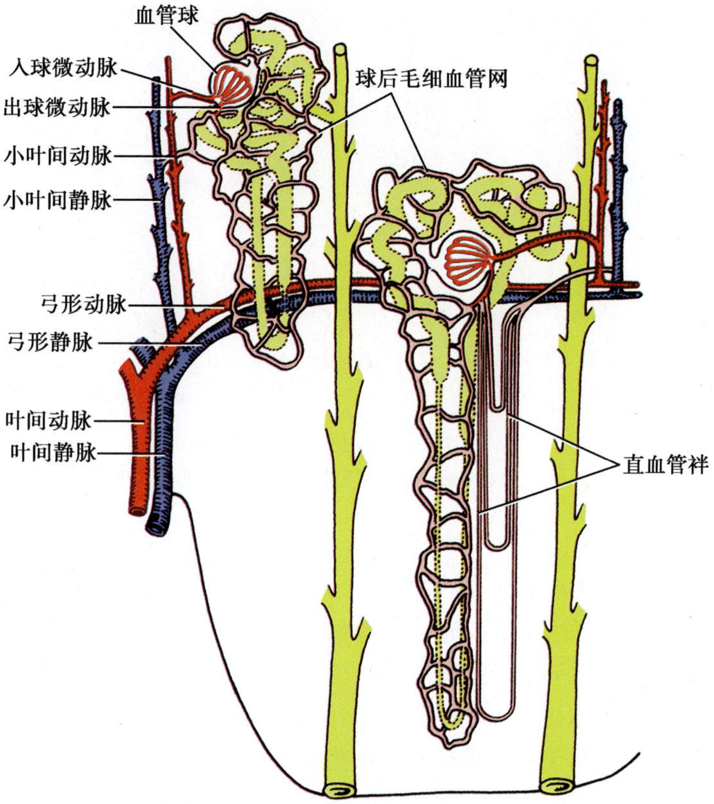

图 17-15　肾血液循环模式图

表 17-2　肾的血液循环

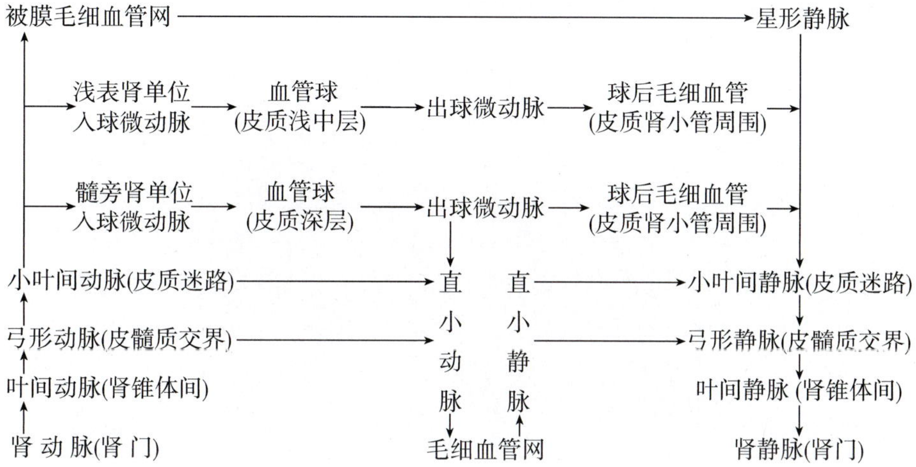

血管网。由于血液流经血管球时大量水分被滤出，因此球后毛细血管内血液的胶体渗透压很高，有利于肾小管上皮细胞重吸收的物质进入血液。⑤髓质内的直小血管与髓袢伴行，有利于肾小管和集合管的重吸收和尿液浓缩。

二、输尿管

输尿管(ureter)为排尿器官，其管壁分三层，由内向外为黏膜、肌层和外膜。黏膜由变移上皮和固有结缔组织构成。黏膜形成许多纵行皱襞，故管腔呈星形。黏膜的变移上皮较厚，有 4～5 层细胞，扩张时可变为 2～3 层。输尿管上 2/3 段的肌层为内纵行、外环行两层平滑肌；下 1/3 段肌层增厚，为内纵行、中环行和外纵行三层。外膜为疏松结缔组织(图 17-16)。

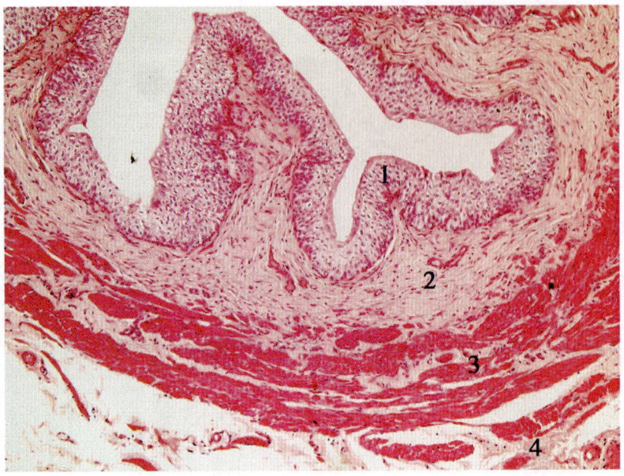

图 17-16 输尿管光镜图
1. 变移上皮;2. 固有层结缔组织;3. 平滑肌;4. 外膜

三、膀胱

膀胱为重要的排尿器官,其组织结构与尿道基本相似,分为三层,即黏膜、肌层和外膜。黏膜形成许多皱襞,仅膀胱三角处的黏膜平滑。膀胱充盈时,皱襞减少或消失。膀胱空虚时变移上皮很厚,约8～10层细胞,表层盖细胞大,呈矩形;膀胱充盈时上皮变薄,仅3～4层细胞,盖细胞也变扁(图2-10,图17-17)。电镜下,盖细胞游离面细胞膜有内褶和囊泡,膀胱充盈时内褶可展开拉平;细胞近游离面的胞质较为浓密,可防止膀胱内尿液的侵蚀;细胞间有极为发达的紧密连接,防止高度浓缩的尿液中各种离子进入组织,以及组织内的水进入尿液。固有层含较多弹性纤维。肌层厚,由内纵行、中环行和外纵行三层平滑肌组成,各层肌纤维相互交错,分界不清。中层环行肌在尿道内口处增厚为括约肌。外膜除膀胱顶部为浆膜外,多为疏松结缔组织。

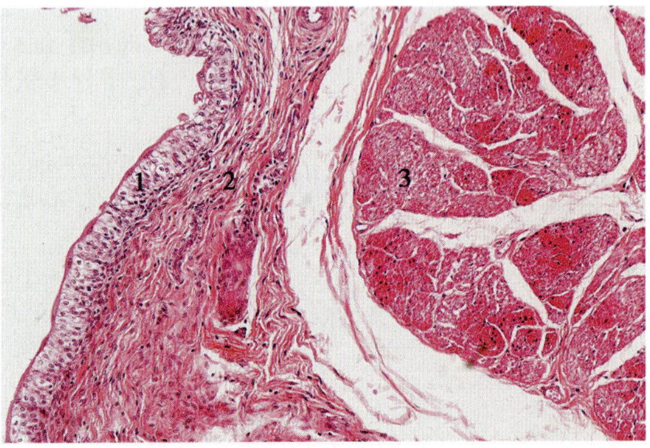

图 17-17 膀胱光镜图
1. 变移上皮;2. 固有层结缔组织;3. 平滑肌

本章小结

泌尿系统包括肾和排尿器官,它的主要功能是形成和排出尿液,维持机体的水和电解质平衡。肾产生尿液,表面有致密结缔组织被膜,内部分皮质和髓质。髓质由十几个肾锥体组成,锥体尖端称肾乳头,突入肾小盏。皮质由髓放线和皮质迷路构成。肾实质由大量肾单位和集合管构成。每个肾单位包括肾小体和与它相连的肾小管,是尿液形成的结构和功能单位。肾小体由血管球和肾小囊构成,微动脉出入的一端称血管极,对侧与近曲小管相连的一端称尿极。血管球是一团盘曲的毛细血管,由入球微动脉分支形成的网状毛细血管袢构成,毛细血管汇成出球微动脉。肾小囊是肾小管起始端膨

笔记

大凹陷形成的杯状双层上皮囊，两层上皮之间为肾小囊腔。外层(壁层)为单层扁平上皮，内层(脏层)细胞称足细胞。足细胞胞体伸出大的初级突起，从初级突起上再分出许多指状的次级突起，相邻初级突起发出的次级突起互相嵌合成栅栏状，紧贴在毛细血管基膜外面。突起之间的裂隙称裂孔，上有裂孔膜。进入肾小囊腔的滤液称原尿。肾小管是单层上皮性小管，由近端小管、细段、远端小管构成。肾小体的功能依赖对肾血流的滤过，生成原尿，并通过肾小管和集合管对原尿的选择性重吸收及分泌，形成终尿。球旁复合体位于肾小体血管极，由球旁细胞、致密斑和球外系膜细胞组成，能够影响肾小体血管球的滤过率和肾小管的重吸收，并调节肾的排泄功能。排尿器官包括输尿管、膀胱和尿道，管壁都分为三层，由内向外为黏膜、肌层和外膜，是尿液排出的通道。

(徐　晨)

插入框：尿外泌体与泌尿系统疾病

外泌体(exosome)直径40～100 nm，是广泛存在于人体各种体液，如尿液、血液、乳汁等中的双层膜性扁球形囊泡。当细胞经胞吞作用将外源性物质吞入后，与胞质内相关蛋白、脂质成分等相结合，细胞膜内陷包裹形成囊泡，并相互融合，再通过胞吐作用释放出细胞外，进入体液后即形成外泌体。相对于其他体液，尿液具有取样安全简单、样本量大且无创的优点，可作为一种非侵入性肾脏疾病诊断法取代创伤性的肾活检，因而尿外泌体(urinary exosome)对泌尿系统疾病早期诊断、治疗和监测靶点及机制研究具有重要意义。

通过电镜观察与蛋白质组学分析发现，几乎所有的肾组织中的固有细胞，如足细胞、近端小管上皮细胞、远端小管上皮细胞、集合管主细胞和闰细胞、以及泌尿系统其他细胞(如膀胱细胞)等都可以分泌外泌体进入尿液。尿外泌体携带着来源细胞的标志蛋白，如足细胞的足糖萼蛋白(podocalyxin，PCX)、近曲小管的钠-氢交换蛋白3(sodium hydrogen exchanger protein 3，NHE3)、远曲小管的钠-氯同向转运体蛋白(Na^+-Cl^- cotransporter，NCC)和集合管的水通道蛋白2(aquaporins-2，AQP2)等。此外，部分来自泌尿系统外的外泌体，经血液循环到达肾，进入尿液，以尿外泌体的形式排出。除含有蛋白之外，尿外泌体中还含有脂类、DNA、mRNA和miRNA等，参与细胞间通讯、细胞迁移、血管新生和免疫调节等过程。尿外泌体的双层膜结构，将其中内含物与尿液中的蛋白酶、核糖核酸酶相隔绝，稳定地保护了基因、蛋白、抗原及抗体等信息，成为潜在的泌尿系统疾病诊治的分子标志物。

2004年，Pisitkun等首次从尿液中通过两步超速离心法分离纯化获得尿外泌体。随着研究技术及手段的不断成熟，目前还可以通过超滤法、色谱法、磁珠法和试剂盒提取分离尿外泌体。近几年研究者已经筛选出了大量泌尿系统疾病的候选生物标志物，主要与急性肾损伤、多囊肾、各种肾小球及肾小管相关疾病、膀胱癌等相关。

(钟近洁)

第 18 章　男性生殖系统

男性生殖系统(male reproductive system)由睾丸、生殖管道、附属腺及外生殖器组成。睾丸是产生精子和分泌雄性激素的器官。生殖管道具有促进精子成熟,营养、贮存和运输精子的作用。附属腺包括精囊、尿道球腺和前列腺。附属腺和生殖管道的分泌物参与精液的组成。

一、睾丸

睾丸(testis)位于阴囊中,呈略扁椭圆形。表面覆以浆膜,即鞘膜脏层,深部为致密结缔组织构成的**白膜**(tunica albuginea),白膜在睾丸后缘增厚形成**睾丸纵隔**(mediastinum testis)。纵隔的结缔组织呈放射状伸入睾丸实质,将睾丸实质分成约 250 个锥形小叶,每个小叶内有 1 ~ 4 条弯曲细长的生精小管。生精小管在接近睾丸纵隔处,变为短而直的直精小管,它们进入睾丸纵隔,相互吻合形成睾丸网。生精小管之间的疏松结缔组织称睾丸间质(图 18-1,图 18-2)。

(一) 生精小管

成人的**生精小管**(seminiferous tubule)长 30 ~ 70cm,直径 150 ~ 250μm,管壁厚 60 ~ 80μm,由**生精上皮**(spermatogenic epithelium)构成。生精上皮由支持细胞和 5 ~ 8 层**生精细胞**(spermatogenic cell)组成。上皮基膜外侧有胶原纤维和梭形的**肌样细胞**(myoid cell)。肌样细胞收缩有助于精子排出(图 18-3 ~ 图 18-5)。

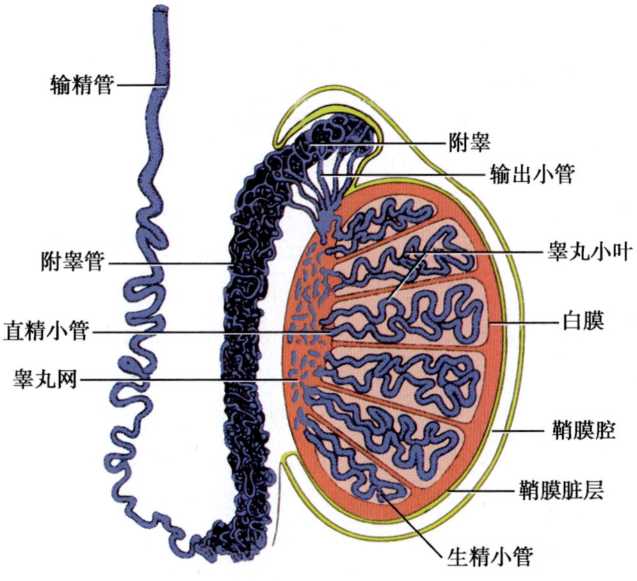

图 18-1　睾丸与附睾模式图

1. **生精细胞**　自生精上皮基底部至腔面,依次有精原细胞、初级精母细胞、次级精母细胞、精子细胞和精子。精原细胞形成精子的过程称**精子发生**(spermatogenesis),人需要(64±4. 5)天方可完成。此过程经历了精原细胞增殖、精母细胞减数分裂和精子形成 3 个阶段(图 18-6)。

(1) **精原细胞**(spermatogonium):紧贴基膜,圆形或卵圆形,直径 12μm。精原细胞分为 A、B 两型。A 型精原细胞核卵圆形,染色质细小,染色深,细胞核中央常见淡染区;或染色质细密,染色浅。A 型精原细胞是生精细胞中的干细胞,不断地分裂增殖,一部分子细胞继续作为干细胞,另一部分分化为 B 型精原细胞。B 型精原细胞核圆形,细胞核周边有较粗的染色质颗粒。B 型精原细胞经过数次分裂后,分化为初级精母细胞。

(2) **初级精母细胞**(primary spermatocyte):位于精原细胞近腔侧,圆形,体积较大,直径约 18μm。细胞核大而圆,呈丝球状,内含或粗或细的染色质丝,核型为 46,XY。初级精母细胞经过 DNA 复制后(4n DNA),进行第一次减数分裂,形成两个次级精母细胞。由于第一次减数分裂的分裂前期历时较长,所以在生精小管的切面中可见到处于不同分裂时期的初级精母细胞。

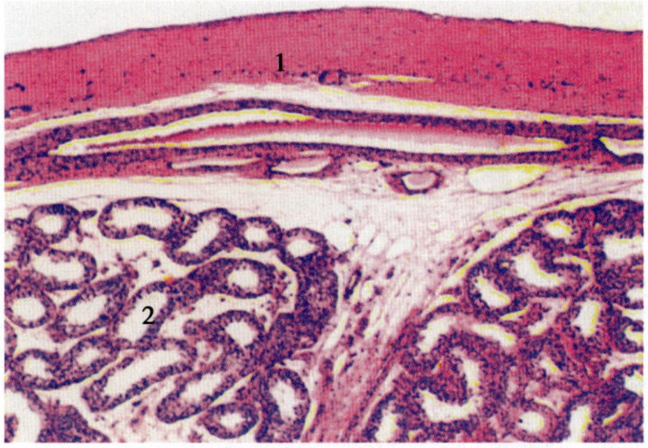

图 18-2　睾丸光镜图

1. 白膜;2. 生精小管

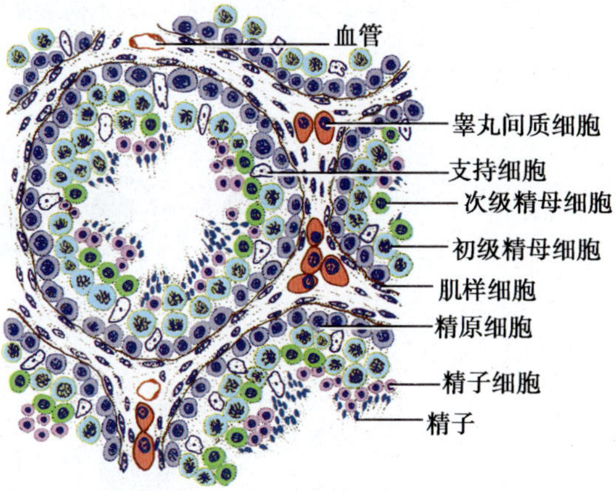

图 18-3　生精小管与睾丸间质仿真图

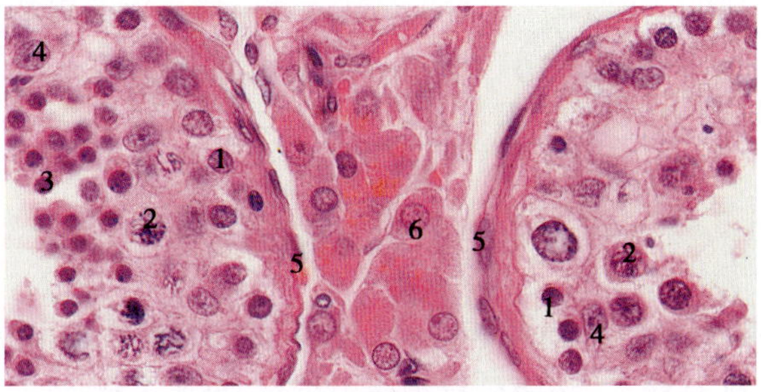

图 18-4　生精小管局部光镜图

1. 精原细胞;2. 精母细胞;3. 精子细胞;4. 支持细胞;
5. 肌样细胞;6. 睾丸间质细胞

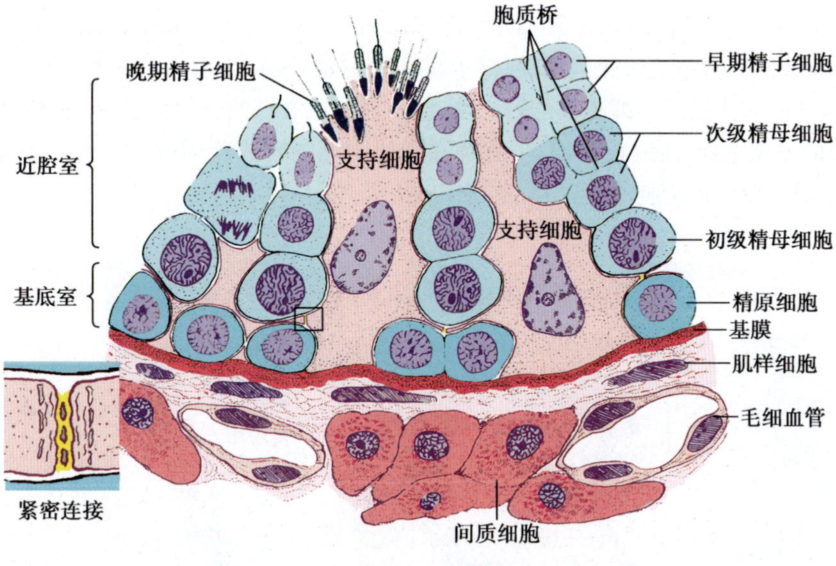

图 18-5　生精细胞与支持细胞关系模式图

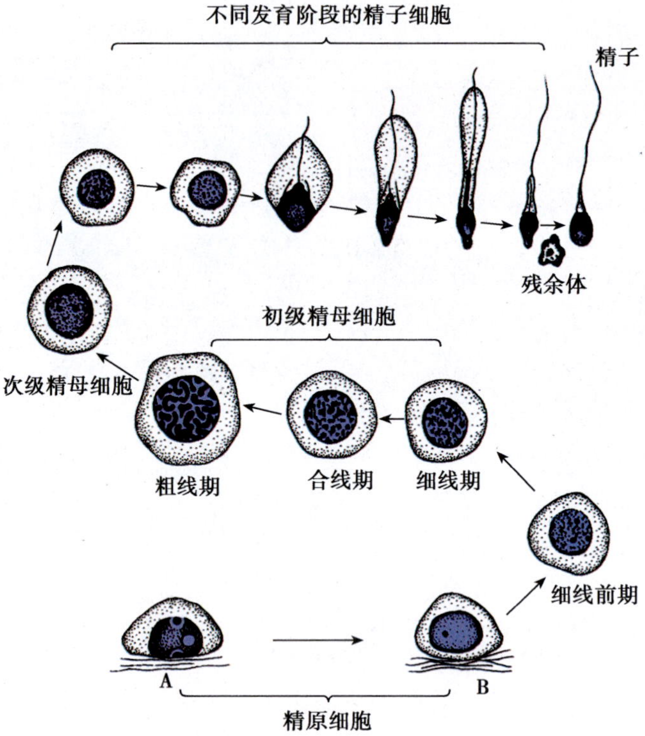

图 18-6 精子发生示意图

（3）**次级精母细胞**（secondary spermatocyte）：位置靠近腔面，直径约 12μm。细胞核圆形，染色较深，核型为 23，X 或 23，Y（2n DNA）。次级精母细胞不进行 DNA 复制，迅速进入第二次减数分裂，产生两个精子细胞，核型为 23，X 或 23，Y（1n DNA）。由于次级精母细胞存在时间短暂，故在生精小管切面中不易见到。**减数分裂**（meiosis）又称成熟分裂，仅见于生殖细胞的发育过程。经过两次减数分裂，染色体数目减少一半。

（4）**精子细胞**（spermatid）：位于近腔面，直径约 8μm。细胞核圆，染色质细密。精子细胞不再分裂，经过复杂的变态，由圆形细胞逐渐转变为蝌蚪状的精子，这一过程称**精子形成**（spermiogenesis），包括：①核染色质高度浓缩，细胞核变长，成为精子头部的主要结构；②由高尔基复合体形成顶体，位于细胞核的一端；③中心体迁移到细胞核的另一端，其中一个中心粒的微管延长，形成轴丝，成为精子尾部（或称鞭毛）的主要结构；④线粒体聚集，缠绕在轴丝的近细胞核段周围，形成线粒体鞘；⑤多余的细胞质汇聚于尾侧，形成残余胞质，最后脱落（图 18-7）。

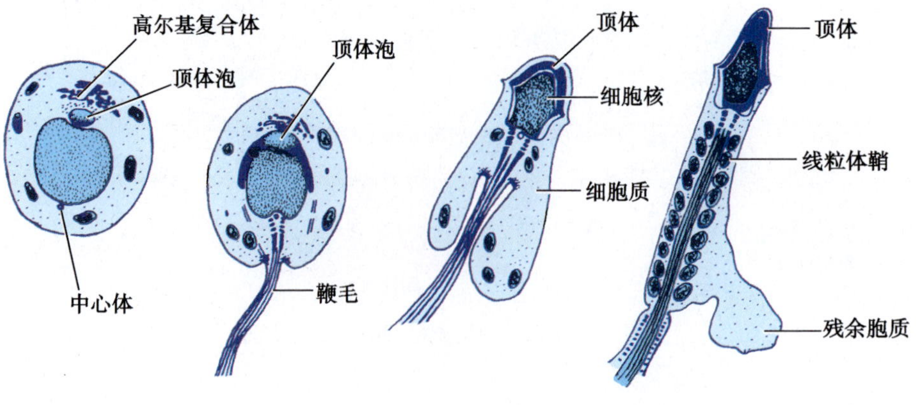

图 18-7 精子形成模式图

笔记

（5）**精子**（spermatozoon）：人的精子形似蝌蚪，长约 60μm，可分头、尾两部（图 18-8，图 18-9）。头部嵌入支持细胞的顶部细胞质中，尾部游离于生精小管腔。头部正面观呈卵圆形，侧面观呈梨形，长 4～5μm。头内有一个高度浓缩的细胞核，其前 2/3 有**顶体**（acrosome）覆盖。顶体是特殊的溶酶体，内含多种水解酶，如顶体素、透明质酸酶、磷酸酯酶等，在受精过程中发挥重要作用（见第 21 章）。尾部分为颈段、中段、主段和末段四部分。构成尾部全长的轴心是**轴丝**，由 9＋2 排列的微管组成，是精子运动的主要装置。轴丝外有 9 根纵行外周致密纤维。颈段有中心粒。中段的外侧包有**线粒体鞘**，是精子的能量供应中心。主段最长，外周致密纤维外方有纤维鞘，这两种结构均辅助精子运动。末段短，其内仅有轴丝。

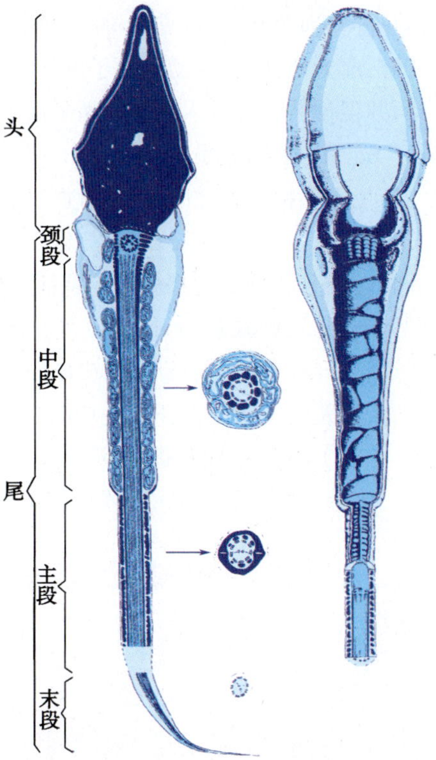

图 18-8 精子超微结构模式图

在精子发生过程中，一个精原细胞增殖分化所产生的各级生精细胞，其细胞质并未完全分开，有**胞质桥**（intercellular cytoplasmic bridge）相连，形成同步发育的同源细胞群（图 18-5）。胞质桥的存在有利于细胞间信息传递，保证同源生精细胞同步发育。但从生精小管全长来看，精子发生是不同步的。不同区域的生精小管生精细胞组合不同。因此在睾丸组织切片上，可见生精小管不同断面具有不同发育阶段的生精细胞组合。

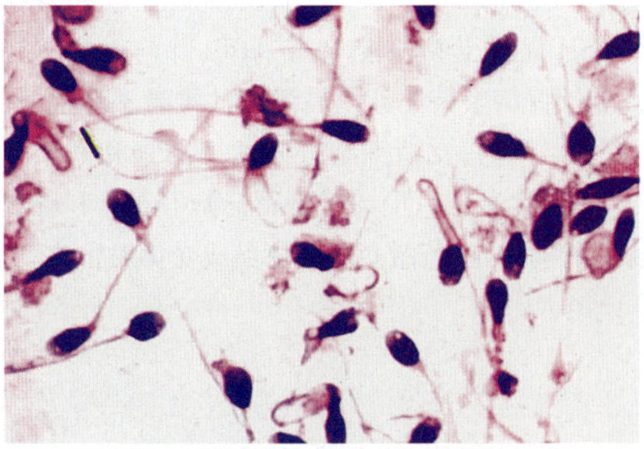
图 18-9 精液涂片光镜图

精子发生和形成须在低于体温 2～3℃的环境中进行，故隐睾（见第 24 章）患者因精子发生障碍而不育。在精子发生和形成过程中，经常形成一些畸形精子，如光镜可见的双头或双核、大头、小头、不规则形头、无尾、双尾、短尾等。电镜可见的无顶体或小顶体，以及线粒体鞘等结构异常。机体感染、创伤、辐射、内分泌失调等可增加畸形精子数量，严重者可导致不育。

2. **支持细胞（sustentacular cell）** 又称 Sertoli 细胞。每个生精小管的横切面上有 8～11 个支持细胞。细胞呈不规则长锥体形，细胞体从生精上皮基底一直伸达腔面。由于其侧面镶嵌着各级生精细胞，故光镜下细胞轮廓不清。细胞核近似卵圆形或呈三角形，染色浅，核仁明显（图 18-3～图 18-5）。电镜下，细胞质内有大量滑面内质网和一些粗面内质网，高尔基复合体发达，线粒体和溶酶体较多，并有许多脂滴、糖原、微丝和微管。成人的支持细胞不再分裂，数量恒定。相邻支持细胞侧面的近基底部，细胞膜形成紧密连接，将生精上皮分成**基底室**（basal compartment）和**近腔室**（adluminal compartment）两部分。基底室位于生精上皮基膜和支持细胞紧密连接之间，内有精原细胞；近腔室位于紧密连接上方，与生精小管管腔相通，内有精母细胞、精子细胞和精子。生精小管与血液之间存在着**血-睾屏障**（blood-testis barrier），其组成包括毛细血管内皮及其基膜、结缔组织、生精上皮基膜和支持细胞的紧密连接。血-睾屏障可阻止血液中某些物质接触生精上皮，形成并维持有利于精子发生的微环境，还能防止精子抗原物质逸出到生精小管外而引发自身免疫反应。

支持细胞对生精细胞起支持和营养作用。支持细胞在卵泡刺激素和雄激素的作用下，合成和分泌**雄激素结合蛋白**（androgen binding protein），这种蛋白可与雄激素结合，以保持生精小管内有较高的雄激素水平，促进精子发生。同时，支持细胞又能分泌**抑制素**（inhibin），释放入血，可反馈性地抑制垂体分泌卵泡刺激素，以维持雄激素结合蛋白分泌量的稳定。支持细胞还分泌少量液体进入生精小管管腔，成为睾丸液，有助于精子的运送。而其微丝和微管的收缩可使不断成熟的生精细胞向腔面移动，并促使精子释放入管腔。精子成熟后脱落的残余胞质，被支持细胞吞噬和消化。

（二）睾丸间质

位于生精小管之间，为富含血管和淋巴管的疏松结缔组织，其中有**睾丸间质细胞**（testicular interstitial cell），又称 Leydig 细胞。该细胞成群分布，呈圆形或多边形，细胞核圆，细胞质嗜酸性。具有类固醇激素分泌细胞的超微结构特征（图 18-3～图 18-5）。从青春期开始，睾丸间质细胞在黄体生成素刺激下，分泌**雄激素**（androgen），包括睾酮、雄烯二酮、双氢睾酮等。血液中 90% 以上的睾酮由睾丸间质细胞分泌，其余的由肾上腺皮质网状带细胞分泌。雄激素可启动和维持精子发生和男性生殖器官发育，以及维持第二性征和性功能。

（三）直精小管和睾丸网

生精小管近睾丸纵隔处短而细的直行管道，称**直精小管**（tubulus rectus），管壁上皮为单层立方或矮柱状，无生精细胞。直精小管进入睾丸纵隔内分支吻合成网状管道，为**睾丸网**（rete testis），由单层立方上皮组成，管腔大而不规则。来自生精小管的精子经直精小管和睾丸网运出睾丸，进入附睾（图 18-10）。

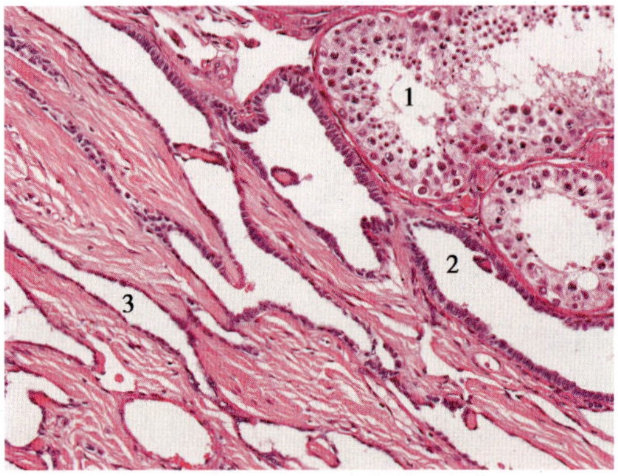

图 18-10　睾丸纵隔光镜图
1. 生精小管；2. 直精小管；3. 睾丸网

（四）睾丸功能的内分泌调节

腺垂体远侧部的促性腺激素细胞在下丘脑分泌的促性腺激素释放激素（GnRH）刺激下，分泌卵泡刺激素（FSH）和黄体生成素（LH）。在男性，LH 又称间质细胞刺激素（ICSH），可刺激间质细胞合成并分泌雄激素；FSH 促进支持细胞合成 ABP，并与雄激素结合，因此能够保持生精小管内高浓度的雄激素环境，促进精子发生。同时，支持细胞分泌的抑制素和间质细胞分泌的雄激素又可以反馈抑制下丘脑 GnRH 和腺垂体 FSH 和 LH 的分泌。在生理状态下，各种激素的分泌保持相对恒定，若激素的分泌量或受体发生改变，会影响正常精子发生甚至导致性功能障碍。

二、生殖管道

男性生殖管道包括附睾、输精管及尿道，为精子的成熟、贮存和输送提供有利的环境。

（一）附睾

附睾（epididymis）位于睾丸的后外侧，分头、体、尾三部，头部主要由输出小管组成，体部和尾部由附睾管组成（图 18-1，图 18-11）。**输出小管**（efferent duct）是与睾丸网连接的 8～12 根弯曲小管，上皮由高柱状纤毛细胞及低柱状细胞相间排列构成，故管腔不规则。高柱状细胞游离面有大量纤毛，纤毛摆动可促使精子向附睾管运行。低柱状细胞含大量溶酶体及吞饮小泡，可吸收和消化管腔内物质。输出小管远端与附睾管相连。

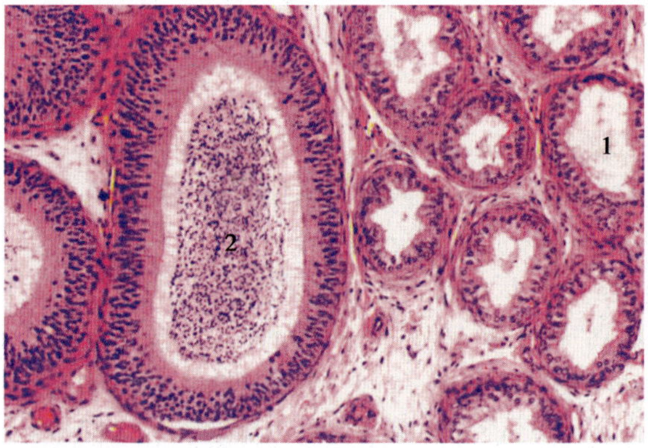

图 18-11　附睾光镜图
1. 输出小管；2. 附睾管

附睾管（epididymal duct）为一条长 4～6m、极度盘曲的管道，远端与输精管相连，其管腔规则，腔内充满精子和分泌物。附睾管上皮为假复层纤毛柱状，由主细胞和基细胞组成。主细胞在附睾管起始段为高柱状，而后逐渐变低，至末段转变为立方形。细胞表面有成簇排列的粗而长的静纤毛，细胞有分泌和吸收功能。基细胞矮小，呈锥形，位于上皮深层。上皮外侧有薄层平滑肌和富含血管的疏松结缔组织。

精子在附睾内停留 8～17 天，并经历一系列成熟变化，获得运动能力，达到功能上的成熟。这不仅依赖于雄激素的存在，而且与附睾上皮细胞分泌的肉毒碱、甘油磷酸胆碱和唾液酸等密切相关。附睾的功能异常也会影响精子的成熟，导致不育。**血-附睾屏障**（blood-epididymis barrier）位于主细胞近腔面的紧密连接处。能保护成熟中的精子不受外界干扰，并将精子与免疫系统隔离。

（二）输精管

输精管是壁厚腔小的肌性管道，管壁由黏膜、肌层和外膜组成。黏膜表面为较薄的假复层柱状上皮，固有层结缔组织中弹性纤维丰富。肌层厚，由内纵行、中环行和外纵行排列的平滑肌纤维组成（图 18-12）。在射精时，肌层强力收缩，将精子快速排出。

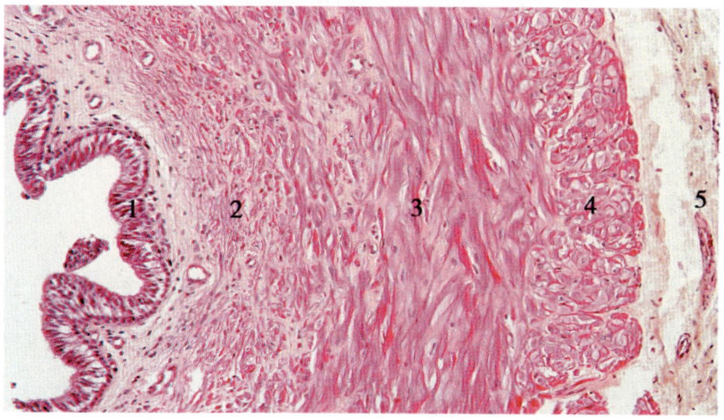

图 18-12　输精管光镜图

1. 黏膜；2. 肌层（内纵行）；3. 肌层（中环形）；4. 肌层（外纵行）；5. 外膜

三、附属腺

附属腺和生殖管道的分泌物以及精子共同组成**精液**（semen）。正常成年男性每次射精量为 2～6 ml，每毫升精液含 0.2 亿～2 亿个精子；若精液量少于 1ml，或每毫升的精子数低于 1500 万个，可导致不育症。

（一）前列腺

前列腺（prostate）呈栗形，环绕于尿道起始段。腺的被膜与支架组织均由富含弹性纤维和平滑肌纤维的结缔组织组成。腺实质主要由 30～50 个复管泡状腺组成，有 15～30 条导管开口于尿道精阜的两侧。腺实质可分三个带：尿道周带（又称黏膜腺），最小，位于尿道黏膜内；内带（又称黏膜下腺），位于黏膜下层；外带（又称主腺），构成前列腺的大部（图 18-13）。腺分泌部由单层立方、单层柱状及假复层柱状上皮交错构成，故腺腔很不规则。腔内可见分泌物浓缩形成的圆形嗜酸性板层状小体，称**前列腺凝固体**（prostatic concretion），其随年龄的增长而增多，甚至可以钙化成为前列腺结石（图 18-14）。

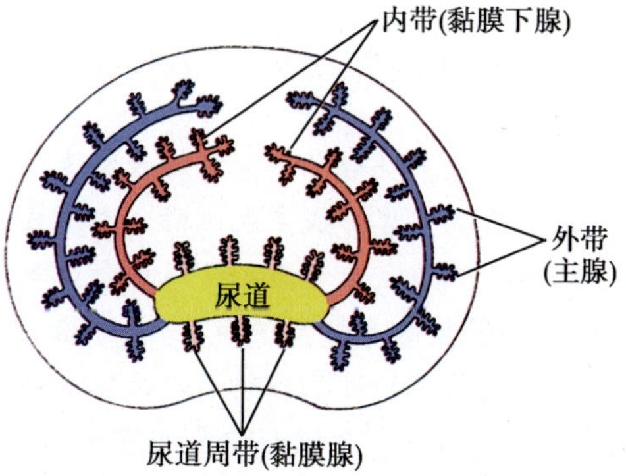

图 18-13　前列腺整体结构示意图

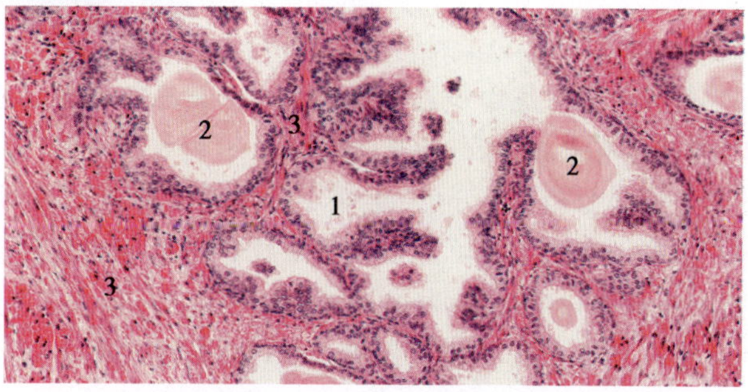

图 18-14　前列腺光镜图

1. 腺泡；2. 前列腺凝固体；3. 平滑肌

从青春期开始，前列腺在雄激素的刺激下分泌活动增强，分泌物为稀薄的乳白色液体，富含酸性磷酸酶和纤维蛋白溶酶，还有柠檬酸和锌等物质。老年人的前列腺常呈增生肥大（多发生在黏膜腺和黏膜下腺），压迫尿道，造成排尿困难。前列腺癌主要发生在腺的外带。

（二）精囊

精囊是一对盘曲的囊状器官。黏膜向腔内突起形成高大的皱襞，黏膜表面是假复层柱状上皮，细胞质内含有许多分泌颗粒和黄色的脂色素。黏膜外有薄的平滑肌层和结缔组织外膜。精囊分泌弱碱性的淡黄色液体，内含果糖、前列腺素等成分。果糖为精子的运动提供能量。

（三）尿道球腺

尿道球腺是一对豌豆状的复管泡状腺。上皮为单层立方或单层柱状，腺体分泌的黏液于射精前排出，以润滑尿道。

四、阴茎

阴茎主要由两条阴茎海绵体、一条尿道海绵体、白膜和皮肤构成（图 18-15）。海绵体主要由小梁和血窦构成，阴茎深动脉的分支螺旋动脉穿行于小梁中，与血窦通连。静脉多位于海绵体周边部白膜下方，白膜为质地坚韧的致密结缔组织。一般情况下，流入血窦的血液很少，血窦呈裂隙状，海绵体柔软。当大量血液流入血窦，血窦充血而胀大，白膜下的静脉受压，血液回流一时受阻，海绵体变硬，阴茎勃起。阴茎血窦内皮细胞能释放多种使平滑肌细胞舒张的物质，统称内皮舒张因子，一氧化氮（NO）是其中之一，可促使螺旋动脉的平滑肌细胞舒张，引起血管扩张，血窦充血。

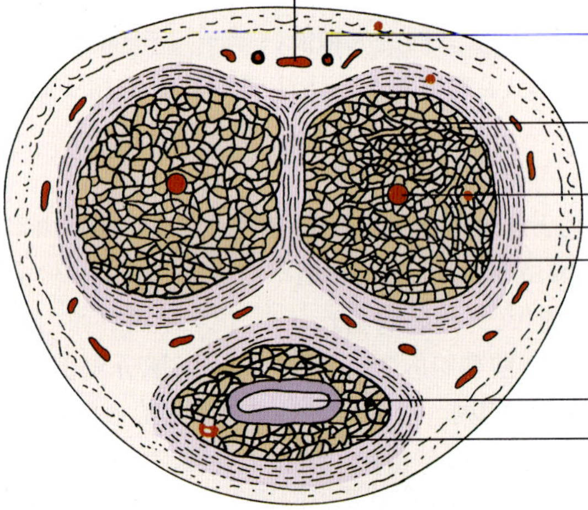

图 18-15　阴茎横断面模式图

本章小结

男性生殖系统由睾丸、生殖管道、附属腺及外生殖器组成。睾丸是产生精子和分泌雄性激素的器官，表面覆有浆膜，深部为致密结缔组织构成的白膜，白膜在睾丸后缘增厚形成睾丸纵隔。实质内有大量弯曲细长的生精小管，生精小管在接近睾丸纵隔处变为直精小管，后者于睾丸纵隔吻合为睾丸网。生精小管内生精上皮由生精细胞和支持细胞组成。自生精小管壁基底部至腔面，依次有精原细胞、初级精母细胞、次级精母细胞、精子细胞和精子。精原细胞形成精子的过程称精子发生。支持细胞从生精上皮基底一直伸达腔面，其侧面镶嵌着各级生精细胞，在精子发生过程中发挥重要作用：①为精子细胞提供结构支持和营养；②吞噬和消化精子形成过程中脱落的残余胞质等；③合成和分泌雄激素结合蛋白、抑制素等；④支持细胞间的紧密连接参与构成血-睾屏障等。生精小管之间的疏松结缔组织为睾丸间质，富含血管和淋巴管以及睾丸间质细胞。睾丸间质细胞分泌雄激素，促进精子发

笔记

生和男性生殖器官发育，以及维持第二性征和性功能。生殖管道（附睾、输精管等）具有促进精子成熟，营养、贮存和运输精子的作用。精子在附睾内停留约 2 周，获得运动能力，并达到功能上的成熟。附属腺包括前列腺、精囊和尿道球腺。附属腺和生殖管道的分泌物参与精液的组成。

（徐　晨）

插入框：睾丸免疫豁免的组织学结构基础及睾丸炎

睾丸是典型的免疫豁免组织，其特性包括：将睾丸或生精细胞移植到其他器官中，或将其他组织移植入睾丸中，免疫排斥反应很低；精子发生开始于青春期以后，此时机体的免疫感受能力早已建立，但新发生的生精细胞在睾丸内并不诱发免疫反应。生精小管和睾丸间质的结构特点为这些特性的形成奠定了基础。

睾丸中的血-睾屏障包括间质中毛细血管管壁、生精小管基膜和相邻支持细胞之间形成的紧密连接，将管腔与间质隔开，严格阻止了生精细胞与抗原物质的接触，为精子发生提供了合适的微环境。支持细胞还分泌免疫抑制物质，及时吞噬清除凋亡的生精细胞和残体，在维持睾丸免疫豁免环境同样具有重要意义。

睾丸间质中包括多种细胞，其中约 80% 是睾丸间质细胞，合成雄激素。睾丸中雄激素浓度是血液中浓度的 10 倍以上，远多于正常精子发生所需，雄激素可通过调控睾丸间质细胞、支持细胞和肌上皮细胞中免疫调节分子的表达来发挥免疫抑制功能，局部高浓度雄激素在维持睾丸免疫豁免环境中发挥作用。间质的细胞中其余 20% 多为免疫细胞，来自于被膜中的淋巴管，包括大量巨噬细胞、少量 T 淋巴细胞、树突状细胞和肥大细胞，被认为是睾丸抵御血液来源病原体的第一道防线。巨噬细胞中约 80% 长期驻留在睾丸中，约 20% 通过外周血液循环新迁移而至。

若血-睾屏障等免疫豁免相关结构被破坏可诱发特异性自身免疫反应，导致自身免疫性睾丸炎。而细菌感染性睾丸炎多数情况是通过输精管、附睾感染蔓延到睾丸；病毒性睾丸炎常见于系统性病毒感染的并发症，由传染性疾病（流行性腮腺炎、感冒等）的病原体经血流播散引起。睾丸炎发生时，精子发生和激素分泌异常，可影响男性生育能力，甚至导致不育。

（钟近洁）

第 19 章　女性生殖系统

女性生殖系统由卵巢、输卵管、子宫、阴道和外生殖器组成。卵巢具有产生卵细胞和分泌性激素的功能;输卵管是受精的场所,并输送生殖细胞;子宫是形成月经和孕育胎儿的器官。自青春期开始,生殖器官和乳房迅速发育成熟,卵巢开始排卵并分泌性激素,子宫内膜出现周期性变化。更年期的卵巢功能逐渐减退。此外,因乳腺分泌乳汁,哺育婴儿,故列入本章叙述。

一、卵巢

卵巢(ovary)表面覆有单层扁平或立方形的表面上皮,上皮深部为薄层致密结缔组织构成的白膜。卵巢实质分为外周的皮质和中央的髓质,二者分界不明显。皮质较厚,由不同发育阶段的卵泡、黄体,以及富含梭形基质细胞和网状纤维的结缔组织等构成;髓质较薄,为疏松结缔组织,其中含有较多的弹性纤维、血管、淋巴管和神经。卵巢一侧为卵巢门,此处基质内有少量平滑肌及门细胞(图 19-1)。

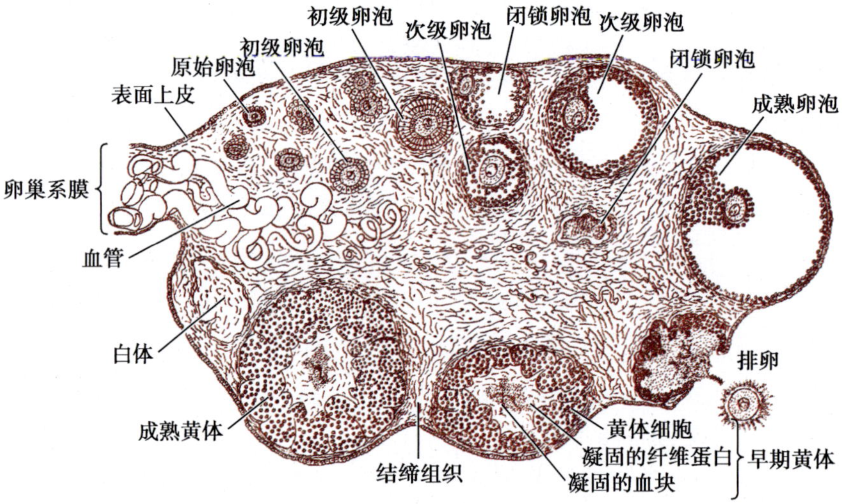

图 19-1　卵巢仿真图

卵巢组织结构有明显的年龄性变化,主要是皮质中卵泡发育呈周期性改变。新生儿有 70 万 ~ 200 万个原始卵泡开始发育,青春期开始约 4 万个卵泡,至 40 ~ 50 岁时仅剩几百个卵泡。从青春期至更年期,卵巢在垂体分泌的促性腺激素影响下,按月经周期呈周期性排卵。每 28 天有 15 ~ 20 个卵泡生长发育,一般只有一个优势卵泡能发育成熟并排卵。正常女性一生中约排卵 400 余个,其余大部分卵泡均在发育的不同阶段退化为闭锁卵泡。绝经期后卵巢不再排卵。

(一)卵泡的发育与成熟

卵泡是由一个**卵母细胞**(oocyte)和周围的多个卵泡细胞组成,呈球形。卵泡发育是一个连续变化的过程,大致经过原始卵泡、初级卵泡、次级卵泡和成熟卵泡四个阶段(图 19-1),其中初级卵泡和次级卵泡又称为生长卵泡。

1. 原始卵泡(primordial follicle)　是处于静止状态的卵泡,体积小、数量多,位于皮质浅层,由一个**初级卵母细胞**（primary oocyte）和周围一层扁平的**卵泡细胞**（follicular cell）组成。初级卵母细胞呈圆形，体积大；核大而圆，略偏位，染色质稀疏浅染，核仁清楚；胞质丰富，嗜酸性（图 19-2）。在电镜下，除可见一般细胞器外，核周围有层状排列的滑面内质网，称为环层板，可能与核及胞质间的物质转运有关。初级卵母细胞是在胚胎时期由卵原细胞分裂分化而来，随即进入第一次成熟分裂并长期停留在分裂前期，直至排卵前才完成分裂。卵泡细胞围绕初级卵母细胞单层排列，细胞呈扁平形，胞体小，核扁圆，着色深。卵泡细胞与周围结缔组织之间有较薄的基膜，与卵母细胞之间有较多的缝隙连接，具有支持和营养卵母细胞的作用。

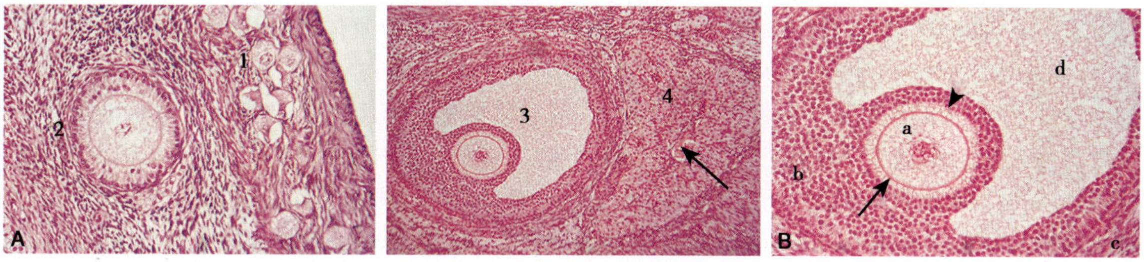

图 19-2　各级卵泡组织结构

A. 低倍 1. 原始卵泡；2. 初级卵泡；3. 次级卵泡；4. 闭锁卵泡（间质腺）　B. 高倍 a. 卵母细胞；b. 颗粒细胞；c. 卵泡膜；d. 卵泡腔；↑透明带；▲放射冠

2. 初级卵泡（primary follicle）　由原始卵泡发育形成，移向皮质深部（图 19-1，图 19-2）。其主要结构变化是：①卵泡细胞由扁平形分化为立方形或柱状，进而增殖，由单层分化为多层；电镜下胞质内粗面内质网、游离核糖体及线粒体均增多，高尔基复合体也更加发达。②初级卵母细胞增大，胞质增多；核变大，呈泡状，核仁染色深；电镜下胞质内环层板大多消失，高尔基复合体、粗面内质网、游离核糖体等均增多；浅层胞质出现皮质颗粒，这是一种溶酶体，在受精过程中有防止多精受精的作用。③初级卵母细胞与卵泡细胞间出现卵周间隙，内层卵泡细胞的突起和初级卵母细胞的微绒毛均伸向间隙，二者共同的分泌物形成较厚嗜酸性膜，即**透明带**（zona pellucida）（图 19-2，图 19-3）。透明带由**透明带蛋白**（zona protein，ZP）组成，主要有 ZP1、ZP2、ZP3 和 ZP4。其中 ZP3 是第一精子受体，能与顶体完整的精子结合；ZP2 是第二精子受体，与精子顶体内膜结合。两者对精子与卵细胞之间的相互识别和特异性结合具有重要作用。卵泡细胞的突起与初级卵母细胞膜可形成缝隙连接，有利于物质的交换，信息沟通。④随着初级卵泡体积增大，卵泡周围基质中的梭形细胞增殖分化形成**卵泡膜**（follicular theca）。

3. 次级卵泡（secondary follicle）　初级卵泡继续生长分化，当卵泡细胞间出现液腔时，称为次级卵泡（图 19-1，图 19-2）。次级卵泡结构的主要特点是：①卵泡细胞间出现大小不等的液腔，继而汇合成一个大腔，称为**卵泡腔**（follicular cavity）。卵泡腔内液体为**卵泡液**（follicular fluid），内含促性腺激素、雌激素、抗中肾旁管激素（见第 24 章）及多种生物活性物质，对卵泡的生长与成熟起着重要的调节作用；抗中肾旁管激素能够在血清中检测，其水平能够间接反映生长卵泡数量和原始卵泡库存量的变化，是检测卵巢储备功能较为准确的指标。②初级卵母细胞达到最大体积，直径 125～150μm，其周围包裹一层约 5μm 厚的透明带；紧贴透明带的

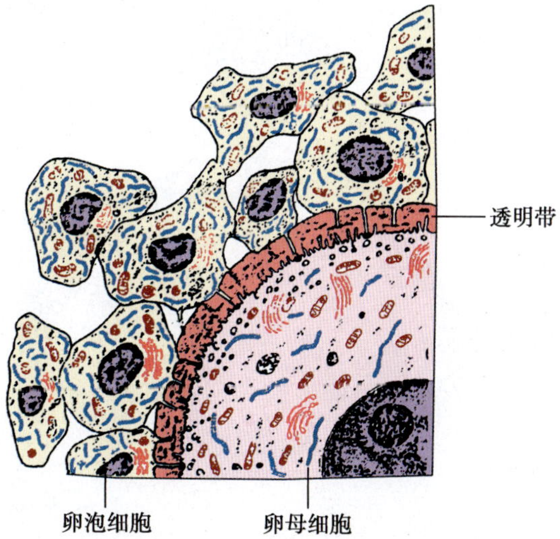

图 19-3　卵母细胞、透明带及卵泡细胞超微结构模式图

一层高柱状卵泡细胞呈放射状排列，故名**放射冠**（corona radiata）；由于卵泡腔不断扩大，迫使初级卵母细胞、透明带、放射冠与其周围的卵泡细胞逐渐居于卵泡腔一侧，突入卵泡腔，称为**卵丘**（cumulus oophorus）。③分布于卵泡腔周边的卵泡细胞构成卵泡壁，由于此处卵泡细胞体积较小，排列密集呈颗粒状，故又称**颗粒层**（granulosa layer）。颗粒层的卵泡细胞称为**颗粒细胞**（granulosa cell）。④卵泡膜分化成内、外两层：内膜层含有较多的血管和多边形的**膜细胞**（theca cell），该细胞具有分泌类固醇激素细胞的结构特点；外膜层内的纤维较多、血管少，并有少量平滑肌纤维。

4. 成熟卵泡（mature follicle） 在两侧卵巢同时存在一批次级卵泡，青春期开始，在垂体分泌的 FSH 的作用下，这些次级卵泡进入周期性发育，通常仅一个发育最佳的卵泡能够成熟，故称之为优势卵泡（dominant follicle）。成熟卵泡可释放抑制素，负反馈作用于垂体，使卵泡刺激素分泌水平降低，导致其他次级卵泡退化。成熟卵泡体积大，直径可达 2cm，占据皮质全层并突向卵巢表面。卵泡腔变得很大，卵泡液增多；由于颗粒细胞停止增殖，颗粒层相应变薄，卵丘与周围卵泡细胞出现裂隙，逐渐与卵泡壁分离，处于排卵前期（图 19-1）。在排卵前 36～48 小时，初级卵母细胞完成第一次成熟分裂，形成一个**次级卵母细胞**（secondary oocyte）和第一极体（first polar body），次级卵母细胞迅速进入第二次成熟分裂，并停滞在分裂中期。第一极体是一个很小的细胞，位于次级卵母细胞与透明带之间的卵周间隙内。

次级卵泡与成熟卵泡具有内分泌功能，主要是膜细胞和颗粒细胞在垂体分泌的促性腺激素作用下协同合成分泌雌激素。膜细胞合成的雄激素透过基膜进入颗粒细胞，在芳香化酶系的作用下雄激素转变为雌激素。合成的雌激素小部分进入卵泡腔，大部分释放入血，调节子宫内膜等靶器官的生理活动。

（二）排卵

随成熟卵泡的卵泡液剧增，使卵泡壁、白膜和表面上皮变薄，卵巢表面局部缺血形成透明的**卵泡小斑**（follicular stigma），继而小斑处的胶原被胶原酶、透明质酸酶等解聚和消化，再加上卵泡膜外层的平滑肌收缩等因素，导致成熟卵泡破裂，从卵泡壁脱落的次级卵母细胞连同透明带、放射冠与卵泡液一起从卵巢排出的过程称为**排卵**（ovulation）（图 19-4，图 19-5）。生育期妇女，每隔 28 天左右排一次卵；两侧卵巢交替进行，一般一次只排一个卵，偶见排两个或两个以上者。排卵一般发生在月经周期的第 14 天左右。排卵后，次级卵母细胞若受精将继续完成第二次成熟分裂，产生一个单倍体的**卵细胞**（ovum）和一个第二极体（secondary polar body）；次级卵母细胞若 24 小时内未受精，则退化被吸收。排卵过程受神经内分泌的调节。

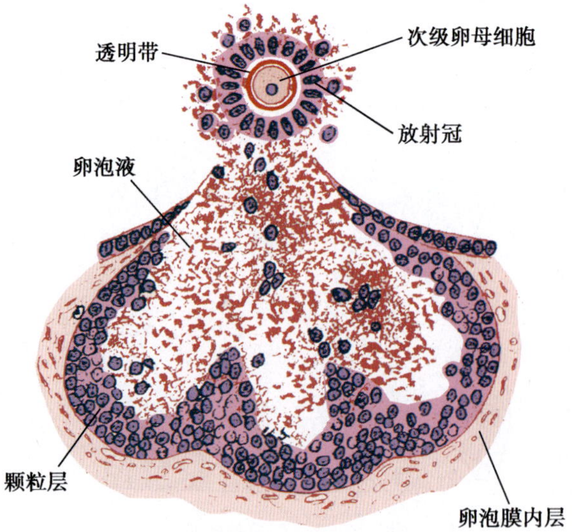

图 19-4 成熟卵泡排卵模式图

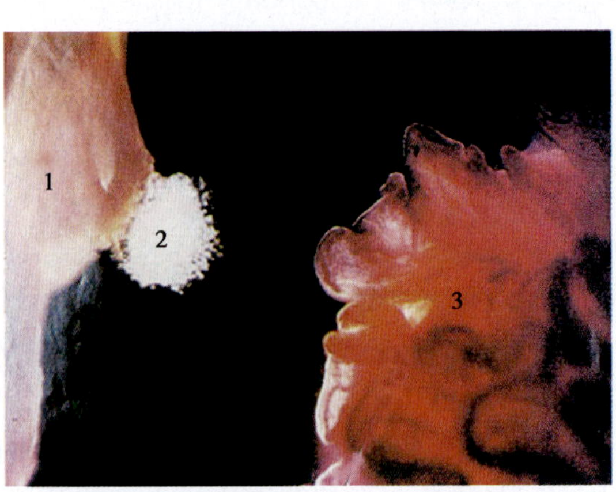

图 19-5 卵巢排卵（腹腔内摄影）
1. 卵巢；2. 卵母细胞和放射冠；3. 输卵管漏斗部

（三）黄体的形成与退化

成熟卵泡排卵后，残留的卵泡壁连同卵泡膜及其血管一起向卵泡腔内塌陷，在 LH 的作用下逐渐发育成一个体积较大、富含血管的内分泌细胞团，新鲜时呈黄色，故称为**黄体**（corpus luteum）。其中颗粒层卵泡细胞体积变大，胞质内含较多脂滴，着色浅，占黄体细胞的多数，位于黄体的中央，此即**颗粒黄体细胞**（granulosa lutein cell），主要分泌孕酮和松弛素，松弛素有抑制子宫平滑肌收缩的作用。膜细胞体积较颗粒黄体细胞小，染色较深，数量较少，位于黄体的周边，此即**膜黄体细胞**（theca lutein cell），主要分泌雌激素。这两种黄体细胞都具有分泌类固醇激素细胞的结构特征（见图 19-1，图 19-6）。

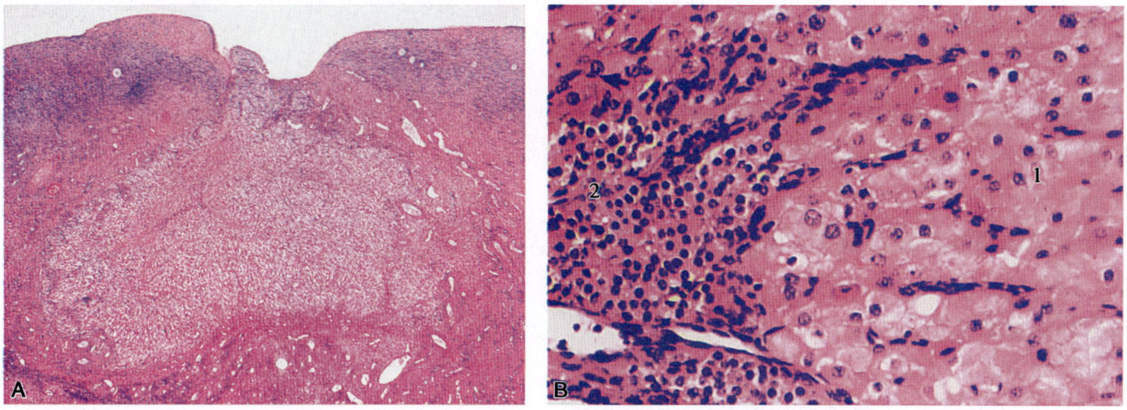

图 19-6 黄体光镜图
A. 低倍；B. 高倍；1. 颗粒黄体细胞；2. 膜黄体细胞

黄体发育取决于排出的卵是否受精。如未受精，仅维持 2 周即退化，称为**月经黄体**（corpus lutein of menstruation）。如受精则可维持 6 个月，甚至更长时间，称为**妊娠黄体**（corpus lutein of pregnancy）。两种黄体最终都将退化消失，逐渐被增生的结缔组织取代，变成白色瘢痕，即**白体**（corpus albicans）（图 19-1）。白体可维持数月或数年。

（四）闭锁卵泡与间质腺

卵巢内的绝大多数卵泡不能发育成熟，它们在发育的不同阶段退化。退化的卵泡称为**闭锁卵泡**（atretic follicle）。

原始卵泡和初级卵泡退化时，卵母细胞形态变为不规则，卵泡细胞变小而分散，最后变性消失。次级卵泡和成熟卵泡闭锁时，卵母细胞膜皱缩，核偏位且固缩解体，内质网、线粒体等扩张、肿大，胞质溶解，最后消失；透明带皱缩，颗粒细胞松散，脱落到卵泡腔内，被中性粒细胞和巨噬细胞清除。膜细胞体积增大，形成多边形细胞，胞质中充满脂滴，形似黄体细胞并被结缔组织和血管分隔成分散的细胞团索，称为**间质腺**（interstitial gland）（图 19-7），也能分泌雌激素。间质腺最后退化，由结缔组织所代替。人的间质腺不发达。

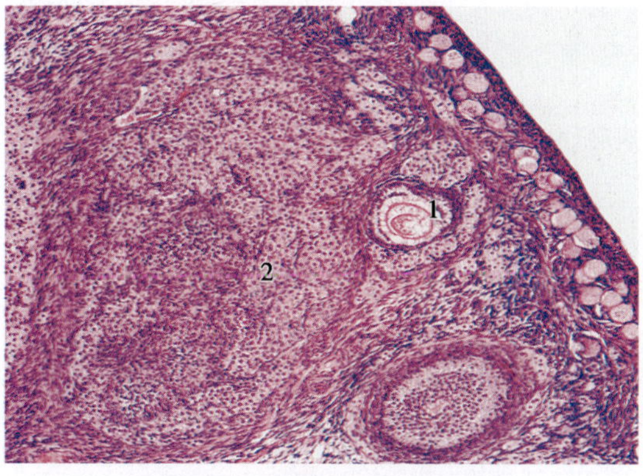

图 19-7 闭锁卵泡和间质腺
1. 闭锁卵泡；2. 间质腺

（五）门细胞

门细胞（hilus cell）位于卵巢门近系膜处，细胞结构与睾丸间质细胞相似，为多边形或卵圆形，核圆形，核仁清楚，胞质呈嗜酸性，脂滴丰富。在妊娠和绝经期时，门细胞特别显著。一般认为门细胞分泌雄激素,若门细胞增生或发生肿瘤时,患者可出现男性化症状。

二、输卵管

输卵管管壁由黏膜、肌层和浆膜组成。黏膜向管腔形成许多纵行且分支的纵行皱襞,壶腹部较多,横切面上管腔极不规则(图 19-8)。

黏膜由单层柱状上皮和固有层构成,上皮主要由纤毛细胞和分泌细胞组成。纤毛细胞在漏斗和壶腹部最多,峡部和子宫部渐少;纤毛向子宫方向的摆动有助于卵子的运送和防止细菌的侵入;夹在纤毛细胞之间的分泌细胞游离面无纤毛,但有微绒毛,其分泌物构成输卵管液,含有氨基酸、葡萄糖、果糖及少量乳酸等,可营养和辅助运送卵子与受精卵。输卵管黏膜上皮也随月经周期而有相应的周期性变化。固有层为薄层结缔组织,内含较多的血管和少量平滑肌。

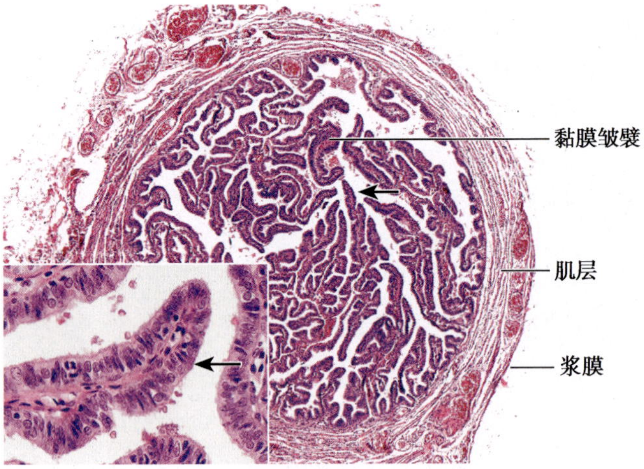

图 19-8 输卵管壶腹部光镜图
↑纤毛细胞

输卵管肌层为内环、外纵两层平滑肌,各段肌层厚薄不均,峡部肌层最厚。

浆膜由富含血管的疏松结缔组织和间皮构成。

三、子宫

子宫为肌性器官,腔小壁厚。子宫壁的结构由内向外可分内膜、肌层和外膜三层(图 19-9)。

(一)子宫壁的结构

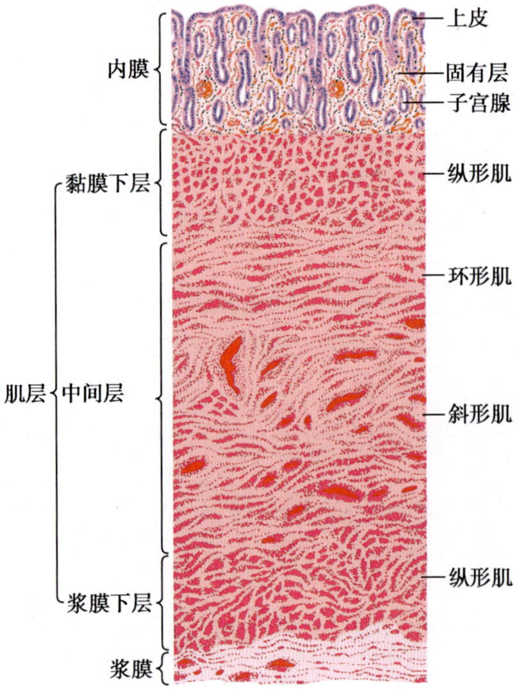

图 19-9 子宫壁结构仿真图

1. 内膜(endometrium) 子宫内膜(黏膜)随年龄和功能状态的不同而发生结构和厚薄改变,由单层柱状上皮和固有层组成。上皮与输卵管上皮相似,也由纤毛细胞和分泌细胞构成。固有层由结缔组织及子宫腺和血管等组成。在结缔组织中有大量的分化程度较低的梭形或星形细胞,称为**基质细胞**(stroma cell),其核大而圆,胞质较少,可合成及分泌胶原蛋白,并随子宫内膜的周期性变化而增生与分化。**子宫腺**(uterine gland)为内膜表面上皮向固有层凹陷形成的单管或分支管状腺;腺上皮主要是分泌细胞,纤毛细胞较少。子宫动脉分支通过肌层进入内膜,呈螺旋状走行,称为**螺旋动脉**(spiral artery),其对性激素反应敏感而迅速。此动脉至内膜浅部分支吻合形成毛细血管网和扩大的窦状毛细血管,然后汇入小静脉,经肌层汇合为子宫静脉(图 19-10)。

子宫底部和体部的内膜,根据其结构和功能特点,可分浅、深两层:浅层为**功能层**(functional layer),较厚,为靠近子宫腔的内膜部分,每次月经来潮时发生脱落，胚泡也在此层内植入；深层为靠近肌层较薄的内膜部分，称为**基底层**（basal layer），该层在月经期和分娩时均不脱落并有较强的增生和修复能力，可以产生新的功能层。

2. 肌层（myometrium）　最厚，约1cm，由平滑肌束与束间结缔组织组成；结缔组织中有血管和各种结缔组织细胞，其中未分化间充质细胞尤为丰富。肌层大致可分三层，即黏膜下层、中间层和浆膜下层。黏膜下和浆膜下肌层较薄，主要由纵行平滑肌束构成；中间层较厚，由环行和斜行平滑肌束组成，并含有丰富的血管。子宫肌层的收缩活动，有助于精子向输卵管运行和经血排出以及胎儿娩出。成年女性子宫平滑肌纤维长 30～50μm，在妊娠时肌纤维增生，可增长数十倍，长达 500～600μm，肌层增厚。增生的平滑肌纤维来自未分化间充质细胞或平滑肌纤维自身的分裂。雌激素能促使平滑肌细胞数量增加；黄体酮能使平滑肌细胞体积增大，并有抑制平滑肌收缩的作用。分娩后子宫平滑肌纤维可逐渐变小，恢复原状，有部分平滑肌纤维自溶分解而被吸收。

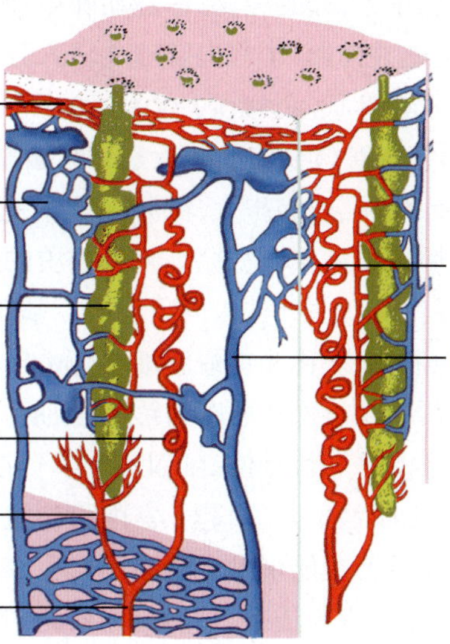

图 19-10　子宫内膜血管与子宫腺模式图

3. 外膜（perimetrium）　大部分子宫底和体部为薄层结缔组织和间皮组成的浆膜，宫颈处为纤维膜。

（二）子宫内膜的周期性变化

自青春期开始，子宫内膜（宫颈除外）在卵巢分泌的激素作用下出现周期性变化，即每隔 28 天左右发生一次内膜剥脱、出血、修复和增生，称为**月经周期**（menstrual cycle）。每个月经周期是从月经第 1 天起至下次月经来潮前一天止，可分为月经期、增生期和分泌期三个时期（图 19-11）。

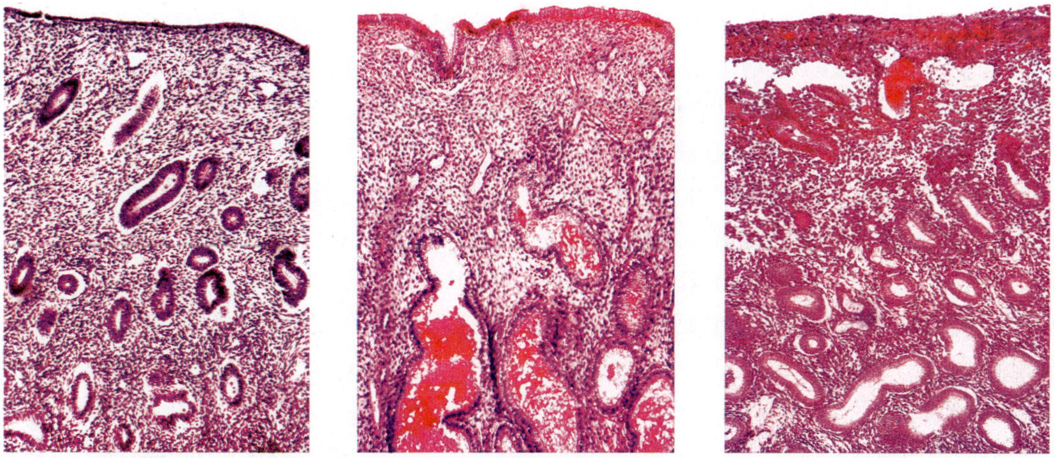

图 19-11　月经周期子宫内膜光镜图（低倍）

1. 增生期（proliferative phase）　指月经周期的第 5～14 天。此间卵巢内有一些次级卵泡开始生长，向成熟卵泡发育，并分泌雌激素，故又称**卵泡期**（follicular phase）。雌激素使子宫内膜由残存的基底层增生修复，表现为内膜梭形基质细胞分裂增殖，产生大量纤维和基质，内膜由 1mm 左右增厚达 2～4mm。增生早期子宫腺短、直、细而少；增生中期子宫腺增多、增长并轻度弯曲；增生晚期腺细胞顶部有分泌颗粒，核下区糖原集聚，在染色切片上糖原被溶解而显示核下空泡；增生末期子宫腺增长弯曲，腺腔增大，开始分泌；螺旋动脉更加伸长和弯曲。至月经周期第14天时，卵巢内通常有一个卵泡发育成熟并排卵，子宫内膜随之转入分泌期。

2. 分泌期（secretory phase） 指月经周期第15～28天。此时黄体形成，故又称**黄体期**（luteal phase）。在黄体分泌的孕激素和雌激素作用下，子宫内膜继续增生变厚，达5～7mm，此期子宫腺进一步变长、弯曲、腺腔扩大，糖原由腺细胞核下区转移到细胞顶部核上区，并以顶浆分泌方式排入腺腔，使腺腔内充满含有糖原等营养物质的黏稠液体。固有层内组织液增多呈水肿状态。螺旋动脉继续增长变得更弯曲并伸入内膜浅层。基质细胞继续分裂增殖，到分泌晚期部分细胞增大变圆，胞质内充满糖原和脂滴，称为**前蜕膜细胞**（predecidual cell）。妊娠时此细胞变为**蜕膜细胞**（decidual cell）。如未妊娠，内膜功能层将脱落，转入月经期。

3. 月经期（menstrual phase） 指月经周期的第1～4天。此期由于卵巢月经黄体退化，雌激素和孕激素骤然下降，引起子宫内膜功能层的螺旋动脉持续性收缩，使内膜缺血，子宫腺分泌停止，组织液减少，从而功能层发生萎缩坏死。继而螺旋动脉又突然短暂扩张，致使功能层的血管破裂，血液流出并积聚在内膜浅部，最后与坏死的内膜一起剥落并经阴道排出，此即**月经**（menstruation）。在月经期结束之前，内膜基底层残留的子宫腺上皮开始迅速增生，并向子宫腔表面推移，使子宫内膜上皮得到修复。待月经期结束，其他组织也开始增生而转入增生期。

（三）子宫颈

子宫颈壁由黏膜、肌层和外膜组成。黏膜由上皮和固有层组成，并突向管腔皱襞（图19-12）。子宫颈管腔面上皮为单层柱状上皮，由较多分泌细胞、少量纤毛细胞以及储备细胞（reserve cell）构成。分泌细胞呈柱状，其分泌黏液的功能也随雌激素和孕激素水平改变发生周期性变化；纤毛细胞游离面的纤毛朝阴道方向摆动，可促使相邻分泌细胞的分泌物排出并流向阴道；储备细胞较小，散在于柱状细胞和基膜之间，分化程度较低，有增殖修复柱状上皮的功能。在有慢性炎症时，此细胞可增殖化生为复层扁平上皮样细胞；在增殖过程中也可发生癌变。宫颈阴道部的黏膜上皮为复层扁平上皮。宫颈外口处，是单层柱状上皮与复层扁平上皮的移行区，此处是宫颈癌好发部位。肌层平滑肌纤维较少且分散，分布于致密结缔组织中。外膜是结缔组织构成的纤维膜。

宫颈黏膜不发生周期性剥落，但其分泌物的质量却随卵巢活动周期发生变化。排卵时宫颈腺分泌物增多而稀薄，有利于精子运动。黄体形成时宫颈腺上皮细胞分泌减少且黏稠，使精子难以通过。妊娠期间子宫颈内膜增厚，黏膜皱襞增多，分泌物的黏稠度更高，起到阻止精子和微生物进入子宫的屏障作用。

（四）卵巢和子宫内膜周期性变化的神经内分泌调节

子宫内膜的周期性变化受**下丘脑-垂体-性腺轴**调控。下丘脑神经内分泌细胞产生的促性腺激素释放激素，使腺垂体远侧部嗜碱性细胞分泌卵泡刺激素和黄体生成素。卵泡刺激素可促进卵巢卵泡生长、发育成熟并分泌大量雌激素。卵巢分泌的雌激素可使子宫内膜从月经期转入增生期。当血中的雌激素达到一定浓度时，反馈作用于下丘脑和垂体，抑制卵泡刺激素的分泌，但促进黄体生成素的分泌。在黄体生成素和卵泡刺激素的协同作用下，卵泡成熟、排卵并形成黄体。黄体产生孕激素和雌激素，可促使子宫内膜进入分泌期变化。当血中的孕激素增加到一定浓度时，反馈作用于下丘脑和垂体，抑制黄体生成素的释放，于是黄体发生退化，血中孕激素和雌激素骤然减少，子宫内膜进入月经期。由于血中雌、孕激素的减少，

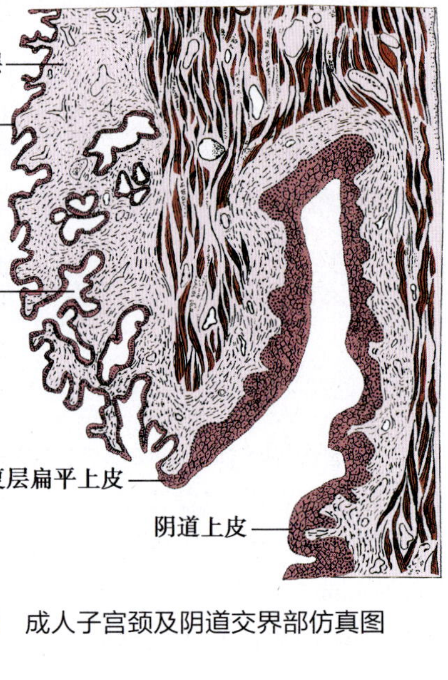

图19-12 成人子宫颈及阴道交界部仿真图

又反馈作用于下丘脑和垂体，促使下丘脑和垂体释放卵泡刺激素，卵泡又开始生长发育。上述循环周而复始，下丘脑垂体有节律地调节卵巢活动周期与子宫内膜周期保持同步变化，以适应排卵、受精、胚泡植入和生长发育的需要(图 19-13)。

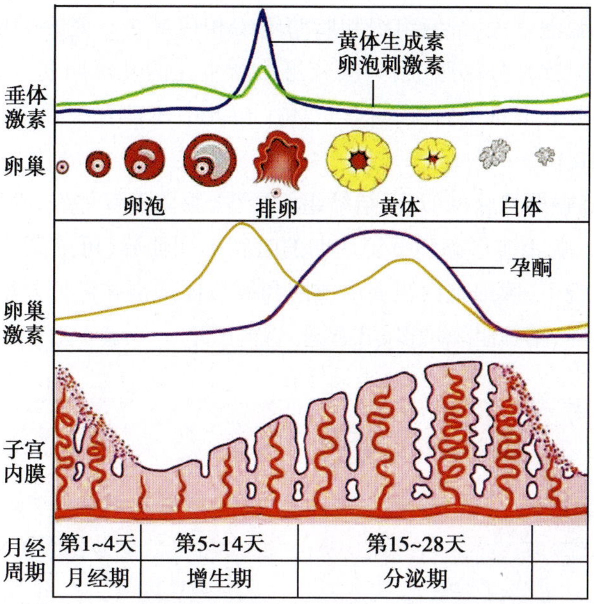

图 19-13　卵泡发育和子宫内膜周期性变化与激素的关系

四、阴道

阴道壁由黏膜、肌层和外膜组成。黏膜向阴道腔内突起形成许多横行皱襞，由上皮和固有层构成。上皮为未角化的复层扁平上皮。在雌激素作用下，上皮细胞内聚集大量糖原。浅层细胞脱落后，糖原在阴道杆菌作用下转变为乳酸，能抑制细菌生长并防止病菌侵入子宫。老年或其他原因导致雌激素水平下降时，阴道上皮细胞内的糖原减少，阴道液 pH 上升，细菌容易生长繁殖，发生阴道感染。阴道上皮的脱落和更新也与卵巢活动周期关系密切，根据阴道脱落上皮细胞类型不同可推知卵巢的内分泌功能状态。固有层由含有丰富弹性纤维和血管的致密结缔组织构成。肌层薄，由内环外纵行的平滑肌构成，两层分界不清。阴道外口有环形的骨骼肌构成的括约肌。外膜为富于弹性纤维的致密结缔组织。

五、乳腺

乳腺的主要功能是分泌乳汁、哺育婴儿，不属于女性生殖器官。乳腺的结构因年龄和生理状况的变化而异。乳腺发育始于青春期，妊娠和授乳期的乳腺有泌乳活动，称为**活动期乳腺**。无泌乳活动的乳腺，称为**静止期乳腺**。

乳腺由结缔组织分隔为 15 ~ 25 个叶，每叶又分为若干小叶，每个小叶属一个复管泡状腺。腺泡上皮为单层立方或柱状，腺腔很小，腺细胞基底面有基膜，腺上皮和基膜之间有肌上皮细胞。导管包括小叶内导管、小叶间导管和总导管。小叶内导管管壁多为单层立方或柱状上皮，小叶间导管管壁则为复层柱状上皮。总导管又称输乳管，开口于乳头，管壁上皮与乳头表皮相续，为复层扁平上皮。小叶间结缔组织内有大量的脂肪细胞。

（一）静止期乳腺

静止期乳腺是指绝经前没有分泌功能的乳腺，其结构特点是：导管和腺体均不发达，腺泡小而少，脂肪组织和结缔组织极为丰富(图19-14)。静止期乳腺随月经周期有些变化,月经来潮前,腺泡与导管增生和充血,乳腺可略增大;月经停止后这一现象消失。

(二)活动期乳腺

妊娠期和授乳期的乳腺分泌乳汁,称为活动期乳腺。妊娠期在雌激素和孕激素的作用下,乳腺内小导管和腺泡迅速增生,腺泡增大,结缔组织和脂肪组织相应减少。妊娠后期,乳腺在催乳激素作用下,腺泡开始分泌。乳腺为顶浆分泌腺,第一次分泌给新生儿的乳汁叫初乳(colostrum),与规律性的泌乳相比,它含有少量脂肪和多量蛋白质,富含抗体。初乳中还常含有吞噬脂滴的巨噬细胞,称为初乳小体(colostrum corpuscle)。

授乳期乳腺结构与妊娠期乳腺相似,但结缔组织更少,腺体发育更好,腺泡腔增大,腺泡可处于不同的分泌时期(图19-15),腺上皮形态随分泌周期的时相不同而异,可呈高柱状、立方形,甚至呈扁平状,腺腔内充满乳汁。电镜下,腺细胞内粗面内质网和线粒体丰富并可见分泌颗粒和脂滴。停止哺乳后腺体停止分泌,逐渐萎缩,结缔组织增多,乳腺进入静止期。

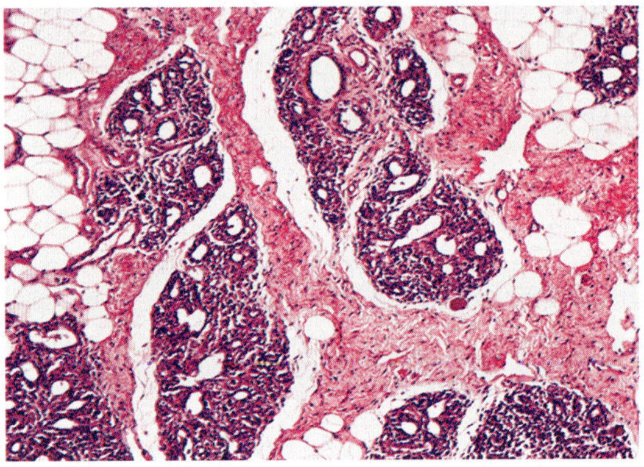

图19-14 静止期乳腺光镜图

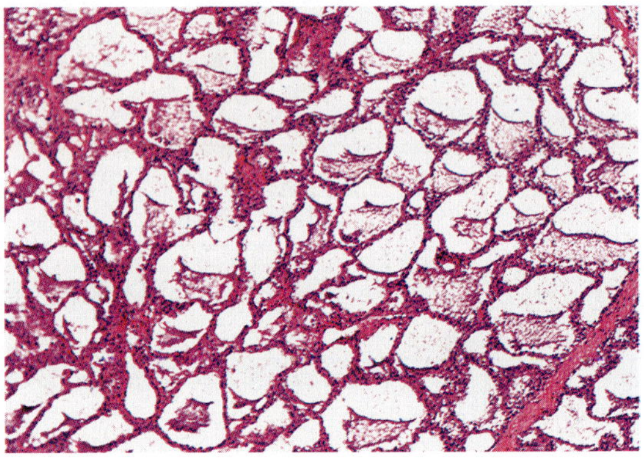

图19-15 授乳期乳腺光镜图

本章小结

女性生殖系统有两个重要的器官:卵巢和子宫。卵巢被覆有表面上皮,上皮深部为白膜。卵巢实质包括皮质和髓质,皮质中有各种卵泡:原始卵泡、初级卵泡、次级卵泡和成熟卵泡。成熟卵泡排卵,排卵后形成黄体。黄体主要有颗粒黄体细胞(主要分泌孕激素和松弛素)和膜黄体细胞(主要分泌雌激素)。黄体发育取决于排出的卵是否受精,分别形成月经黄体(卵子未受精)和妊娠黄体(卵子受精),最终都将变成白体。卵泡在发育的不同阶段退化成为闭锁卵泡。髓质为疏松结缔组织。子宫壁可分内膜、肌层和外膜三层。自青春期开始,子宫内膜呈周期性变化,即月经周期,可分为月经期、增生期和分泌期。子宫内膜可分为功能层和基底层,月经期功能层发生脱落;增生期子宫内膜基底层增生修复,月经周期第14天时,卵巢内通常有一个卵泡发育成熟并排卵,子宫内膜随之转入分泌期;分泌期子宫内膜继续增生变厚,有利于受精卵的植入。

卵巢和子宫内膜周期性变化受下丘脑-垂体-性腺轴调控。下丘脑产生的激素可促进卵巢卵泡生长、发育成熟并分泌大量雌激素。雌激素可使子宫内膜从月经期转入增生期。雌激素达到一定浓度时,反馈作用于下丘脑和垂体,促进卵泡成熟、排卵并形成黄体,促使子宫内膜进入分泌期。黄体产生的孕激素反馈作用于下丘脑和垂体,引起一系列变化,导致黄体退化,子宫内膜进入月经期。上述循环周而复始,下丘脑垂体有节律地调节卵巢活动周期与子宫内膜周期变化,以适应排卵、受精、胚泡植入和生长发育的需要。

(邵淑娟)

插入框:HPV 感染与宫颈癌

宫颈癌是最常见的妇科恶性肿瘤之一,德国医学家 Hausen 从病因上提出了人乳头瘤病毒(HPV)感染和宫颈癌发生的密切关系,揭示 HPV 是导致宫颈癌的元凶。HPV 主要通过性接触传播,各年龄段均可发生,以性活跃期感染率最高。此外,母婴传播、皮肤接触传播等也可造成 HPV 感染。

根据与宫颈癌的相关性,HPV 分为低危型和高危型,低危型 HPV 常引起生殖器尖锐湿疣等疾病;高危型 HPV 持续感染与子宫颈癌发生有关。大多数女性 HPV 感染能通过人体免疫系统自行清除,只有少数免疫系统较弱、持续感染高危型 HPV 的女性才有可能得宫颈癌,其中 70% 以上宫颈癌的发生与高危型 HPV16、HPV18 两种类型感染相关。

宫颈癌的发展是一个长期的过程,从持续感染高危型 HPV 到宫颈癌,还会经历宫颈上皮内瘤样病变(CIN)即宫颈癌前病变过程。依据宫颈上皮细胞不典型增生严重程度 CIN 依次可分为三级,即 CIN Ⅰ级、CIN Ⅱ级、CIN Ⅲ级。从 CIN Ⅰ发展成宫颈癌约需要 5 ~ 10 年,有足够的时间去早期发现并治疗。

那么如何预防和应对 HPV 感染? 首先,定期进行妇科检查,早期筛查是防治宫颈癌的关键。其次,建议多锻炼身体,增强体质,建立良好的卫生习惯、保持好心情、加强体育锻炼、防止过度疲劳提高免疫力。最后,要适时积极地接种疫苗,预防宫颈癌的发生。

(邵淑娟)

下篇

胚胎学

第 20 章　胚胎学绪论

胚胎学(embryology)是研究从受精卵发育为新生个体的过程及其机制的科学,研究内容包括生殖细胞形成、受精、胚胎发育、胚胎与母体的关系、先天畸形等。

一、胚胎学的内容

人胚胎在母体子宫中发育经历 38 周(约 266 天),可分为三个时期:①从受精到第 2 周末二胚层胚盘出现为**胚前期**(preembryonic period);②从第 3 周至第 8 周末为**胚期**(embryonic period),于此期末,**胚**(embryo)的各器官、系统与外形发育初具雏形;③从第 9 周至出生为**胎期**(fetal period),此期内的**胎儿**(fetus)逐渐长大,各器官、系统继续发育成形,部分器官出现一定的功能活动。此外,从第 26 周胎儿至出生后 4 周的新生儿发育阶段被称为**围生期**(perinatal stage)。此时期的母体与胎儿及新生儿的保健医学称围生医学。

出生后,许多器官的结构和功能还远未发育完善,还要经历相当长时期的生长发育方能成熟。然后逐渐衰老退化。这一过程可分为婴儿期、儿童期、少年期、青年期、成年期和老年期。研究出生前和出生后生命全过程的科学则称**人体发育学**(development of human)。

胚胎学包括以下分支学科。

(1) **描述胚胎学**(descriptive embryology):主要应用组织学和解剖学的方法(如光镜、电镜技术)观察胚胎发育的形态演变过程,包括外形的演变、从原始器官到永久性器官的演变、系统的形成、细胞的增殖、迁移和凋亡等,是胚胎学的基础内容。

(2) **比较胚胎学**(comparative embryology):以比较不同种系动物(包括人类)的胚胎发育为研究内容,为探讨生物进化过程及其内在联系提供依据,并有助于更深刻地理解人胚的发育。

(3) **实验胚胎学**(experimental embryology):对胚胎或体外培养的胚胎组织给予化学或物理因素刺激,或施加显微手术,如胚胎切割、细胞移植、体外培养等,观察其对胚胎发育的影响,旨在研究胚胎发育的内在规律和机制。

(4) **化学胚胎学**(chemical embryology):随着化学、生物化学和组织学技术的发展,人们应用这些技术研究胚胎发生过程中细胞和组织内某些化学物质的变化和形态发生的化学基础,探讨胚胎发生的机制。

(5) **分子胚胎学**(molecular embryology):用分子生物学的理论和技术研究受精、植入、细胞分化、组织诱导、细胞迁移等生物学过程的分子基础,探索胚胎发生过程中基因表达的时间顺序、空间分布与调控因素,研究基因表达产物即各种蛋白质在胚胎发育中的作用,阐明胚胎发育的分子过程和机制。研究者常应用基因敲除和转基因技术,可以获得不同表型的模式动物,为研究基因功能和建立疾病模式动物创造了条件。

(6) **生殖工程**(reproductive engineering):这是胚胎学中的研究领域,通过人工介入早期生殖过程,以获得人们期望的新生个体。主要技术有体外受精、早期胚胎培养、胚胎移植、卵质内单精子或细胞核注射、配子和胚胎冻存等。试管婴儿和克隆动物是该领域中最著名的成就。

二、胚胎学发展简史

被称为"医学之父"的古希腊学者 Hippocrates(公元前 460—公元前 377)首次观察并描述了鸡蛋

在孵化成鸡的全过程中的形态变化。Aristotle（公元前 384—公元前 322）推测人胚胎来源于月经血与精液的混合。1651 年，英国学者 Harvey 提出"一切生命皆来自卵"的假设。显微镜问世后，荷兰学者 Leeuwenhoek（1632—1723）与 Graaf（1641—1673）分别发现精子与卵泡。1855 年德国学者 Remark 提出胚胎发育的三胚层学说。自 19 世纪末，德国学者 Spemann（1869—1941）应用显微操作技术对两栖动物的胚进行了分离、切割、移植、重组等实验，奠定了实验胚胎学，这在胚胎学发展史中具有重要意义。

20 世纪 50 年代，随着 DNA 结构的阐明和中心法则的确立，诞生了**分子生物学**（molecular biology）。人们开始用分子生物学的观点和方法研究胚胎发生过程中遗传基因表达的时空顺序和调控机制，形成分子胚胎学。分子胚胎学与实验胚胎学、细胞生物学、分子遗传学等学科互相渗透，发展建立了**发育生物学**（developmental biology）。发育生物学已成为现代生命科学的重要基础学科。

生殖工程是把某些实验胚胎学技术向应用方面发展而形成的，例如把体外受精、胚胎移植等技术用于治疗女性不孕症。1978 年在英国诞生了第一例试管婴儿，我国的"试管婴儿"研究始于 20 世纪 80 年代，1988 年大陆第一例"试管婴儿"在北京医科大学第三医院出生。

三、胚胎学的研究方法

科学研究的进展，总是离不开实验方法的改良和技术的创新。胚胎学的研究方法，从简单的肉眼观察、显微镜观察到分子生物学技术的应用，极大地推动了胚胎学研究的进展。

（一）鸡胚实验

将鸡胚孵化至特定的发育阶段，应用鸡胚作为胚胎发育的研究模型，进行显微镜观察和描述，还可以在胚胎早期进行显微操作。随着分子生物学技术的发展，如 RNA 干扰、基因转染、基因组测序等技术应用，以及鸡胚的实验周期短，容易操作，对研究胚胎发育的相关基因的功能奠定了良好的实验基础。

（二）胚胎切片和活体观察

应用切片技术，制作胚胎的连续切片，将每张切片的图像，用图像分析技术进行计算机处理，可以获得胚胎立体结构图像。用肉眼和显微镜对活体胚胎的局部和整体发育进行观察，获得活体胚胎的动态活动状态。

（三）转基因动物实验

把改建后的目的基因用显微注射等方法注入实验动物的受精卵，将此受精卵植入受体动物的输卵管或子宫，使转基因动物携带有外源基因。该实验方法被广泛应用在基因功能分析、遗传病研究、疾病模式动物建立等。

（四）示踪技术

把带有绿色荧光蛋白（GFP）报告基因的逆转录病毒导入胚胎细胞，观察胚胎发育过程中表达绿色荧光蛋白细胞的迁移、定居和分化，研究胚胎发育过程中特定细胞的动态分化过程。示踪技术也常用无细胞毒性的活体染料，如台盼蓝、辣根过氧化酶等。

（五）显微操作技术

应用显微手术进行组织移植或组织切除，可以自体组织移植，也可以同种异体组织移植或异种组织移植。在临床上，也常应用显微操作技术分离切割卵裂球，进行植入前遗传学检测。在宫内手术时，应用显微操作技术治疗先天性膈疝、梗阻性脑积水等。

（六）胚胎干细胞技术

1981 年，英国科学家 Martin John Evans 爵士建立首株小鼠胚胎干细胞系，并获得 2007 年诺贝尔生理学或医学奖。**胚胎干细胞**（embryonic stem cell）是一类未分化的二倍体多能干细胞，具有无限增殖、自我更新和多向分化潜能，可以分化出神经细胞、心肌细胞、血细胞等，为细胞治疗奠定了基础。

（七）基因编辑技术

基因编辑（gene editing）指根据科研或临床实际需要对目的基因进行插入、移除或替换等遗传操作，以引入预定 DNA 片段或修复突变基因等，从而达到控制生物性状和行为的目的。基因编辑技术在科研工作中作为实验工具为基因重组、模式生物制备、物种改良等发挥了重要的作用。第一代基因编辑技术采用核酸内切酶对 DNA 进行切割，DNA 断裂后利用自身的同源重组完成修复过程；第二代基因编辑则采用引导核酸加核酸内切酶技术，如成簇规律性间隔短回文重复-相关蛋白（clustered regularly interspaced short palindromic repeat-CRISPR-associated 9，CRISPR-Cas9）技术；单链 DNA-Argonaute 蛋白（single stranded DNA-Argonaute，DNA-Ago）技术，实现基于碱基配对原理修复或重组 DNA，提升了基因编辑的精确性。

（八）体细胞克隆技术

体细胞克隆技术（somatic cell clone technology）又称为体细胞核移植技术，是指把动物体细胞经过抑制培养，使细胞处于休眠状态。采用核移植的方法，利用细胞拆合或细胞重组技术，将卵母细胞去核作为核受体，以体细胞或含少量细胞质的细胞核即核质体作为核供体，将后者移入前者中，构建重组胚，核供体在去核卵母细胞的胞质中重新编程，并启动卵裂，开始胚胎发育过程，妊娠产仔。应用该技术，2017 年 11 月 27 日和 12 月 5 日世界上首次体细胞克隆猴“中中”和“华华”在我国诞生，开启了以体细胞克隆猴作为实验动物模型的新时代。

四、学习胚胎学的意义

胚胎学是一门重要的医学基础课。胚胎从一个细胞（受精卵）发育为足月胎儿的过程中，每一部分都在发生复杂的动态变化。对于医学生来说，只有在学习了胚胎学之后，掌握人体外形、体内各系统、器官、组织、细胞是如何发生演化的，才能了解生命个体的发生和发育，理解解剖学、组织学、病理学、遗传学等学科中的某些内容，如组织学中干细胞的概念、病理学中按细胞的胚层来源对恶性肿瘤进行的分类。妇产科医生只有掌握了有关胚胎发育全过程以及胚胎和母体关系的知识，才能对孕妇进行正确的妊娠跟踪和保健指导；先天性畸形的检测和防治都需以胚胎发生异常导致的畸形作为基础；生殖工程更是为不孕症患者带来福音。

在医学科学中，人体胚胎学与细胞学、组织学、遗传学、病理学、分子生物学等基础学科联系密切。为妇产科学、男科学、生殖工程、儿科学、矫形外科学、肿瘤科学等临床学科提供了必要的基础知识。

本章小结

胚胎学研究从受精卵发育为新生个体的过程和机制，包括生殖细胞形成、受精、胚胎发育、胚胎与母体的关系、先天畸形等。人胚胎在母体子宫中发育 38 周（约 266 天），分为三个时期：①从受精到第 2 周末二胚层胚盘出现为胚前期；②从第 3 周至第 8 周末为胚期；③从第 9 周至出生为胎期。胚胎学有以下分支学科：描述胚胎学、比较胚胎学、实验胚胎学、化学胚胎学、分子胚胎学、生殖工程学等。

通过胚胎学的学习，能帮助人们用科学唯物主义的观点理解生命个体的发生和发育。了解人体的外形、体内各系统、器官、组织、细胞是如何发生演化的，掌握解剖学、组织学、病理学、遗传学等学科中的相关内容。在学习中，结合胚胎标本、模型、切片和图谱的观察，注意胚胎发生的各种形态结构、位置方位在不断变化，理解胚胎的发生过程、各器官结构的生长发育与演变，以及内在或外来因素干扰出现的异常发育所导致的先天畸形。

人体胚胎学的研究方法，从简单的肉眼观察、显微镜观察到分子生物学技术的应用，极大地推动了胚胎学研究的进展。胚胎学研究发展迅速，尤其是胚胎发育的基因调控、胚胎干细胞治疗、遗传学诊断和辅助生殖技术等，均需要在胚胎学学习的基础上，通过最新文献的阅读得到理解。

（李继承）

笔记

第 21 章　胚胎发生总论

从受精卵到胎儿出生，历时约 266 天，分为胚前期、胚期和胎期三个阶段。从胚前期到胚期，受精卵发育为初具人形的胎儿，这是整个胚胎发育的关键时期。本章叙述胚胎总体的发生过程，以及胚胎与母体的关系。胚体各个系统的发生过程将在以后各章介绍。

一、生殖细胞和受精

（一）生殖细胞

生殖细胞（germ cell）又称**配子**（gamete），包括精子和卵子。精子为单倍体细胞，核型为 23，X 或 23，Y，它们具有定向运动的能力和使卵子受精的潜力，但是尚无释放顶体酶、穿过卵子周围的放射冠和透明带的能力。这是由于精子头的外表面被一层来自精液中的糖蛋白覆盖，能阻止顶体酶释放。精子通过子宫和输卵管时，这些糖蛋白被去除，从而使精子获得了使卵子受精的能力，此现象称**获能**（capacitation）。精子在女性生殖管道内的受精能力一般可维持 1 天。

从卵巢排出的卵子处于第二次减数分裂的中期，进入并停留在输卵管壶腹部。当与精子相遇，受到精子穿入其内的激发，卵子才完成第二次减数分裂。若未受精，则在排卵后 12～24 小时退化。

（二）受精

受精（fertilization）指精子与卵子结合形成受精卵的过程，一般发生在输卵管壶腹部。正常成年男性每次射出上亿个精子，其中 300～500 个最强壮的精子能通过鞭毛运动抵达输卵管壶腹部。虽然最终只有一个精子能与卵子结合，但其他精子的协助作用也必不可少。受精的过程可分为 3 个阶段（图 21-1）。

第一阶段，大量获能的精子接触到卵子周围的放射冠时，即释放顶体酶，解离放射冠的卵泡细胞，

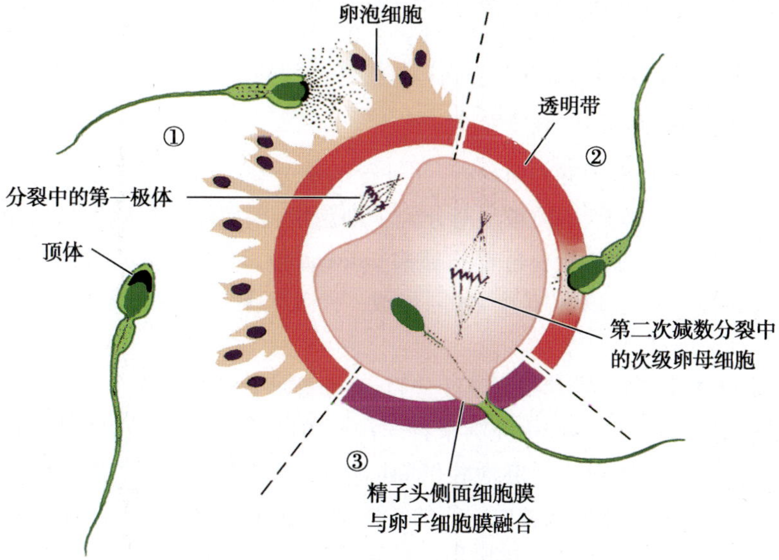

图 21-1　受精过程示意图
①第一阶段；②第二阶段；③第三阶段

这样部分精子可直接触及透明带。

第二阶段，接触到透明带的精子与透明带上的精子配体蛋白 ZP3 结合，后者进一步介导顶体反应，使顶体继续释放顶体酶，在透明带中溶蚀出一条孔道，使精子头部接触到卵子表面。精子释放顶体酶，溶蚀放射冠和透明带的过程称**顶体反应**（acrosome reaction）。在这一反应过程中顶体的前膜与精子头部表面的细胞膜融合后破裂，形成许多小孔，顶体内含的酶类得以排出。

第三阶段，精子头侧面的细胞膜与卵子细胞膜融合，随即精子的细胞核及细胞质进入卵子内，精子与卵子的细胞膜融合为一体。精卵结合后，卵子浅层胞质内的**皮质颗粒**（cortical granule）立即释放溶酶体酶，使透明带结构发生变化，特别是使 ZP3 分子变性，不能再与精子结合，从而阻止了其他精子穿越透明带，这一过程称**透明带反应**（zona reaction）。这一反应保证了正常的**单精受精**。偶尔，也有两个精子同时进入卵子，但三倍体的胚胎或者中途流产，或者出生后夭亡。

与此同时，卵子迅速完成第二次减数分裂，并产生一个几乎没有细胞质的第二极体。此时精子和卵子的细胞核膨大，分别称为**雄原核**（male pronucleus）和**雌原核**（female pronucleus）。两个原核逐渐在细胞中部靠拢，核膜消失，染色体混合，形成二倍体的**受精卵**（fertilized ovum），又称**合子**（zygote）（图 21-2，图 21-3），受精过程到此完成。进入卵子的精子尾部结构退化消失。

发育正常并已获能的精子与发育正常的卵子在限定的时间相遇是受精的基本条件。应用避孕套、子宫帽、输卵管或输精管结扎等措施，可阻止精、卵相遇，达到避孕目的。

受精的意义在于：①精子与卵子的结合，恢复了细胞的二倍体核型；同时，来自双亲的遗传物质随机组合，加之生殖细胞在减数分裂时曾发生染色体联合和片段交换，因而由受精卵发育而来的新个体既维持了双亲的遗传特点，又具有与亲代不完全相同的性状。②受精决定新个体的遗传性别。带有 Y 染色体的精子与卵子结合，发育为男性；带有 X 染色体的精子与卵子结合，发育为女性。③精子进入卵子，使原本相对静止的卵子转入旺盛的能量代谢与生化合成，受精卵开始进行细胞分裂，启动了胚胎发育的进程。

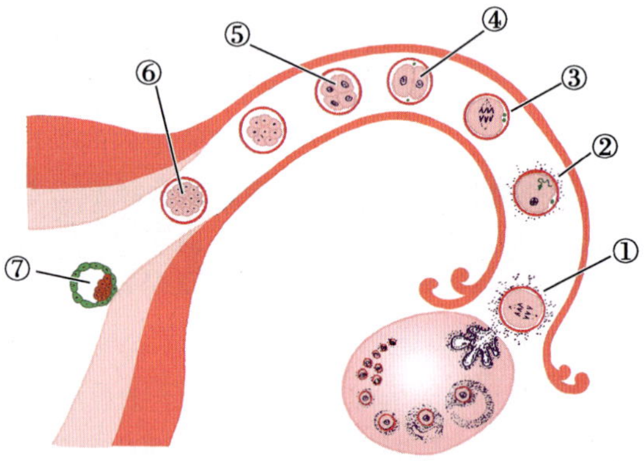

图 21-2　排卵、受精与卵裂过程模式图
①排卵；②受精；③第一次卵裂；④2 细胞；⑤4 细胞；⑥桑葚胚；⑦胚泡

二、胚泡形成和植入

（一）卵裂和胚泡的形成

受精卵一旦形成，便开始向子宫方向移行，并进行细胞分裂。由于子细胞被透明带包裹，在分裂间期无生长过程，仅原受精卵的细胞质被不断分到子细胞中，因而随着细胞数目增加，细胞体积逐渐变小。受精卵的这种特殊的有丝分裂过程称**卵裂**（cleavage），卵裂产生的子细胞称**卵裂球**（blastomere）。到第 3 天，卵裂球数达 12～16 个，共同组成一个实心胚，外观如桑葚，故称**桑葚胚**（morula）（图 21-2，图 21-3）。

于第 4 天，桑葚胚进入子宫腔，其细胞继续分裂，当卵裂球数达到 100 个左右时，细胞间出现若干小的腔隙，它们逐渐汇合成一个腔，腔内充满来自子宫腔内的液体。此时透明带溶解，胚呈现为囊泡状，故称**胚泡**（blastocyst）。胚泡中心为**胚泡腔**（blastocoele）。胚泡壁由单层细胞构成，与吸收营养有关，称**滋养层**（trophoblast）。位于胚泡腔内一侧的一群细胞，称**内细胞群**（inner cell mass），细胞具有多种分化潜能（图 21-2，图 21-3）。位于内细胞群一端的滋养层称**极端滋养层**（polar trophoblast），又称胚端滋养层，其覆盖于内细胞群的表面，细胞胞体略大于其他部位的滋养层细胞。极端滋养层与胚泡植入有关。

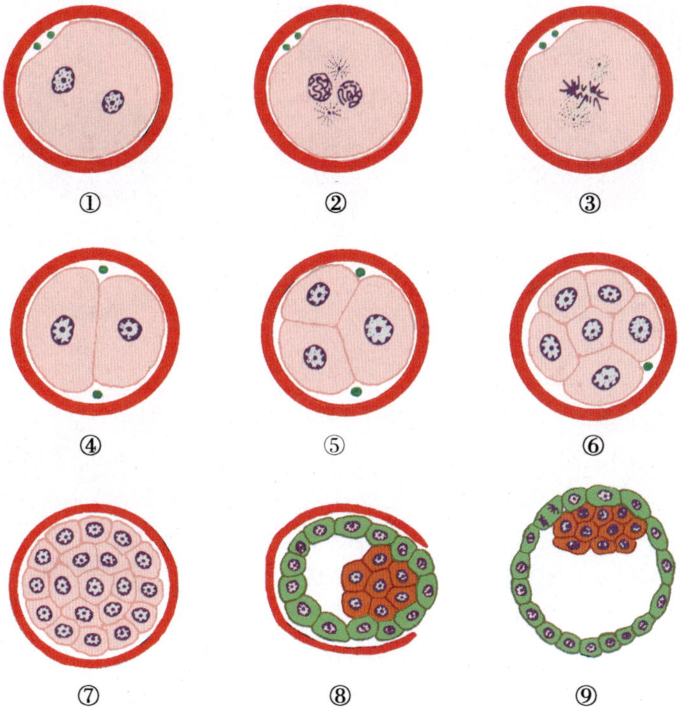

图 21-3　卵裂和胚泡形成模式图

①雌原核与雄原核形成；②雌原核与雄原核靠近；③雌雄原核融合并开始卵裂；④2 细胞期；⑤4 细胞期；⑥8 细胞期；⑦桑葚胚；⑧早期胚泡；⑨胚泡

（二）植入

胚泡进入子宫内膜的过程称**植入**（implantation），又称**着床**（imbed）。植入于受精后第 5～6 天开始，第 11～12 天完成。植入时，内细胞群一侧的极端滋养层首先与子宫内膜上皮接触并黏附（图 21-4），分泌蛋白水解酶，在内膜溶蚀出一个缺口，然后胚泡陷入缺口，逐渐被包埋其中（图 21-5，图 21-6）。在植入过程中，与内膜接触的滋养层细胞迅速增殖，滋养层增厚，并分化为内、外两层。外层细胞互相融合，细胞间界线（即细胞膜）消失，称**合体滋养层**（syncytiotrophoblast）；内层细胞界限清楚，由单层立方细胞组成，称**细胞滋养层**（cytotrophoblast）。后者的细胞通过分裂使细胞数目不断增多，并补充、融入合体滋养层。

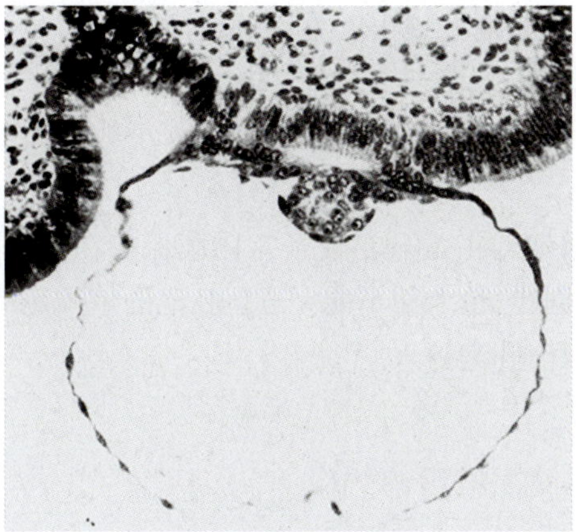

图 21-4　猴卵泡附着于子宫内膜上皮光镜图

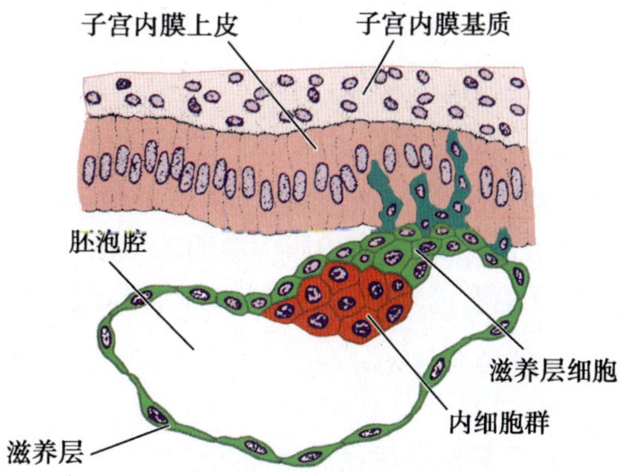

图 21-5　胚泡正在穿过子宫内膜的模式图

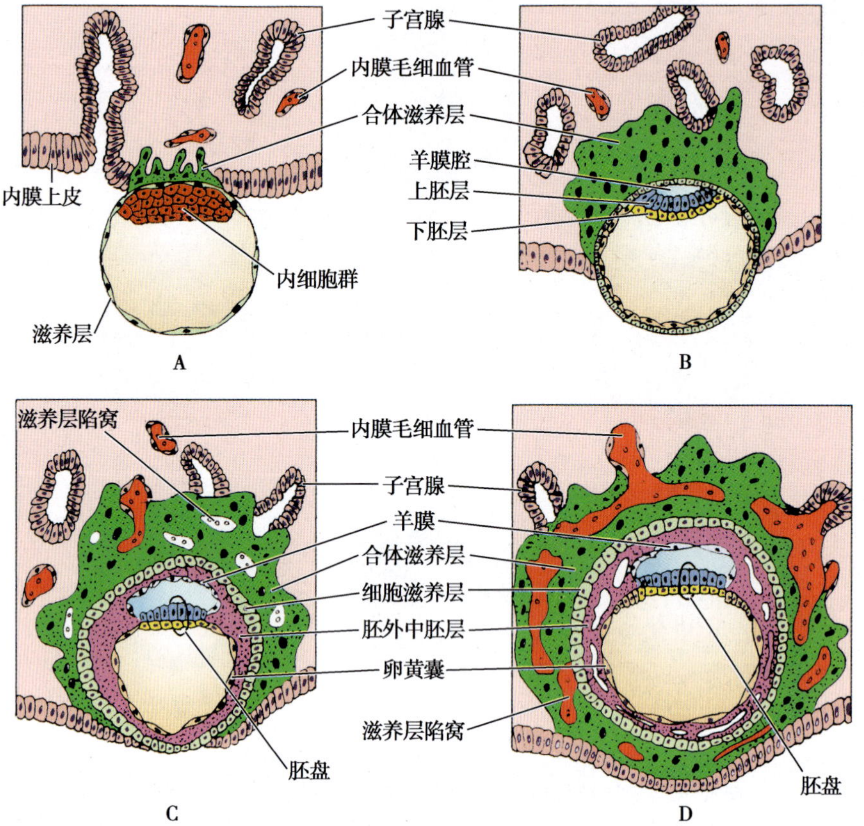

图21-6 胚泡植入子宫内膜过程模式图

A. 植入早期（第7天）；B. 植入第8天；C. 植入后期（第9天）；D. 植入完成（第12天）

胚泡全部植入子宫内膜后，缺口修复，植入完成。这时胚泡的整个滋养层均分化为两层，并迅速增厚。在合体滋养层内出现一些小的腔隙，称**滋养层陷窝**（trophoblastic lacunae），不久其与子宫内膜的小血管相通而充满母体血液（图21-6）。

植入时的子宫内膜正处于分泌期，植入后血液供应更丰富，腺体分泌更旺盛，基质细胞变得十分肥大，富含糖原和脂滴，内膜进一步增厚。子宫内膜的这些变化称**蜕膜反应**（decidua reaction），此时的子宫内膜改称**蜕膜**（decidua），基质细胞改称蜕膜细胞（decidual cell）。根据蜕膜与胚的位置关系，将其分为3部分：①**基蜕膜**（decidua basalis），位于胚深面；②**包蜕膜**（decidua capsularis），覆盖在胚的子宫腔侧；③**壁蜕膜**（decidua parietalis），是子宫其余部分的蜕膜（图21-7）。

胚泡的植入部位通常在子宫的体部和底部，最多见于后壁。若植入位于近子宫颈处，在此形成的胎盘，称**前置胎盘**（placenta previa），自然分娩时堵塞产道，导致胎儿娩出困难，需行剖宫产。若植入在子宫以外部位，称**异位妊娠**（ectopic pregnancy），常发生在输卵管，偶见于子宫阔韧带、肠系膜、子宫直肠陷窝，甚至卵巢表面（图21-8）。宫外孕胚胎多因营养供应不足，早期死亡，被吸收；少数植入输卵管的胚胎发育到较大后，引起输卵管破裂和大出血。

植入过程受母体雌激素和孕激素的精细调节，这些激素的正常分泌使子宫内膜保持在分泌期。若母体内分泌紊乱，子宫内膜的周期性变化与胚泡发育不同步，植入便不能完成。胚泡的植入还需要有正常的子宫腔内环境。子宫有炎症，或有避孕环，均可阻碍胚泡植入。

三、胚层的形成

（一）二胚层胚盘及其结构的形成

在第2周胚泡植入过程中，内细胞群增殖分化，逐渐形成圆盘状的**胚盘**（embryonic disc），由两个

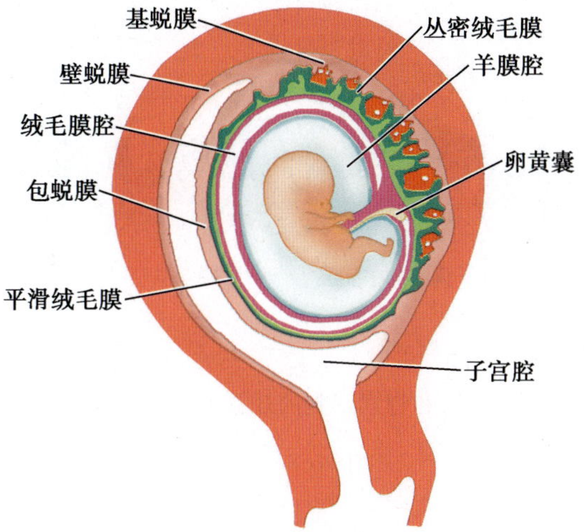

图 21-7　胚胎与子宫蜕膜的关系示意图

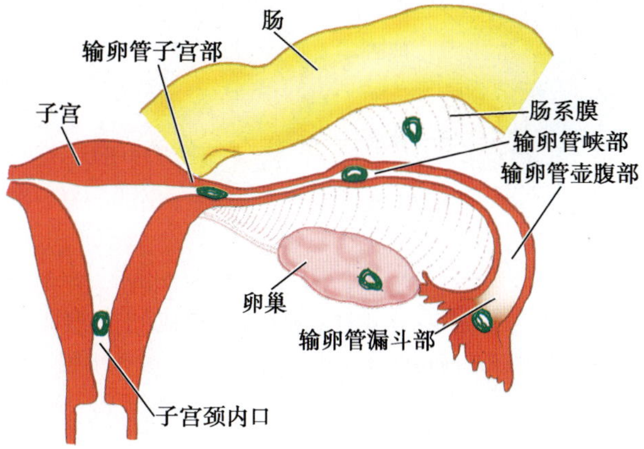

图 21-8　异位妊娠示意图

胚层组成，也称二胚层胚盘。邻近滋养层的一层柱状细胞为**上胚层**（epiblast），靠近胚泡腔侧的一层立方细胞为**下胚层**（hypoblast）。两个胚层紧贴，中间隔以基膜（图 21-6，图 21-9）。胚盘是人体发生的原基。

而后，由于上胚层细胞增殖，其内出现一个充满液体的小腔隙，称**羊膜腔**（amniotic cavity），腔内液体为**羊水**。贴靠细胞滋养层的一层上胚层细胞形状扁平，称**成羊膜细胞**，它们形成最早的**羊膜**，并与上胚层的其余部分共同包裹羊膜腔，其所形成的囊称**羊膜囊**。上胚层构成羊膜囊的底。

下胚层周缘的细胞向腹侧生长延伸，形成由单层扁平上皮细胞围成的另一个囊，即**卵黄囊**。下胚层构成卵黄囊的顶。羊膜囊和卵黄囊对胚盘起保护和营养作用（见后述）。

此时胚泡腔内出现松散分布的星状细胞和细胞外基质，充填于细胞滋养层和卵黄囊、羊膜囊之间，形成**胚外中胚层**（extraembryonic mesoderm）（图 21-6）。继而胚外中胚层细胞间出现腔隙，腔隙逐渐汇合增大，在胚外中胚层内形成一个大腔，称胚外体腔（图 21-10）。胚外中胚层则分别附着于滋养层内面及卵黄囊和羊膜囊的外面。随着胚外体腔的扩大，二胚层胚盘和其背腹两侧的羊膜囊、卵黄囊仅由少部分胚外中胚层与滋养层直接相连，这部分胚外中胚层称**体蒂**（body stalk）。体蒂将发育为脐带的主要成分。

（二）三胚层胚盘及其结构的形成

第 3 周初，上胚层部分细胞增殖较快，并向胚盘一端中线迁移，在中轴线上聚集形成一条纵行的细胞柱，称**原条**（primitive streak）。原条的头端略膨大，为**原结**（primitive node）（图 21-11）。继而在原条的中线出现浅沟，原结的中心出现浅凹，分别称**原沟**（primitivc groovc）和**原凹**（primitive pit）。原沟

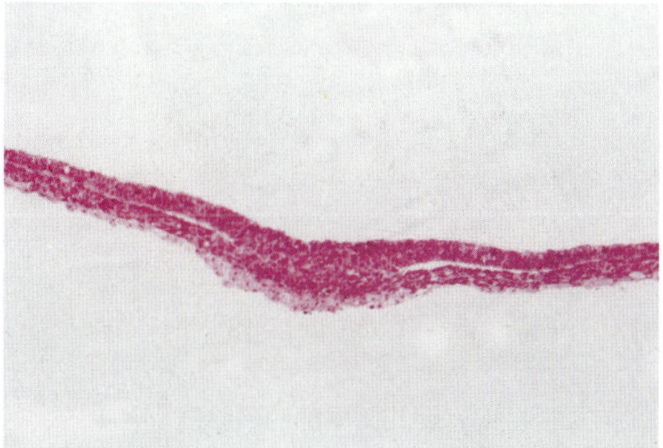

图 21-9　二胚层胚盘（鸡胚）光镜图

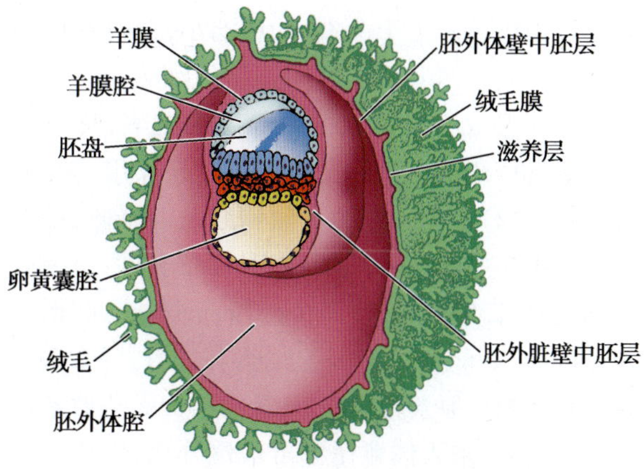

图 21-10　第 3 周初胚的立体模式图

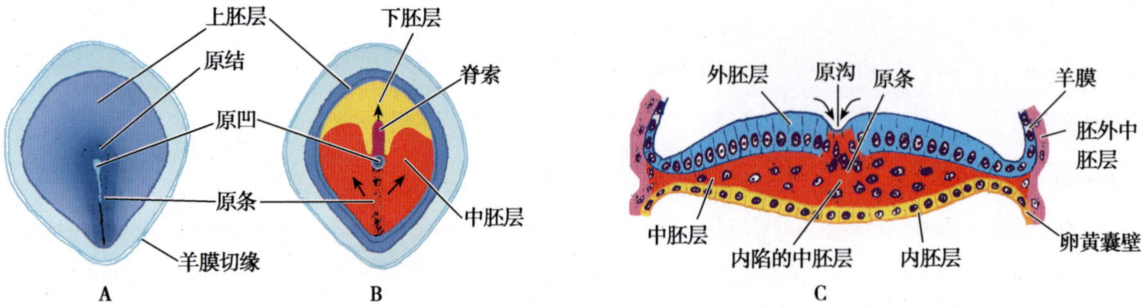

图 21-11　第 16 天的胚盘示意图

A. 胚盘背面观；B. 中胚层和脊索的形成（上胚层被去除，↑示中胚层和脊索细胞的迁移方向）；C. 通过原条的胚盘横切面，示中胚层形成（↑示原条细胞迁移方向）

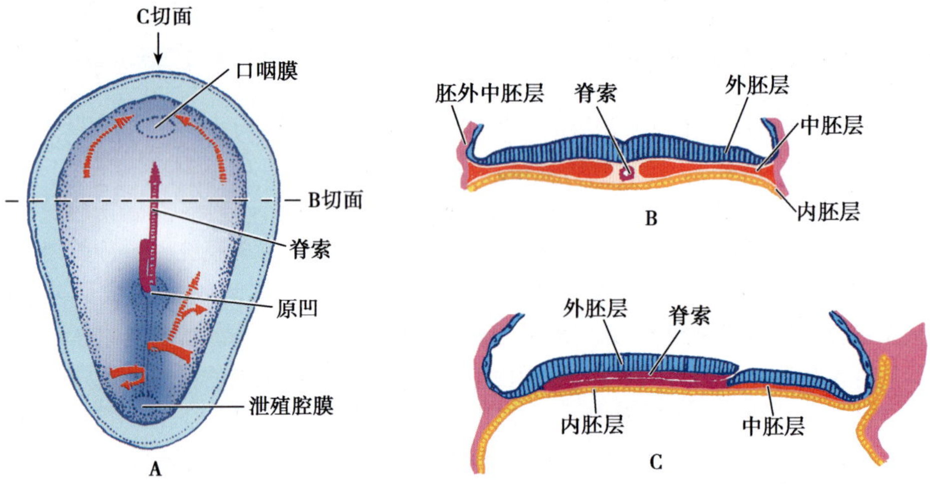

图 21-12　第 18 天的胚盘示意图　示中胚层和脊索形成

A. 背面观（除原凹、原沟部位外，其余部分上胚层被去除，↑示中胚层和脊索细胞的迁移方向）；B. 胚盘横切面；C. 胚盘中轴纵切面

深部的细胞不断增殖，并在上、下胚层之间向周边扩展迁移。一部分细胞在上、下两胚层之间形成一个夹层，称胚内中胚层，即**中胚层**（mesoderm），它在胚盘边缘与胚外中胚层衔接。另一部分细胞进入下胚层，并逐渐全部置换了下胚层的细胞，形成一层新的细胞，称**内胚层**（endoderm）。在内胚层和中胚层出现之后，原上胚层改称**外胚层**（ectoderm）。于是，在第 3 周末，三胚层胚盘形成，三个胚层均起源于上胚层。

原条的出现使胚盘有头、尾端之分，原条所在的一端为尾端。由于头端大，尾端小，此时的胚盘呈梨形。从原凹向头端增生迁移的细胞，在内、外胚层之间形成一条单独的中胚层细胞索，称**脊索**（notochord），它在早期胚胎起一定支架作用（图 21-11，图 21-12）。在脊索的头侧和原条的尾侧，各有一个无中胚层的小区，此处内、外胚层相贴，呈薄膜状，分别称**口咽膜**（oropharyngeal membrane）和**泄殖腔膜**（cloacal membrane）。随着胚体发育，脊索向头端生长、增长，原条相对缩短，最终消失。若原条细胞残留，在未来人体骶尾部可增殖分化，形成由多种组织构成的**畸胎瘤**（teratoma）（图 21-13）。

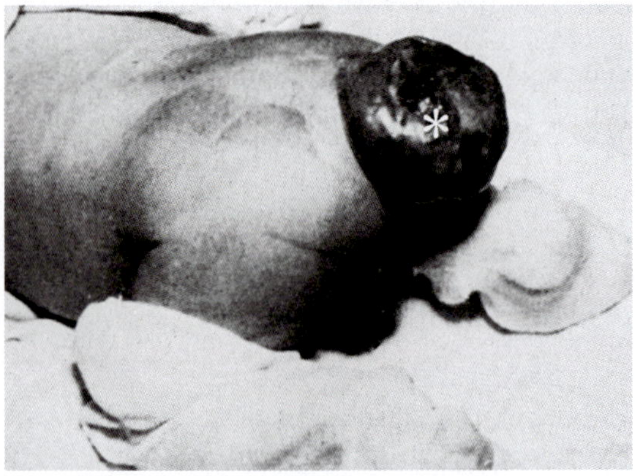

图 21-13　婴儿骶尾部的畸胎瘤（ * ）

四、三胚层的分化和胚体形成

（一）三胚层的分化

在第 4～8 周，三个胚层逐渐分化形成各种器官的原基（其进一步的演化将在以后各章详述）。

1. 外胚层的分化　脊索形成后，诱导其背侧中线的外胚层增厚呈板状，称**神经板**（neural plate）。构成神经板的这部分外胚层，也称**神经外胚层**（neural ectoderm），而其余部分常称**表面外胚层**。神经板随脊索的生长而增长，且头侧宽于尾侧。继而神经板中央沿长轴向脊索方向凹陷，形成**神经沟**（neural groove），沟两侧边缘隆起称**神经褶**（neural fold）。两侧神经褶在神经沟中段靠拢而融合，并向头尾两端进展，最后在头尾两端各有一开口，分别称**前神经孔**和**后神经孔**，它们在第 4 周闭合，使神经沟完全闭合为**神经管**（neural tube）。神经管两侧的表面外胚层在管的背侧靠拢并融合，使神经管位居于表面外胚层的深面（图 21-13～图 21-16）。神经管是中枢神经系统的原基，将分化为脑和脊髓以及松果体、神经垂体和视网膜等。如果前、后神经孔未闭合，将会分别导致无脑畸形和脊髓裂（见第 26 章）。

在神经沟闭合为神经管的过程中，神经板外侧缘的细胞也随之进入神经管壁的背侧，并很快从管

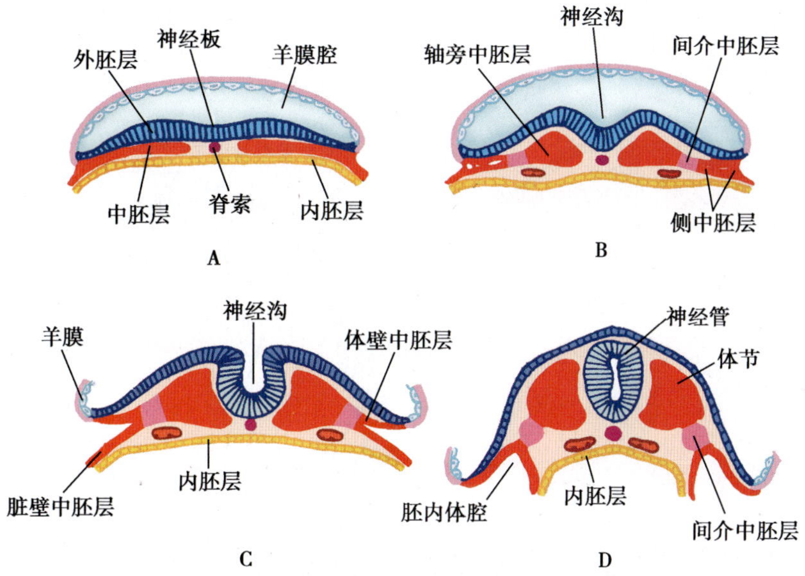

图 21-14　中胚层早期分化与神经管形成示意图
A. 第 17 天；B. 第 19 天；C. 第 20 天；D. 第 21 天

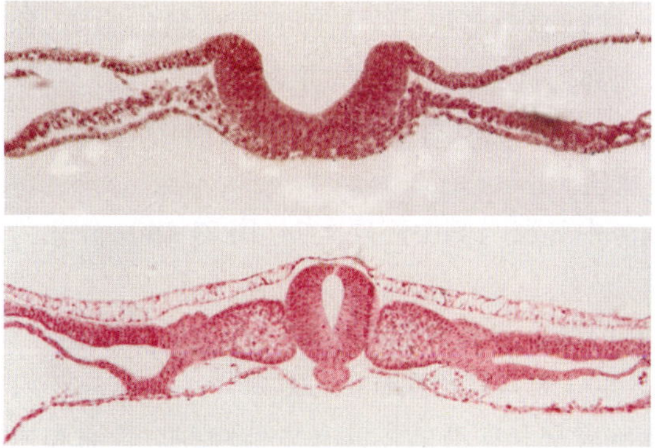

图 21-15　三胚层（鸡胚）分化光镜图
上图：三胚层胚盘与神经沟；下图：三胚层胚盘与神经管

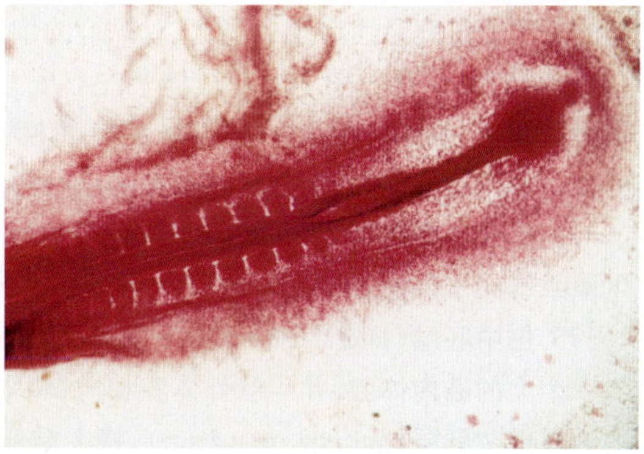

图 21-16　鸡胚光镜图 背面观，示神经管和体节，胭脂红染色

壁迁移出来,形成位于神经管背外侧的两条纵行细胞索,称**神经嵴**(neural crest)(图 21-17)。神经嵴是周围神经系统的原基,将分化为脑神经节、脊神经节、自主神经节及周围神经;部分细胞还迁入肾上腺原基,分化为髓质嗜铬细胞。另外,部分神经嵴细胞迁入表皮,分化为黑素细胞;在头端的神经嵴细胞还参与颅面部骨骼和结缔组织的形成。

表面外胚层将分化为皮肤的表皮及其附属器,以及牙釉质、角膜上皮、晶状体、内耳膜迷路、腺垂体、唾液腺、口腔、鼻腔及肛管下段的上皮等。

2. 中胚层的分化 脊索两旁的中胚层细胞增殖较快,由内向外依次分化为轴旁中胚层、间介中胚层和侧中胚层。中胚层的细胞通常先形成**间充质**,然后分化为各种结缔组织、肌组织和血管等。

(1)**轴旁中胚层**(paraxial mesoderm):紧邻脊索

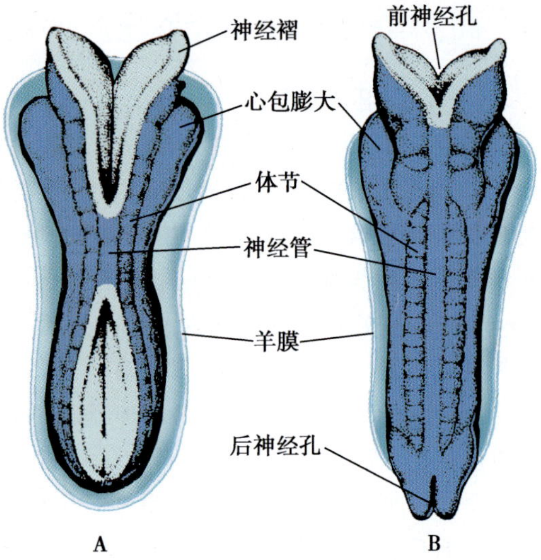

图 21-17 神经管形成的立体模式图

A. 第 22 天;B. 第 23 天

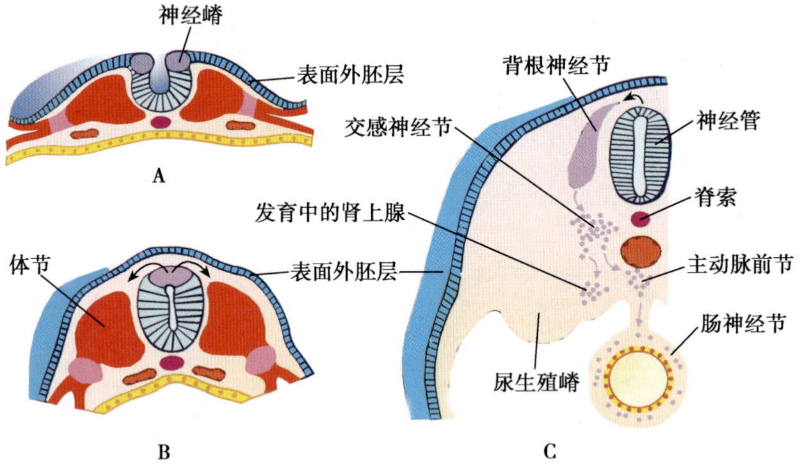

图 21-18 神经嵴的发生和细胞迁移模示图

A. 神经嵴细胞在神经褶处形成;B. 神经管闭合后神经嵴细胞开始迁移;C. 神经嵴分化为不同的结构

两侧的中胚层细胞迅速增殖,形成一对纵行的细胞索,即轴旁中胚层。它随即裂为块状细胞团,称**体节**(somite)(图 21-16 ~ 图 21-17)。体节左右成对,从颈部向尾部依次形成,并逐渐增多。第 5 周时,体节全部形成,共 42 ~ 44 对。体节将主要分化为背侧的皮肤真皮、骨骼肌和中轴骨骼(如脊柱)。脊索的大部分将退化消失,仅在脊柱的椎间盘内残留为髓核。

(2)**间介中胚层**(intermediate mesoderm):位于轴旁中胚层与侧中胚层之间(图 21-14),分化为泌尿生殖系统的主要器官(见第 24 章)。

(3)**侧中胚层**(lateral mesoderm):是中胚层最外侧的部分。其内部先出现一些小的腔隙,然后融合为一个大的**胚内体腔**,并与胚外体腔相通,侧中胚层便分为两层(图 21-14,图 21-19)。与外胚层相贴的为**体壁中胚层**(parietal mesoderm),将主要分化为胸腹部和四肢的皮肤真皮、骨骼肌、骨骼和血管等;与内胚层相贴的为**脏壁中胚层**(visceral mesoderm),覆盖于由内胚层演化形成的原始消化管外面,将分化为消化、呼吸系统的肌组织、血管、结缔组织和间皮等。

胚内体腔从头端到尾端将分化为心包腔、胸膜腔和腹膜腔。

笔记

3. 内胚层的分化 内胚层被包入胚体形成**原始消化管**,将分化为咽喉及其以下的消化管、消化腺、呼吸道和肺的上皮组织，以及中耳、甲状腺、甲状旁腺、胸腺、膀胱等器官的上皮组织。

（二）胚体的形成

伴随三胚层的分化，胚盘边缘向腹侧卷折形成**头褶**、**尾褶**和左右**侧褶**，扁平形胚盘逐渐变为圆柱形的胚体。胚盘卷折主要是因其各部分生长速度的差异所致。胚盘中轴部由于神经管和体节的生长而向背侧隆起，又由于外胚层的生长速度快于内胚层，这样导致了侧褶，使外胚层包于胚体外表，内胚层被卷到胚体内部。胚体头尾方向的生长速度快于左右侧向的生长；头端由于脑和颜面器官的发生，故其生长速度又快于尾端，因而胚盘卷折为头大尾小的圆柱形胚体，胚盘边缘则卷折到胚体腹侧，并逐渐靠拢，最终在成脐处会聚（图 21-19）。

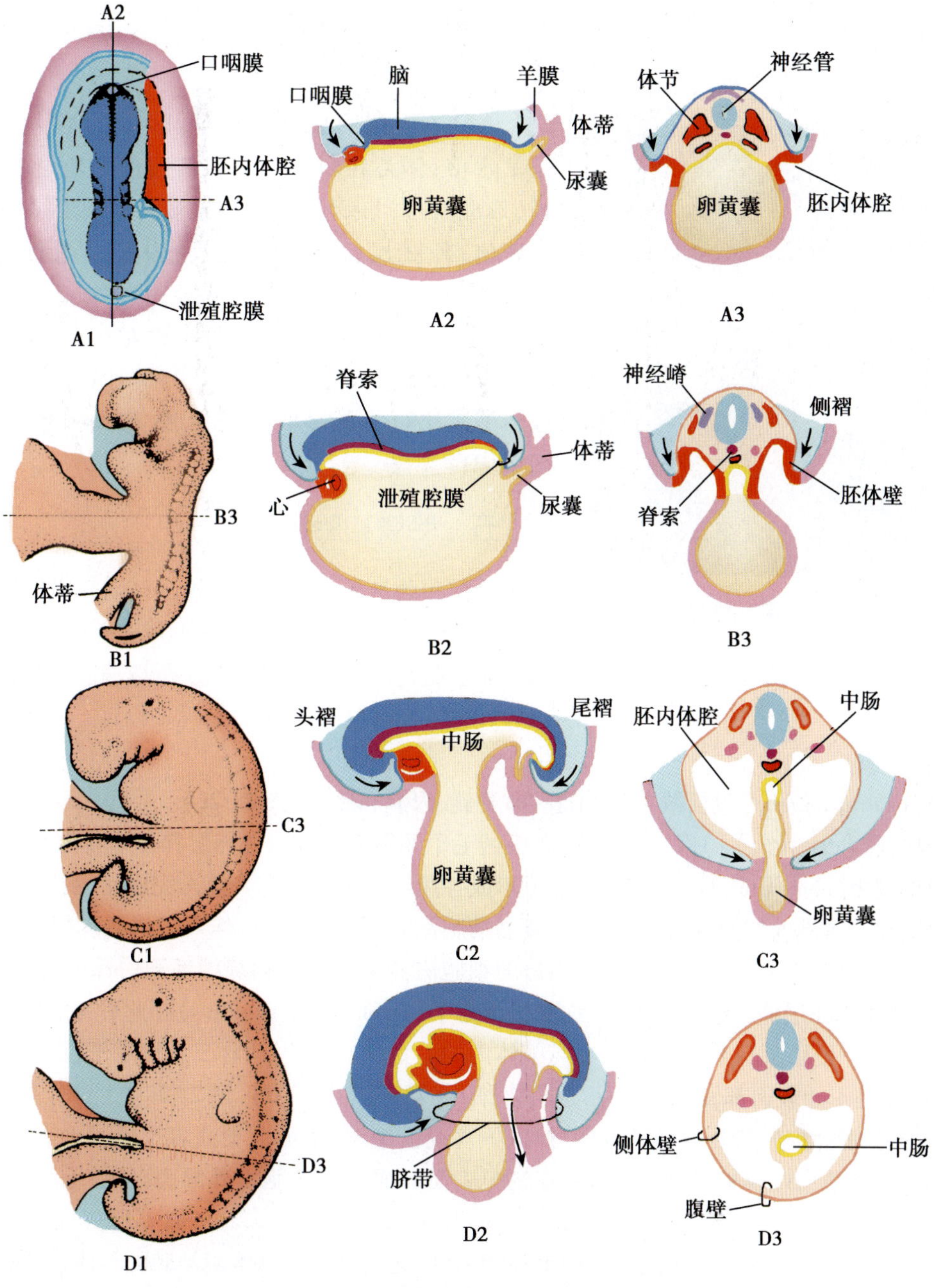

图 21-19 胚体外形和内部结构的演变模式图

A. 第 20 天人胚背面观；B. 第 23 天人胚侧面观；C. 第 26 天人胚侧面观；D. 第 28 天人胚侧面观；$A_2 \sim D_2$ 为 $A_1 \sim D_1$ 的相应纵切面；$A_3 \sim D_3$ 为 $A_1 \sim D_1$ 的相应横切面

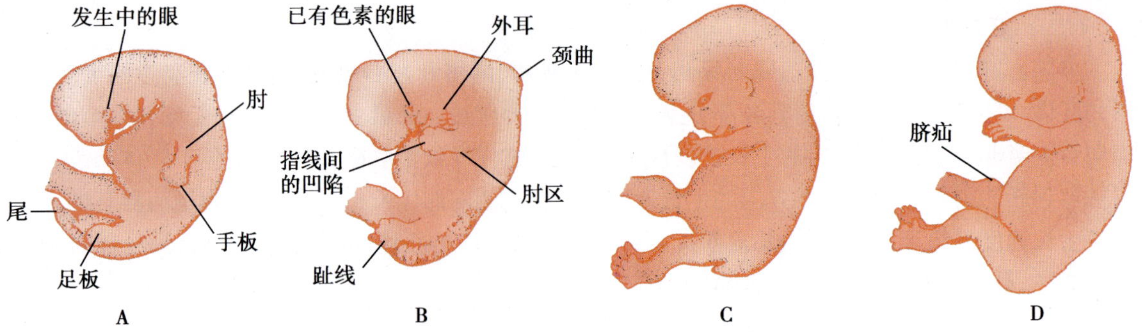

图 21-20 第 5～8 周胚体外形的演变仿真图
A. 第 33 天；B. 第 48 天；C. 第 52 天；D. 第 56 天

圆柱形胚体形成的结果是，胚体凸入羊膜腔，浸泡于羊水中；体蒂和卵黄囊于胚体腹侧中心合并，外包羊膜，形成脐带；口咽膜和泄殖腔膜分别转到胚体头和尾的腹侧；外胚层包于胚体外表；内胚层卷折到胚体内部，形成头尾方向的原始消化管，其中段的腹侧与卵黄囊相通（二者相连的一段卵黄囊相对狭窄，称卵黄蒂），头端由口咽膜封闭，尾端由泄殖腔膜封闭。至第 8 周末，胚体外表已可见眼、耳、鼻及四肢，初具人形（图 21-20，图 21-21）。

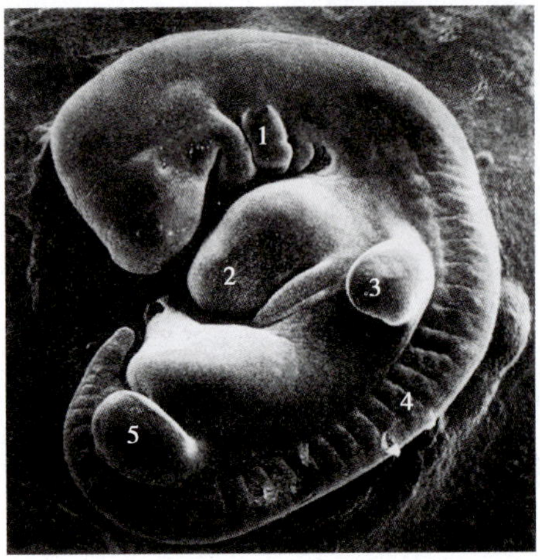

图 21-21 5 周龄人胚扫描电镜图
1. 鳃弓；2. 心突；3. 上肢芽；4. 体节；5. 下肢芽

五、胎膜和胎盘

胎膜和胎盘是对胚胎起保护、营养、呼吸、排泄等作用的附属结构，不参与胚胎本体的形成。有的结构还有内分泌功能。胎儿娩出后，胎膜、胎盘即与子宫壁分离，并被排出体外，总称**衣胞**（afterbirth）。

（一）胎膜

胎膜（fetal membrane）包括绒毛膜、羊膜、卵黄囊、尿囊和脐带（图 21-22）。

1. 绒毛膜（chorion） 由绒毛膜板、各级绒毛干及绒毛组成。滋养层和衬于其内面的胚外中胚层组成**绒毛膜板**（chorionic plate），在其基础上形成各级绒毛干及绒毛。植入完成后，滋养层已分化为细胞滋养层和合体滋养层两层（图 21-6）。继之细胞滋养层局部增殖，伸入合体滋养层内，形成许多绒毛状突起。这样，外表的合体滋养层和内部的细胞滋养层构成了**初级绒毛干**（primary stem villus）。第 3 周时，胚外中胚层伸入绒毛干内，改称**次级绒毛干**（secondary stem villus）。此后，绒毛干里的胚外中胚层间充质分化为结缔组织和血管，并与胚体内的血管相通，此时改称**三级绒毛干**（tertiary stem villus）。各级绒毛干的表面都发出分支，形成许多细小的绒毛（图 21-23，图 21-24）。同时，绒毛干末端的细胞滋养层细胞增殖，穿出合体滋养层，伸抵子宫蜕膜组织，将绒毛干固着于蜕膜上。这些穿出的细胞滋养层细胞还沿蜕膜扩展，彼此连接，在蜕膜表面形成一层**细胞滋养层壳**，使绒毛膜与子宫蜕膜牢固连接。

原滋养层陷窝演变为绒毛干之间的**绒毛间隙**，其内充满来自子宫螺旋动脉的母体血，绒毛浸浴其中。胚胎通过绒毛汲取母血中的营养物质并排出代谢产物。

胚胎早期，整个绒毛膜表面的绒毛均匀分布。之后，由于包蜕膜侧的血供匮乏，绒毛逐渐退化、消失，形成表面无绒毛的**平滑绒毛膜**（smooth chorion）。基蜕膜侧的血供充足，该处绒毛反复分支，生长茂密，称**丛密绒毛膜**（villous chorion），它与基蜕膜一起组成胎盘。丛密绒毛膜内的血管通过脐带与胚

笔记

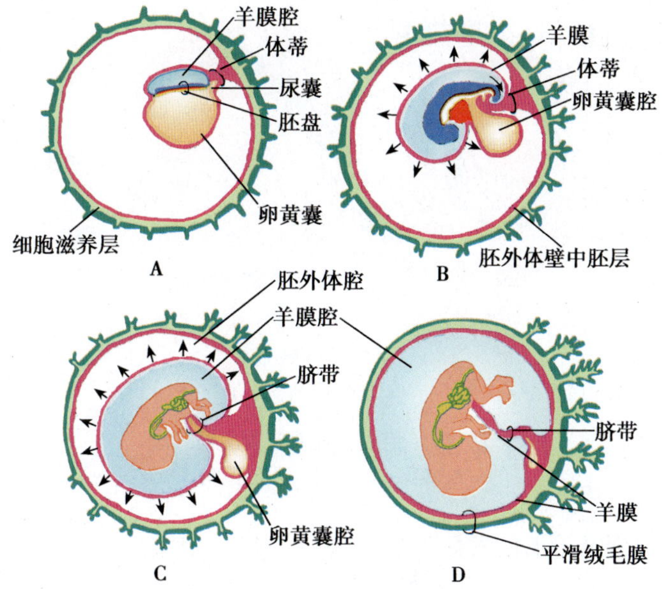

图 21-22　胎膜演变示意图

A. 第 3 周；B. 第 5 周；C. 第 10 周；D. 第 20 周

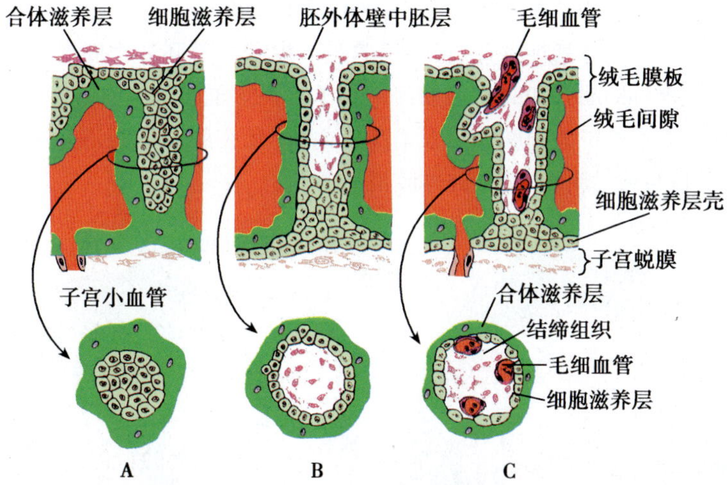

图 21-23　绒毛干的分化发育模式图

A. 级绒毛干；B. 次级绒毛干；C. 三级绒毛干；上行图为绒毛干纵切面，下行图为横切面

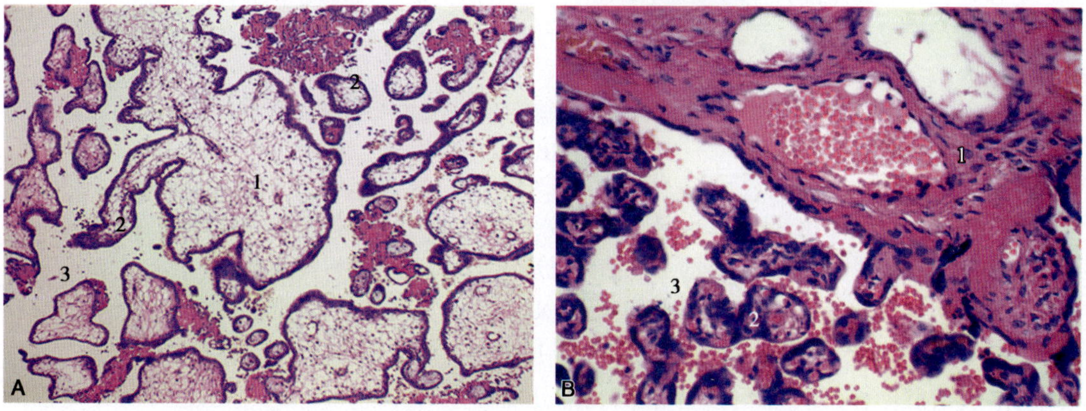

图 21-24　胎盘绒毛光镜图

A. 早期；B. 晚期；1. 绒毛干；2. 绒毛；3. 绒毛间隙

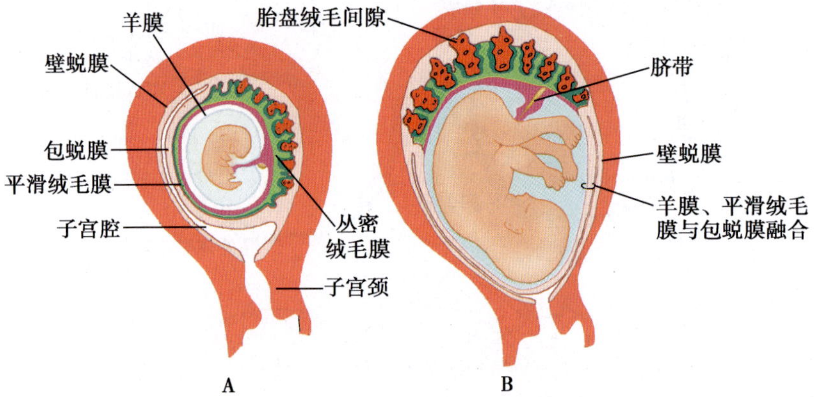

图 21-25 胎膜、蜕膜与胎盘模式图

A. 第 2 个月；B. 胎儿后期

体内的血管通连。此后，随着胚胎的发育增长及羊膜腔的不断扩大，羊膜、平滑绒毛膜和包蜕膜进一步凸向子宫腔，最终与壁蜕膜融合，子宫腔消失（图 21-22，图 21-25）。

在绒毛膜发育过程中，若血管发育不良或与胚体血管未通连，胚胎可因缺乏营养而发育迟缓或死亡。若滋养层细胞过度增生，绒毛内结缔组织变性水肿，血管消失，胚胎发育受阻，绒毛呈葡萄或水泡状，称**葡萄胎**或**水泡状胎块**。若滋养层细胞癌变，则称**绒毛膜癌**。

2. 羊膜（amnion） 为半透明薄膜，由一层羊膜上皮和少量胚外中胚层构成，内无血管（图 21-26）。羊膜腔内充满**羊水**（amniotic fluid），胚胎浸泡在羊水中。羊膜最初附着于胚盘的边缘，与外胚层连续。随着胚体形成、羊膜腔扩大和胚体凸入羊膜腔内，羊膜在胚胎的腹侧包裹体蒂，形成脐带。羊膜腔的扩大逐渐使羊膜与绒毛膜相贴，胚外体腔消失。

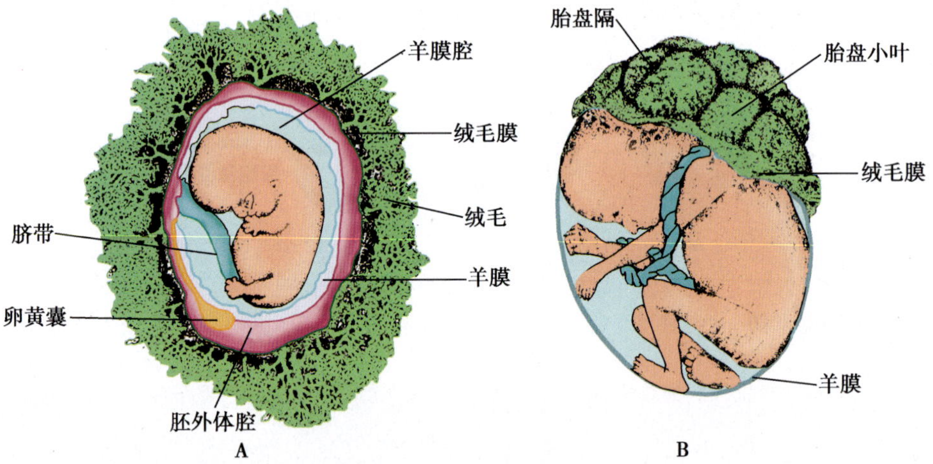

图 21-26 胚胎与胎盘仿真图

A. 第 7 周；B. 第 4 个月

妊娠早期的羊水呈无色透明状，由羊膜不断分泌和吸收。妊娠中期以后，胎儿开始吞咽羊水，其消化系统、泌尿系统的排泄物及脱落的上皮细胞也进入羊水，羊水变得浑浊。

羊膜和羊水在胚胎发育中对胚胎起着重要的保护作用，如胚胎在羊水中可较自由地活动，有利于骨骼和肌肉发育，并防止胚胎局部黏连或受外力的压迫与震荡。临产时，羊水还具扩张宫颈与冲洗产道的作用。随着胚胎长大，羊水也相应增多，足月分娩时有 1000 ~ 1500ml。羊水过少（500ml 以下），易发生羊膜与胎儿黏连，影响正常发育；羊水过多（2000ml 以上），也可影响胎儿正常发育。羊水含量不正常，还与某些先天性畸形有关，如胎儿无肾或尿道闭锁可致羊水过少；无脑畸形或消化管闭锁可致羊水过多。穿刺抽取羊水，进行细胞染色体检查、DNA 分析或测定羊水中某些物质的含量，可以早期诊断某些先天性异常。

3. 卵黄囊（yolk sac）　位于原始消化管腹侧（图 21-19）。鸟类等卵生动物胚胎的卵黄囊贮有大量卵黄，为胚胎发育提供营养。胎生动物（包括人）胚胎的卵黄囊内没有卵黄，其出现也是种系发生和进化过程的重演。人胚胎卵黄囊被包入脐带后，其与原始消化管相连的部分相对狭窄，称卵黄蒂。卵黄蒂于第 6 周闭锁，卵黄囊逐渐退化。

4. 尿囊（allantois）　是从卵黄囊尾侧向体蒂内伸出的一个盲管，随着胚体尾端的卷折而开口于原始消化管尾段的腹侧（图 21-19）。当从后者演化出膀胱时，尿囊成为从膀胱顶部至脐内的一条细管，称**脐尿管**。脐尿管将闭锁，成为脐中韧带。尿囊壁的胚外中胚层中形成的尿囊动脉和尿囊静脉，以后演变为脐带内的脐动脉和脐静脉。

5. 脐带（umbilical cord）　是连于胚胎脐部与胎盘间的索状结构（图 21-27）。脐带外覆羊膜，内含黏液性结缔组织。结缔组织内除有闭锁的卵黄囊和脐尿管外，还有脐动脉和脐静脉。脐血管连接胚胎血管和胎盘绒毛血管。脐动脉有两条，因其长于脐带，故呈螺旋状走行。脐动脉将胚胎血液运送至胎盘绒毛血管，与绒毛间隙内的母体血进行物质交换。脐静脉仅有一条，将吸纳了丰富营养物质和氧的血液送回胚胎。胎儿出生时，脐带长 40～60cm，粗 1.5～2cm。脐带过短，胎儿娩出时易引起胎盘过早剥离，造成出血过多；脐带过长，易缠绕胎儿四肢或颈部，可致局部发育不良或胎儿窒息死亡。

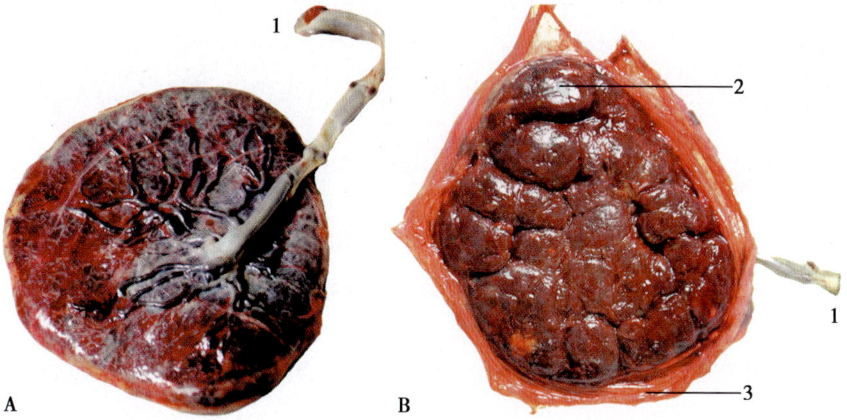

图 21-27　胎盘

A. 胎儿面；B. 母体面；1. 脐带；2. 胎盘小叶；3. 羊膜

（二）胎盘

1. 胎盘的结构　**胎盘**（placenta）是由胎儿的丛密绒毛膜与母体的基蜕膜共同组成的圆盘形结构（图 21-26～图 21-29）。足月胎儿的胎盘重约 500g，直径 15～20cm，中央厚，周边薄，平均厚约 2.5cm。胎盘的胎儿面光滑，覆有羊膜，脐带附于中央或稍偏，透过羊膜可见呈放射状走行的脐血管分支。胎盘的母体面粗糙，为剥脱后的基蜕膜，可见 15～30 个由浅沟分隔的**胎盘小叶**。

在胎盘垂直切面上，可见羊膜下方为绒毛膜的结缔组织，脐血管的分支走行其中。绒毛膜板发出 40～60 根绒毛干，绒毛干又发出许多细小绒毛，绒毛干的末端以细胞滋养层壳固着于基蜕膜。脐血管的分支沿绒毛干进入绒毛内，形成毛细血管。绒毛干之间为绒毛间隙，有基蜕膜构成的短隔伸入其内，称**胎盘隔**（placental septum）。胎盘隔将胎盘分隔为 15～30 个胎盘小叶，每个小叶含 1～4 根绒毛干及其分支。子宫螺旋动脉与子宫静脉的分支开口于绒毛间隙，故绒毛间隙内充满母体血液，绒毛浸泡其中。

2. 胎盘的血液循环和胎盘屏障　胎盘内有母体和胎儿两套血液循环系统。母体动脉血从子宫螺旋动脉流入绒毛间隙，在此与绒毛内毛细血管的胎儿血进行物质交换后，再经子宫静脉，流回母体。

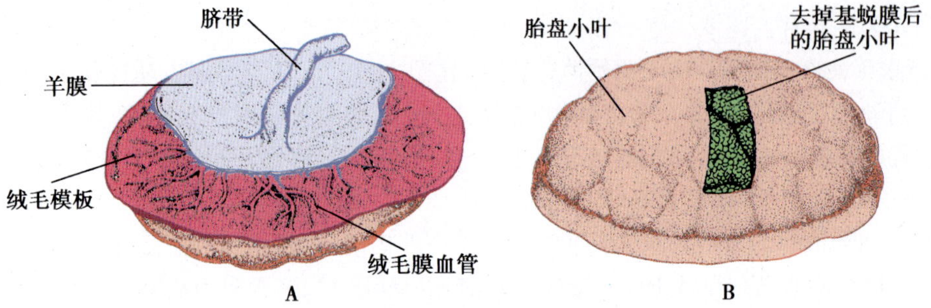

图 21-28 胎盘仿真图

A. 羊膜面观；B. 子宫蜕膜面观

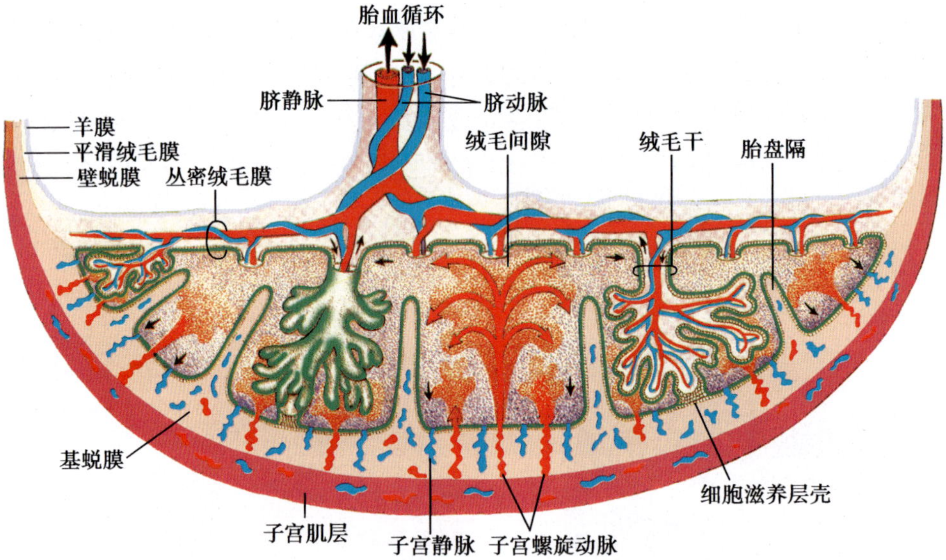

图 21-29 胎盘的结构与血液循环模式图

↑示血流方向；红色示富含营养和氧的血；蓝色示含代谢废物和二氧化碳的血

胎儿静脉性质的血经脐动脉及其分支，流入绒毛毛细血管，与绒毛间隙内的母体血进行物质交换，从而成为动脉性质的血，后经脐静脉回流到胎儿。母体和胎儿的血液在各自封闭的管道内循环，互不相混，但可进行物质交换。

胎儿血与母体血在胎盘内进行物质交换所通过的结构，称**胎盘屏障**（placental barrier）或**胎盘膜**（placental membrane）。早期胎盘屏障由合体滋养层、细胞滋养层和基膜、薄层绒毛结缔组织及毛细血管基膜和内皮组成。发育后期，由于细胞滋养层在许多部位消失，以及合体滋养层在一些部位仅为一薄层胞质，故胎盘屏障变薄，胎血与母血间仅隔以绒毛毛细血管内皮和薄层合体滋养层及两者的基膜，更有利于物质交换（图 21-24，图 21-29）。

3. 胎盘的功能

（1）物质交换：胎儿通过胎盘从母血中获得营养物质和 O_2，排出代谢产物和 CO_2。因此胎盘具有相当于成体的小肠、肺和肾的功能。母血中的免疫球蛋白 G 可通过胎盘膜进入胎儿，使胎儿及新生儿具备一定的免疫力。由于某些药物、病毒和激素可以通过胎盘膜，影响胎儿发育，故孕妇用药需慎重，并应预防感染。

（2）内分泌功能：胎盘的合体滋养层能分泌数种激素，对维持妊娠起重要作用。主要为：①**人绒毛膜促性腺激素**（human chorionic gonadotropin，hCG），其作用类似黄体生成素，能促进母体黄体的生长发育，以维持妊娠。hCG 在妊娠第 2 周开始分泌，第 8 周达高峰，以后逐渐下降。hCG 可经孕妇尿液检出，因此可用来检测早孕。②**人胎盘催乳素**(human placental lactogen)，既能促使母体乳腺生长发育，又可促进胎儿的生长发育。人胎盘催乳素于妊娠第2月开始分泌，第8月达高峰，直到分娩。③**孕激素**和**雌激素**，于妊娠第4月开始分泌，以后逐渐增多。母体的卵巢黄体退化后，胎盘的这两种激素起着继续维持妊娠的作用。高水平的雌激素和孕激素具有免疫抑制作用，据认为这是母体免疫系统不会排斥具有抗原性的胚胎的重要原因。

六、胚胎各期外形特征和胚胎龄的推算

胚胎龄的推算通常有两种方法。一是通过月经龄，二是通过受精龄。临床上常以月经龄推算胚胎龄，即从孕妇末次月经的第1天算起，至胎儿娩出共约40周。但由于妇女的月经周期常受环境变化的影响，故胚胎龄的推算难免有误差。

胚胎学者则常用受精龄，即从受精之日为起点推算胚胎龄。受精一般发生在末次月经第1天之后的2周左右，故从受精到胎儿娩出约经38周。但是，获得的人胚胎标本大多缺乏产妇月经时间的准确记录，造成胚胎龄推算的困难。因此胚胎学家根据大量胚胎标本的观察研究，总结归纳出各期胚胎的外形特征和平均长度，以此作为推算胚胎龄的依据。如第1~3周，主要根据胚的发育状况和胚盘的结构；第4~5周，常利用体节数及鳃弓与眼耳鼻等原基的出现情况；第6~8周，则依据四肢与颜面的发育特征(表21-1)。胎龄的推算，主要根据颜面、皮肤、毛发、四肢、外生殖器等的发育状况，并参照身长、足长和体重等(表21-2)。

表21-1 胚的外形特征与长度

胚龄(周)	外形特征	长度(mm)
1	受精、卵裂，胚泡形成，开始植入	
2	圆形二胚层胚盘，植入完成，绒毛膜形成	0.1~0.4(GL)
3	梨形三胚层胚盘，神经板和神经褶出现，体节初现	0.5~1.5(GL)
4	胚体渐形成，神经管形成，体节3~29对，鳃弓1~2对，眼鼻耳原基初现，脐带与胎盘形成	1.5~5.0(CRL)
5	胚体屈向腹侧，鳃弓5对，肢芽出现，手板明显，体节30~44对	4~8(CRL)
6	肢芽分为两节，足板明显，视网膜出现色素，耳廓突出现	7~12(CRL)
7	手足板相继出现指趾初形，体节不见，颜面形成，乳腺嵴出现	10~21(CRL)
8	手指足趾明显，指趾出现分节，眼睑出现，尿生殖膜和肛膜先后破裂，外阴可见，性别不分，脐疝明显	19~35(CRL)

此表主要参照 Jirasek (1983)

表21-2 胎儿外形主要特征及身长、足长与体重

胎龄(周)	外 形 特 征	身长(CRL,mm)	足长(mm)	体重(g)
9	眼睑闭合，外阴性别不可辨	50	7	8
10	肠袢退回腹腔，指甲开始发生，眼睑闭合	61	9	14
12	外阴可辨性别，颈明显	87	14	45
14	头竖直，下肢发育好，趾甲开始发生	120	20(22.0)	110
16	耳竖起	140	27(26.3)	200
18	胎脂出现	160	33(32.9)	320
20	头与躯干出现胎毛	190	39(37.9)	460
22	皮肤红、皱	210	45(43.2)	630
24	指甲全出现，胎体瘦	230	50(49.8)	820
26	眼睑部分打开，睫毛出现	250	55(54.0)	1000

续表

胎龄(周)	外形特征	身长(CRL,mm)	足长(mm)	体重(g)
28	眼重新打开,头发出现,皮肤略皱	270	59(61.9)	1300
30	趾甲全出现,胎体平滑,睾丸开始下降	280	63(63.4)	1700
32	指甲平齐指尖,皮肤浅红光滑	300	68(67.4)	2100
36	胎体丰满,胎毛基本消失,趾甲平齐趾尖,肢体弯曲	340	79(73.4)	2900
38	胸部发育好,乳房略隆起,睾丸位于阴囊或腹股沟管,指甲超过指尖	360	83(77.1)	3400

注:足长括弧内数据是应用 B 超测国人妊娠胎儿足长所得均数,其他数据均参照 Moore(1988)直接测量胎儿结果。

胚胎长度的测量标准有 3 种:①最长值(greatest length,GL),多用于测量第 1 ~3 周的胚;②**顶臀长**(crown-rump length,CRL),又称坐高,用于测量第 4 周及以后的胚胎;③**顶跟长**(crown-heel length,CHL),又称立高,常用于测量胎儿(图 21-30)。

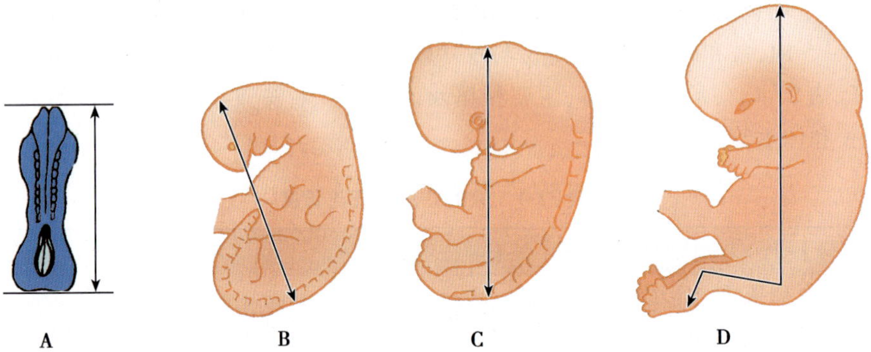

图 21-30 胚胎长度测量示意图

A. 最长值(GL);B. 顶臀长(CRL);C. 顶臀长(CRL);D. 顶跟长(CHL)

七、双胎、多胎和联胎

1. 双胎(twins) 又称孪生,其发生率约占新生儿的 1%。双胎有两种。一种是**双卵孪生**,即双胎来自两个受精卵,它们有各自的胎膜与胎盘,性别相同或不同,相貌和生理特性的差异如同一般兄弟姐妹,仅是同龄而已。另一种是**单卵孪生**,即一个受精卵发育为两个胚胎,这种孪生儿的遗传基因完全一样,因此性别一致,相貌、体态和生理特征等也极相似。单卵孪生的成因可以是:①从受精卵发育出两个胚泡,它们分别植入,两个胎儿有各自的羊膜腔和胎盘;②一个胚泡内出现两个内细胞群,各发育为一个胚胎,他们位于各自的羊膜腔内,但共享一个胎盘;③一个胚盘上出现两个原条与脊索,形成两个神经管,发育为两个胚胎,孪生儿位于同一个羊膜腔内,也共享一个胎盘(图 21-31)。

2. 多胎(multiplets) 一次娩出两个以上新生儿为多胎。其原因可以是单卵性、多卵性或混合性,以混合性为多。多胎发生率极低,但近年随着临床应用促性腺激素治疗不孕症,以及试管婴儿技术的应用,其发生率有所增高。

3. 联体双胎(conjoined twins) 是指两个未完全分离的单卵双胎。当一个胚盘出现两个原条并分别发育为两个胚胎时,若两原条靠得较近,胚体形成时发生局部联接,则导致联体双胎。联体双胎有对称型和不对称型两类(图 21-32)。对称型指两个胚胎大小相同,根据联接的部位可分为头联体、臀联体、胸腹联体等。不对称型指两个胚胎一大一小,小者常发育不全,形成寄生胎;如果小而发育不全的胚胎被包裹在大的胎体内则称胎中胎。

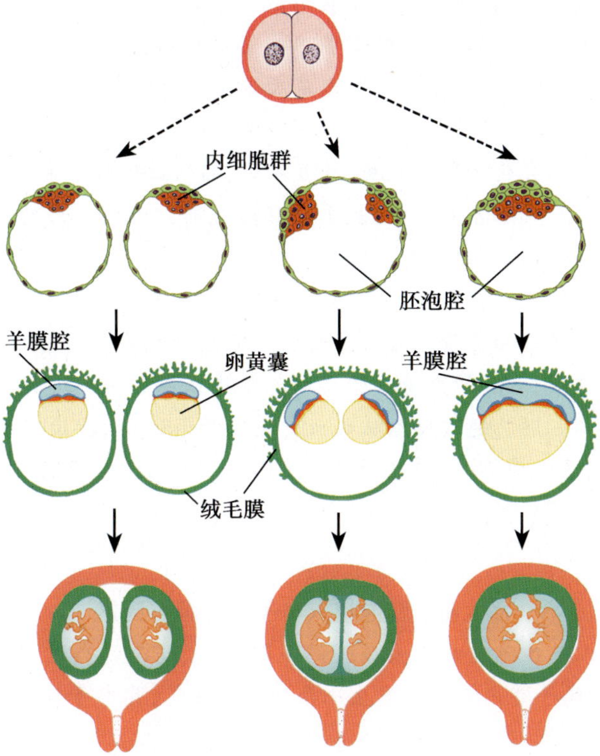

图 21-31　单卵孪生形成示意图

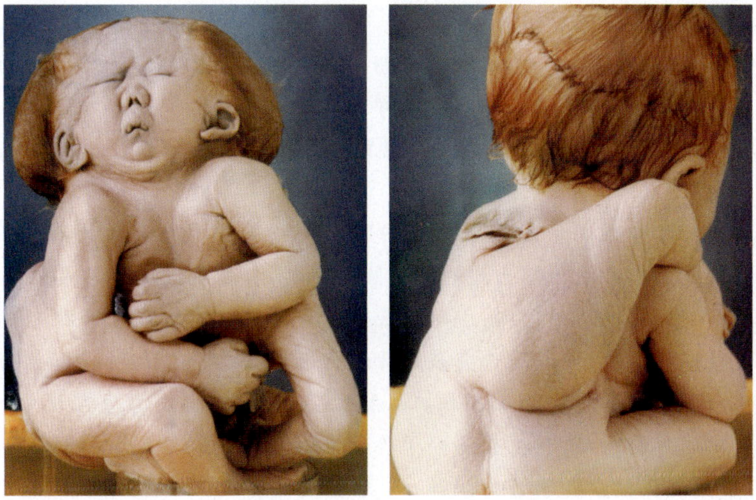

图 21-32　联体畸形和寄生畸形

本章小结

获能的精子与卵子相遇，释放顶体酶，破坏放射冠、溶蚀透明带，精子细胞核进入卵子内。精子和卵子的细胞核先膨大、后融合，受精卵形成，即为受精。受精卵在透明带内不断进行有丝分裂，即卵裂。当细胞数达到 100 个左右时，细胞间出现腔隙，此时透明带消失，细胞团成一泡状结构，称胚泡。一部分细胞围成胚泡壁，称滋养层；另一部分细胞位于局部滋养层的内侧，称内细胞群，此处的滋养层称极端滋养层。此时胚泡到达子宫，黏附并植入于子宫后壁的内膜内。

第 2 周末时，内细胞群分化为由上胚层、下胚层组成的两层盘状结构，称胚盘，其上有羊膜腔，下有卵黄囊；滋养层也分化为内侧的细胞滋养层和外侧的合体滋养层。第 3 周末时，上胚层部分细胞增殖较快，并向胚盘一端中线迁移，在中轴线上聚集形成一条纵行的细胞柱，称原条。随着原条细胞的增殖和迁移，一部分细胞在上、下胚层之间新形成了一层中胚层，另一部分细胞取代下胚层形成内胚层，上胚层改名为外胚层，三胚层胚盘出现。胚盘是人体发生的原基。

外胚层分化为皮肤的表皮及附属器、神经系统等；中胚层分化为心血管系统、泌尿生殖系统、肌组织和各种结缔组织等；内胚层分化为消化系统、呼吸系统、部分泌尿器官等。伴随三胚层的分化，胚盘边缘向腹侧卷折形成头褶、尾褶和左右侧褶，扁平形胚盘逐渐变为圆柱形的胚体。至第8周末，胚体外表已可见眼、耳、鼻及四肢，初具人形。

胎膜和胎盘是对胚胎起保护、营养、呼吸、排泄等作用的附属结构，不参与胚胎本体的形成。胎膜包括绒毛膜、羊膜、卵黄囊、尿囊和脐带。胎盘是由胎儿的丛密绒毛膜与母体的基蜕膜共同组成的圆盘形结构，其胎儿面覆有羊膜，有脐带附着。胎儿血与母体血在胎盘内进行物质交换，物质所通过的结构，称胎盘膜或胎盘屏障。胎儿通过胎盘从母血中获得营养和 O_2，排出代谢产物和 CO_2。胎盘的合体滋养层细胞还能分泌数种激素，对维持妊娠起重要作用。胎儿娩出后，胎膜、胎盘即与子宫壁分离，并被排出体外。

（齐建国）

插入框：胚泡植入与子宫内膜容受性

胚泡成功植入是人类生殖过程中最关键的步骤之一，这个动态过程持续约1周。为提供良好的植入环境，此时的子宫内环境会发生一系列相应改变，其中子宫内膜容受性是胚泡能否成功植入的关键特性。

子宫内膜容受性是指子宫内膜对胚泡的接受能力，即允许胚泡黏附其上直至植入完成的特定阶段，它受严格的时空限制。体外受精-胚胎移植（IVF-ET），即“试管婴儿”，其胚泡植入失败大多是由于子宫内膜容受性原因导致。

在人类排卵后第6～9天，称为“植入窗口期”，只有在这短暂特定时期内，子宫内膜才允许胚泡植入。这个时期，在卵巢分泌的雌激素及孕激素作用下，子宫内膜细胞处于分泌期，细胞肥大，分泌旺盛，包括分泌一些影响滋养层细胞发育的分子。在此之后，子宫内膜不再接受胚胎植入。

子宫内膜有较好容受性的形态学特征是内膜上皮细胞游离面出现大量发育充分的胞饮突。胞饮突是无纤毛上皮细胞顶端出现的大而圆钝突起，由细胞膜和细胞质共同外凸形成，出现在排卵后的第6～9天，持续不到48小时。充分发育的胞饮突呈“肿胀”状态，其出现标志着子宫内膜处于最佳容受期；衰退期胞饮突表面开始出现皱褶，部分已被微绒毛取代。透射电镜显示，胞饮突内含细胞器、囊泡及糖原颗粒。从胞饮突出现、完全发育直至退化的时间与植入窗开放和关闭的时间完全吻合，其生长依赖于孕激素的分泌水平。

此外，还可采用超声技术从子宫内膜厚度、类型、容积及子宫动脉、内膜血流等方面，评估子宫内膜容受性。

（钟近洁）

第 22 章　颜面和四肢的发生

人胚第 4 周时，胚盘已向腹侧卷折成柱状。神经管头端迅速膨大，形成脑的原基，即脑泡。脑泡腹侧的间充质局部增生，使胚体头部外观呈较大的圆形突起，称**额鼻突**(frontonasal process)。同时，口咽膜尾侧的原始心脏发育增大并突起，称**心隆起**(heart bulge)(图 22-1)。

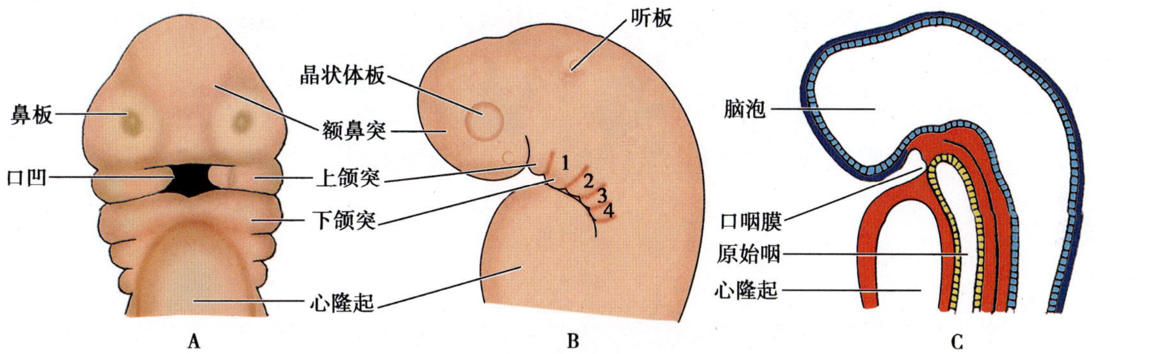

图 22-1　第 4 周人胚头部模式图

A. 腹面观；B. 侧面观；C. 矢状切面；1～4 示鳃弓

一、鳃器的发生

第 4～5 周，伴随额鼻突与心隆起的出现，胚体头部两侧的间充质增生，渐次形成左右对称、背腹走向的 6 对柱状弓形隆起，称**鳃弓**(branchial arch)。相邻鳃弓之间的 5 对条形凹陷为**鳃沟**(branchial groove)。人胚前 4 对鳃弓外观显著，第 5 对出现不久即消失，第 6 对很小，不明显。在鳃弓发生的同时，原始消化管头段(原始咽)侧壁内胚层向外膨出，形成左右 5 对囊状突起，称**咽囊**(pharyngeal pouch)。咽囊与鳃沟相对应，其顶壁的内胚层与鳃沟底壁的外胚层及二者之间的少量间充质构成**鳃膜**(branchial membrane)(图 22-2)。

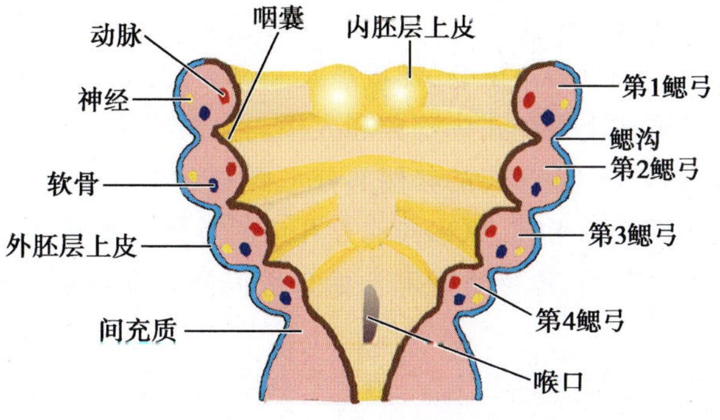

图 22-2　咽囊和鳃弓模式图

鳃弓、鳃沟、鳃膜与咽囊统称**鳃器**(branchial apparatus)。鱼类和两栖类幼体的鳃器演化为具有呼吸功能的鳃等器官。人胚的鳃器存在时间短暂，鳃弓将参与颜面和颈的形成，其间充质分化为肌组织、血管、软骨和骨;咽囊内胚层则是多种器官发生的原基(见第 23 章)。人胚早期鳃器的出现,是个体发生重演种系发生的现象,也是生物进化与人类起源的佐证。

二、颜面的形成

第 1 鳃弓出现后,其腹侧份迅速分为上下两支,分别称**上颌突**(maxillary process)与**下颌突**(mandibular process)。左右下颌突很快在胚腹侧中线融合,将口咽膜与心隆起隔开。额鼻突、左右上颌突、已愈合的左右下颌突围成的一个宽大的凹陷称**口凹**(stomodeum)(图 22-3)。口凹即原始口腔,其底是口咽膜。口咽膜于第 24 天左右破裂,原始口腔遂与原始咽相通。

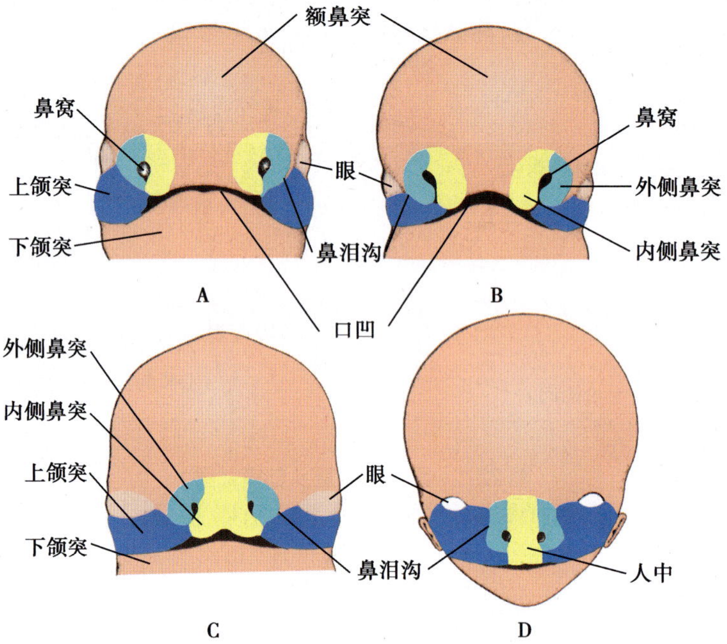

图 22-3 颜面形成过程示意图

颜面形成和鼻的发生密切相关。在额鼻突的下部两侧,局部表面外胚层增生,形成左右一对**鼻板**(nasal placode)。鼻板中央凹陷为**鼻窝**(nasal pit),其下缘以一条细沟与口凹相通。鼻窝周缘的间充质增生突起,其内侧和外侧的突起分别称**内侧鼻突**(median nasal prominence)和**外侧鼻突**(lateral nasal prominence),两个突起的上部相连续(图 22-3)。

颜面的演化是从两侧向正中方向发展的。人胚第 5 周,左右下颌突在中线融合,将发育为下颌与下唇。继而,左右上颌突也向中线生长,先后与同侧的外侧鼻突及内侧鼻突融合。与此同时,两侧的鼻窝亦彼此靠拢,左右内侧鼻突渐融合,形成鼻梁和鼻尖,其下缘向下方迁移并与正向中线生长的左右上颌突融合,发育形成上唇的正中部分和人中。上颌突将发育形成上唇的外侧部分与上颌。此时,鼻窝与口凹被分隔开。额鼻突的其他部分主要发育成前额。外侧鼻突发育为鼻的侧壁和鼻翼。随着鼻梁、鼻尖等结构的形成,原来向前方开口的鼻窝逐渐转向下方,成为外鼻孔。鼻窝向深部扩大,形成原始鼻腔。开始,原始鼻腔和原始口腔间隔以菲薄的口鼻膜,该膜破裂后,两腔相通(图 22-4)。

起初,原始口腔的开口宽大,随着两侧上、下颌突向中线会拢及上、下唇的形成,同侧的上、下颌突从分叉处向中线方向融合形成颊,口裂逐渐缩小。眼最初发生于额鼻突的外侧,两眼相距较远;随着颅脑的迅速增大以及上颌与鼻的形成,两眼逐渐向中线靠近,并处于同一平面。外耳道由第 1 鳃沟演变而成,鳃沟周围的间充质增生形成耳郭(见第 27 章)。开始,外耳的位置很低,后来随着下颌与颈的发育逐渐移向后上方。至第 8 周末,胚胎颜面初具人貌。

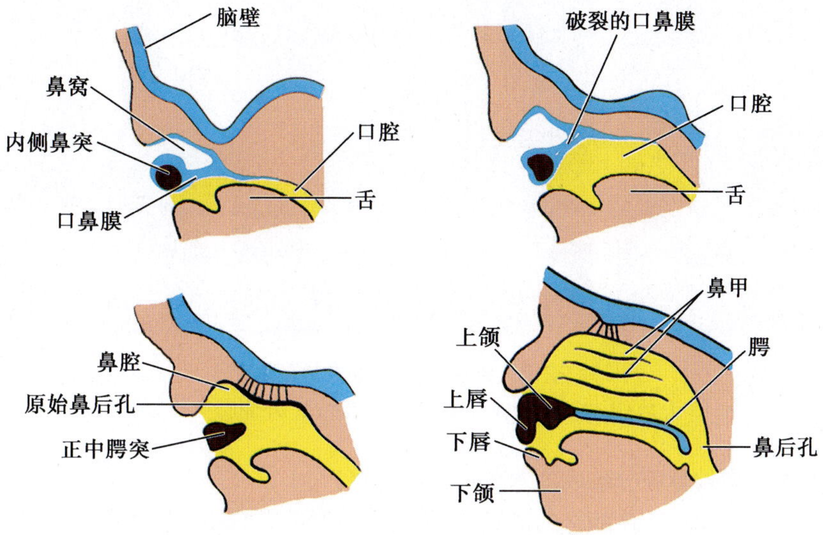

图 22-4　鼻腔形成示意图

三、腭的发生与口腔、鼻腔的分隔

腭起源于正中腭突与外侧腭突两部分。左右内侧鼻突融合后，向原始口腔内长出一短小的突起，称**正中腭突**（median palatine process），将演化为腭前部的一小部分。之后，左右上颌突向原始口腔内长出一对扁平的突起，称**外侧腭突**（lateral palatine process）。起初，外侧腭突在舌的两侧斜向下方生长。随着口腔扩大及舌的位置下降，左右外侧腭突逐渐在舌的上方呈水平方向生长，并在中线融合，形成腭的大部分。其前缘与正中腭突会拢融合，三者正中交会处残留一小孔，即切齿孔。以后，腭前部间充质骨化为硬腭，后部则为软腭。软腭后缘正中组织增生突起，形成腭垂（图 22-5，图 22-6）。

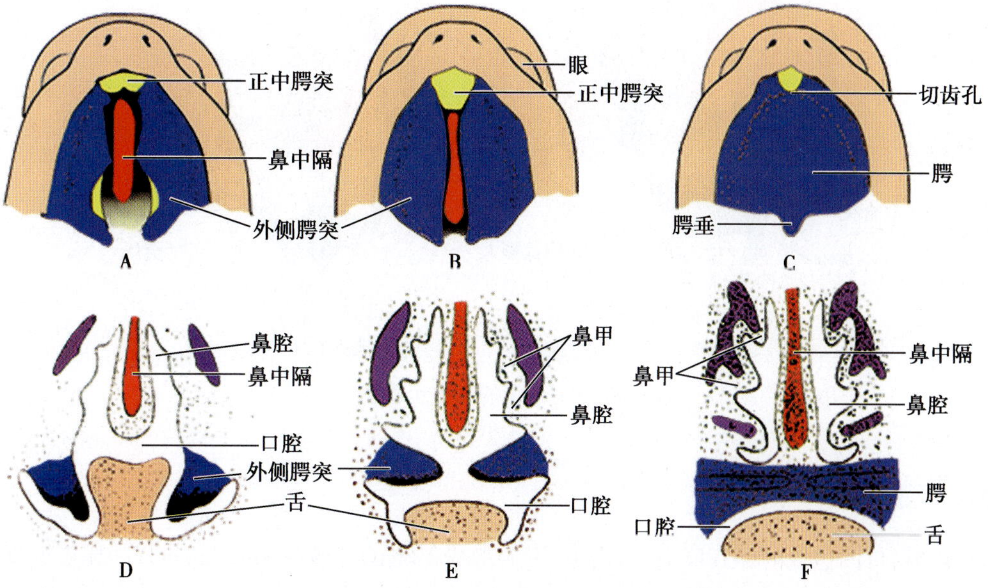

图 22-5　腭的发生及口腔与鼻腔的分隔示意图

A、B、C. 口腔顶部观；D、E、F. 头部冠状切面

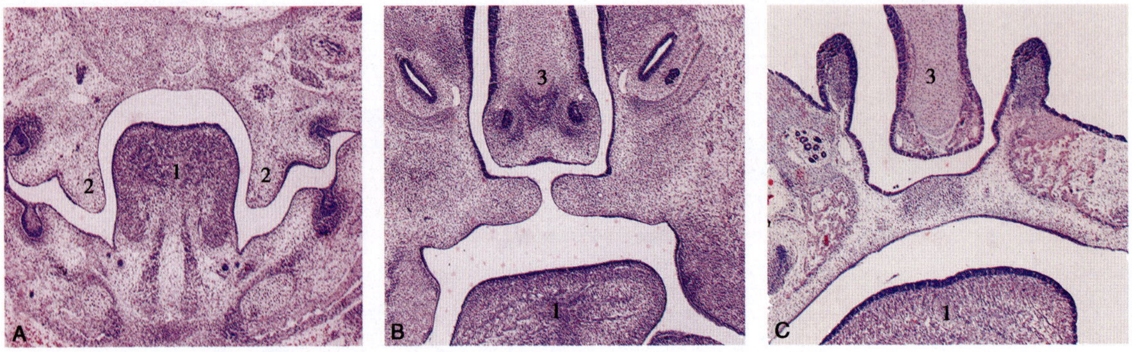

图 22-6 腭的发生光镜图 地鼠胚胎

A. 13 天龄;B. 14 天龄;C. 16 天龄;1. 舌;2. 外侧腭突;3. 鼻中隔

腭将原始口腔与原始鼻腔分隔成为永久口腔和鼻腔。

鼻腔在腭后缘与咽相通。伴随腭的形成,额鼻突和内侧鼻突的外胚层和中胚层组织增生,向原始鼻腔内长出板状隔膜,即鼻中隔。鼻中隔向下生长,最终与腭在中线融合,将鼻腔一分为二。鼻腔的两外侧壁各发生三个皱襞,分别形成上、中、下三个鼻甲(图 22-4,图 22-5)。

四、舌的发生

舌发生在口腔与咽的头端底部。第 4 周末,左、右下颌突内侧面的间充质增生,向口腔内形成三个突起,前方的一对称**侧舌膨大**(lateral lingual swelling),后方正中者称**奇结节**(tuberculum impar)(图 22-7)。侧舌膨大左右融合形成舌体的大部分,奇结节仅形成舌盲孔前方舌体的一小部分。第 2、3、4 鳃弓腹侧端之间的间充质增生,凸向咽腔,形成联合突和会厌突,前者发育为舌根,后者形成会厌。舌体与舌根融合处形成 V 形界沟,沟顶点即舌盲孔。

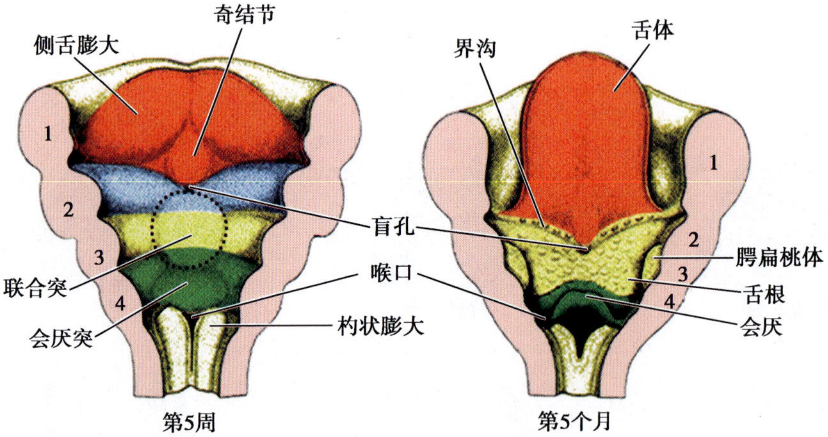

图 22-7 舌的发生示意图

1～4 示鳃弓

五、牙的发生

第 6 周时,口凹边缘的外胚层增生,沿上、下颌形成 U 形的**牙板**(dental lamina)。牙板上皮向深部中胚层内生长,在上、下颌内先后各形成 10 个圆形突起,称**牙蕾**(tooth bud)。牙蕾发育增大,间充质从其底部进入,形成**牙乳头**(dental papilla),牙蕾的外胚层组织成为帽状的**造釉器**(enamel organ),造釉器和牙乳头周围的间充质形成**牙囊**(dental sac)。造釉器、牙乳头和牙囊共同构成乳牙原基(图 22-8,图 22-9)。

笔记

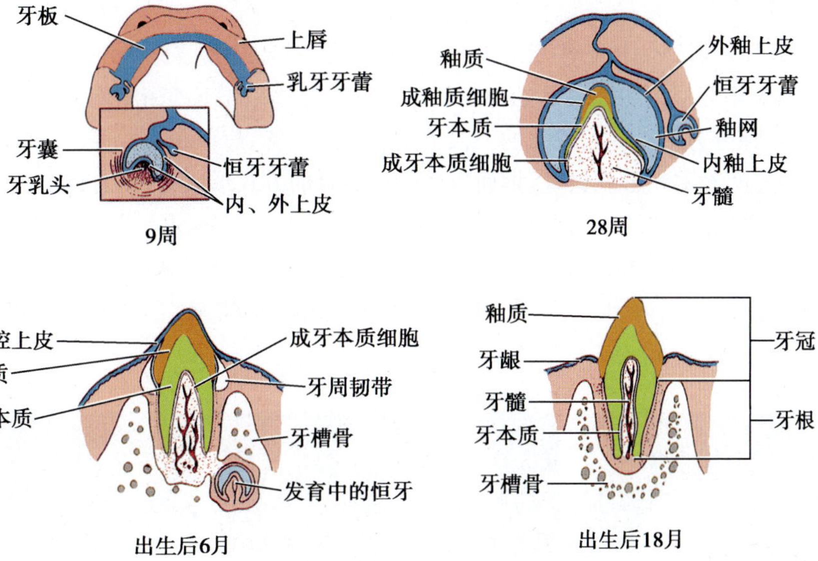

图 22-8　牙的发生示意图

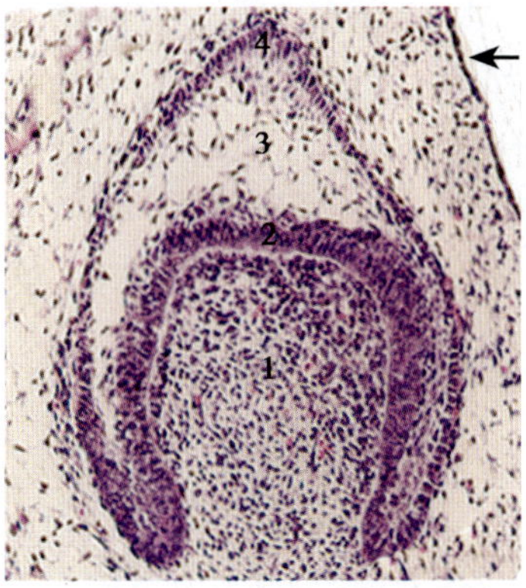

图 22-9　牙的发生（15 天龄地鼠胚胎）光镜图
1. 牙乳头；2. 内釉上皮；3. 釉网；4. 外釉上皮；←口腔上皮

1. **釉质的形成**　造釉器分化为三部分：①外层为单层立方或扁平细胞组成的外釉上皮；②内层为单层柱状细胞组成的内釉上皮，该柱状细胞称为**成釉质细胞**（ameloblast）；③内、外上皮之间为星状细胞组成的釉网。成釉质细胞具有造釉质作用，它们不断分泌基质，基质钙化后形成釉柱。釉质的形成是从牙冠尖部开始，逐渐向牙颈部扩展。随着釉质增厚，成釉质细胞渐向浅部迁移，最后与外釉上皮相贴，共同组成牙小皮，覆盖于牙釉质表面，釉网则退化消失。婴儿出牙时，牙小皮随之消失。

2. **牙本质的形成**　牙乳头靠近内釉上皮的间充质细胞分化为一层柱状的**成牙本质细胞**（odontoblast）。该细胞在其与内釉上皮相邻面生出突起，并在此部位分泌基质，基质钙化后即为牙本质。随着牙本质增厚，成牙本质细胞胞体移至深部，其突起增长，称牙本质纤维，纤维所在的管道称牙本质小管。牙乳头的其余部分分化为牙髓。

3. **牙骨质的形成**　牙囊的内侧份分化为牙骨质，外侧份分化为牙周膜。

第 10 周时，恒牙牙蕾形成。其形成和发育过程与乳牙相同。出生后约 6 年，恒牙开始生长，其上方的乳牙受推挤脱落，恒牙萌出。智齿指的是第三颗磨牙，生长在牙槽骨的末端，萌出的年龄和数目个体差异较大，大多数人会在 16～25 岁时萌出 1～4 颗智齿。现代人牙槽骨不同程度的退化及智齿本身的退化可导致智齿萌出异常或者不对称萌出。

六、颈的形成

第 5 周时，第 2 鳃弓生长迅速，向尾侧延伸，越过第 3、4、6 鳃弓，和下方的心上嵴融合。心上嵴是心隆起上缘的间充质增生、向头端长出的嵴状突起。当二者融合后，第 2 鳃弓与深部 3 个较小鳃弓之间构成一封闭的腔隙，称**颈窦**（cervical sinus）。颈窦很快闭锁消失。随着鳃弓的分化、食管和气管的伸长及心脏位置的下降，颈逐渐形成。

七、四肢的发生

第 4 周末，胚体左右外侧体壁先后出现上下两对小突起，即上肢芽与下肢芽。最初，**肢芽**(limb bud)由深部增殖的中胚层组织和表面的外胚层组成。肢芽逐渐增长变粗，先后出现近端和远端两个缩窄环，将每一肢芽分为三段。上肢芽的三段分别发育为上臂、前臂和手，下肢芽则发育为大腿、小腿和足。肢体中轴的间充质先形成软骨，继而以软骨内成骨的方式形成骨；来自体节的间充质细胞迁移到肢芽，分化为骨骼肌；脊神经长入四肢，支配肢体的感觉和肌肉运动。手和足起初为扁平的桨板状，分别称**手板**(hand plate)和**足板**(foot plate)。而后其顶端部分细胞凋亡，形成四条凹沟，凹沟间则出现五条指(趾)线(digital ray)；随着指(趾)线间的细胞不断凋亡，至第 8 周末，手指和足趾形成(图 22-10)。

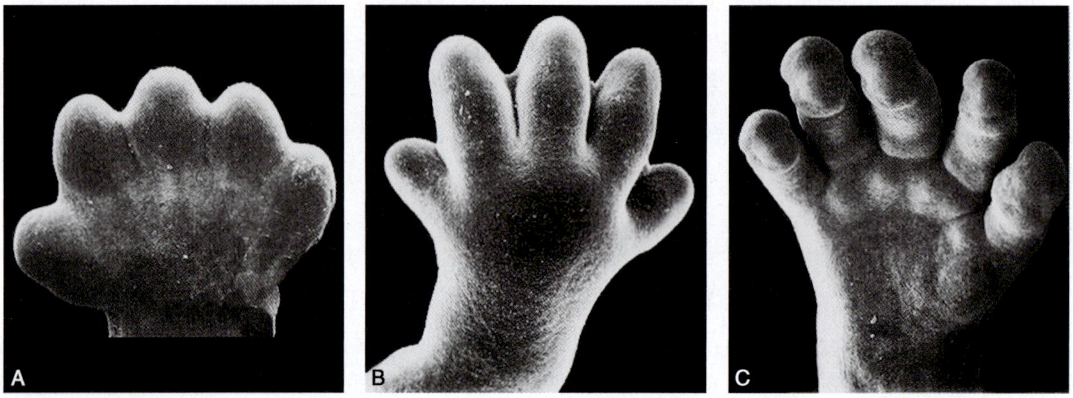

图 22-10 手的形态演变扫描电镜图
A. 48 天；B. 51 天；C. 56 天

八、相关畸形

1. 唇裂(cleft lip) 最常见的颜面畸形，多见于上唇，常因上颌突与同侧内侧鼻突未融合所致，故裂沟位于人中外侧。唇裂多为单侧，也可见双侧者。如果左、右内侧鼻突未融合，或两侧下颌突未融合，可分别导致上唇或下唇的正中裂，但均少见。如果内侧鼻突发育不良，导致人中缺损，则出现宽大的正中唇裂。唇裂可伴有牙槽突裂和腭裂(图 22-11 ~ 图 22-13)。

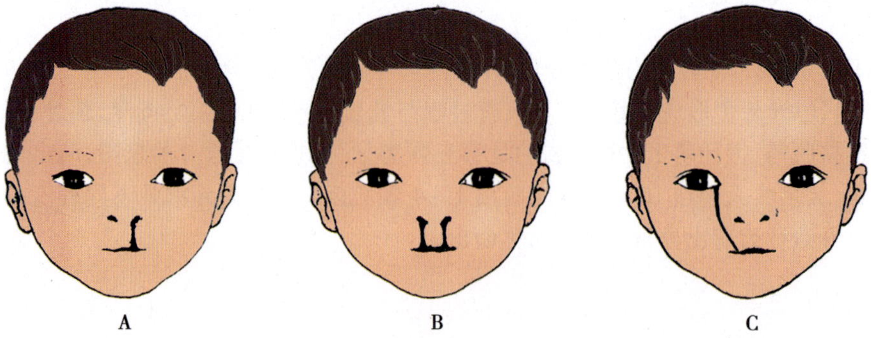

图 22-11 单侧唇裂(A)、双侧唇裂(B)与面斜裂(C)仿真图

2. 面斜裂(oblique facial cleft) 位于眼内眦与口角之间的裂隙，因上颌突与同侧外侧鼻突未融合所致(图 22-11)。

3. 腭裂(cleft palate) 也较常见，可有不同的类型。因外侧腭突与正中腭突未融合所致者称前腭裂(单侧或双侧，常伴发唇裂)，表现为切齿孔至切齿之间的裂隙；因左、右外侧腭突未在中线融

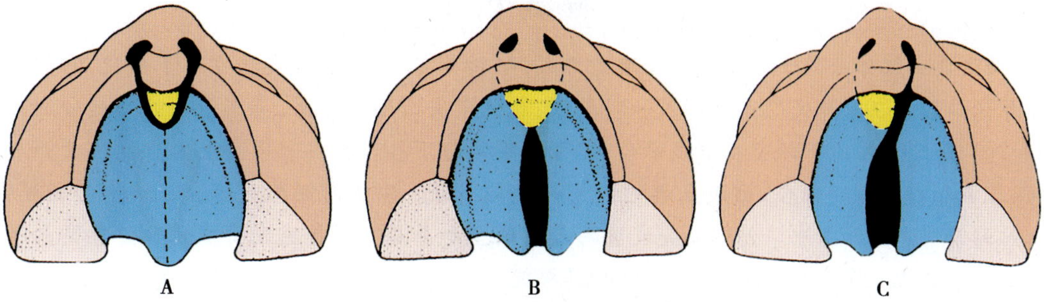

图 22-12　唇腭裂模式图

A. 双侧唇裂合并前腭裂;B. 正中腭裂;C. 左侧唇裂合并全腭裂

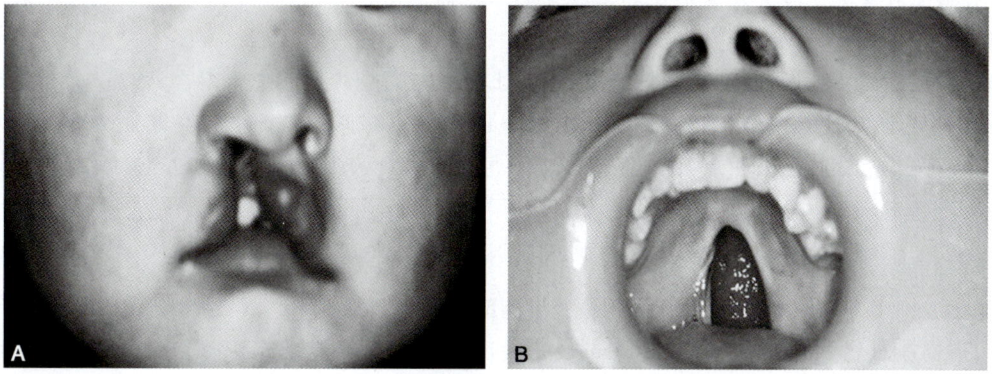

图 22-13　唇腭裂

A. 单侧唇裂;B. 正中腭裂

合所致者称正中腭裂,表现为从切齿孔至腭垂间的矢状裂隙;前腭裂和正中腭裂兼有者称全腭裂(图 22-12 ~ 图 22-13)。

4. **四肢畸形**　①无肢畸形,表现为一或若干个肢体完全缺如或局部缺如(如无前臂、无手、无指,下肢亦然)(图 22-14);②短肢畸形,表现为四肢短小或海豹样手或足畸形(手或足长在短小的肢体上,或直接长在躯干上);③四肢分化障碍,如某块肌或肌群缺如、关节发育不良、骨畸形、骨融合、马蹄内翻足(即足底内翻)、多指(趾)、并指(趾)等。

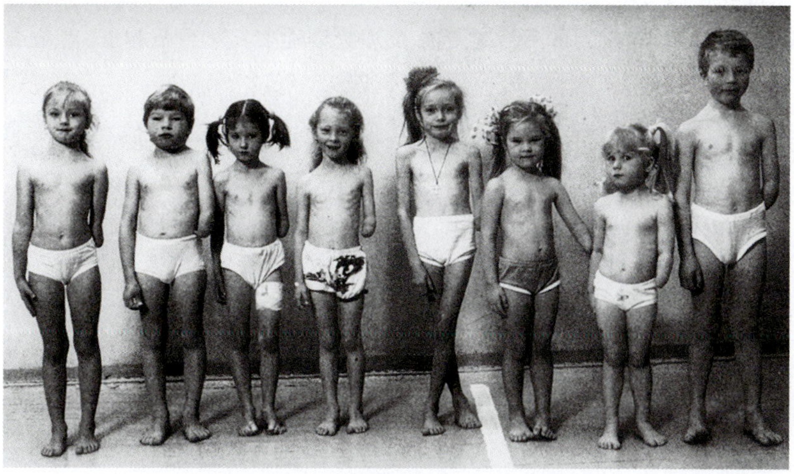

图 22-14　上肢畸形(Ludwig G 图)

本章小结

颜面主要由胚体头端5个突起融合演变形成，即额鼻突、左右上颌突和左右下颌突，它们围成口凹，即原始口腔。在额鼻突的下部形成一对鼻板，鼻板中央凹陷为鼻窝，鼻窝两侧的突起分别称内侧鼻突和外侧鼻突。左右下颌突在中线融合，发育为下颌与下唇。左右上颌突也向中线生长并与同侧的外侧鼻突和内侧鼻突融合，形成上唇的外侧部分与上颌。左右内侧鼻突融合、下延，形成鼻梁、鼻尖、上唇的正中部分和人中。外侧鼻突发育为鼻的侧壁和鼻翼。额鼻突发育成前额。鼻窝向深部扩大，形成原始鼻腔。至第8周末，胚胎颜面初具人貌。

腭起源于正中腭突与外侧腭突两部分。正中腭突将演化为腭前部的一小部分。左右外侧腭突在中线融合，形成腭的大部分。腭将原始口腔与原始鼻腔分隔成为永久口腔和鼻腔。来源于额鼻突和内侧鼻突的鼻中隔，将鼻腔一分为二。

四肢由上肢芽和下肢芽发育形成。上肢芽的三段分别发育为上臂、前臂和手，下肢芽则发育为大腿、小腿和足。

颜面发生过程中，最常见的畸形是唇裂，常因上颌突与同侧内侧鼻突未融合所致。面斜裂位于眼内眦与口角之间，因上颌突与同侧外侧鼻突未融合所致。外侧腭突与正中腭突或左右外侧腭突未融合均可致腭裂，有前腭裂、正中腭裂和全腭裂三种类型。四肢畸形包括无肢畸形、短肢畸形和四肢分化障碍所致畸形。

（郝 晶）

插入框：半侧颜面短小畸形

半侧颜面短小（hemifacial microsomia）是我国第二大颅面部先天畸形疾病，为世界三大高发地区之一。由 Gorlin 和 Pindborg 于1964年提出，又称为半侧颅面短小，主要表现为：第1、2鳃弓综合征、耳-下颌发育不良、下颌-面发育不良、单侧面部发育不良等，是仅次于唇、腭裂畸形的最常见先天性颅面畸形，发生率为1/5600～1/3500活婴，家族性不明显，大多为散发，无明确的遗传性基因变异，男女发病率及左右侧发病率无明显差异，父母患有该病而遗传给子女的几率小于3%。

目前，该病的病因学假说主要有两个：一是约胚第4周，在第1、2鳃弓发育过程中，因血管内血肿问题，造成正在形成的面部局部缺血；二是神经嵴细胞可通过上皮-间充质转化机制形成颜面部软骨与骨，但在神经嵴细胞分离、转换、迁移和分化过程中受到干扰，不能形成正常的颜面部结构。

该病呈现出多样性及不对称性，病变多在单侧，个别累及双侧，涉及颅面骨骼、肌肉、软组织、面神经及外耳的发育不良。出生后患者存在的畸形随生长发育而加重，因而应尽早治疗。

（钟近洁）

笔记

第 23 章　消化系统和呼吸系统的发生

人胚第 3～4 周时，随着圆柱状胚体的形成，卵黄囊顶部的内胚层被包卷入胚体内，形成**原始消化管**（primitive gut），其头段称**前肠**（foregut），尾段称**后肠**（hindgut），与卵黄囊相连的中段称**中肠**（midgut）。前肠主要分化为咽、食管、胃、十二指肠的上段、肝、胆、胰以及喉以下的呼吸系统；中肠将分化为从十二指肠中段至横结肠右 2/3 部的肠管；后肠主要分化为从横结肠左 1/3 部至肛管上段的肠管（图 23-1）。这些器官中的黏膜上皮、腺上皮和肺泡上皮均来自内胚层，结缔组织、肌组织、血管内皮和外表面的间皮均来自中胚层。

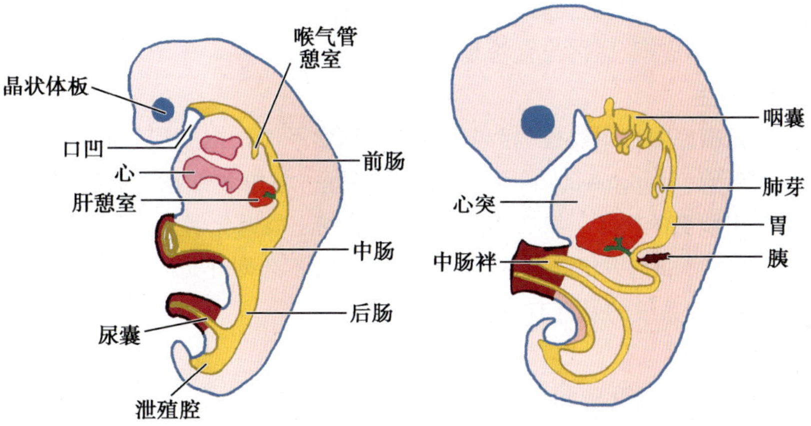

图 23-1　原始消化管的早期演变示意图

一、消化系统的发生

（一）原始咽的发生及咽囊的演变

原始咽为消化管头端的膨大部，起自口咽膜，止于喉气管憩室起始部（见后述）；呈左右宽、腹背窄、头端宽、尾端窄的扁漏斗形。口咽膜于第 4 周破裂，原始咽借原始口腔和原始鼻腔与外界相通。原始咽侧壁有 5 对膨向外侧的囊状突起称咽囊，分别与外侧的鳃沟相对。随着胚胎的发育，咽囊演化出一些重要的器官（图 23-2）。

第 1 对咽囊：伸长演化为**咽鼓管**，末端膨大演化为**中耳鼓室**，第 1 鳃膜分化为鼓膜，第 1 鳃沟形成外耳道。

第 2 对咽囊：演化为**腭扁桃体**，其内胚层细胞分化为扁桃体的表面上皮；上皮下的间充质分化为网状组织，淋巴细胞迁移到此处并大量增殖。

第 3 对咽囊：背侧份细胞增生，下移至甲状腺原基背侧，分化为下一对**甲状旁腺**。腹侧份细胞增生，形成左右两条细胞索，向胚体尾侧延伸，在未来的胸骨柄后方，左右细胞索汇拢，形成**胸腺原基**，细胞索根部退化而与咽脱离。胸腺原基的内胚层细胞分化为胸腺上皮细胞，由造血器官迁来的淋巴性造血干细胞增殖，分化为胸腺细胞。

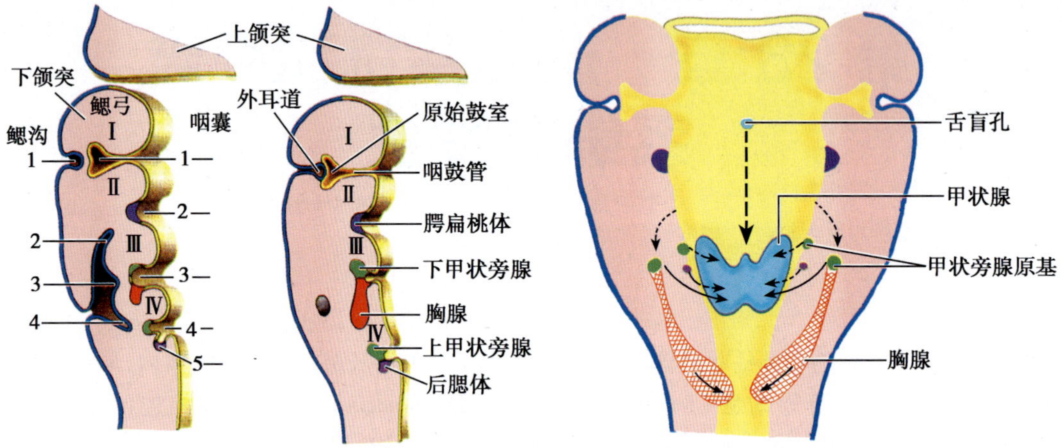

图 23-2　咽囊的演化及甲状腺的发生示意图

第 4 对咽囊：细胞增生并迁移至甲状腺背侧上方，分化为主细胞，形成上一对**甲状旁腺**。

第 5 对咽囊：形成一细胞团，称**后鳃体**（ultimobranchial body）。后鳃体的部分细胞迁入甲状腺内，分化为**滤泡旁细胞**。也有学者认为，滤泡旁细胞来源于神经嵴细胞。

原始咽的其余部分形成咽，尾端与食管相通。

（二）甲状腺的发生

第 4 周初，在原始咽底壁正中线处（相当于第 1 对咽囊平面），内胚层细胞增生，向间充质内下陷形成一盲管，称**甲状舌管**（thyroglossal duct），即甲状腺原基。它沿颈部正中向尾端方向生长、延伸，末端向两侧膨大，形成甲状腺的侧叶。第 7 周时，甲状舌管的上段退化消失，仅在起始处残留一浅凹，称舌盲孔（图 23-2）。第 11 周时，甲状腺滤泡出现，内含胶质，不久即开始分泌甲状腺素。甲状腺素对于促进胎儿骨骼和中枢神经系统的发育有重要作用。

（三）食管和胃的发生

原始咽尾侧的一段原始消化管起初很短，后随颈和胸部器官的发育而延长成为食管。其表面上皮由单层增生为复层，使管腔极为狭窄甚至一度闭锁。至第 8 周，过度增生的上皮细胞凋亡退化，食管腔重新出现。

第 4～5 周时，位于食管尾侧的前肠形成一梭形膨大，为胃的原基。胃的背侧缘生长较快，形成胃大弯；腹侧缘生长缓慢，形成胃小弯。胃大弯头端膨起，形成胃底。胃背系膜发育为突向左侧的网膜囊，使胃大弯由背侧转向左侧，胃小弯由腹侧转向右侧。这样，胃沿胚体纵轴顺时针旋转 90°，并由原来的垂直方位变成由左上至右下的斜行方位（图 23-3）。

（四）肠的发生

肠是由胃以下的原始消化管分化而成。肠最初为一条直管，以背系膜连于腹后壁。由于肠的生长速度快，致使肠管向腹部弯曲而形成 U 型**中肠袢**（midgut loop），其顶端连于卵黄蒂。肠系膜上动脉行于肠袢系膜的中轴部位。中肠袢以卵黄蒂为界，分为头支和尾支，尾支近卵黄蒂处形成一突起，称**盲肠突**（cecal bud），为小肠和大肠的分界线，是盲肠和阑尾的原基（图 23-4）。

第 6 周，肠袢生长迅速，由于肝、肾的发育，腹腔容积相对较小，致使肠袢突入脐带内的胚外体腔，即**脐腔**（umbilical coelom），形成生理性脐疝。肠袢在脐腔中生长的同时，以肠系膜上动脉为轴作逆时针 90°旋转（从腹面观），使肠袢由矢状位转为水平位，头支从上方转到右侧，尾支从下方转到左侧。第 10 周，由于腹腔容积增大，肠袢陆续从脐腔返回腹腔，脐腔闭锁。在肠袢退回腹腔的过程中，头支在先，尾支继后，继续作逆时针旋转 180°。头支的头端转至左侧，头支演化为空肠和回肠的大部分，占居了腹腔的中部；尾支的头端转向右侧，尾支主要演化为结肠，位居腹腔周边。盲肠突最初位于肝下，

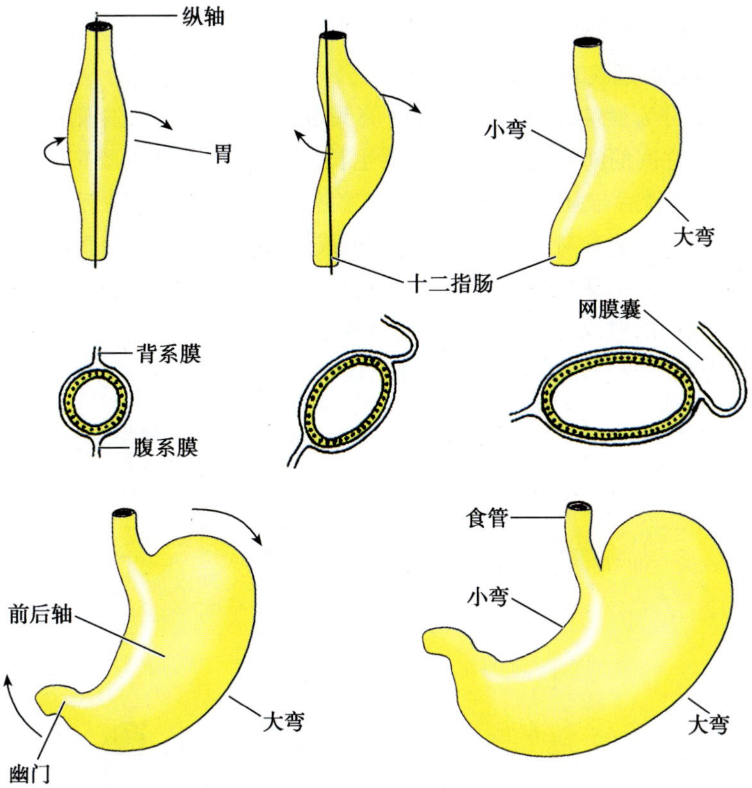

图 23-3　胃的发生模式图
中行图为胃的中部横切面

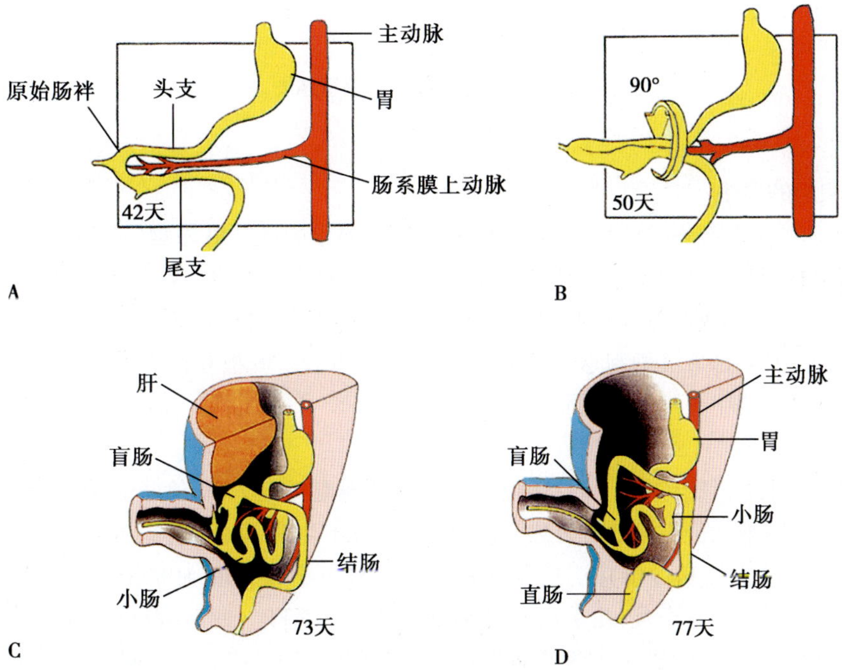

图 23-4　中肠袢的旋转示意图

后降至右髂窝，升结肠随之形成。盲肠突的近段发育为盲肠，远段形成阑尾。降结肠尾段移向中线，形成乙状结肠。

第 6 周以后，卵黄蒂退化闭锁，脱离肠袢，最终消失。

（五）直肠的发生与泄殖腔的分隔

后肠末段的膨大部分为**泄殖腔**（cloaca），其腹侧头端与尿囊相连通，腹侧尾端以泄殖腔膜封闭。第 4～7 周，尿囊与后肠之间的间充质增生，向尾端生长，呈一横向镰状隔膜突入泄殖腔内，形成**尿直肠隔**（urorectal septum）。最后与泄殖腔膜融合，将泄殖腔分隔为腹侧的**尿生殖窦**（urogenital sinus），与背侧的**原始直肠**。尿生殖窦将参与泌尿生殖管道的形成（见第 24 章），原始直肠分化为直肠和肛管上段。泄殖腔膜也被分为腹侧的**尿生殖窦膜**（urogenital membrane）和背侧的**肛膜**（anal membrane）。肛膜的外方为外胚层向内凹陷形成的**肛凹**（anal pit）。第 8 周末，肛膜破裂，肛管相通。肛管的上段上皮来源于内胚层，下段上皮来源于外胚层，二者之间以齿状线分界（图 23-5）。

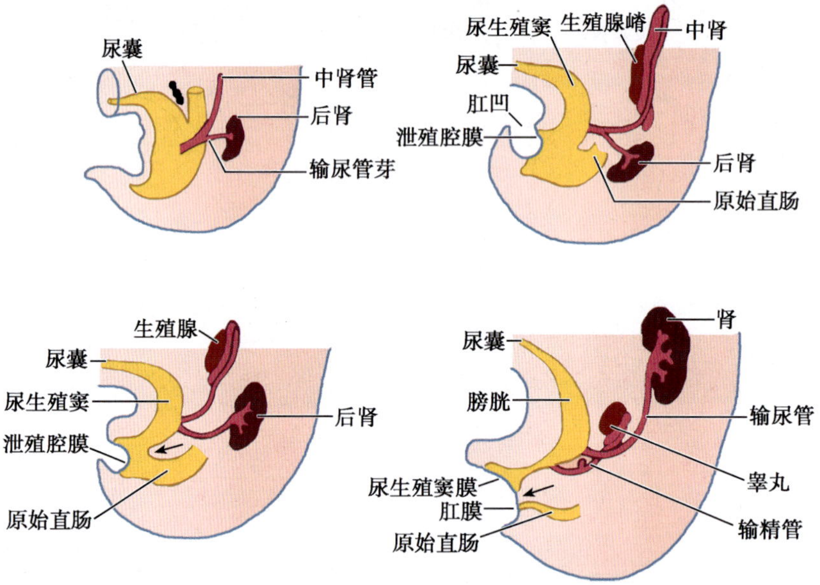

图 23-5　泄殖腔的分隔示意图
↑　尿直肠隔

（六）肝和胆的发生

第 4 周时，前肠末端腹侧壁的细胞增生，形成一向外突出的囊状**肝憩室**（hepatic diverticulum）（图 23-6），为肝和胆的原基。肝憩室生长迅速并伸入到原始横膈内。憩室末端膨大，分为头、尾两支。头支形成肝的原基，尾支形成胆囊及胆道的原基。头支很快形成树枝状分支，其近端分化为肝管及小叶间胆管，末端分支旺盛，形成肝细胞索，肝索上下叠加形成肝板。肝板互相连接成网，网间隙形成肝血窦。肝板与肝血窦围绕中央静脉，共同形成肝小叶。第 2 个月，肝细胞之间形成胆小管；第 3 个月开始合成胆汁。

胚胎肝的功能十分活跃，第 6 周时，造血干细胞从卵黄囊壁迁入肝，在肝血窦内外形成大量原始血细胞集落。肝脏造血功能在第 6 个月之后逐渐降低，至出生时基本停止。目前已可分离胎肝的造血干细胞并用于某些血液病的治疗。胎早期就开始合成并分泌多种血浆蛋白和**甲胎蛋白**（α-fetal protein，AFP）。大约第 5～6 个月，几乎所有肝细胞都能合成 AFP。此后，肝脏 AFP 合成功能逐渐减弱，出生后不久即停止。正常成人 AFP 含量极低。在病理状态下，AFP 含量明显升高时，有助于原发性肝癌的诊断，也可用于提示肝癌手术切除的疗效。

肝憩室尾支的近端伸长形成胆囊管，远端扩大形成胆囊。肝憩室的基部发育为胆总管，并与胰腺导管合并开口于十二指肠。

笔记

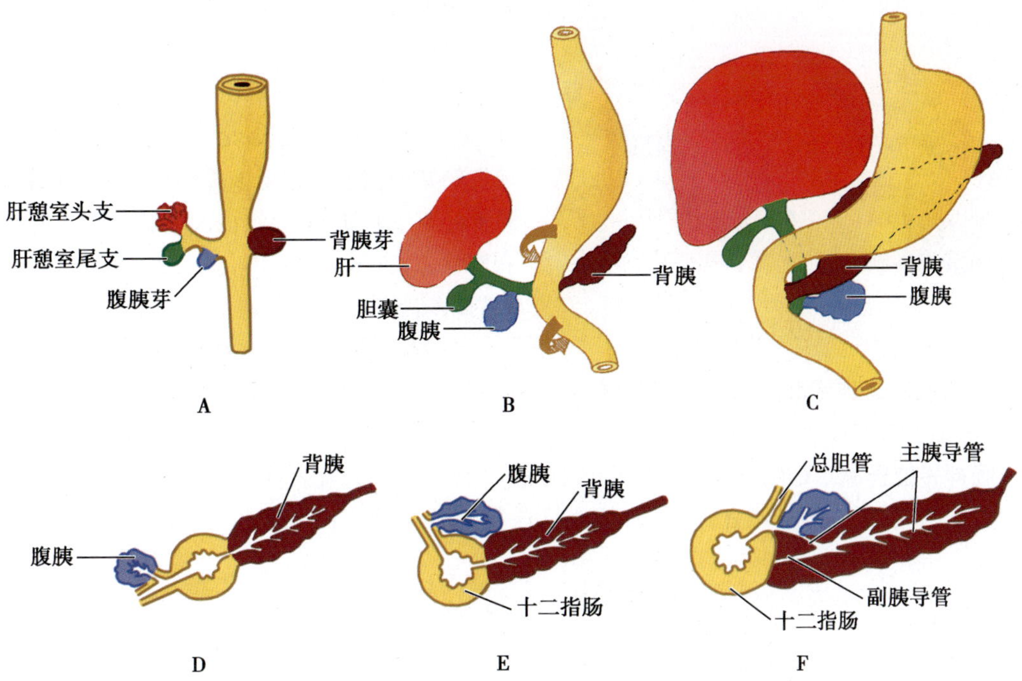

图 23-6　肝、胆、胰的发生示意图
下行图为横切面

（七）胰腺的发生

第 4 周末，前肠末端腹侧近肝憩室的尾缘，内胚层细胞增生，向外突出形成**腹胰芽**（ventral pancreas bud），其对侧细胞也增生形成**背胰芽**（dorsal pancreas bud），它们将分别形成腹胰和背胰。由于胃和十二指肠的旋转和肠壁的不均等生长，致使腹胰转向右侧，背胰转向左侧，进而腹胰转至背胰的下方并与之融合，形成单一的胰腺（图 23-6）。在发育过程中，胰芽反复分支，形成各级导管及其末端的腺泡；一些上皮细胞游离进入间充质，分化为胰岛，第 5 个月开始行使内分泌功能。

（八）相关畸形

1. 甲状舌管囊肿（thyroglossal cyst）　甲状舌管在发育过程中没有闭锁，局部残留小的腔隙，或全部残留成为细长管道，当上皮细胞分化为黏液性细胞，黏液聚集便形成囊肿，位于舌与甲状腺之间。囊肿过于膨大时可发生穿孔，开口于皮肤或舌盲孔处，成为甲状舌管瘘。

2. 消化管狭窄或闭锁　主要见于食管和十二指肠，在其发生过程中，曾一度出现上皮细胞过度增生而使管腔狭窄或闭锁。后来过度增生的细胞凋亡，上皮变薄，管腔恢复正常。如后一过程没有发生，则导致消化管狭窄或闭锁（图 23-7）。

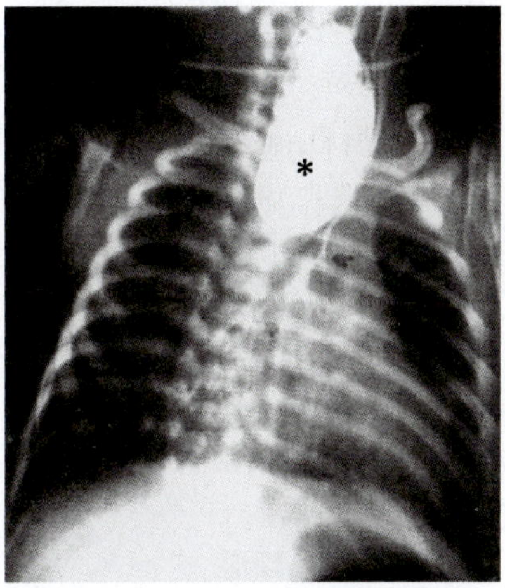

图 23-7　食管中段闭锁
食管内碘油造影 X 光片　* 示碘油滞留在食管上段

3. 先天性脐疝（congenital umbilical hernia）　由于脐腔未闭锁导致，脐带根部残留一孔与腹腔相通。当腹内压增高时，肠管可从脐部膨出（图 23-8～图 23-9）。

4. 麦克尔憩室（Meckel's diverticulum）　又称回肠憩室，是由于卵黄蒂近端未退化所致。表现为回肠壁上距回盲部 40～50cm 处的囊状突起，其顶端可有纤维索与脐相连（图 23-9）。

5. 脐粪瘘（umbilical fistula）　又称脐瘘，是由于卵黄蒂未退化、在脐和肠之间残留一瘘管所

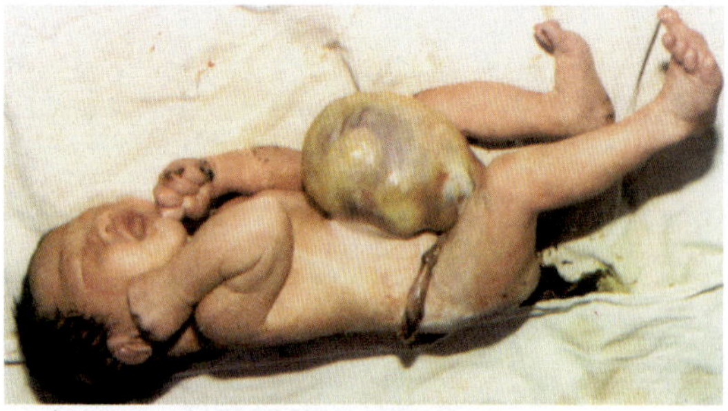

图 23-8　先天性脐疝

致。腹内压增高时，粪便可通过瘘管从脐部溢出（图 23-9）。

6. 先天性巨结肠（congenital megacolon, Hirschsprung's disease）　多见于乙状结肠。因神经嵴细胞未迁移至该段肠壁内，使肠壁内副交感神经节细胞缺如，导致该段结肠处于不能蠕动的麻痹状态，粪便淤积其内，久之造成肠壁极度扩张，成为巨结肠。

7. 肛门闭锁（imperforate anus）　又称不通肛，是由于肛膜未破或肛凹未能与直肠末端相通所引起，并常因尿直肠隔发育不全而伴有直肠尿道瘘。

8. 肠袢转位异常　是由于肠袢在发育过程中反向转位所致，可表现为左位阑尾和肝、右位胃和乙状结肠等，并可影响胸腔器官，形成右位心。这类异常又统称内脏反位，在临床上，易引起医生误诊。

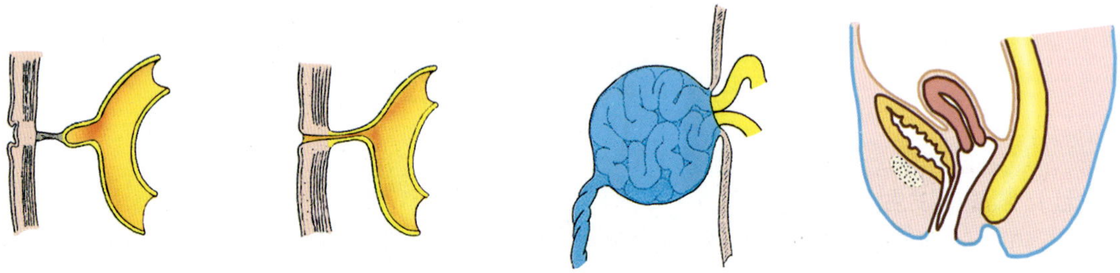

图 23-9　肠管先天性畸形模式图

A. 麦克尔憩室；B. 脐粪瘘；C. 先天性脐疝；D. 肛门闭锁

二、呼吸系统的发生

（一）喉、气管和肺的发生

第 4 周时，原始咽尾端底壁正中出现一纵行沟，称**喉气管沟**（laryngotracheal groove）。后者逐渐加深，形成一长形盲囊，称**喉气管憩室**（laryngotracheal diverticulum）。喉气管憩室位于食管的腹侧，两者之间的间充质称**气管食管隔**。喉气管憩室的上端发育为喉，中段发育为气管；末端膨大，形成两个分支，称**肺芽**（lung bud），是主支气管和肺的原基。肺芽呈树枝状反复分支，第 6 个月时达 17 级左右，分别形成肺叶支气管、段支气管，直至呼吸性细支气管、肺泡管和肺泡囊（图 23-10，图 23-11）。第 7 个月时，肺泡数量增多，肺泡上皮中除 Ⅰ 型肺泡细胞外，还分化出 Ⅱ 型肺泡细胞，并开始分泌表面活性物质。此时，肺内血液循环系统发育完善，早产的胎儿可进行正常呼吸，能够存活。

（二）相关畸形

1. 气管食管瘘（tracheoesophageal fistula）　因气管食管隔发育不良，导致气管与食管分隔不完全，两者间有瘘管相通（图 23-12）。

2. 透明膜病（hyaline membrane disease）　由于肺泡 Ⅱ 型细胞分化不良，不能产生足够的表面活性物质，致使肺泡表面张力增大。胎儿出生后，因肺泡不能随呼吸运动而扩张，出现呼吸困难，故称新生儿呼吸窘迫综合征（respiratory distress syndrome）。显微镜检查显示肺泡萎缩、间质水肿、肺泡上皮表面覆盖一层透明状血浆蛋白膜。该病主要见于妊娠 28 周前的早产儿。

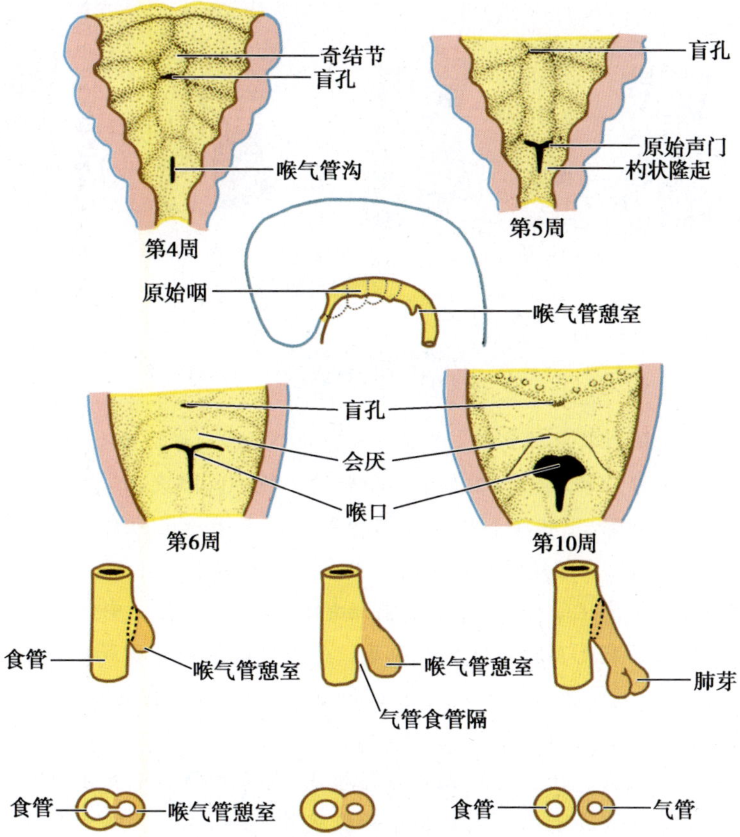

图 23-10　喉气管憩室的发生和演化示意图

上三行图为咽底壁观，示喉气管沟的发生和演化；第四行图为食管和喉气管憩室右侧观；第五行图为第四行图内结构的横切面

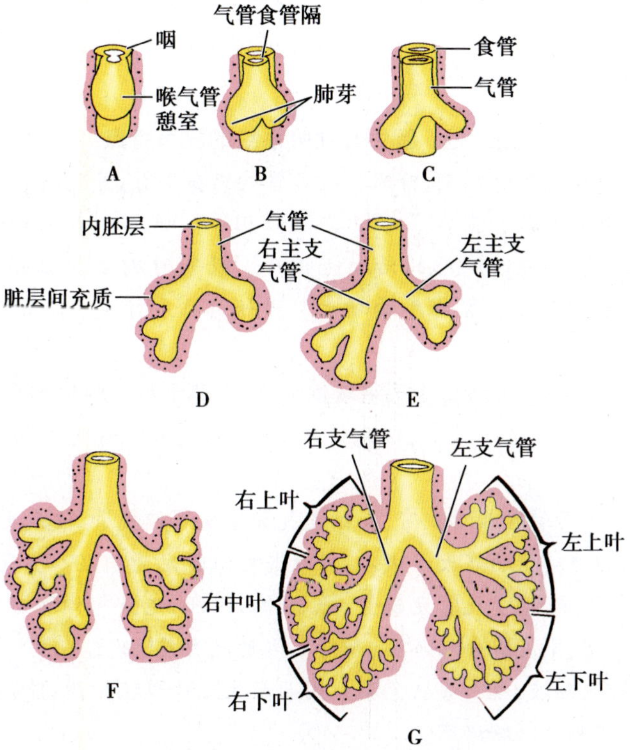

图 23-11　肺的发生和演化示意图

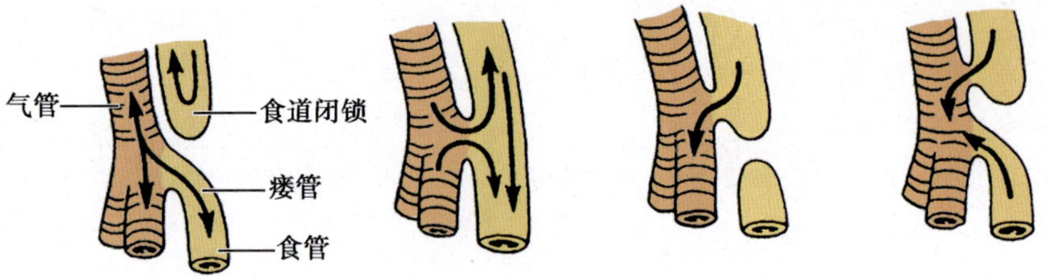

图 23-12 气管食管瘘模式图

本章小结

人胚第 3～4 周，随着圆柱状胚体形成，内胚层被包卷入胚体，形成原始消化管。它分为前肠、中肠和后肠。前肠分化为部分口腔底、舌、咽至十二指肠的上段、肝、胆囊、胆管、下颌下腺、舌下腺、胰腺以及喉以下的呼吸道、肺、胸腺、甲状腺和甲状旁腺等器官。中肠分化为自十二指肠壶腹至横结肠右 2/3 之间的消化管。后肠分化为自横结肠左 1/3 至肛管上段的消化管和膀胱和尿道的大部分。喉气管憩室至胃之间的一段原始消化管分化为食管，前肠尾段膨大形成胃。中肠头段与前肠尾段形成十二指肠。中肠袢尾支的盲肠突是盲肠和阑尾的原基。头支形成空肠和回肠的大部。尾支盲肠突以前的部分形成回肠尾段，盲肠突以后的部分形成横结肠的右 2/3。盲肠突的近段形成盲肠，远段则形成阑尾。后肠形成横结肠的左 1/3、降结肠和乙状结肠。

肝憩室是肝和胆囊的原基。肝憩室的头支为肝原基，发育为肝。尾支发育为胆囊和胆囊管。肝憩室根部则发育为胆总管。前肠尾端形成背胰芽和腹胰芽，分化成了背胰和腹胰，腹胰与背胰融合，形成胰腺。

鼻腔上皮来自外胚层，呼吸系统其他部分的上皮均来自内胚层。第 4 周时，原始咽尾端底壁正中出现一纵行沟，称喉气管沟，继而分割出一长形盲囊，即喉气管憩室。喉气管憩室开口于咽的部分发育为喉，其余部分发育为气管。喉气管憩室分为左、右两支肺芽，形成支气管、肺内各级导气部、呼吸部和终末肺泡，最后发育为肺。

（李继承）

插入框：新生儿呼吸系统的发育特点

胎儿出生后，从新生儿到幼儿期，呼吸系统各结构仍在发育，并伴随功能的逐渐完善。

新生儿胸廓短小呈桶状，前后径与横径近似相等。肺体积相对较大，几乎填满整个胸腔。呼吸肌发育差，呼吸时胸廓的活动范围小，吸气时胸廓扩张受限制，换气不够充分，不能充分进行气体交换。随着年龄增大，开始站立、行走，能增加吸入气体容积与换气量。

新生儿气管长度约 4cm，上端位于第 4 颈椎水平，下端于第 3 胸椎水平分支，随年龄增长而逐渐下降并变粗变长。右支气管较直，似气管的延伸，左支气管自气管侧方分出，因此支气管异物多见于右侧支气管。

新生儿气管和支气管管腔相对狭窄，而细支气管壁发育较气管、支气管、肺泡发育慢，管腔更为狭窄，呼吸道阻力绝对值明显大于成人，呼吸道梗阻时尤为明显。支气管管壁弹性纤维不足，软骨小而薄，支撑力差，细支气管无软骨，呼气时易被压，造成气体滞留，影响气体交换。支气管黏膜下层血管丰富，黏液腺分泌不足，而纤毛运动能力差，细支气管平滑肌薄而少，不能有效清除病原体与管腔内黏液，较易导致感染。因而新生儿呼吸道梗阻，除因支气管呼吸阻力大之外，主要是黏膜肿胀和分泌物堵塞。

笔记

胎儿时期支气管发育先于肺泡发育，故新生儿的肺导气部多，呼吸部少，呼吸效率低。新生儿肺泡约 200 万个，而成人约为 3 亿个。肺泡总表面积与体表面积之比不到 2∶1，但成年时将达到 10∶1。肺泡直径为 100μm，约为成年人的 1/3。因肺泡数量少而小，气体交换面积小，肺炎时易致黏液阻塞；而肺组织中血管丰富，虽然有利于生长发育，但相对发达的间质，使间质性肺炎时易并发肺不张、肺气肿等。胎儿肺内充满了液体，分娩时由于产道的挤压，约 1/3 经口鼻腔排出，其余部分在呼吸建立后由肺间质中的毛细血管和淋巴管吸收，如肺内液体吸收延迟，可导致湿肺的发生。

（钟近洁）

第 24 章　泌尿系统和生殖系统的发生

胚胎发育的第 4 周初，胚内中胚层由脊索向外依次分化为三部分：轴旁中胚层、间介中胚层和侧中胚层。泌尿系统和生殖系统的主要器官均起源于间介中胚层。在颈部，间介中胚层呈节段性生长，称**生肾节**（nephrotome）；在尾段，间介中胚层增生形成两条纵行的细胞索，称**生肾索**（nephrogenic cord）（图 24-1）。第 4 周末，生肾索继续增生，与体节分离，从胚体后壁凸向胚内体腔，成为分列于中轴两侧的一对纵行隆起，称**尿生殖嵴**（urogenital ridge），是泌尿和生殖系统发生的原基。随后，尿生殖嵴上出现一纵沟，将其分为外侧粗而长的**中肾嵴**（mesonephric ridge）和内侧细而短的**生殖腺嵴**（genital ridge）（图 24-2，图 24-3）。

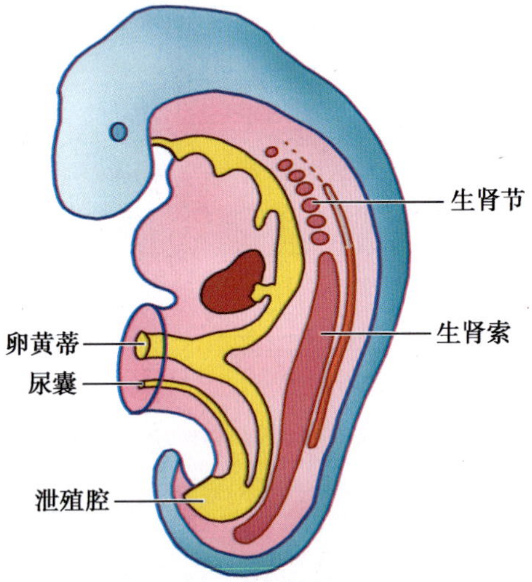

图 24-1　第 4 周末人胚示意图（内部侧面观）

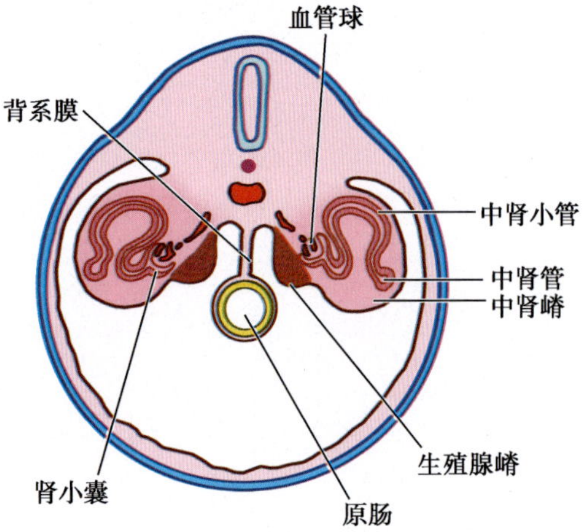

图 24-3　中肾嵴与生殖腺嵴的发生（第 5 周）示意图

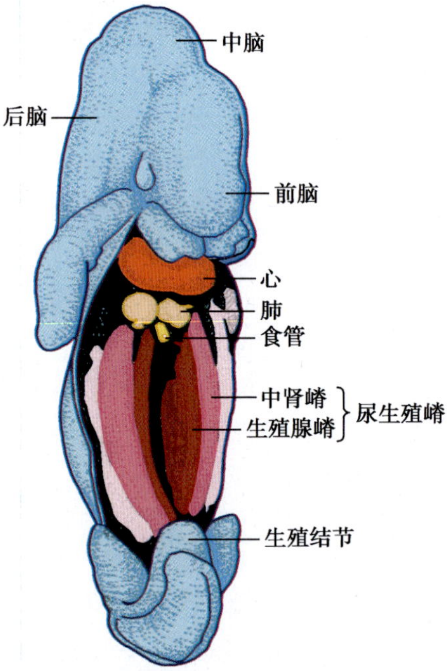

图 24-2　第 4 周末人胚仿真图（内部腹面观）

一、泌尿系统的发生

（一）肾和输尿管的发生

人胚肾的发生分三个阶段，即从胚体颈部至腰骶部相继出现前肾、中肾和后肾。

1. 前肾（pronephros）　第 4 周初，在人胚颈部两侧的生肾节内，先后出现 7～10 对横行的细胞索，之后成为小管，称**前肾小管**（pronephric tubule）。前肾小管的内侧端开口于胚内体腔，外侧端向尾部延伸，互相连接形成头尾走向的**前肾管**（pronephric duct）（图 24-4）。前肾小管和前肾管构成前肾。前肾在人类无泌尿功能。第 4 周末，前肾小管退化，而前肾管大部分保留并向尾部延伸，开口于泄殖腔。

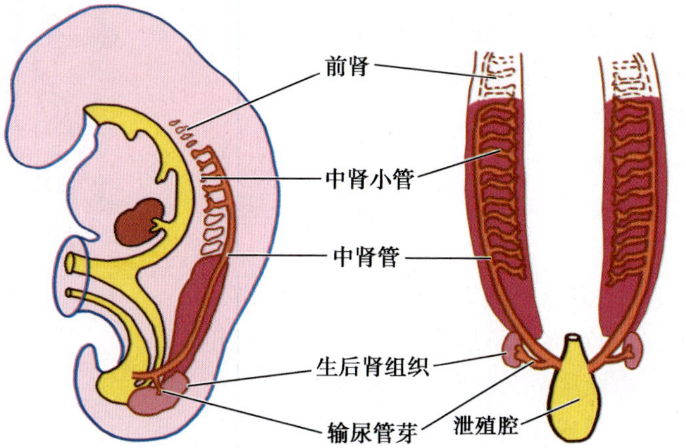

图 24-4　前、中、后肾的发生示意图

2. 中肾（mesonephros）　第 4 周末，前肾小管退化，中肾开始发生。在生肾索及其后形成的中肾嵴内，相继出现约 80 对横行的小管，称**中肾小管**（mesonephric tubule）。这些小管迅速延长，演变为 S 形小管。其内侧端膨大并凹陷为双层囊，包绕来自背主动脉的毛细血管球，构成肾小体；外侧端通入向尾侧延伸的前肾管，此时的前肾管改称为**中肾管**（mesonephric duct）。人的中肾在后肾出现之前可有短暂功能。至第 2 个月末，除中肾管和尾端的少数中肾小管保留外，中肾大部分退化。

3. 后肾（metanephros）　为人体永久肾，由输尿管芽与生后肾组织互相诱导、共同分化而成。第 5 周初，中肾管近泄殖腔处向胚体的背外侧头端发出一盲管，称**输尿管芽**（ureteric bud）（图 24-5）。输尿管芽长入中肾嵴尾端，诱导周围的中胚层细胞向其末端聚集、包绕，形成**生后肾组织**（metanephrogenic tissue）又称**生后肾原基**（metanephrogenic blastema）。输尿管芽伸长，主干分化成输尿管。末端反复分支，分别形成肾盂，肾盏和集合管。

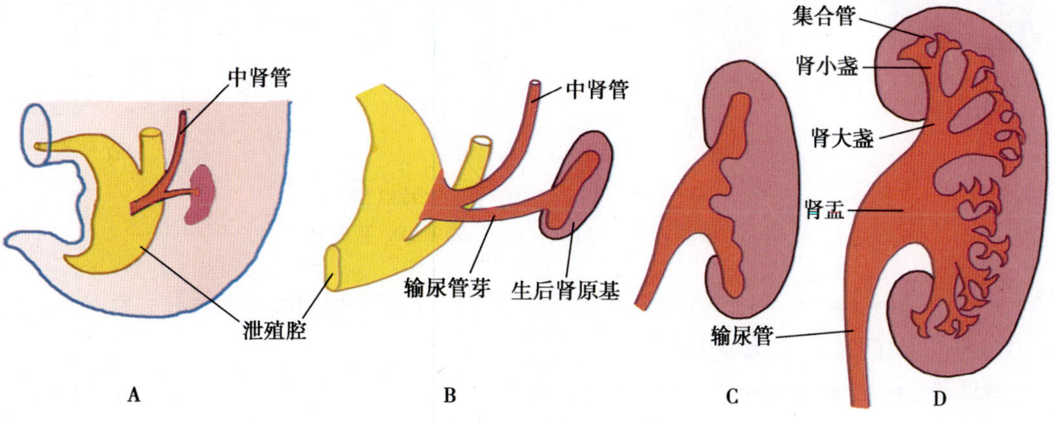

图 24-5　后肾的发生示意图

集合管呈T形分支，末端由帽状生后肾组织覆盖。集合管末端陆续诱导生后肾组织内部的细胞团先形成小泡，再演化为S形肾小管。肾小管的一端膨大凹陷成双层囊，包绕毛细血管球形成肾小体，另一端与集合管接通，其余部分弯曲延长，逐渐分化成近端小管、细段和远端小管（图24-6）。集合管末端不断向生后肾组织浅部呈T形生长，诱导形成大量肾单位，构成肾皮质。生后肾组织的外周部分形成肾被膜。

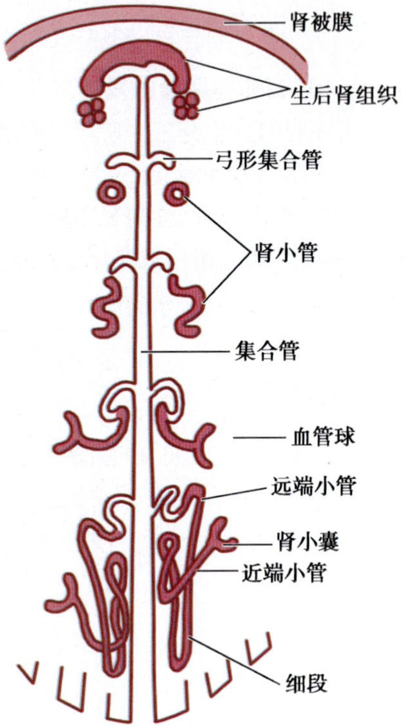

图24-6　集合管与肾单位发生过程示意图

人胚第12周左右，后肾开始产生尿液，构成羊水的主要来源。由于后肾发生于中肾嵴尾端，故原始位置较低，位于盆腔。后因胎儿的生长、输尿管伸展及胚体直立，肾移至腰部。在肾上升的同时，也沿纵轴旋转，肾门从腹侧转向内侧。

（二）膀胱和尿道的发生

人胚第4～7周，尿直肠隔将泄殖腔分隔为背侧的原始直肠和腹侧的尿生殖窦。泄殖腔膜同时被分割成背侧的肛膜和腹侧的尿生殖窦膜（见图23-5）。

膀胱和尿道由尿生殖窦演变形成。尿生殖窦分为三段。上段较大，发育为膀胱，起初顶部与脐尿管相连，脐尿管于出生前闭锁，为脐中韧带。中段狭窄，保持管状，在男性形成尿道前列腺部和膜部，在女性形成尿道的大部分。下段在男性形成尿道海绵体部，在女性扩大为阴道前庭。

输尿管最初开口于中肾管，后者开口于泄殖腔。随着膀胱的发育，输尿管开口以下的一段中肾管并入膀胱。于是，中肾管和输尿管便分别开口于膀胱。

（三）相关畸形

1. 多囊肾（polycystic kidney）　是一种较常见的畸形。在后肾发生过程中，若远曲小管与集合管未接通，尿液便积聚在肾小管内，致使肾内出现大小不等的囊泡（图24-7，图24-8）。囊泡可压迫周围正常的肾单位，使其萎缩，导致肾功能进一步下降。

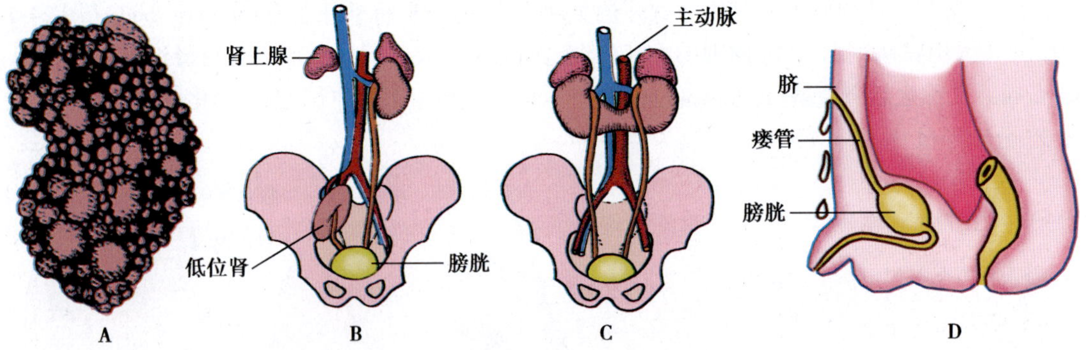

图24-7　泌尿系统相关畸形模式图

A. 多囊肾；B. 异位肾；C. 马蹄肾；D. 脐尿瘘

2. 肾缺如（agenesis of kidney）　因输尿管芽未形成或早期退化，不能诱导后肾发生，导致肾缺如。肾缺如以单侧多见，多无临床症状。

3. 异位肾（ectopic kidney）　由于肾上升过程受阻所致的肾位置异常，常停留在盆腔，与肾上腺分离。

笔记

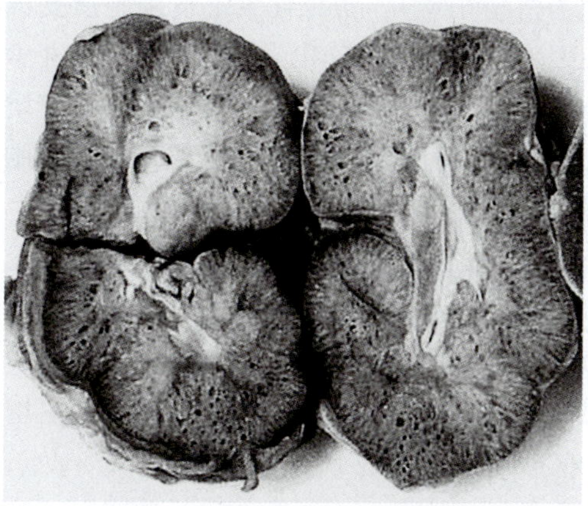

图 24-8 近足月人胎多囊肾（剖面）

4. 马蹄肾（horseshoe kidney） 肾在上升过程中受阻于肠系膜下动脉根部，两肾下端融合呈马蹄形。

5. 双输尿管（double ureter） 输尿管芽过早分支或同侧发生两个输尿管芽，形成双输尿管。一侧肾有两个肾盂，各连一条输尿管。两条输尿管或分别开口于膀胱，或合并后开口于膀胱。

6. 脐尿瘘（urachal fistula） 由于脐尿管未闭锁，出生后尿液从脐部溢出，称脐尿瘘。若仅脐尿管中段未闭锁且扩张，称**脐尿囊肿**（urachal cyst）。

7. 膀胱外翻（exstrophy of bladder） 由于尿生殖窦与表面外胚层之间未出现间充质，膀胱腹侧壁与脐下腹壁之间无肌肉发生，致使表皮和膀胱前壁破裂，膀胱黏膜外翻。

二、生殖系统的发生

虽然人类的遗传性别在受精时即已由精子的核型确定，但直到胚胎第 7 周，生殖腺才能辨认性别，外生殖器的性别到第 12 周时才可分辨。因此，生殖腺、生殖管道和外生殖器的发生过程均分为早期的性未分化阶段和后期的性分化阶段。

（一）睾丸和卵巢的发生

生殖腺由生殖腺嵴表面的体腔上皮、上皮下的间充质和迁入的原始生殖细胞共同发育而成。

1. 未分化期 第 5 周时，生殖腺嵴表面的上皮细胞增生，伸入下方的间充质，形成许多不规则的细胞索条，称**初级性索**（primary sex cord）。在人胚第 4 周初，靠近尿囊根部的卵黄囊壁内胚层出现大而圆形的一类细胞，称**原始生殖细胞**（primordial germ cell）；到人胚第 4 周，原始生殖细胞沿后肠背系膜向生殖腺嵴迁移，第 6 周迁入初级性索（图 24-9，图 24-10）。此时的生殖腺无性别特征，称**未分化性腺**。

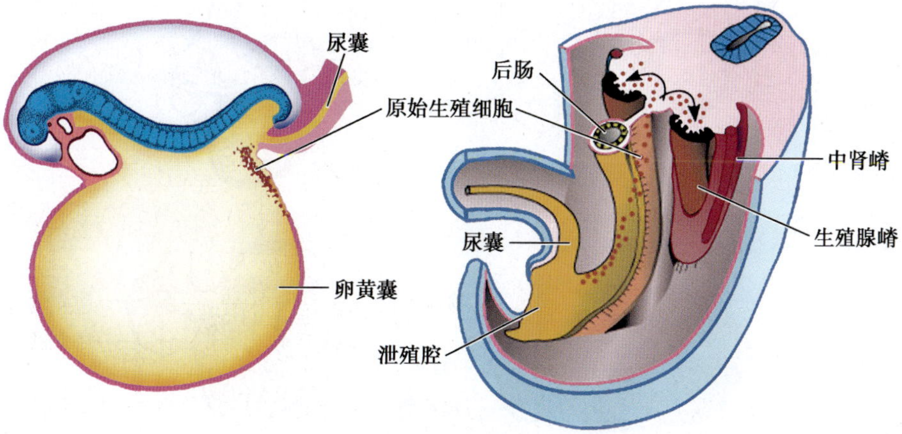

图 24-9 原始生殖细胞迁移示意图

2. 睾丸的发生 如果胚胎的遗传性别为男性，其原始生殖细胞即携带 XY 性染色体。Y 染色体短臂上有性别决定区（sex determining region of the Y，SRY），可编码**睾丸决定因子**（testis-determining factor，TDF）。该因子能使未分化性腺向睾丸方向分化。人胚第 7～8 周时，在 TDF 影响下，初级性索与表面上皮分离，继续向深部增生，形成许多界限清楚，互相吻合的细长弯曲的**睾丸索**（testis cord）

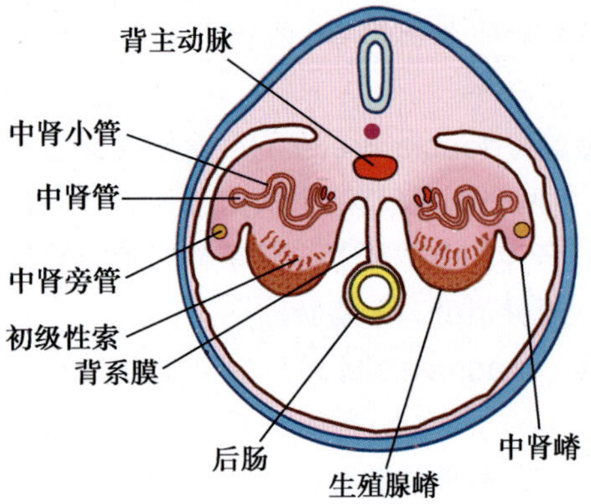

图 24-10 未分化性腺的发生示意图

（青春期时演化为生精小管）。初级性索上皮细胞演变成**支持细胞**，原始生殖细胞则增殖分化为**精原细胞**。睾丸索的末端吻合成睾丸网。第 8 周时，表面上皮下方的间充质形成白膜，睾丸索之间的间充质细胞分化为**睾丸间质细胞**有分泌雄激素的功能（图 24-11）。

3. 卵巢的发生 女性胚胎细胞的性染色体为 XX，无 Y 染色体，故其未分化性腺自然发育为卵巢。人胚第 10 周后，性腺在向卵巢发生过程中，初级性索退化，被基质和血管代替，成为卵巢髓质。未分化性腺的表面上皮增生，再次向间充质伸入，形成**次级性索**（secondary sex cord），又称**皮质索**（cortical cord）（图 24-11，图 24-12）。皮质索与上皮分离后构成卵巢皮质。上皮下的间充质形成白膜。第 3～4 个月时，皮质索断裂，形成许多细胞团。细胞团中央为原始生殖细胞分化成的**卵原细胞**，周围是一层由皮质索上皮细胞分化成的扁平的卵泡细胞，二者构成**原始卵泡**。卵原细胞继续增殖，原始卵泡也分裂增多。胎儿出生时，两侧卵巢中有 70 万～200 万个**原始卵泡**，其中的卵原细胞已分化为初级卵母细胞，并停留在第一次减数分裂的前期。

4. 睾丸和卵巢的下降 生殖腺最初位于腹后壁，随着体积的增大，逐渐突入腹膜腔，由厚而短的系膜悬吊于腹腔腰部。随后系膜变得细长，逐步形成纤维索状连于生殖腺尾端与阴唇阴囊隆起之间，

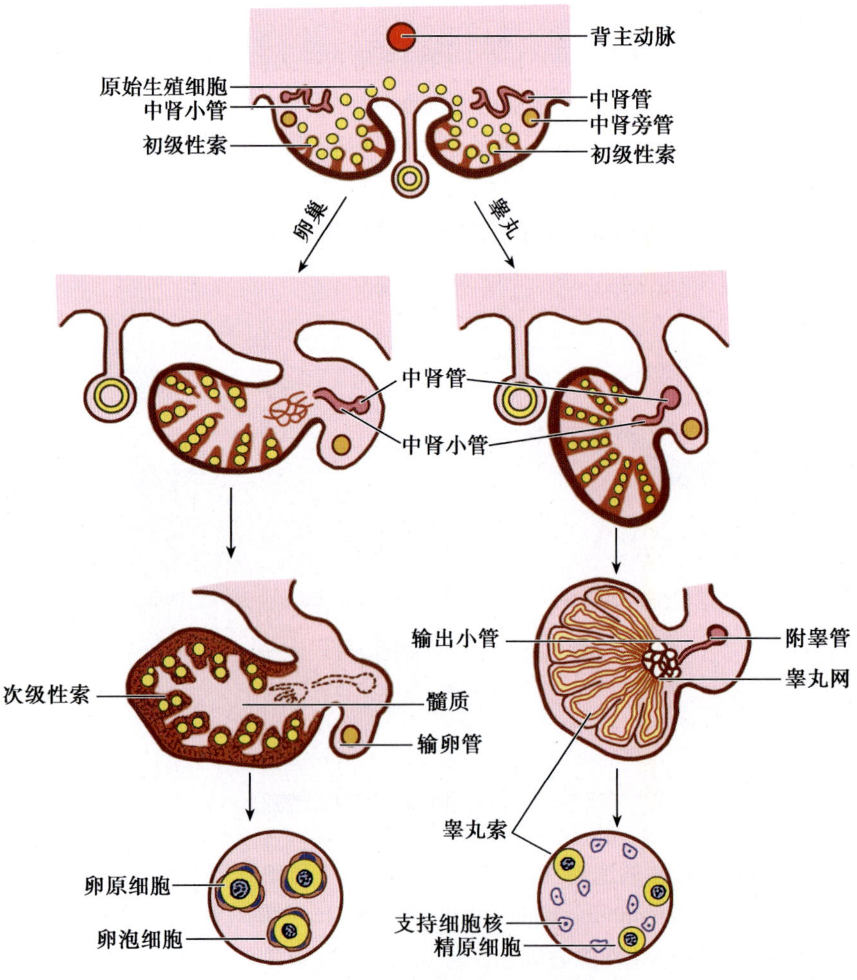

图 24-11 睾丸与卵巢的分化示意图

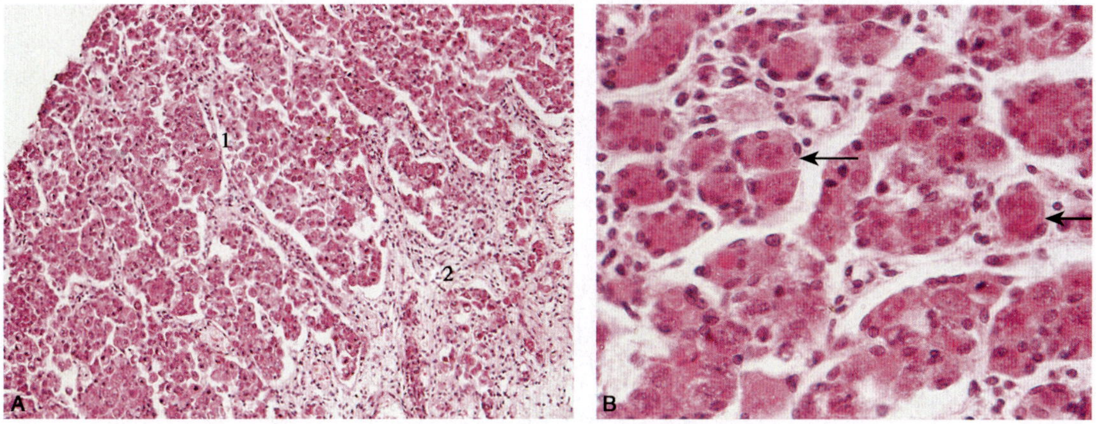

图 24-12　人胎卵巢光镜图
A. 14 周龄；B. 18 周龄；1. 皮质（含次级性索）；2. 髓质；←原始卵泡

称**引带**（gubernaculum）。随着胚体生长、腰部直立、引带相对缩短而牵拉生殖腺下降。第 3 个月时，卵巢停留在盆腔；睾丸继续下降，停留在腹股沟管内口。第 7～8 个月时，睾丸与包绕它的双层腹膜经腹股沟管降入阴囊。双层腹膜构成鞘突，覆盖在睾丸的前面及侧面，成为鞘膜。出生前后，鞘膜腔与腹膜腔之间的通路逐渐闭合（图 24-13）。

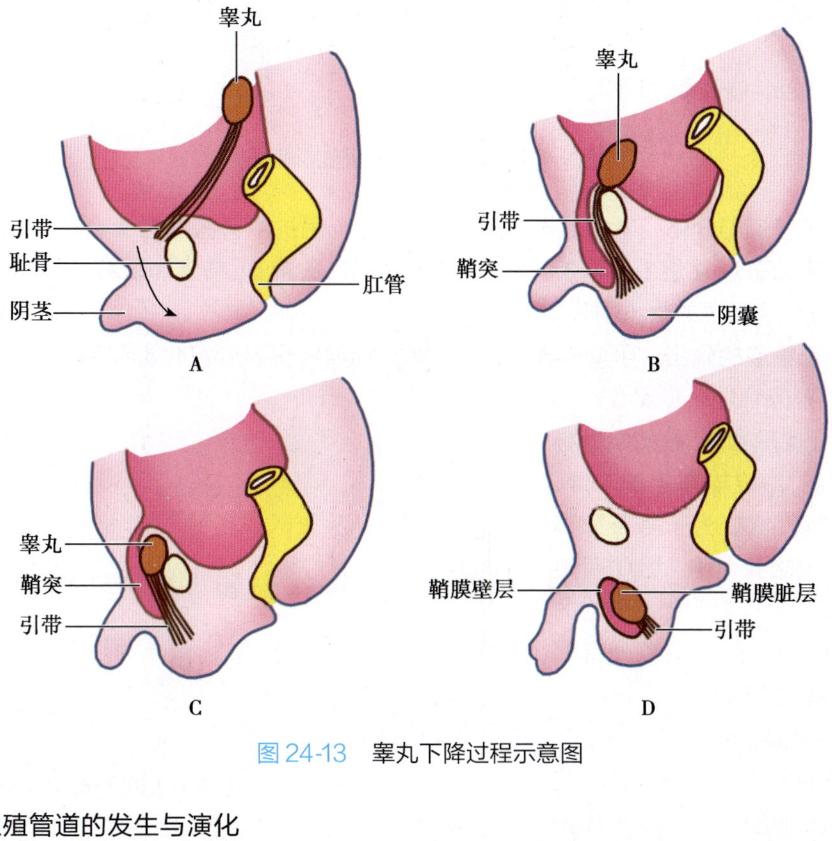

图 24-13　睾丸下降过程示意图

（二）生殖管道的发生与演化

1. 未分化期　第 6 周时，胚体内已先后出现左、右两对生殖管道，即一对中肾管和一对**中肾旁管**（paramesonephric duct），后者又称米勒管（Müllerian duct）。中肾旁管由尿生殖嵴头端外侧的体腔上皮凹陷后闭合而成。其起始部呈漏斗形，开口于体腔，上段较长，纵行于中肾管外侧；中段经中肾管腹侧向内弯曲横行，在中线与对侧中肾旁管相遇；下段并列下行，其末端为盲端，突入尿生殖窦背侧壁，在窦腔内形成一隆起，称窦结节（sinus tubercle）。中肾管开口于窦结节的两侧（图 24-14）。

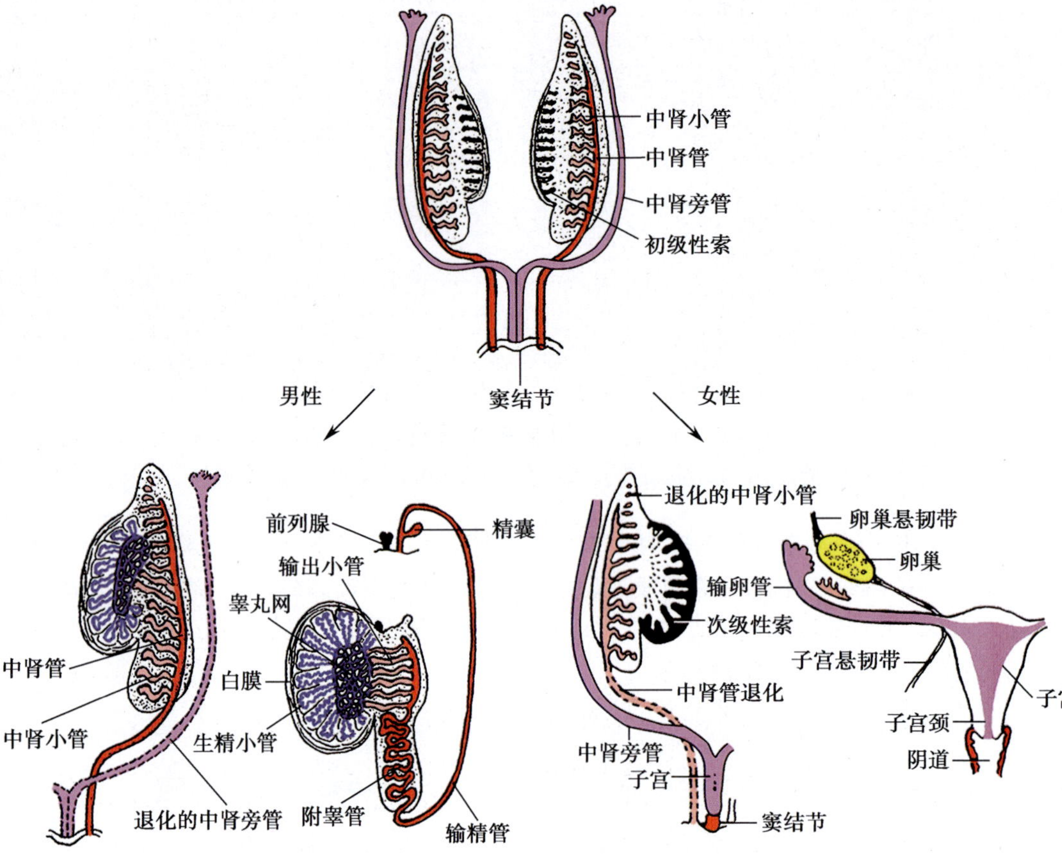

图 24-14 生殖管道的演变示意图

2. 男性生殖管道的分化 睾丸形成后,其支持细胞产生**抗中肾旁管激素**,使中肾旁管退化。睾丸间质细胞分泌雄激素,促使中肾管延长弯曲形成附睾管、输精管、精囊和射精管。与睾丸相邻的十余条中肾小管分化为附睾的输出小管。

3. 女性生殖管道的分化 卵巢形成后,由于缺乏雄激素,中肾管退化;同时亦无抗中肾旁管激素的抑制作用,中肾旁管进一步发育。其上段和中段演化为输卵管,起始端以漏斗形开口于体腔,形成输卵管漏斗部;下段左、右合并后,演变为子宫及阴道穹隆部。窦结节增生延长,形成阴道板。第5个月时,阴道板演化成中空的阴道,上端与子宫相通,下端以处女膜与阴道前庭相隔(图 24-15)。

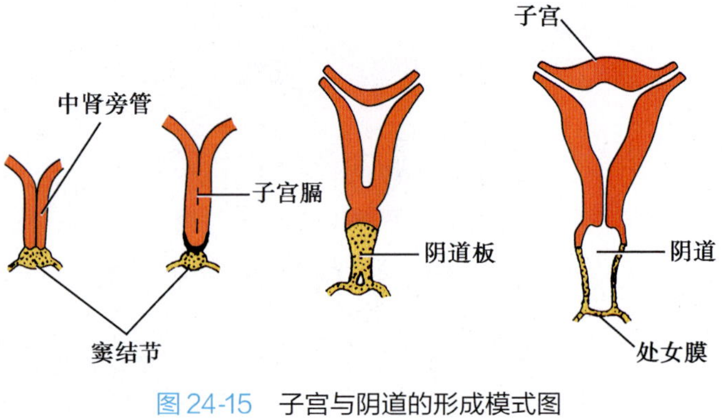

图 24-15 子宫与阴道的形成模式图

(三)外生殖器的发生

1. 未分化期 第3周末,泄殖腔膜周围的间充质细胞增生,形成头尾走向的两条弧形皱褶,称泄殖腔褶。第6周时,伴随泄殖腔和泄殖腔膜的分隔,泄殖腔褶被分隔为腹侧较大的尿生殖褶和背侧较小的肛褶。尿生殖褶之间的凹陷为尿生殖沟,沟底为尿生殖窦膜。尿生殖褶的头端靠拢,增殖隆起为生殖结节。与此同时,左、右尿生殖褶外侧的间充质增生,形成一对大的纵行隆起,称阴唇阴囊隆起(图 24-16)。

2. 男性外生殖器的分化 在雄激素作用下,生殖结节明显伸长、增粗,形成阴茎。左、右尿生殖

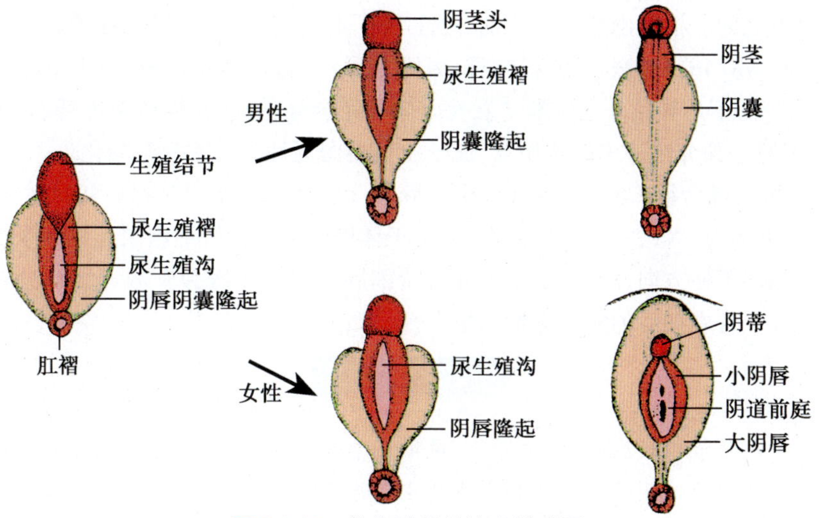

图 24-16　外生殖器的演变模式图

褶随生殖结节生长，在腹侧中线闭合，形成尿道海绵体，参与阴茎的形成。左、右阴唇阴囊隆起向尾端牵拉，于中线融合，形成阴囊。

3. 女性外生殖器的分化　无雄激素作用，外生殖器自然分化为女性。生殖结节稍增大为阴蒂。左、右尿生殖褶发育为小阴唇。两侧阴唇阴囊隆起继续增大隆起，形成大阴唇，其头端合并为阴阜，尾端合并形成阴囊后联合。尿生殖沟扩展，参与形成阴道前庭。

（四）相关畸形

1. 隐睾（cryptorchidism）　睾丸未完全下降，停留在腹膜腔或腹股沟处称隐睾（图 24-17）。隐睾可发生于单侧或双侧。双侧腹膜腔内隐睾，由于温度高影响精子发生，可致男性不育。

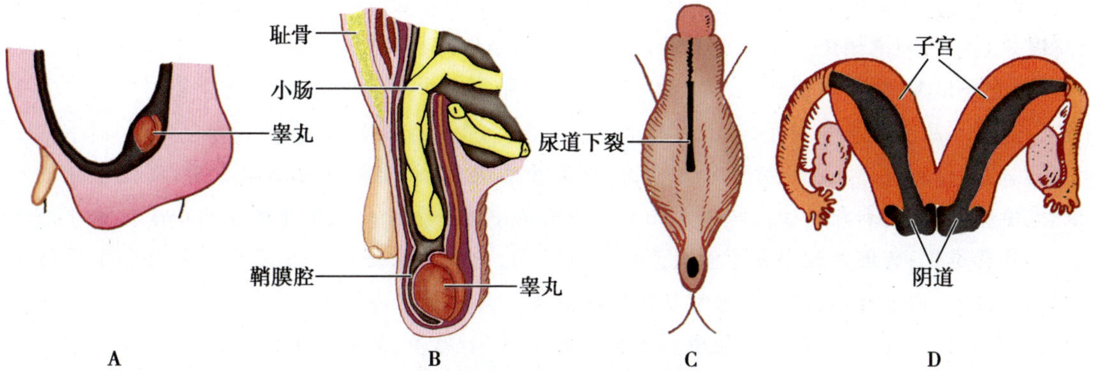

图 24-17　生殖系统的相关畸形模式图

A. 隐睾；B. 先天性腹股沟疝；C. 尿道下裂；D. 双子宫双阴道

2. 先天性腹股沟疝（congenital inguinal hernia）　若鞘膜腔与腹膜腔之间的通路不闭合或闭合不全，当腹内压增高时，部分肠管可突入鞘膜腔，导致先天性腹股沟疝。

3. 尿道下裂（hypospadias）　如果左、右尿生殖褶闭合不全，导致阴茎腹侧有尿道开口，称尿道下裂 。

4. 双子宫（double uterus）与双角子宫（bicornuate uterus）　左右中肾旁管下段未融合可导致双子宫，常伴有双阴道。若仅中肾旁管下段的上半部分未融合，则形成双角子宫。

5. 阴道闭锁（vaginal atresia）　窦结节未形成阴道板，或形成阴道板后未形成管道，则导致阴道闭锁。也有的外观看不见阴道，仅由于处女膜在出生前后未穿通所致。

6. **两性畸形（hermaphroditism）** 又称半阴阳，是因性分化异常导致的性别畸形，患者的外生殖器介于男女两性之间。根据生殖腺的性别，两性畸形可分为三种。①**真两性畸形**：患者既有睾丸又有卵巢，核型为46,XX/46,XY嵌合型，极罕见，原因不明；②**男性假两性畸形**：生殖腺为睾丸，核型为46,XY，因雄激素分泌不足导致外生殖器向女性方向不完全分化；③**女性假两性畸形**：生殖腺为卵巢，核型为46,XX，因肾上腺分泌过多的雄激素，使外生殖器向男性方向不完全分化。

7. **雄激素不敏感综合征（androgen insensitivity syndrome）** 又称睾丸女性化综合征。患者生殖腺为睾丸，核型为46,XY，可分泌雄激素，但由于体细胞与中肾管细胞缺乏雄激素受体，生殖管道和外生殖器均不能向男性方向发育。由于睾丸支持细胞产生抗中肾旁管激素，致使输卵管和子宫也不发育。外生殖器及青春期后的第二性征均呈女性表型。

本章小结

间介中胚层头段呈节段性生长，称生肾节，尾段呈索状增生，称生肾索。生肾索继续增生，形成尿生殖嵴。尿生殖嵴又分为外侧的中肾嵴和内侧的生殖腺嵴。

肾的发生分三个阶段，即前肾、中肾和后肾。前肾由前肾小管和前肾管构成。中肾由中肾管和中肾小管构成。除中肾管和尾端的少数中肾小管保留外，中肾大部分退化。后肾由输尿管芽与生后肾组织互相诱导、共同分化而成。后肾发育成人体永久肾。在泌尿系统的发生过程中，伴随着相关畸形的发生，如多囊肾等。

生殖系统的发生包括生殖腺和生殖管道的发生，其发生过程均分为早期的性未分化阶段和后期的性分化阶段。

生殖腺由生殖腺嵴表面的体腔上皮、上皮下的间充质和迁入的原始生殖细胞共同发育而成。睾丸的分化是由Y染色体短臂上的性别决定区决定的，后者可编码睾丸决定因子。在睾丸决定因子影响下，初级性索形成睾丸索，初级性索上皮细胞演变成支持细胞，原始生殖细胞则增殖分化为精原细胞。睾丸索之间的间充质细胞分化为睾丸间质细胞。由于没有Y染色体，故未分化性腺自然发育为卵巢，初级性索退化。表面上皮增生，形成皮质索。随后皮质索断裂，形成原始卵泡，中央为卵原细胞，周围是扁平的卵泡细胞。胎儿出生时，卵原细胞已分化为初级卵母细胞。

在性未分化期，胚体内出现左、右两对生殖管道，即一对中肾管和一对中肾旁管。中肾旁管下段并列下行，突入尿生殖窦背侧壁，形成窦结节。

睾丸的支持细胞产生抗中肾旁管激素，使中肾旁管退化，间质细胞分泌雄激素，促使中肾管形成附睾管、输精管、精囊和射精管。与睾丸相邻的十余条中肾小管分化为附睾的输出小管。由于缺乏雄激素，中肾管退化；又因无抗中肾旁管激素的抑制作用，中肾旁管进一步发育。其上段和中段演化为输卵管；下段左、右合并后，演变为子宫及阴道穹窿部。窦结节形成阴道板。

在生殖系统的发生过程中，伴随着相关畸形的发生，如隐睾、先天性腹股沟疝、尿道下裂等。

（朱永红）

插入框：Klinefelter 综合征

性分化的过程受到遗传因素的调控。性染色体的异常，特别是数目异常是导致性分化异常的主要原因之一，其中发病率最高的为Klinefelter综合征（又称先天性睾丸发育不全），约占出生男婴的0.1%。

Klinefelter综合征患者的染色体核型主要为47,XXY（约占90%），少数为46,XY或47,XXY，其中多余的X染色体约40%来源于精子，60%来源于卵子。其发生机制为，当生殖细胞进行减数分裂时，性染色体不分离，使精子或卵细胞多了1条X染色体。临床表现主要为男性第二性征发育不全。出生时及儿童期患者与正常人无明显差别，到青春期才出现一些异常：外观为男性，但睾丸发育不全，阴茎短小；男性第二性征发育差，有女性化表型，如无胡须、体毛

笔记

少、阴毛分布如女性等，约 25% 的患者有乳房发育；多数患者身材高，四肢长，部分患者（约 1/4）有智力低下；成年后易患肥胖、糖尿病和骨质疏松等。绝大多数患者因不育而就诊，表现为性功能低下，精液中无精子。

传统观念认为 Klinefelter 综合征患者无法生育，只能领养子女或者采用精子库的精子人工助孕。但随着辅助生殖技术的发展，为这些患者带来了生育希望，只要患者精液中有精子或能从睾丸中显微取精，就有可能获得后代。

（周作民）

第 25 章　心血管系统的发生

人胚早期以物质弥散方式获取营养，由于胚体的快速生长，于第 3 周形成原始心血管系统，约在第 3 周末开始血液循环，成为机体内形成最早、执行功能最早的系统，使胚胎能有效地获得养料和排出废物，以适应胚胎迅速发育。

一、原始心血管系统的建立

原始心血管系统（primitive cardiovascular system）左右对称，由心管、原始动脉系统和原始静脉系统组成。心血管的管壁构造，最初为内皮性管道，以后其周围的间充质分化出肌组织和结缔组织，参加管壁的形成，从而演变成心脏、动脉和静脉。

1. 胚外血管的发生　人胚第 3 周，卵黄囊壁的胚外中胚层细胞密集成索或团状，称**血岛**（blood island），继而体蒂和绒毛膜等处的胚外中胚层细胞也形成血岛。不久血岛内出现间隙，其周边的细胞分化为扁平的内皮细胞，中央的细胞分化成游离的造血干细胞（图 25-1）。管道不断向外出芽延伸，使相邻血岛形成的内皮管道互相融合通连，逐渐形成胚外毛细血管网。

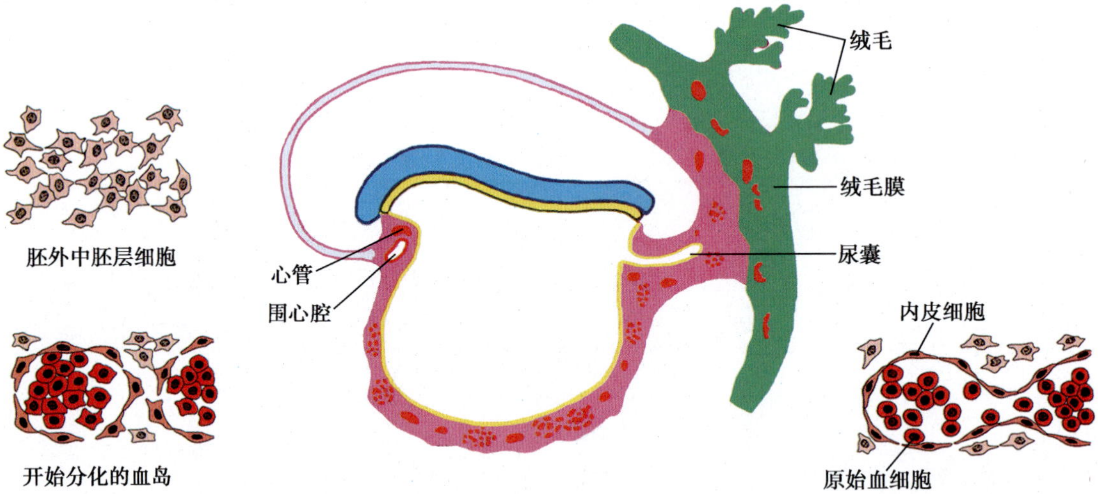

图 25-1　血岛和血管形成

2. 胚内血管的发生　人胚第 18～20 天，胚体内各处间充质出现许多裂隙，裂隙周围的间充质细胞变扁，分化为内皮细胞，形成胚内毛细血管，相邻血管内皮以出芽方式连接，形成胚内原始血管网。

第 3 周，胚体内和胚体外的毛细血管网经过体蒂相通，造血干细胞进入胚体内，形成了人胚早期原始血管通路。

此时的血管在结构上尚无法区分动脉和静脉，根据它们将来的归属以及与心脏发生的关系进行命名。以后，内皮管周围的间充质细胞密集，分化为平滑肌纤维和结缔组织，形成中膜和外膜，演化出动脉和静脉的组织结构。

3. 胚体早期血液循环　第 3 周末，已有一对心管、一对连接心管头端的腹主动脉、一对背主动脉，以及连接同侧腹主动脉和背主动脉的第一对弓动脉。背主动脉在卵黄囊壁分出若干对卵黄动脉，经过体蒂在绒毛膜分出一对脐动脉；卵黄囊毛细血管汇合成一对卵黄静脉，绒毛膜中毛细血管汇合成一条脐静脉，卵黄静脉和脐静脉分别运送血液回心管的静脉端，从而形成卵黄囊循环和脐循环。

心管合二为一时，两条腹主动脉融合为主动脉囊。两条背主动脉合并，沿途的分支将血液输送至胚体各部。此时，胚体前部形成了一对前主静脉，后部形成了一对后主静脉，分别汇流至左、右总主静脉，再运至心管的静脉端，形成胚体循环。

至此，胚内、外形成了胚体循环、卵黄囊循环和脐循环三套通路（图 25-2）。

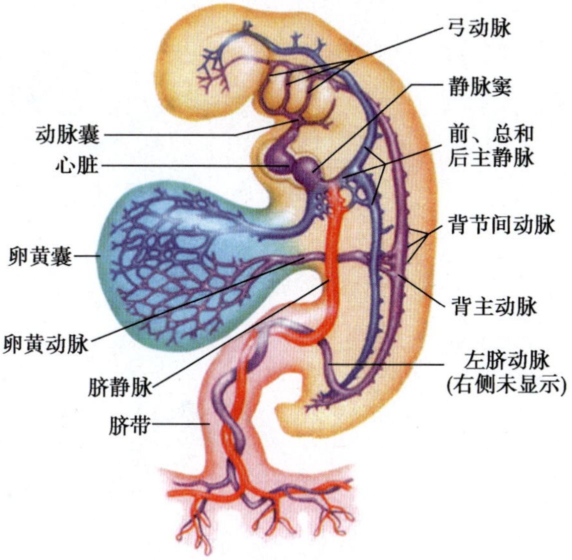

图 25-2　人胚早期血液循环

人胚早期心脏和血管是左、右对称的，随着血流动力学的变化以及体内各器官的发生，管道不断经过扩张、延长、合并、退化以及新生等过程，演变成为非对称的心血管布局。

二、心脏的发生

心脏发生于**生心区**（cardiogenic area）。在三胚层胚盘形成过程中，生心区由部分中胚层细胞在胚盘前缘口咽膜的头端汇聚形成。生心区头侧为原始横膈。

（一）原始心脏的形成

1. 心管和围心腔的发生　人胚第 18～19 天，生心区出现腔隙，称**围心腔**（pericardiac coelom）；其腹侧的间充质细胞聚集成一对长条细胞索，称**生心索**（cardiogenic cord）（图 25-3）。生心索中央逐渐出现腔隙，形成并列的左、右两条纵管，称**心管**（cardiac tube）（图 25-4）。

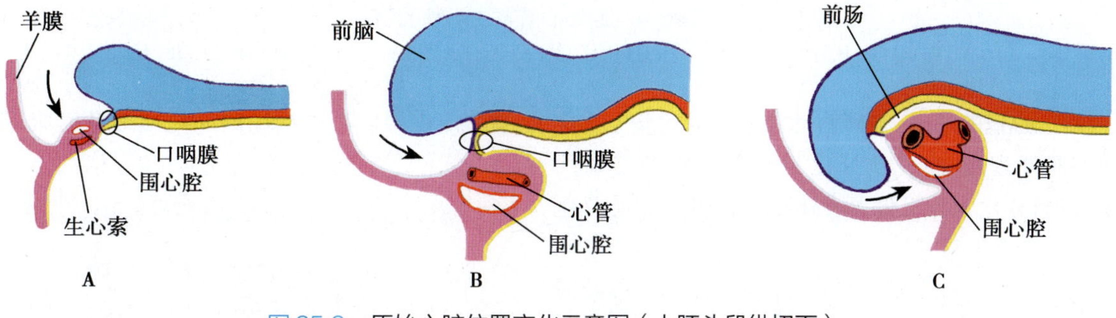

图 25-3　原始心脏位置变化示意图（人胚头段纵切面）

胚体由扁平的胚盘向圆柱形胚体的转变过程中，随着头褶的发生，胚体头端向腹侧卷曲，原来位于口咽膜头侧的心管和围心腔转位约 180°，围心腔转至腹侧，心管则转至围心腔的背侧（图 25-3）。当胚体发生侧褶时，左、右心管逐渐向中线靠拢，并从头端向尾端融合，于 22 天时，成为一条心管（图 25-4）。

围心腔不断扩大并向心管的背侧扩展，使心管与前肠之间的间充质由宽变窄，形成心背系膜，将心管悬连于围心腔的背侧壁。心背系膜中央部逐渐退化消失，形成一个左、右相通的孔道，即心包横窦。心管的头、尾侧仍留有心背系膜，其余部分完全游离于围心腔内（图 25-4）。以后，围心腔发育为心包腔。

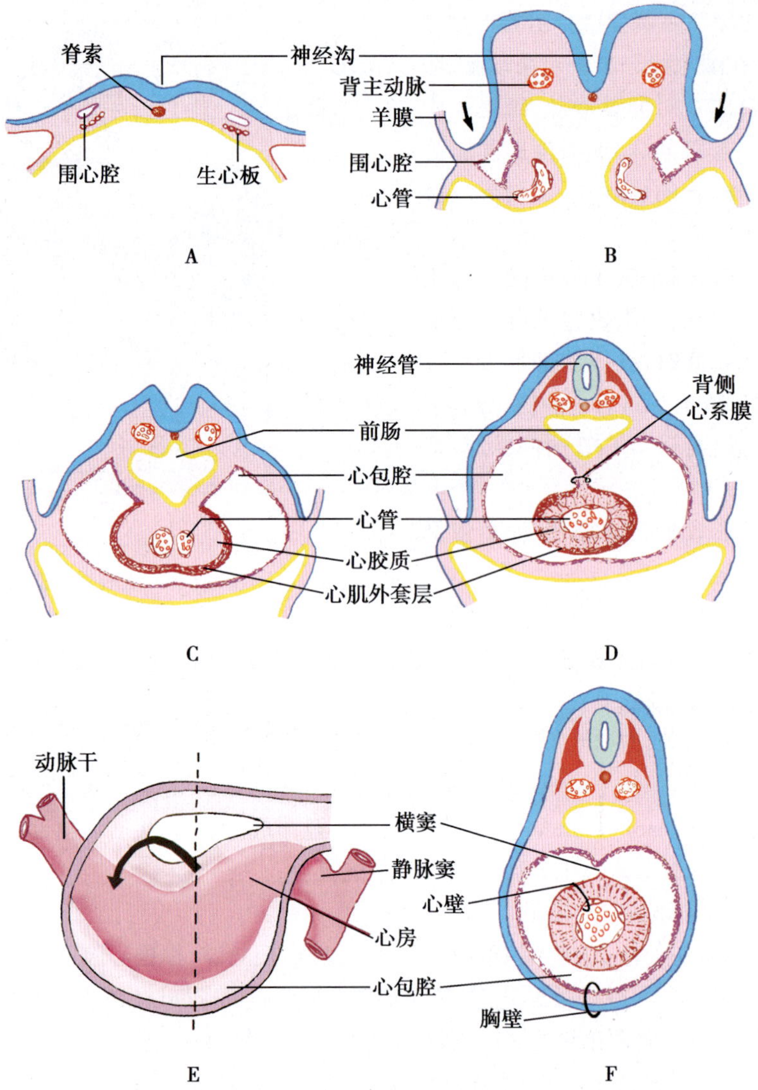

图 25-4 原始心脏发生示意图

A. 约 19 天；B. 约 20 天；C. 约 21 天；D. 约 22 天；E. 约 28 天(纵切面)；F. 约 28 天

2. 心壁的形成 心管合并时，心管内皮形成心内膜的内皮层。心管周围的间充质逐渐密集，形成**心肌外套层**，间充质分化为心肌细胞和结缔组织，以后分化为心肌膜和心外膜。心肌外套层分化出一层扁平细胞，形成心外膜的间皮。心管内皮和心肌外套层之间较疏松的胶样结缔组织，称**心胶质**(图 25-4，图 25-5)，将形成心内膜内皮下层的结缔组织。

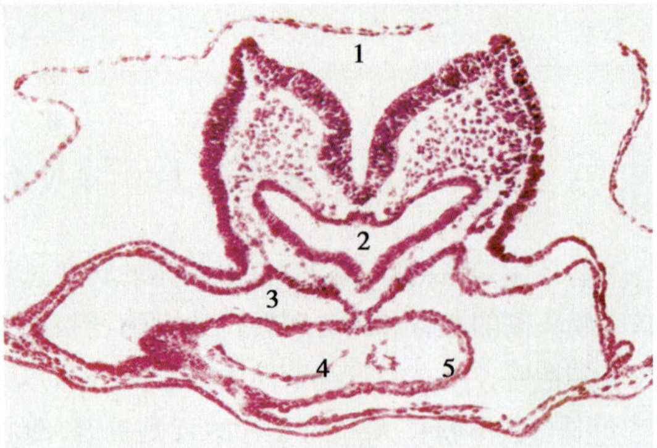

图 25-5 原始心脏光镜图

1. 神经沟；2. 前肠；3. 围心腔；4. 心内膜原基(脱离)；5. 心肌膜与心外膜

(二) 心脏外形的演变

心管各段生长速度不同，由头向尾形成膨大，依次为**心球**(bulbus cordis)、**心室**、**心房**和**静脉窦**(sinus venosus)，静脉窦末端分为左、右角，左右总主静脉、脐静脉和卵黄静脉分别通入。心球的远侧份较细长，为**动脉干**(truncus arteriosus)，动脉干头端连接动脉囊。

心管的头端与动脉相连，为鳃弓固定；尾端与静脉相接，为横膈固定。在心管的发生过程中，由于两端固定，而游离部，尤其是心球和心室的生长速度又远快于心包腔的扩展速度，因此心球和心室朝右、腹、尾侧弯曲，形成一个“U”字形的**球室袢**(bulboventricular loop)(图 25-6)。

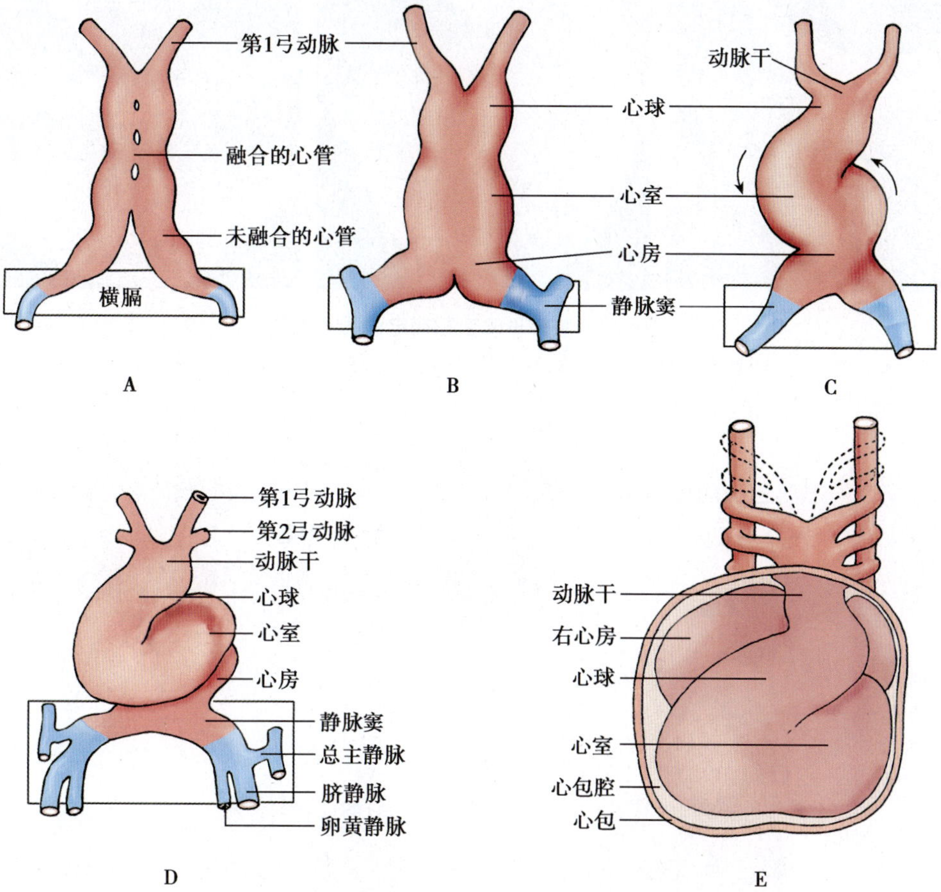

图 25-6　心脏外形的演变

A. 约 21 天；B. 约 22 天；C. 约 23 天；D. 约 24 天；E. 约 25 天

随后，心房逐渐脱离横膈，移至心室头端背侧，并稍偏左。静脉窦也从原始横膈内游离出来，位于心房的尾侧，此时心脏的外形为“S”形（图 25-6，图 25-7）。由于心房的腹侧有心球和动脉干，背侧有食管，因此其生长腹背受限，即逐渐上移并膨出于心球和动脉干的两侧。随着心房扩大，其与心室之间的房室沟逐渐加深。同时，心球的尾段膨大，被心室吸收，成为原始右心室；原来的心室成为原始左心室，左、右心室之间的表面出现室间沟。此时，初具成体心脏的外形。

（三）心脏内部的分隔

第 5 周初，心脏外形的建立已初步完成，但内部的分隔尚不完全。心脏各部的分隔同时进行，于第 7 周末完成(图 25-8，图 25-9)。

1. 房室管的分隔　随着心房和心室之间的房室沟逐渐加深，相应的心腔也形成一狭窄的管道，称**房室管**(atrioventricular canal)。第 4 周，房室管的背侧壁和腹侧壁正中的心内膜组织增厚，分别形成背、腹**心内膜垫**(endocardial cushion)。二者彼此相对生长，向中央靠拢，至第 6 周时相互愈合，将房室管分隔为左、右**房室管**。围绕房室孔的间充质局部增生并向腔内隆起，演变成二尖瓣和三尖瓣。

2. 心房的分隔　在心内膜垫发生的同时，于心房头端背侧壁的正中线处发生一个薄的半月形薄膜，称**第一房间隔**。其向心内膜垫方向生长，游离缘与心内膜垫之间暂时留一孔，称**第一房间孔**。第

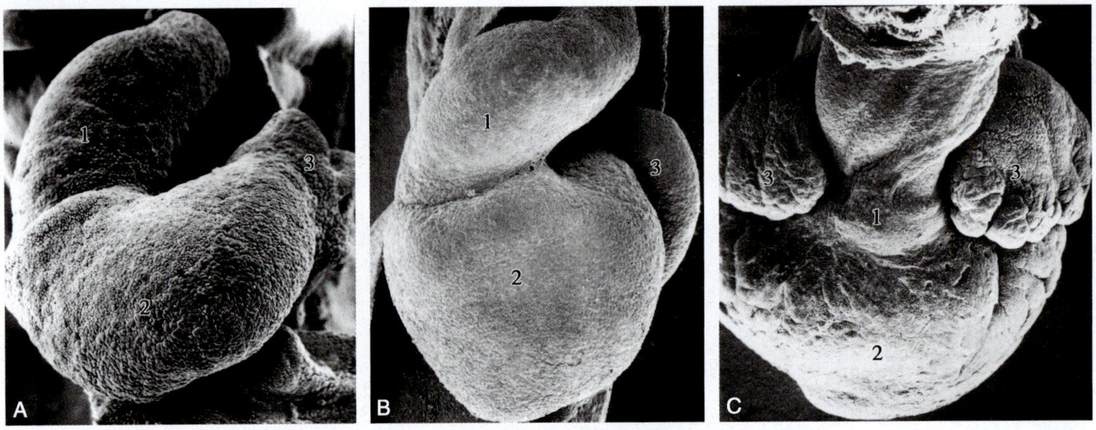

图 25-7　心脏外形演变扫描电镜图（鸡胚）

A. 3 天龄；B. 4.5 天龄；C. 7 天龄；1. 心球；2. 心室；3. 心房

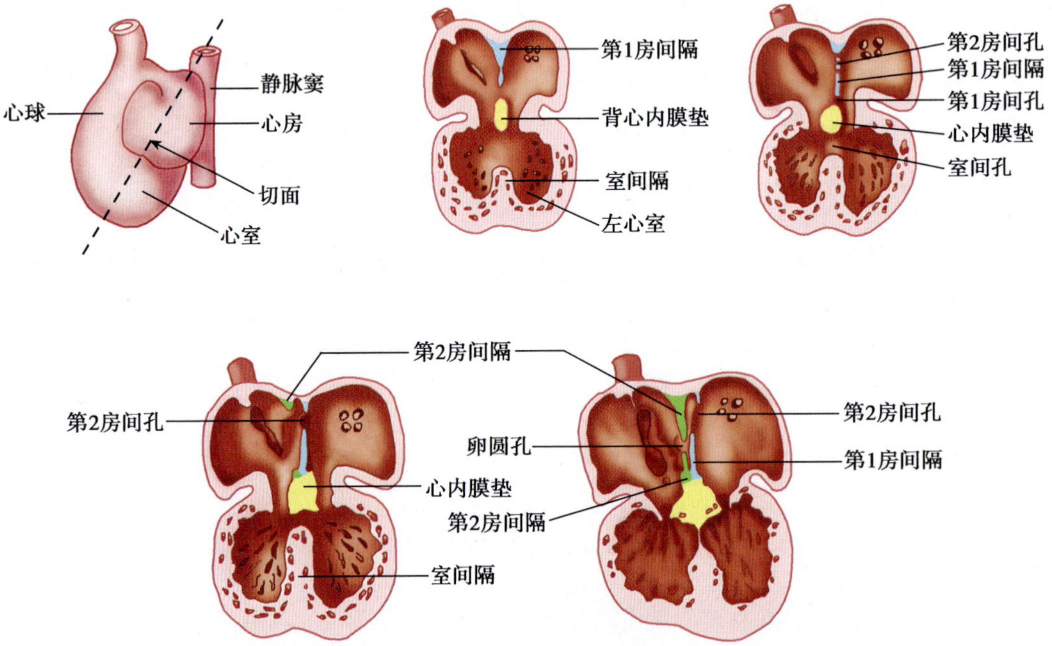

图 25-8　心脏内部的分隔仿真图

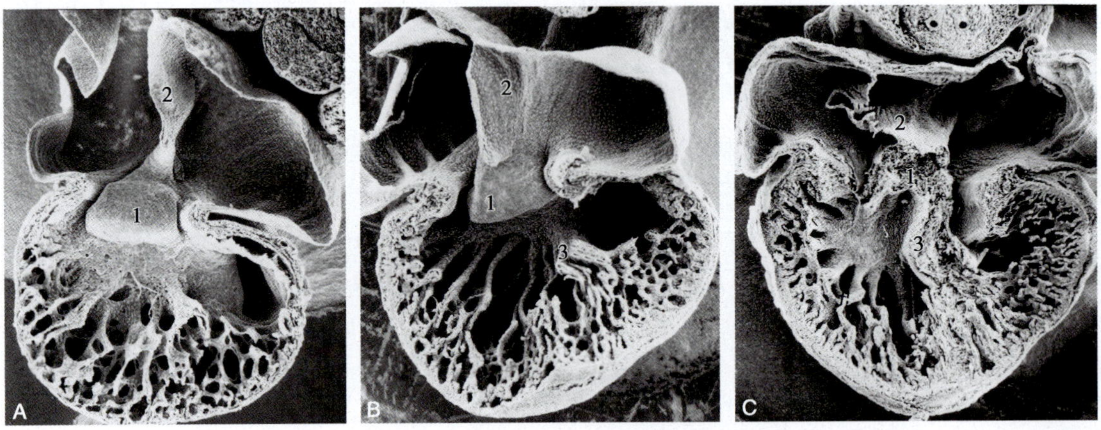

图 25-9　心脏内部分隔扫描电镜图

A. 4.5 天龄；B. 5.5 天龄；C. 7 天龄；1. 心内膜垫；2. 房间隔；3. 室间隔

一房间隔继续增长,隔的上部中央变薄出现若干小孔,逐渐融合成一孔,称**第二房间孔**。心内膜垫组织向上凸起并与第一房间隔游离缘融合,第一房间孔封闭。

第 5 周末,在第一房间隔右侧,从心房的头方腹侧壁再长出一较厚的新月形隔,称**第二房间隔**。此隔下缘呈弧形,渐向心内膜垫方向生长,覆盖了第二房间孔,当其前、后缘与心内膜垫接触时,下方留有一**卵圆孔**(foramen ovale)。卵圆孔的位置比第二房间孔稍低,两孔交错重叠。第一房间隔在左侧下方覆盖卵圆孔,薄而软的第一房间隔相当于瓣膜,称**卵圆孔瓣**。出生前,由于肺循环不行使功能,左心房压力低于右心房,右心房的血液可经卵圆孔流入左心房,反之则不能。出生后,肺循环开始,左心房压力增大,致使两个隔紧贴并逐渐融合,卵圆孔关闭形成一个完整的房间隔,左、右心房完全分隔。

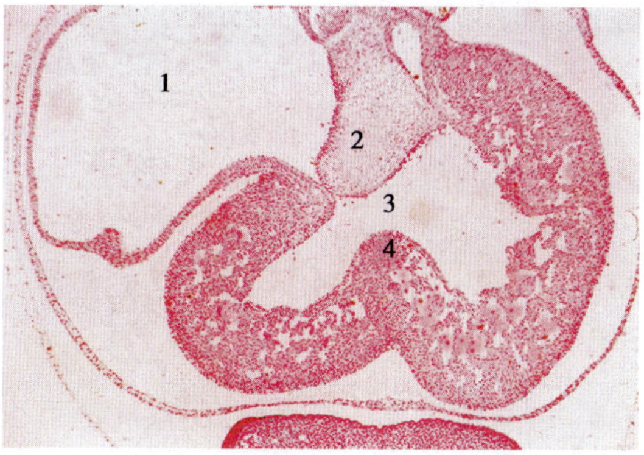

图 25-10 发育中的心室光镜图

1. 心房;2. 心内膜垫;3. 室间孔;4. 室间隔肌部

3. 心室的分隔 人胚第 4 周末,于心尖处心室底壁组织向上凸起形成一个较厚的半月形的肌性隔膜,称**室间隔肌部**。此隔向心内膜垫方向生长,游离缘凹陷与心内膜垫之间留有一半月状孔,称**室间孔**(图 25-8 ~ 图 25-10)。

第 7 周末,由于心球内部形成左、右心球嵴(见后述),彼此对向生长、融合,并向下延伸,分别与肌性隔的前缘和后缘融合,关闭了室间孔上部的大部分;同时,心内膜垫的间充质增生、室间隔肌部上缘向上生长,与心球嵴愈合形成**室间隔膜部**(图 25-11)。至此,室间孔封闭,左、右心室完全分隔。

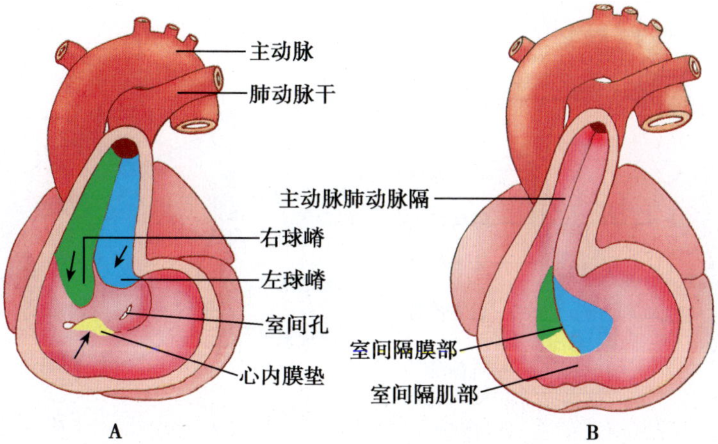

图 25-11 室间隔膜部的形成及室间孔闭锁示意图

A. 5 周;B. 7 周

4. 心球与动脉干的分隔 第 5 周,心球和动脉干的内膜组织局部增生,形成一对心球嵴和动脉干嵴。相应的嵴对向生长,在中线融合,形成螺旋状走行的隔,称**主动脉肺动脉隔**(aortico pulmonary septum)(图 25-12),将心球和动脉干分隔成相互缠绕的主动脉和肺动脉。主动脉和肺动脉起始处的内膜组织向腔内增生,各形成三个薄片状隆起,逐渐演变为半月瓣。室间孔封闭后,肺动脉干与右心室相通,主动脉与左心室相通。

5. 静脉窦的演变和永久性左、右心房的生成 静脉窦位于原始心房尾端的背面,窦的左、右角分别与同侧的总主静脉、脐静脉和卵黄静脉相连(图 25-13)。起初,静脉窦开口于心房的中央部,两个角是对称的,后因血液多经右角回流心脏,右角逐渐扩大,窦房口逐渐移向右侧。窦左角逐渐退化

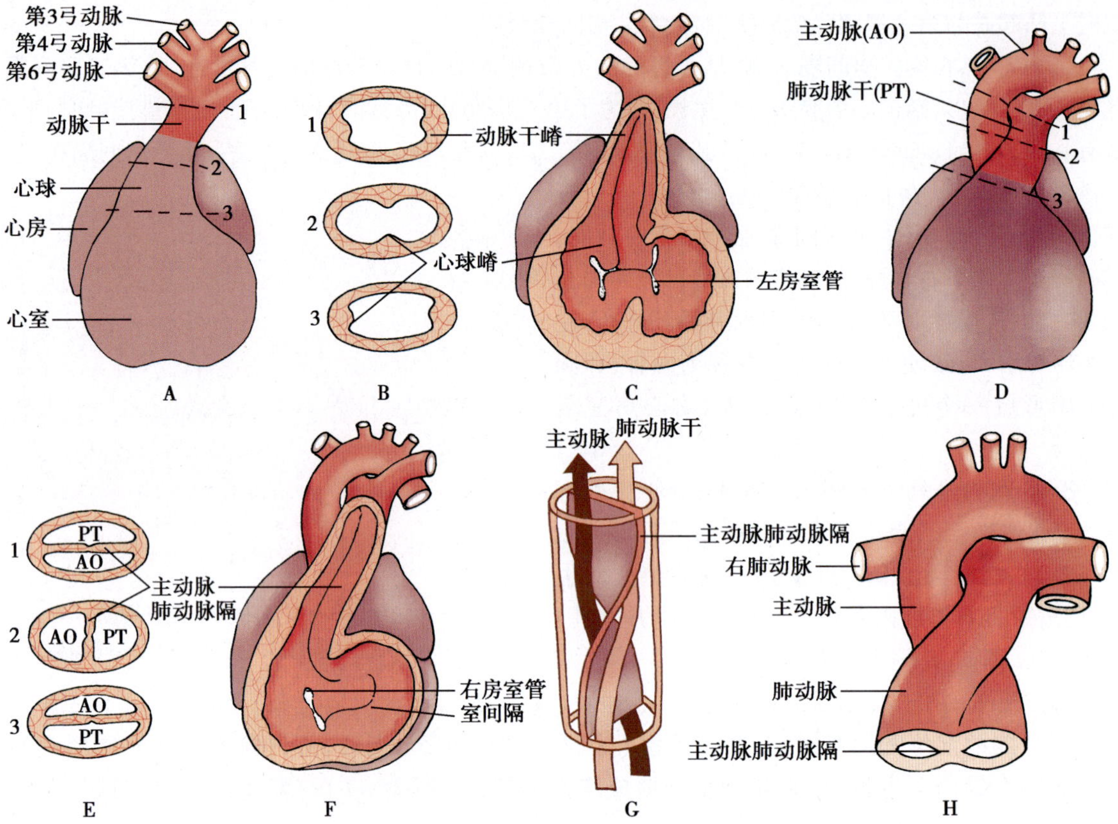

图 25-12　心球及动脉干的分隔示意图

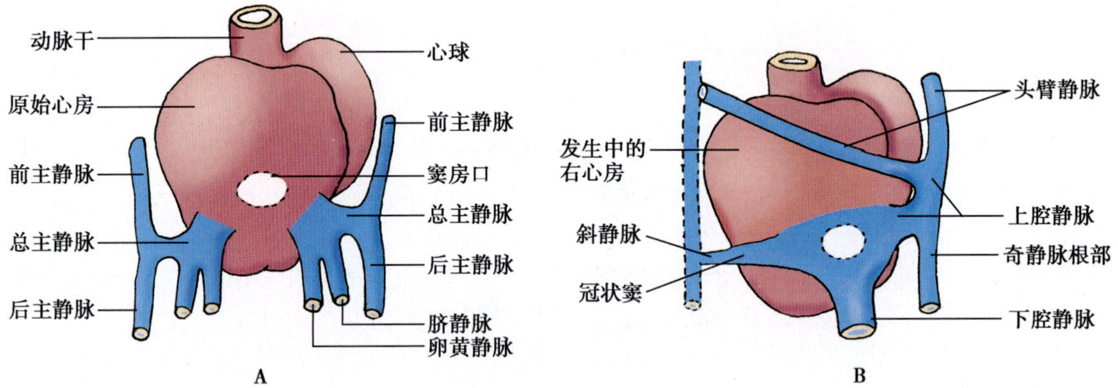

图 25-13　原始心房与静脉窦的演变

A. 4 周；B. 8 周

萎缩，近侧段成为**冠状窦**，远侧段成为**左心房斜静脉**的根部。

第 7～8 周，原始右心房扩展很快，静脉窦右角被吸收并入右心房，形成永久性**右心房固有部**（平滑部）。原始右心房则变为**右心耳**（粗糙部）。

原始左心房最初只有一条原始肺静脉通入。此静脉分出左、右属支，再各分为 2 支。以后由于左心房扩大，逐渐把原始肺静脉根部及左、右属支吸收并入左心房，使 4 条肺静脉直接开口于左心房（图 25-14）。肺静脉及其属支参与形成永久性**左心房固有部**（平滑部），原始的左心房则成为**左心耳**（粗糙部）。

笔记

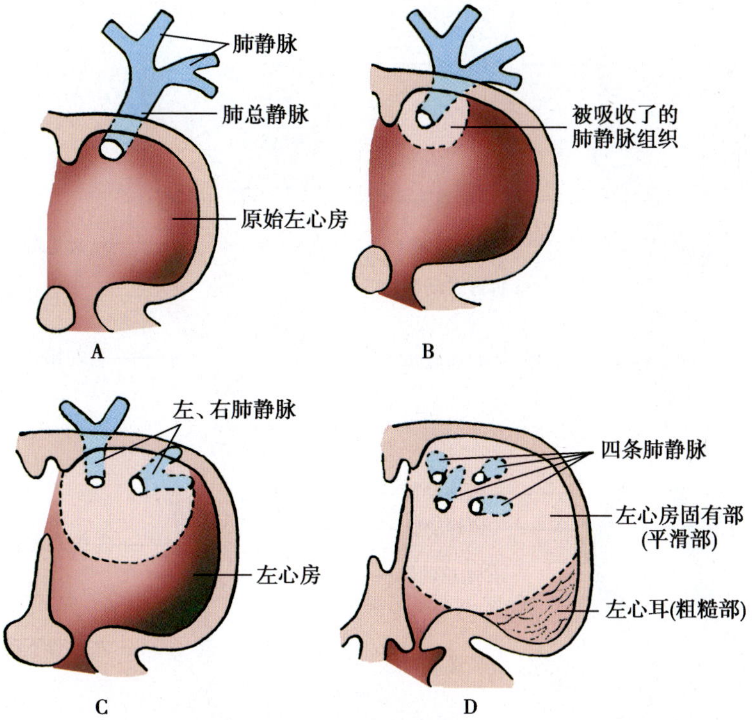

图 25-14　原始肺静脉被吸收并入左心房

三、主要血管的演变

（一）弓动脉的发生和演变

弓动脉起自主动脉囊，第 4～6 周相继发生 6 对，分别走行于各对鳃弓内，与同侧的背主动脉相连（图 25-15）。6 对弓动脉并不同时存在，常是后 1 对出现时，前 1 对已退化或发生演变。第 6～8 周，弓动脉的演变如下：

第 1、2 对弓动脉：基本退化消失，但与其相连的一段背主动脉保留。

第 3 对弓动脉：左、右各发出 1 个分支，形成左、右**颈外动脉**。以颈外动脉的起始点为界，近侧段及部分主动脉囊发育成**颈总动脉**，远侧段及与其相连的背主动脉共同形成颈内动脉。

第 4 对弓动脉：左侧与动脉囊左半共同形成**主动脉弓**。动脉囊右半形成**头臂干**。左侧背主动脉背侧发出的第 7 节间动脉形成**左锁骨下动脉**。右侧第 4 弓动脉及与其相连的尾侧背主动脉和右侧第 7 节间动脉共同组成**右锁骨下动脉**。第 3 和第 4 对弓动脉之间的背主动脉萎缩消失。

第 5 对弓动脉：发育不全并很快退化。

第 6 对弓动脉：近侧段形成**肺动脉**的基部，左侧远侧段形成**动脉导管**，右侧远侧段退化。随着动脉干的分隔，肺动脉与肺动脉干通连。

（二）卵黄静脉的演变

左、右卵黄静脉与卵黄蒂一起进入胚体，穿过原始横膈注入静脉窦。在卵黄囊与原始横膈之间，左、右卵黄静脉形成许多吻合支。肝形成后，原来的卵黄静脉被分化为三段（图 25-16）：与肝相邻的一段，并入肝内形成**肝血窦**；出肝后的近心段，左侧支消失，右侧支形成**肝静脉**和**下腔静脉的近心段**；入肝前的远心段，形成了一条“S”形的血管，发育形成**门静脉**。

（三）脐静脉的演变

脐静脉的分支入肝与肝血窦相通。以后，右脐静脉全部退化，左脐静脉在肝与静脉窦之间的一段也退化消失，脐至肝的一段则一直保留至出生，穿行于肝内的小血管渐合并扩大成一条**静脉导管**（图 25-16）。静脉导管一端与左脐静脉相连，另一端通入下腔静脉，将从胎盘回流的血液导入下腔静脉，

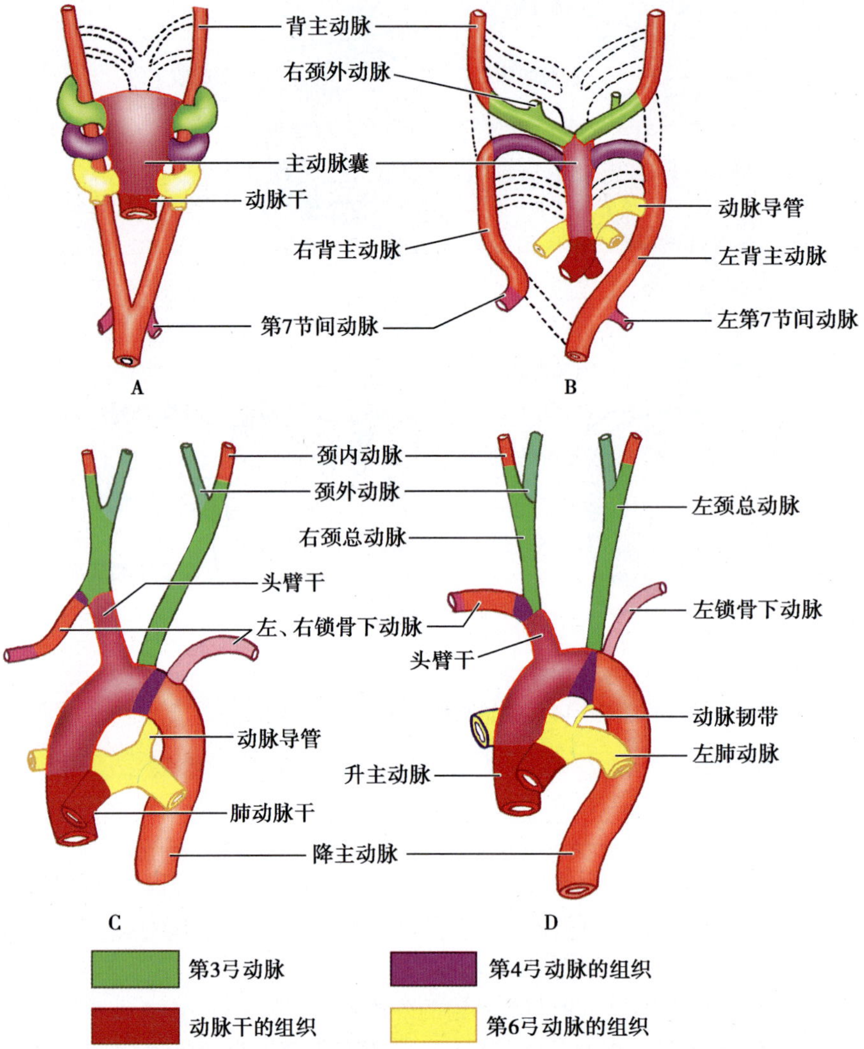

图 25-15 动脉干、主动脉囊、肺动脉和背主动脉的演变示意图

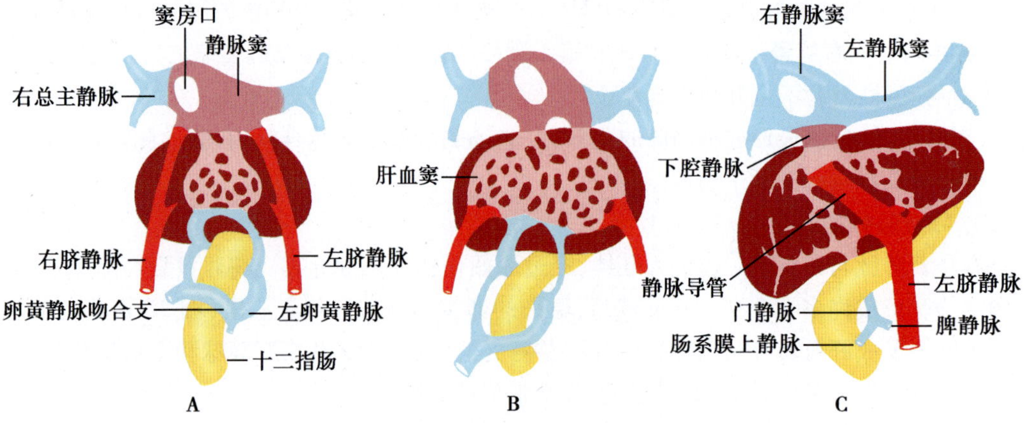

图 25-16 卵黄静脉及脐静脉的演变示意图

A. 4 周;B. 5 周;C. 6 周

再流入静脉窦右角。出生后，静脉导管闭锁。

四、胎儿血液循环和出生后血液循环的变化

（一）胎儿血液循环

来自胎盘富含氧和营养物质的血液经**脐静脉**进入胚体，大部分血液在肝内经**静脉导管**进入下腔静脉，余者流经肝血窦注入下腔静脉。下腔静脉还收集来自下肢、盆腔和腹腔回流的血液。下腔静脉在右心房的入口正对**卵圆孔**，故大部分下腔静脉血（氧饱和度约为 67%）直接通过卵圆孔进入左心房，小部分折回与右心房内来自上腔静脉和冠状窦的血液混合后进入右心室。左心房内还有少量来自肺静脉的血液，二者混合后进入左心室。

左心室的血液（氧饱和度约为 62%）大部分经主动脉弓的三大分支供应头颈和上肢，以适应其发育，余者进入降主动脉。

右心室的血液进入肺动脉干。由于胚胎时期的肺尚未执行功能，故肺动脉干的血液仅有小部分（不足 10%）进入肺，其余绝大部分经**动脉导管**注入降主动脉。

降主动脉血液（氧饱和度约为 58%）除少量供应躯干、腹部和盆腔器官以及下肢外，均经**脐动脉**流入胎盘，与母体血液进行气体和物质交换（图 25-17）。

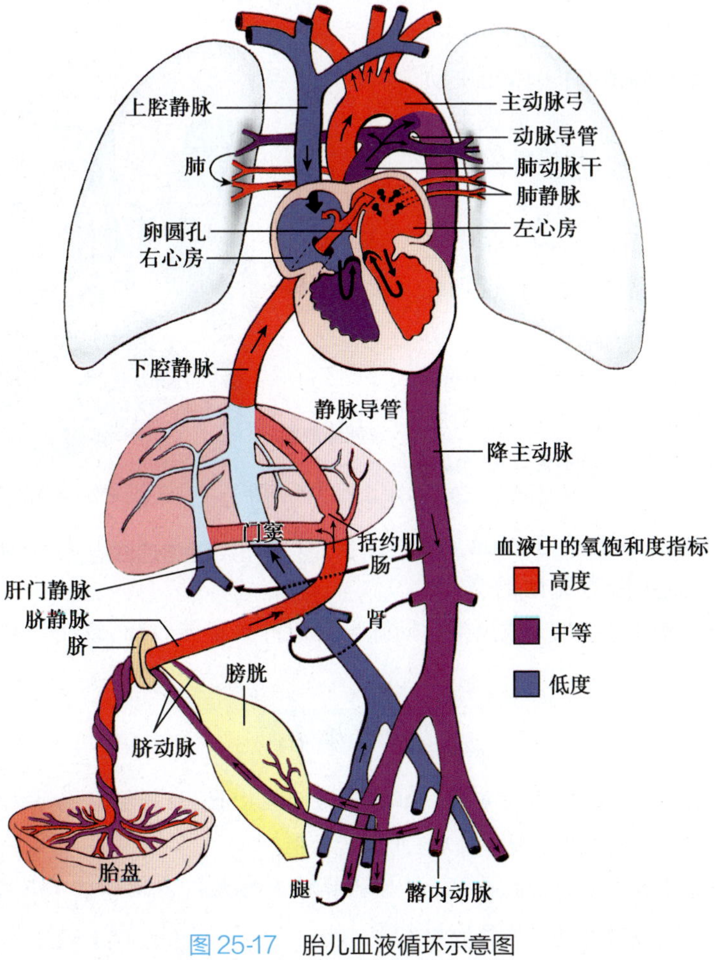

图 25-17　胎儿血液循环示意图

（二）胎儿出生后血液循环的变化

胎儿出生后，胎盘循环停止，肺开始呼吸，导致血液循环途径发生一系列的变化：①脐静脉闭锁形成**肝圆韧带**。②静脉导管闭锁形成**静脉韧带**。③由于肺开始工作，大量血液由肺静脉回流进入左心房，左心房压力增高；胎盘血循环中断，下腔静脉血流量骤减，右心房的血压下降；于是卵圆孔瓣紧贴

卵圆孔,卵圆孔关闭;胎儿出生后约1年,卵圆孔完全封闭形成**卵圆窝**。④肺呼吸开始后,肺循环量增大,肺动脉血不再向主动脉分流,使动脉导管闭锁,形成**动脉韧带**。⑤脐动脉的大部分退化形成**脐侧韧带**,近侧段保留形成膀胱上动脉。

五、相关畸形

心脏和大血管的发生过程复杂,较易形成先天性畸形。

1. **房间隔缺损(atrial septal defect)** 最常见的为卵圆孔未闭。产生的原因为:①卵圆孔瓣出现许多穿孔;②第一房间隔吸收过度,导致卵圆孔瓣过短,不能完全遮盖卵圆孔;③第二房间隔发育不全,导致卵圆孔过大;④第二房间孔过大或吸收位置异常;⑤心内膜垫发育不全,第一房间隔不能与其融合。

2. **室间隔缺损(ventricular septal defect)** 包括室间隔膜部和室间隔肌部缺损。其中室间隔膜部缺损最多见,多因心内膜垫的心内膜下组织增生和伸延不良,不能与心球嵴及室间隔肌部愈合而致。室间隔肌部缺损较少见,由于室间隔肌部在形成时被吸收过多所致。

3. **动脉干与心球分隔异常**

(1)**主动脉和肺动脉错位**:由于主动脉肺动脉隔不呈螺旋状走行,形成直的间隔,导致主动脉位于肺动脉的前面,由右心室发出,肺动脉干发自左心室。该畸形多伴有室间隔膜部缺损或动脉导管未闭,使肺循环和体循环之间出现直接交通。

(2)**主动脉或肺动脉狭窄**:多由于主动脉肺动脉隔的发生部位偏于一侧,造成主动脉和肺动脉的分隔不均等。常伴有室间隔膜部缺损。

(3)**法洛四联症**(tetralogy of Fallot):主要原因是主动脉肺动脉隔偏于肺动脉一侧,导致四个缺陷并存:①肺动脉狭窄;②主动脉骑跨,粗大的主动脉骑跨在室间隔膜部;③室间隔缺损;④右心室肥大,由于肺动脉狭窄,右心室排血阻力增大,致使右心室逐渐肥大(图25-18)。

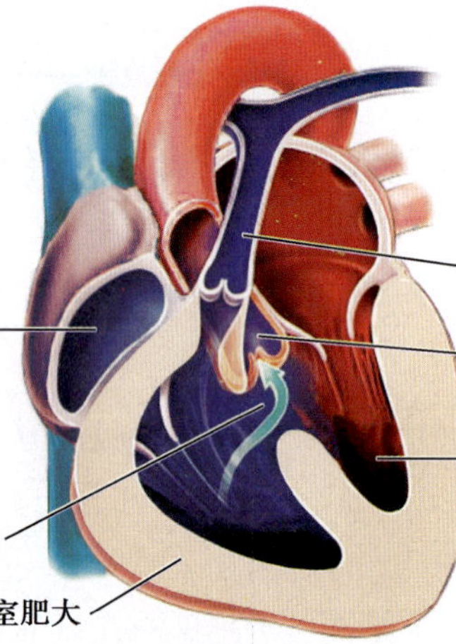

图25-18 法洛四联症及异常血液分流示意图

4. **动脉导管未闭(patent ductus arteriosus)** 较多见,女性为男性的2~3倍。主要原因是动脉导管过于粗大或出生后动脉导管肌纤维不能收缩,致使肺动脉和主动脉保持相通状态。

本章小结

血管来自胚外的血岛和胚体内间充质。心脏来源于生心区,继而分化为一对心管和围心腔。第3周末,形成胚体循环、卵黄囊循环和脐循环,并执行功能。

由于心管不均等生长(形成心球、心室、心房和静脉窦膨大),以及心管头尾固定,其生长速度快于围心腔,致使心管卷曲,形成近似成体心脏外形。

心脏内部的分隔:①房室管:背腹心内膜垫融合,分隔为左、右房室管。②心房:相继形成第一房间隔和第二房间隔,保留的第二房间孔和卵圆孔上下错位,第一房间隔成为卵圆孔瓣膜,出生前实现心房的功能性分隔。③心室:源于室间隔肌部和室间隔膜部(来自心球嵴、心内膜垫和肌性室间隔的延伸)。④心球和动脉干:心球、动脉干嵴对生、融合,呈螺旋状走行,分隔为彼此缠绕的主动脉肺动脉干。⑤静脉窦左角退化,形成冠状窦和左心房斜静脉根部;右角扩大被吸收,形成永久右心房固有部;

笔记

肺静脉分支，被吸收，形成永久左心房固有部。

胎儿血液循环有脐动脉和脐静脉，静脉导管和动脉导管、卵圆孔 5 个特有结构。出生后分别为脐外侧韧带、肝圆韧带、静脉韧带、动脉韧带和卵圆窝。

相关畸形：房间隔缺损、室间隔缺损、动脉导管未闭和法洛四联症（肺动脉狭窄、主动脉骑跨、室间隔缺损和右心室肥大）。

（郝立宏）

插入框：法洛四联症

1672 年由丹麦生理学家尼尔斯·斯坦森提出，1888 年法国内科医生法洛做了全面描述，包括肺动脉狭窄、室间隔缺损、主动脉骑跨、右心室肥厚，因此被命名为“法洛四联症”。

因肺动脉狭窄，右心室压力升高，与左心室压力接近或者相等；由于主动脉骑跨在左右心室之上，故在心脏收缩期，右心室一部分血液与左心室的血液同时向增宽的主动脉根部喷射（听诊时在患儿胸骨左缘第 2～4 肋间可听到粗糙的喷射样收缩期杂音）；由于大量未经氧合的血直接经主动脉进入到体循环中，因此患者表现为不同程度的缺氧。典型的症状有：①发绀：即唇、指（趾）甲床、球结膜等呈青紫色；②呼吸困难和活动耐力差：由于缺氧，体力与活动耐力都较同龄儿童差，患儿多举止缓慢，不喜喧嚷而爱好静；③蹲踞：是法洛四联症的特征性姿态，因蹲踞时发绀和呼吸困难减轻，可防止缺氧发作。由于右心房肥大、右心室肥厚，心电图表现为电轴右偏。胸部 X 线检查可见左心腰凹陷、心尖圆钝上翘、主动脉结突出，呈“靴状心”。超声心动图可从不同切面观察到室间隔缺损的类型和大小，主动脉骑跨于室间隔之上，肺动脉狭窄部位和程度等。彩色多普勒可显示右心室进入主动脉的分流。

先天性心脏病呈现一定程度的家族性发病趋势，与父母的生殖细胞或胚胎新发生的染色体畸变和基因突变等遗传因素密切相关。法洛四联症患儿遗传物质变化复杂，有的是染色体有问题，有的是染色体微缺失或重复，有的基因点突变（如 JAG1，NKX2-5 等）。对于遗传性明确的家族，可以做第三代试管婴儿。

（郝立宏）

第 26 章　神经系统的发生

神经系统起源于神经外胚层。神经外胚层先形成神经管和神经嵴，前者分化为中枢神经系统（脊髓、脑）、神经垂体和松果体等，后者则分化为周围神经系统（神经节、周围神经）和肾上腺髓质等。

一、神经组织的发生

胚胎第 3 周末，胚盘背正中部的外胚层增厚为神经板，不久凹陷成神经沟，第 4 周初形成神经管。随着神经管的形成，位于神经板与表面外胚层间的神经上皮移向神经管背外侧，成为两条纵行细胞索，称为神经嵴。神经管产生中枢神经系统的神经元和大多数神经胶质细胞。周围神经系统的神经元和神经胶质细胞则由神经嵴细胞迁移分化而成。

（一）神经上皮的早期分化

神经管壁最初由单层柱状上皮构成，以后演变为假复层柱状上皮，称**神经上皮**（neuroepithelium）。神经上皮外包一层较厚的基膜，称外界膜；管壁内面也有一层膜，称内界膜（图 26-1）。神经上皮部分细胞迁移至神经上皮的外周，形成一个新的细胞层，称**套层**（mantle layer），将分化出**成神经细胞**（neuroblast）和**成神经胶质细胞**（glioblast）。余下的神经上皮停止分化，变为单层立方或矮柱状，称**室管膜层**（ependymal layer）。成神经细胞随即伸出突起，并延伸至套层外周，形成一细胞稀少的**边缘层**（marginal layer）。随着成神经细胞的分化，套层中的成神经胶质细胞也分化为星形胶质细胞和少突胶质细胞，并有部分细胞迁入边缘层（图 26-1）。

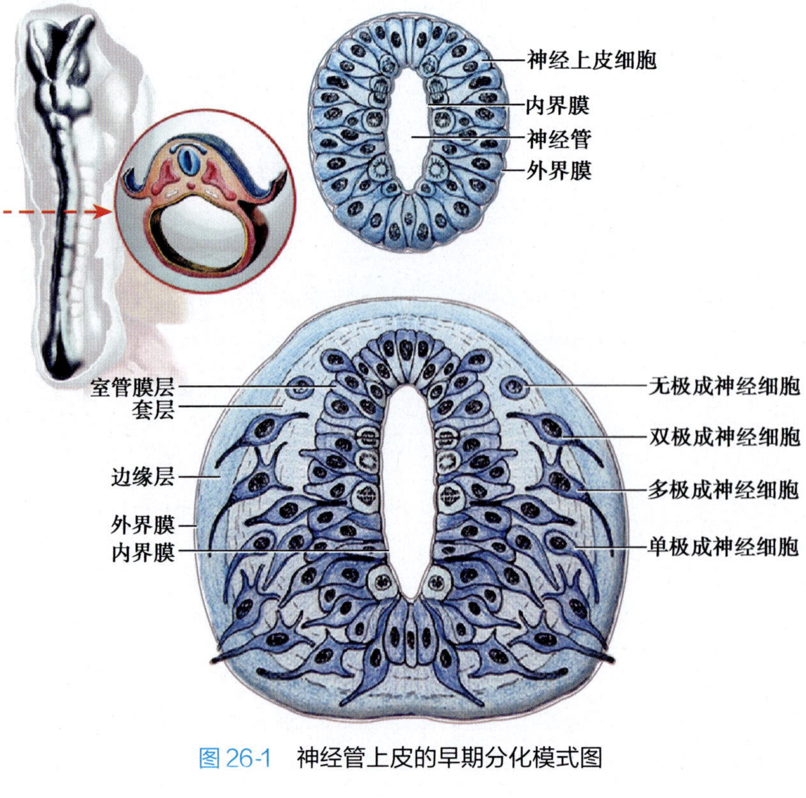

图 26-1　神经管上皮的早期分化模式图

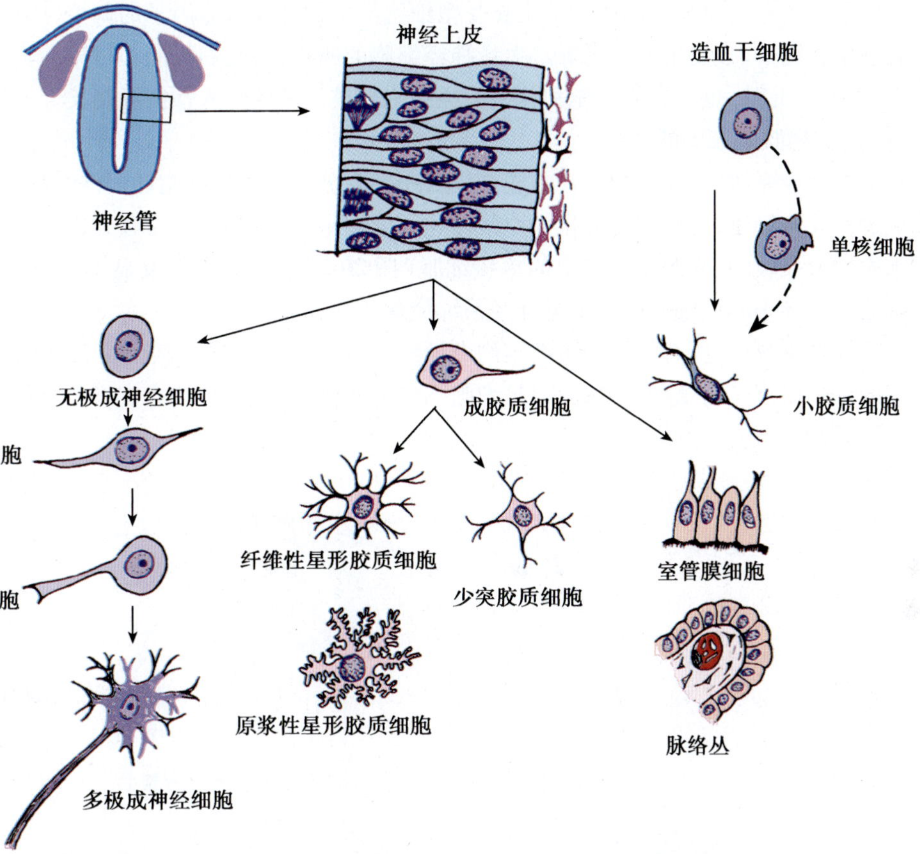

图 26-2　神经上皮细胞的分化模式图

（二）神经元的发生和成熟

中枢神经系统中的神经元来源于神经上皮。成神经细胞一般不再分裂增殖，起初圆形无突起，称为无极成神经细胞（apolar neuroblast），以后发出两个突起，称双极成神经细胞（bipolar neuroblast）。双极成神经细胞朝向神经管腔一侧的突起退化消失，伸向边缘层的一个突起迅速增长，形成原始轴突，称单极成神经细胞（unipolar neuroblast）。单极成神经细胞内侧端又形成若干短突起，为原始树突，称多极成神经细胞（multi neuroblast）（图 26-2）。多极成神经细胞经过进一步发育成为神经细胞或称神经元。胚胎 20 周，大脑皮质内神经元胞体和树突内可见成层排列的粗面内质网、大量的微丝、微管和溶酶体（图 26-3）。

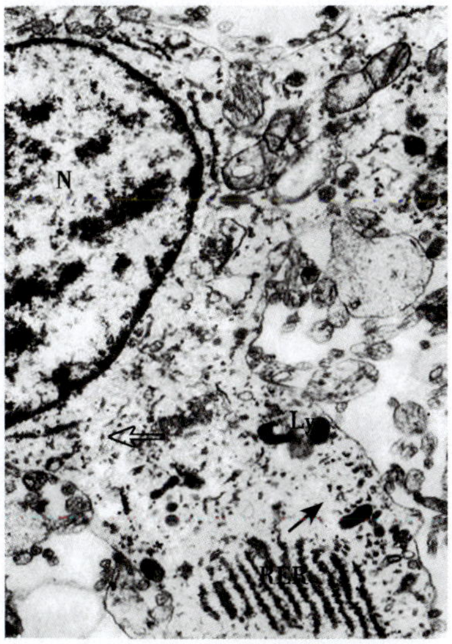

图 26-3　第 20 周人胎脑神经元树突中可见成层排列的粗面内质网（RER）、大量的微丝（→）、微管（⇦）和溶酶体（Ly）

周围神经系统中的神经元主要来源于神经嵴。脑、脊神经节中，神经嵴细胞首先分化为成神经细胞，成神经细胞再分化为感觉神经元。其中成神经细胞最初长出两个突起，成为双极神经元，由于细胞体各面的不均等生长，使两个突起的起始部逐渐靠拢，最后合二为一，形成假单极神经元。而交感神经节中，神经嵴细胞首先分化为交感成神经细胞，再由此分化为多级的交感神经节细胞。副交感神经节中神经元的起源问题尚有争议，有人认为来源于神经管，也有人认为来源于脑神经节中的成神经细胞。

在神经细胞的发生过程中，其最初产生细胞的数量要远多于最终分化存留的细胞，这是因为神经细胞之间联系的建立是一个非常复杂精细的过程，凡最终未能与靶细胞建立连接或处于异常部位的神经细胞，都可能发生凋亡。神经细胞的存活及其突起的发生主要受靶细胞产生的神经营养因子的调控，如神经生长因子、成纤维细胞生长因子、表皮生长因子等。大量神经细胞的凋亡，与它们不能获得靶细胞释放的神经营养因子密切相关；此外，也与它们未能和其他神经细胞形成足够的传入性突触相关。

（三）神经胶质细胞的发生

在中枢神经系统中，来自神经管的成神经胶质细胞分化为胶质细胞的前体细胞，即成星形胶质细胞和成少突胶质细胞，再由前者分化为原浆性和纤维性星形胶质细胞，后者分化为少突胶质细胞。小胶质细胞的形成较晚，来源于血液中的单核细胞（图 26-2）。活体成像及显微注射等技术证明，神经细胞凋亡是诱导小胶质细胞进入中枢神经系统最重要的原因。

周围神经系统中，所有神经胶质细胞均由神经嵴细胞分化而成。其中施万细胞随神经元轴突或周围突的延长而同步增殖和迁移；而卫星细胞则包绕在脑神经节、脊神经节以及交感神经节的节细胞周围（图 26-5）。

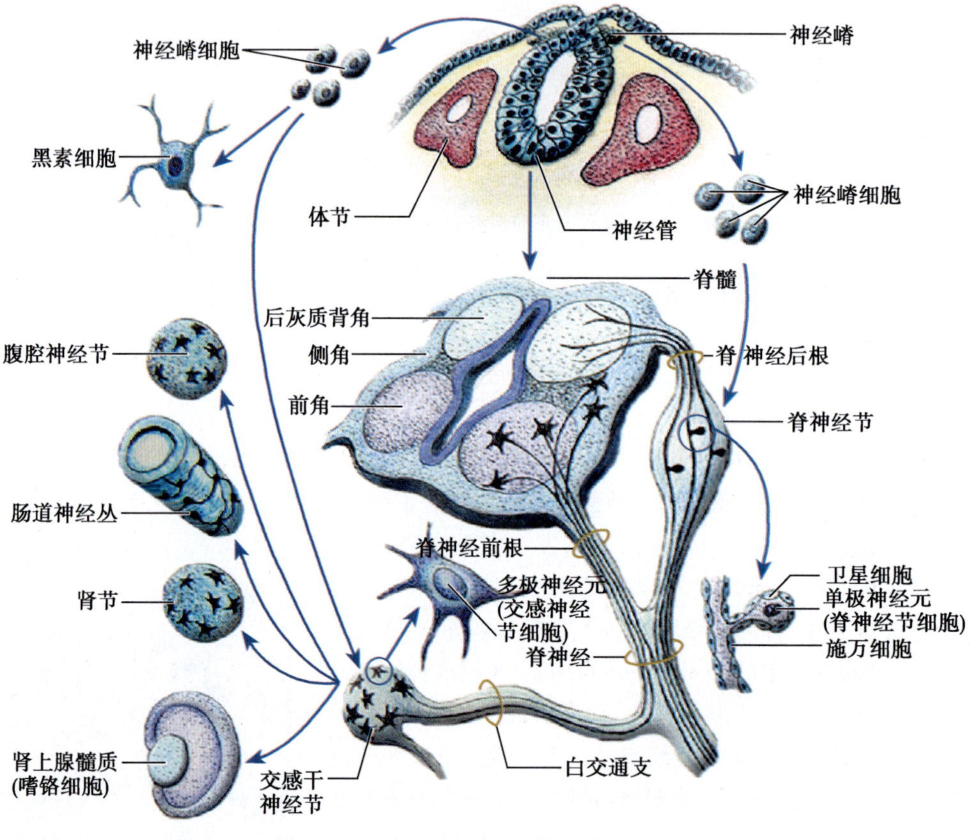

图 26-4 神经嵴细胞分化示意图

二、脑的发生

脑由神经管的头段演变而来。

（一）脑泡的形成及其演变

第 4 周末，神经管头段膨大形成三个**脑泡**（brain vesicle），从头至尾依次为前脑泡、中脑泡和菱脑泡。至第 5 周时，前脑泡的头端向两侧膨大，形成左右两个**端脑**（telencephalon），以后演变为两个大脑半球，而前脑泡的尾端则形成**间脑**（diencephalon）。中脑泡演变为**中脑**（mesencephalon）。菱脑泡的头段演变为**后脑**（metencephalon），尾段演变为**末脑**（myelencephalon），后脑再演变为脑桥和小脑，末脑演变为延髓（图 26-5）。

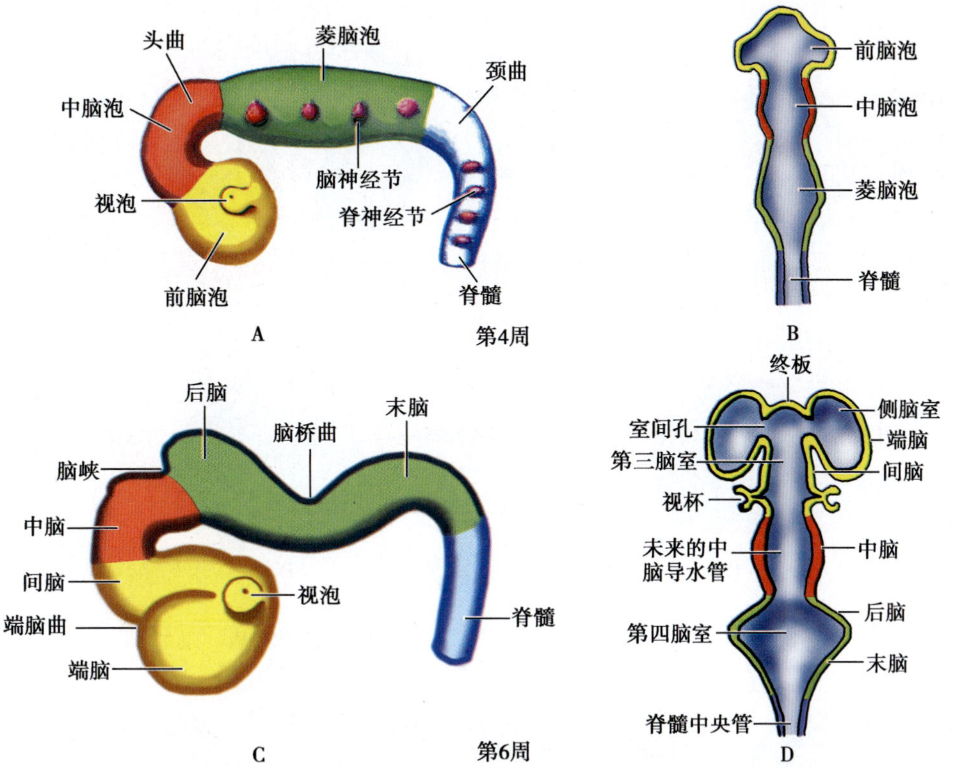

图 26-5　脑泡的发生和演变模式图

AC. 侧面观;BD. 冠状切面

在脑泡演变的同时,其中央的管腔则演变为各部位的脑室。前脑泡的腔演变为左右两个侧脑室和间脑中的第三脑室;中脑泡的腔形成狭窄的中脑水管;菱脑泡的腔演变为宽大的第四脑室(表 26-1)。

表 26-1　脑泡的发生及其演变

原基	原始分区	二次分区	形成最后结构	构成脑室
神经管头段	前脑泡	端脑	嗅脑、纹状体、大脑半球	侧脑室、第三脑室前部
		间脑	丘脑、视交叉、灰白结节、乳头体、垂体神经部	第三脑室大部
	中脑泡	中脑	四叠体、被盖、大脑脚	导水管
	菱脑泡	后脑	小脑、脑桥	第四脑室
		末脑	延髓	

脑泡演变过程中,由于胚胎头部向腹面屈曲及脑泡的各部位生长速度不同,出现了几个不同方向的弯曲。首先出现的是凸向背侧的**头曲**(cephalic flexure)和**颈曲**(cervical flexure),前者位于中脑部,故又称中脑曲,后者位于末脑与脊髓之间。之后,在端脑和脑桥之间又出现了两个凸向腹侧的弯曲,分别称**端脑曲**(telencephalic flexure)和**脑桥曲**(pontine flexure)(图 26-5)。

神经管头段管壁的演变较为复杂。神经管管壁的套层迅速增厚,腹侧部增厚形成左、右两个**基板**(basal plate),背侧部增厚形成左、右两个**翼板**(alar plate)。由于基板和翼板的增厚,两者在神经管的内表面出现了左右相对的两条纵沟,称**界沟**(sulcus limitans)。端脑和间脑的套层大部分形成翼板,基板甚小。端脑套层中的大部分细胞都迁至外表面,形成大脑皮质,少部分聚集成团,形成神经核。中脑、后脑和末脑中的套层细胞多聚集成细胞团或柱,形成各种神经核。翼板中的神经核多为感觉中继核,基板中的神经核多为运动核(图 26-6)。

(二)大脑皮质的组织发生

大脑皮质的发生分三个阶段,依次为古皮质、旧皮质和新皮质。人类大脑皮质的发生过程重演了

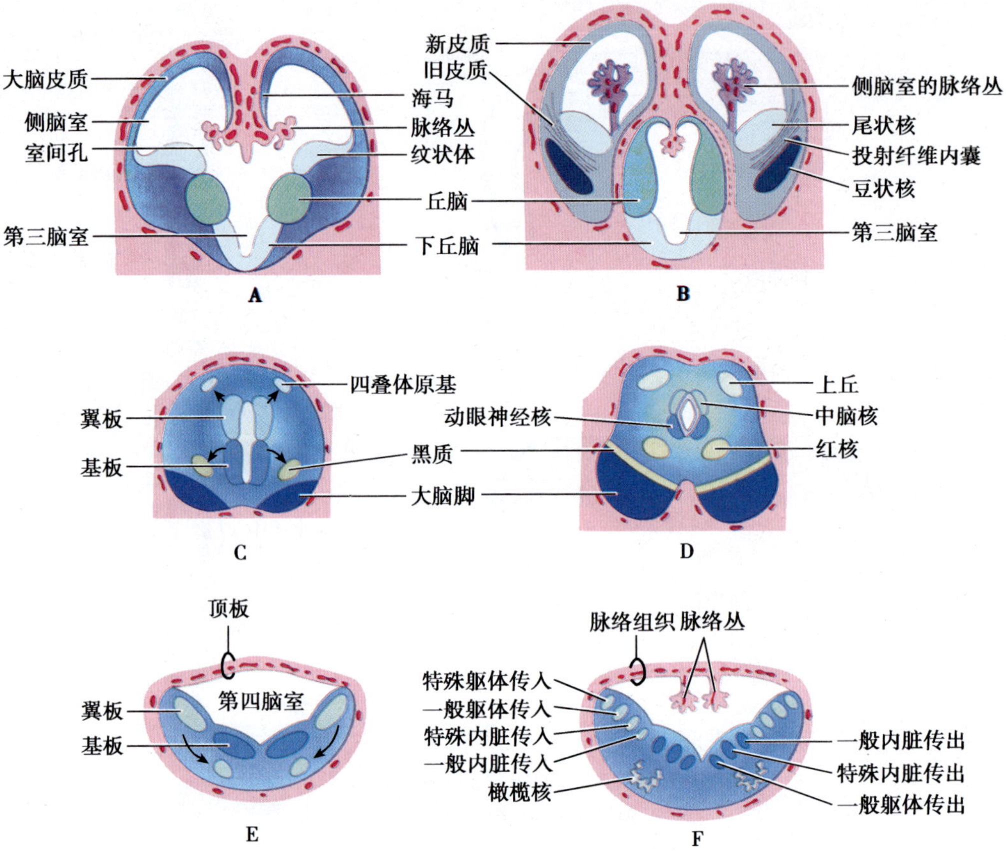

图 26-6 脑的各部分化模式图

A、B. 端脑和间脑(冠状切面);C、D. 中脑(横切面);E、F. 末脑(横切面)

A、C、E. 第 7 周胚 B、D、F. 第 10 周胚

脑皮质的种系发生过程。海马和齿状回是最早出现的皮质结构,相当于**古皮质**(archicortex)。胚胎第7周时,在纹状体的外侧,大量成神经细胞聚集并分化,形成梨状皮质,相当于**旧皮质**(paleocortex)。旧皮质出现不久,神经上皮细胞增殖,分期分批地迁移至表层并分化为神经细胞,形成**新皮质**(neocortex),这是大脑皮质中出现最晚、面积最大的部分(图 26-6)。由于端脑套层产生的成神经细胞,是分期分批地进行迁移的,因而皮质中的神经细胞呈层状分布。越早产生和迁移的细胞,其位置越深;越晚产生和迁移的细胞,其位置越表浅,即越靠近皮质表层。胎儿出生时,新皮质已形成 6 层结构。古皮质和旧皮质的分层无一定规律性,有的分层不明显,有的分为 3 层。

在大脑皮质内,随着神经元的不断形成,突触也随之形成。早在第 8 周,皮质内即已出现突触。突触的形成过程包括:轴突生长的终止、树突和树突棘的发育、突触部位的选择和最后的突触形成。

(三) 小脑皮质的组织发生

小脑起源于后脑翼板背侧部的菱唇。左右两侧菱唇在中线融合,形成**小脑板**(cerebellar plate),为小脑的原基。第 12 周时,小脑板的两外侧部膨大,形成小脑半球;板的中部变细,形成小脑蚓(图 26-7)。起初,小脑板由室管膜层、套层和边缘层组成。而后,小脑板增厚,神经上皮细胞增生并通过套层迁移到边缘层表面,形成一薄的细胞层,称浅层皮质或外颗粒层。此层细胞仍然保持分裂能力,在小脑表面形成一个细胞增殖区,使小脑表面迅速扩大并产生皱褶,形成小脑叶片。至第 6 个月,套层的外层成神经细胞分化为浦肯野细胞和高尔基细胞,构成浦肯野细胞层;套层的内层成神经细胞则聚集成团,分化为小脑白质中的核团,如齿状核。外颗粒层大部分细胞向内迁移,分化为颗粒细胞,位居浦肯野细胞层深面,构成内颗粒层。外颗粒层细胞因大量迁出变得较少,存留的细胞分化为篮状细

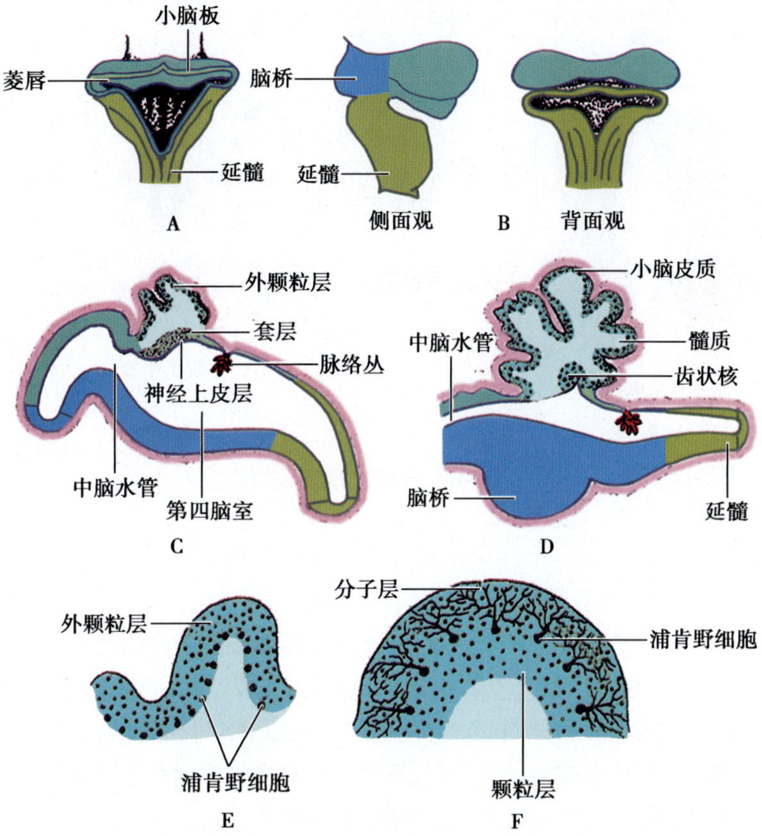

图 26-7　小脑的发生模式图

A. 第 8 周中脑和菱脑背面观；B. 第 4 个月的中脑；C. 图 A 的矢状切面；D. 图 B 的矢状切面；E. 胚胎期的小脑皮质；F. 出生后的小脑皮质

胞和星形细胞，同时浦肯野细胞的树突和内颗粒层细胞的轴突也伸入其间，共同形成分子层。原内颗粒层则改称颗粒层。此种外颗粒层细胞的内迁一直持续到生后第 7 月。

三、脊髓的发生

在脑泡形成的同时，神经管尾段仍保持较细的直管状，分化为脊髓。该段神经管的管腔演化为脊髓中央管，套层分化为脊髓的灰质，边缘层分化为脊髓的白质。神经管的两侧壁由于套层中成神经细胞和成神经胶质细胞的增生而迅速增厚，腹侧部增厚形成左、右两个基板，背侧部增厚形成左、右两个翼板。神经管的顶壁和底壁则相对薄而窄，分别形成**顶板**（roof plate）和**底板**（floor plate）。由于基板和翼板的增厚，两者在神经管的内表面也出现了左右相对的两条纵行的界沟（图 26-8）。

由于成神经细胞和成神经胶质细胞的增多，左、右两基板向腹侧突出，致使在两者之间形成一条纵行的深沟，位居脊髓的腹侧正中部，称前正中裂。同样，左、右两翼板也增大，但主要是向内侧推移并在中线融合，致使神经管管腔的背侧份消失。左、右两翼板在中线的融合处形成一隔膜，称后正中隔。基板形成脊髓灰质的前角（或前柱），其中的成神经细胞主要分化为躯体运动神经元。翼板形成脊髓灰质后角（或后柱），其中的成神经细胞分化为中间神经元。若干成神经细胞聚集于基板和翼板之间，形成脊髓侧角（或侧柱），其内的成神经细胞分化为内脏传出神经元。边缘层由于灰质内神经细胞突起的伸入和神经胶质细胞的产生而增厚，其中还含有脊神经节细胞伸入脊髓的中枢突和脊髓内部的联络纤维，于是，边缘层内胞突数量不断增加，发育为白质。至此，神经管的尾段分化成脊髓，神经管周围的间充质则分化成脊膜。

胚胎第 4～5 周时，整个脊髓区为等粗的圆柱形管状。脊髓前根发生于第 4 周末，稍后出现了来自神经嵴迁移而成的脊神经节的脊髓后根（图 26-4）。第 4 个月，出现脊髓颈膨大和腰膨大，分出颈、

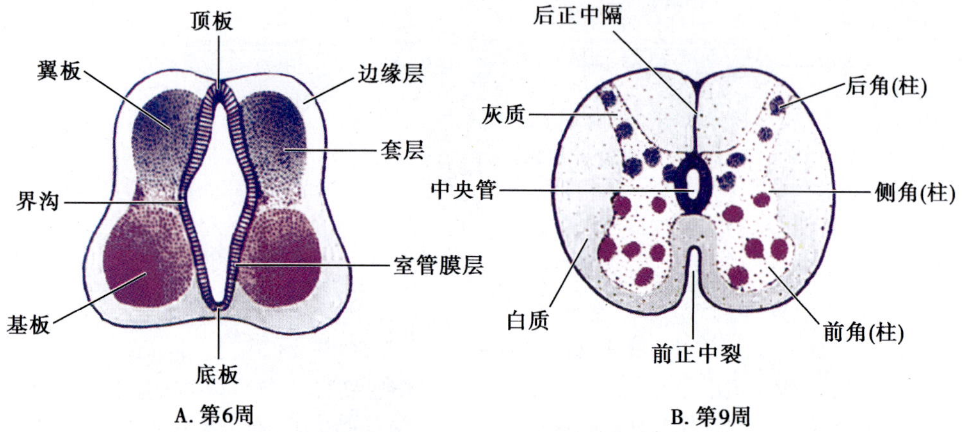

图 26-8 脊髓的发生模式图

胸、腰、骶区和马尾。

胚胎第 3 个月之前，脊髓与脊柱等长，其下端可达脊柱的尾骨。此时，所有脊神经的起始处与它们相对应的椎间孔处于同一平面。第 3 个月后，由于脊柱和硬脊膜的增长比脊髓快，脊柱逐渐超越脊髓向尾端延伸，脊髓的位置相对上移。至出生前，脊髓下端与第 3 腰椎平齐，仅以终丝与尾骨相连。由于呈节段分布的脊神经均在胚胎早期形成，并从相应节段的椎间孔穿出，当脊髓位置相对上移后，脊髓颈段以下的脊神经根便越来越向尾侧斜行，再穿过其相应的椎间孔离开椎管。腰、骶和尾段的脊神经根则在椎管内垂直下行，与终丝共同组成马尾（图 26-9）。

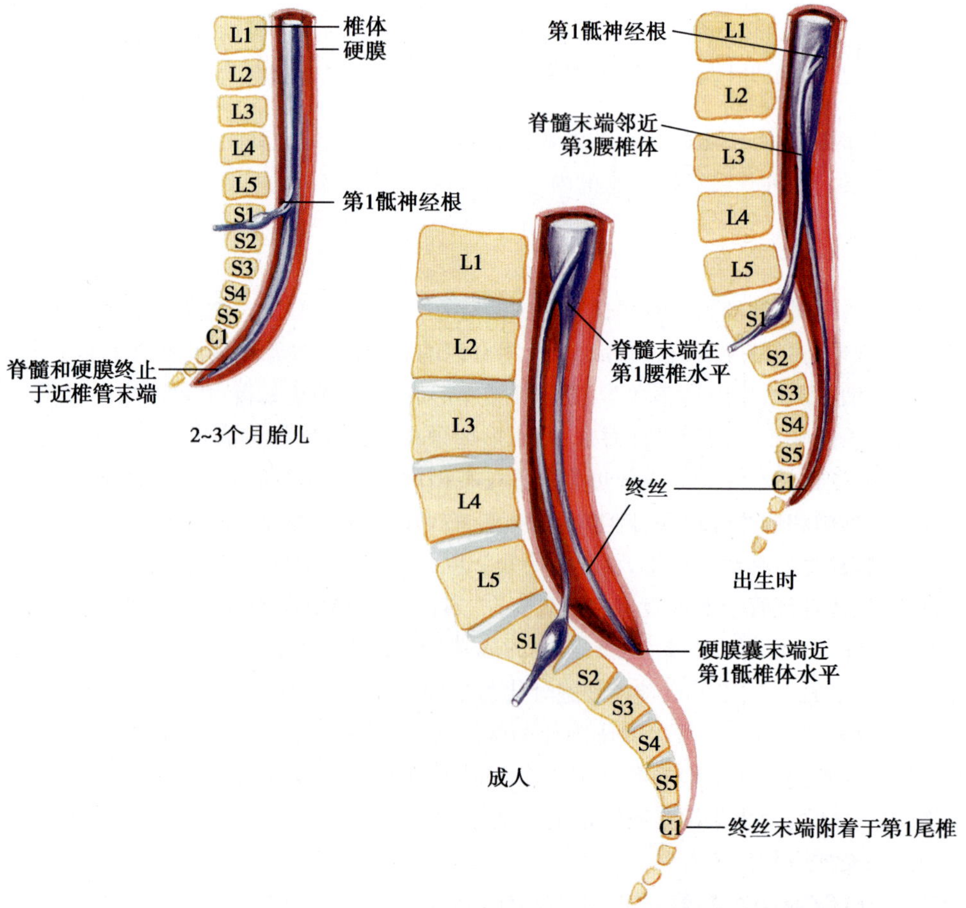

图 26-9 在胚胎发育中脊髓与脊柱的变化示意图

四、神经节和周围神经的发生

（一）神经节的发生

神经节起源于神经嵴。神经嵴细胞向两侧迁移，分列于神经管背外侧并聚集成细胞团，分化为脑神经节和脊神经节（图 21-18）。这些神经节均属感觉神经节。神经嵴细胞首先分化为成神经细胞和卫星细胞，成神经细胞再分化为感觉神经元，卫星细胞包绕在神经元胞体的周围。神经节周围的间充质分化为结缔组织被膜。

位于胸段的神经嵴，有部分细胞迁至背主动脉的背外侧，形成两列节段性排列的神经节，即交感神经节或椎旁神经节（图 21-18）。这些神经节借纵行的交感神经纤维彼此相连，形成左右两条纵行的交感链。节内的部分细胞迁至主动脉腹侧，形成主动脉前的交感神经节或椎前神经节（图 21-18）。节中的神经嵴细胞分别分化为交感神经节细胞和卫星细胞，节外也有间充质分化为结缔组织被膜。另外，还有部分神经嵴细胞迁入由脏壁中胚层细胞增生形成的肾上腺原基，分化为肾上腺髓质的嗜铬细胞及少量交感神经节细胞。副交感神经节的起源问题尚有争议。

（二）周围神经的发生

周围神经由感觉神经纤维和运动神经纤维构成，构成神经纤维的是神经细胞的突起和施万细胞。感觉神经纤维中的突起，是感觉神经节细胞的周围突；躯体运动神经纤维中的突起，是脑干及脊髓灰质前角运动神经元的轴突；内脏运动神经节前纤维中的突起，是脑干内脏运动核和脊髓灰质侧角中神经元的轴突，节后纤维则是自主神经节内节细胞的轴突。神经嵴细胞分化形成的施万细胞，在随神经元轴突或周围突的延长同步增殖和迁移过程中，逐渐形成有髓神经纤维和无髓神经纤维。在有髓神经纤维的形成过程中，施万细胞与轴突相贴处凹陷成一条纵沟，轴突陷入沟内，沟两侧的细胞膜贴合形成轴突系膜。轴突系膜不断增长并旋转包绕轴突，于是在轴突外周形成了由多层施万细胞胞膜包绕而成的髓鞘。在无髓神经纤维，一个施万细胞可与多条轴突相贴，并形成多条深沟包裹轴突，但不形成髓鞘。

五、神经系统相关内分泌腺的发生

垂体、松果体和肾上腺并非完全起源于神经外胚层，但它们在发生过程中与神经管和神经嵴密切相关，故在本章一并叙述。

（一）垂体的发生

垂体包括腺垂体和神经垂体，分别来源于胚胎时期口凹的表面外胚层和脑泡的神经外胚层。胚胎第 4 周，口凹背侧顶部的外胚层上皮向深部凹陷，形成一囊状突起，叫**拉特克囊**（Rathke pouch）（图 26-10）。稍后，间脑底部的神经外胚层向腹侧朝拉特克囊方向形成一漏斗状突起，即神经垂体芽。拉特克囊和神经垂体芽逐渐增大并相互接近。至第 2 月末，囊的根部退化消失，其远端长大并与神经垂体芽相贴。神经垂体芽的远端膨大，形成神经垂体，其起始部变细，形成漏斗柄。而囊的前壁迅速增厚，形成垂体的远侧部。由远侧部再向上长出一结节状突起包绕漏斗柄，形成结节部。囊的后壁生长缓慢，形成中间部。囊腔大部消失，只残留小的裂隙。此裂隙偶尔下延，于咽的顶壁内形成咽垂体。腺垂体中分化出多种腺细胞；神经垂体主要由神经纤维和神经胶质细胞构成。

（二）松果体的发生

第 5 周间脑顶板的室管膜上皮增厚，形成松果体板。第 7 周松果体板发生外突，构成松果体囊。第 8 周松果体囊壁细胞增生，囊腔消失，形成一实质性松果样器官，即松果体。松果体细胞和神经胶质细胞均由神经上皮分化而来。其中松果体细胞出现早，胚胎第 8 周即开始出现，第 5 个月增生明显，第 6 个月分化明显，细胞器逐渐增多，第 8 个月已近似成年。神经胶质细胞出现较晚，胚胎第 12 周左右开始出现属于星形胶质细胞。胚胎第 3 个月初，交感神经的分支长入松果体。

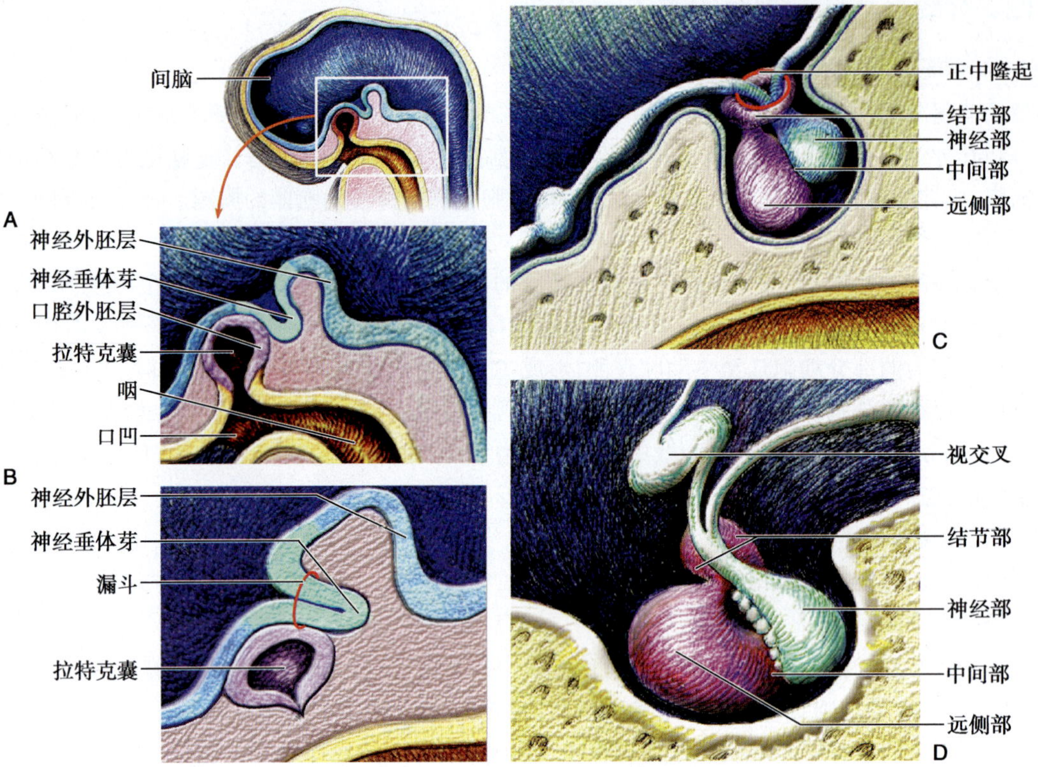

图 26-10 垂体的发生示意图

A. 第 3 周,拉特克囊和神经垂体芽形成;B. 第 2 个月末,拉特克囊与咽顶;C. 胎儿期:垂体前、后部形成;D. 新生儿

(三) 肾上腺的发生

肾上腺实质包括皮质和髓质,皮质来源于脏壁中胚层,而髓质来源于神经嵴(图 21-18)。

肾上腺皮质发生早。人胚第 3 ~ 4 周,肠系膜根部与发育中的生殖腺嵴之间的中胚层表面上皮增生,并移向深部的间充质,人胚第 5 周分化为肾上腺的胎儿皮质。第 7 周,表面上皮细胞第二次增生,并进入间充质,围绕在胎儿皮质周围,成为永久皮质。胎儿皮质在出生后很快退化,永久皮质在胎儿后期开始分化,到胎儿出生时可见球状带和束状带,到出生后 3 岁时才出现网状带。

肾上腺的髓质发生较晚。约在人胚发育第 6 周,神经嵴的细胞迁移并进入胎儿皮质内侧,与肾上腺皮质接触的细胞分化成髓质的嗜铬细胞,其余少量细胞分化成交感神经节细胞。最初髓质细胞混杂在皮质之间,以后逐渐向中心迁移,第 20 周左右,多数髓质细胞迁移至肾上腺中轴。出生后 12 ~ 18 月龄时,髓质发育完善。

六、相关畸形

(一) 神经管缺陷

第 4 周末时,神经沟应完全闭合形成神经管。如果因失去了脊索的诱导作用或受到环境致畸因子的影响,神经沟两端的神经孔未能闭合,就会出现脑和脊髓发育的异常。如果前神经孔未闭,会形成**无脑畸形**(anencephaly)(图 26-11),常伴有颅顶骨发育不全,称**露脑**(exencephaly)。如果后神经孔未闭,会形成**脊髓裂**(myeloschisis)(图 26-11)。常伴有相应节段的**脊柱裂**(spina bifida)。

脊柱裂可发生于脊柱各段,最常见于腰骶部。脊柱裂的发生程度可有不同。其中,中度的脊柱裂比较多见,在患处常形成一个大小不等的皮肤囊袋。如果囊袋中只有脊膜和脑脊液,称**脊膜膨出**;如果囊袋中既有脊膜和脑脊液,又有脊髓和神经根,则称**脊髓脊膜膨出**(图 26-12)。由于颅骨的发育不

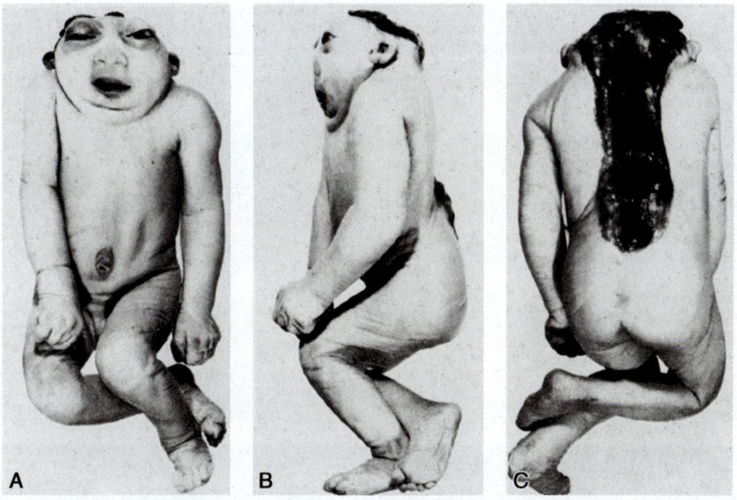

图 26-11　无脑畸形伴脊髓脊柱裂（Moore KL）

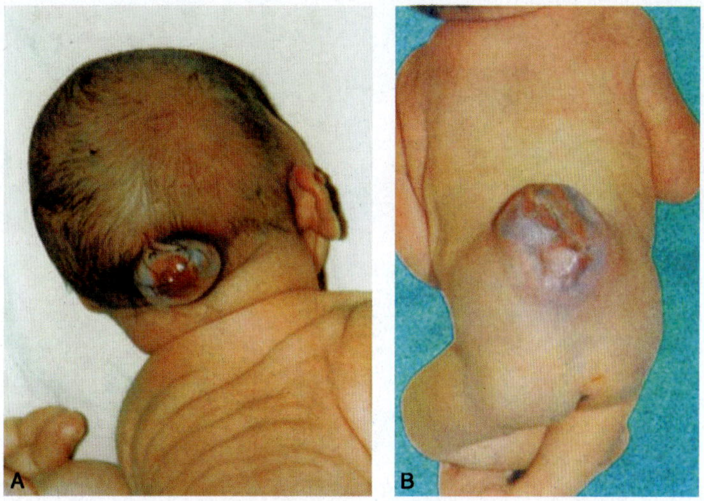

图 26-12　脑膜脑膨出（A）和脊膜脊髓膨出（B）

全，也可出现**脑膜膨出**和**脑膜脑膨出**，多发生于枕部。如果脑室也随之膨出，称**积水性脑膜脑膨出**。

围受孕期增补叶酸可以预防神经管缺陷。

（二）脑积水

脑积水（hydrocephalus）比较多见，是一种颅内脑脊液异常增多的先天畸形，多由脑室系统发育障碍、脑脊液生成和吸收平衡失调所致，以中脑水管和室间孔狭窄或闭锁最常见。由于脑脊液不能正常循环，致使阻塞处以上的脑室或蛛网膜下隙中积存大量液体，前者称脑内脑积水，后者称脑外脑积水。主要表现为脑颅明显扩大，颅骨和脑组织变薄，颅缝变宽（图 26-13）。

（三）神经系统相关内分泌腺的畸形

前脑泡不闭合造成前脑缺损往往伴有**垂体发育不良或缺如**（hypophyseal dysplasia or absence），多与遗传有关，有家族史，患儿甲状腺、肾上腺和睾丸均发育不良，有时伴有面部和腭的畸形。第三脑室底部发育障碍可致**漏斗瘤**（infundibular tumor），极少见，往往在儿童期发病。如果颅咽管未退化并异常增殖可致**颅咽管瘤**（craniopharyngioma），又称“拉特克囊瘤”，常伴有垂体功能低下或伴有下丘脑病变综合征。**副肾上腺**（accessory suprarenal gland）指位于主肾上腺附近，多数仅有皮质而无髓质的团块结构。

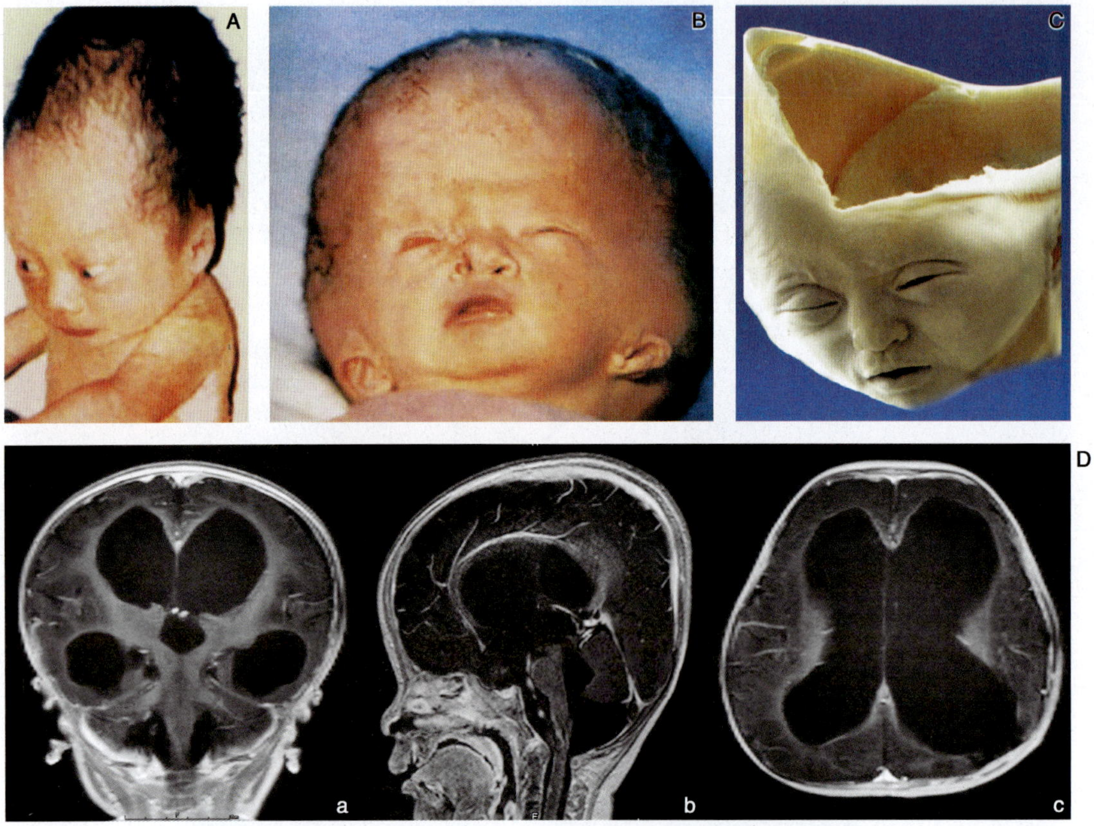

图 26-13　脑积水

A、B. 照片;C. 标本(脑上部剖开);D. 10 个月女婴脑积水 CT 片显示脑室扩大皮质变薄(a. 冠状位;b. 矢状位;c. 轴位)

本章小结

神经系统自胚胎第 3 周,起源于神经外胚层。神经外胚层先形成神经管和神经嵴。神经管形成后,神经上皮细胞不断分裂增殖,管壁从内向外分为室管膜层、套层和边缘层。中枢神经系统中的神经细胞和神经胶质细胞逐渐发生和成熟。周围神经系统的神经元和神经胶质细胞则由神经嵴细胞迁移分化而成。

神经管的头段形成三个膨大的脑泡,依次为前脑泡、中脑泡和菱脑泡。第 5 周,形成端脑(以后演变为两个大脑半球)、间脑、中脑、后脑(演变为脑桥和小脑)和末脑(演变为延髓)5 部分。端脑套层中的大部分细胞都迁至外表面,形成大脑皮质;少部分聚集成团,形成神经核。中脑、后脑和末脑中的套层细胞多聚集成细胞团,形成各种神经核。脑泡内的神经管腔演变为脑室:前脑泡腔演变为左右侧脑室和间脑中的第三脑室;中脑泡腔形成中脑水管;菱脑泡腔变为第四脑室。

神经管的尾段分化为脊髓。套层分化为脊髓灰质,边缘层分化为白质,管腔演化为中央管。管壁形态特征是具有包含运动神经元的基板、感觉神经元的翼板,以及作为两侧之间连接板的一个顶板和一个底板。神经管周围的间充质分化为脊膜。

神经节起源于神经嵴。神经嵴细胞向两侧迁移,分化为脑、脊神经节。胸段神经嵴的部分细胞迁至主动脉的外侧,形成交感神经节。还有部分神经嵴细胞分化为肾上腺髓质的嗜铬细胞及少量交感神经节细胞。

周围神经由感觉神经纤维和运动神经纤维构成,神经纤维由神经元的突起和施万细胞组成。施万细胞由神经嵴细胞分化而成。

笔记

颅内脑脊液异常增多可引起脑积水。前神经孔未闭会形成无脑畸形；后神经孔未闭将导致脊髓裂和脊柱裂。叶酸可以预防神经管缺陷。

（刘慧雯）

插入框：先天性脑积水

脑积水发生原因是多方面的，其中以先天性畸形如中脑导水管狭窄及闭塞、小脑扁桃体下疝、第四脑室中孔或侧孔闭锁为主要病因的，则为先天性脑积水。先天性脑积水患者中约 40% 病例伴有中枢神经系统或中枢神经系统外畸形，12% 病例伴有染色体异常，其中男性病例中 L1 样细胞黏附分子基因变异占 25%。先天性脑积水婴儿出生后数周或数月内头颅快速、进行性增大（正常婴儿最早 6 个月头围增长每月为 1.2～1.3cm，本病增速是其 2～3 倍），同时头颅骨呈圆形，额顶凸出，前囟扩大隆起，颅缝错开，颅骨变形，叩诊呈"破壶声"，头发稀少，颞、额部静脉扩张，眼球下旋，上部巩膜暴露，呈落日状。患儿精神萎靡，头不能抬起，严重者可伴有大脑功能障碍，表现为癫痫、呕吐、抽搐、斜视，眼球震颤，语言障碍，肢体瘫痪，共济失调，行走困难及智力发育不全等。少部分先天性脑积水患者到成年时才表现症状。

如果产前发现胎儿脑室扩张，处理原则取决于诊断的孕周和是否存在其他畸形及其性质，可尝试宫内分流术或反复的头颅穿刺术，避免因慢性脑脊液压力增高导致的进展性胎儿脑损伤。也可以考虑终止妊娠。若未患有其他危及生命的疾病，在新生儿出生后 4 天内可进行脑室腹膜分流手术。

（刘慧雯）

第 27 章　眼和耳的发生

眼和耳的发生均始于胚胎第 4 周，其原基分别为视泡和听泡，前者来源于神经外胚层，后者来源于表面外胚层。眼的发生除神经外胚层外，还有表面外胚层和间充质的参与。耳的发生除表面外胚层外，还有内胚层和间充质的参与。

一、眼的发生

眼的发生开始于胚胎第 4 周，其原基为神经管前端形成的视泡和视柄，分别形成视网膜和视神经。围绕视泡周围的间充质和表面外胚层则形成眼球的其他结构及眼的附属器。

（一）眼球的发生

胚胎第 4 周，当神经管前端闭合成前脑时，两侧向外膨出一对泡状结构，称**视泡**（optic vesicle）（图 27-1，图 27-2）。视泡腔与脑室相通，视泡远端膨大，贴近表面外胚层，进而内陷形成双层杯状结构，称**视杯**（optic cup）。视泡近端变细，称**视柄**（optic stalk），与间脑相连。与此同时，表面外胚层在视泡的诱导下增厚，形成**晶状体板**（lens placode）。随后晶状体板内陷入视杯内，且渐与表面外胚层脱离，形成**晶状体泡**（lens vesicle）。眼的各部分则由视杯、视柄、晶状体泡和它们周围的间充质分化形成。

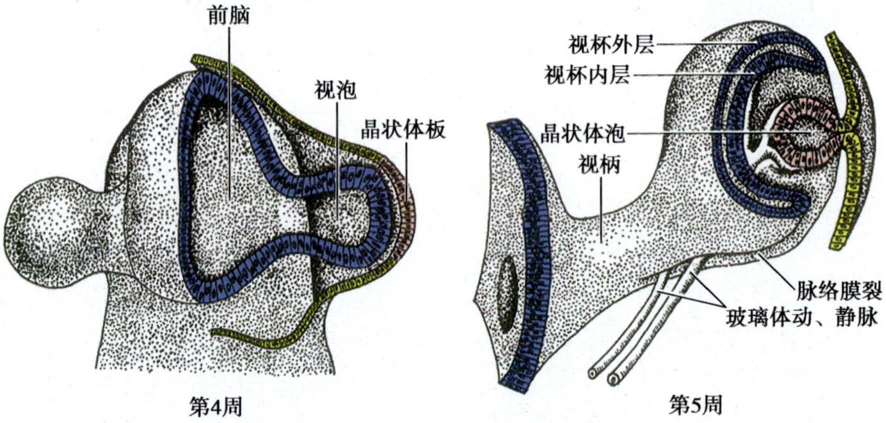

图 27-1　视杯与晶状体的发生模式图

1. 视网膜的发生　视网膜由视杯内、外两层共同分化而成。视杯外层分化为色素上皮层。视杯内层增厚，自第 5 周起，先后分化出节细胞、视锥细胞、无长突细胞、水平细胞、视杆细胞和双极细胞。视杯两层之间的视泡腔变窄，最后消失，于是两层相贴，构成视网膜视部。在视杯口边缘部，内层上皮不增厚，与外层分化的色素上皮相贴，并向晶状体泡与角膜之间的间充质内延伸，形成视网膜盲部，即睫状体与虹膜的上皮。

2. 视神经的发生　胚胎第 5 周，视杯及视柄下方向内凹陷，形成一条纵沟，称**脉络膜裂**（choroid fissure）。脉络膜裂内除含间充质外，还有玻璃体动、静脉，为玻璃体和晶状体的发育提供营养。玻璃体动脉还发出分支营养视网膜。脉络膜裂于第 7 周封闭，玻璃体动、静脉穿经玻璃体的一段退化，并遗留一残迹，称玻璃体管（图 27-3，图 27-4）。玻璃体动、静脉的近侧段则成为视网膜中央动、静脉。视柄与视杯相连，也分内、外两层。随着视网膜的分化发育，逐渐增多的节细胞轴突向视柄内层聚集，

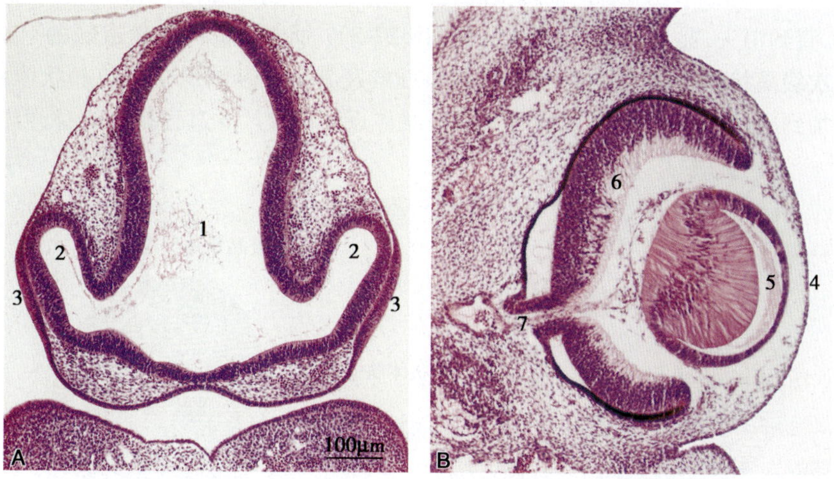

图 27-2 眼的发生光镜图

A. 羊胚头部冠状切面;B. 猪胚眼矢状切面;1. 前脑;2. 视泡;3. 晶状体板;4. 角膜;5. 晶状体泡;6. 视网膜;7. 视柄

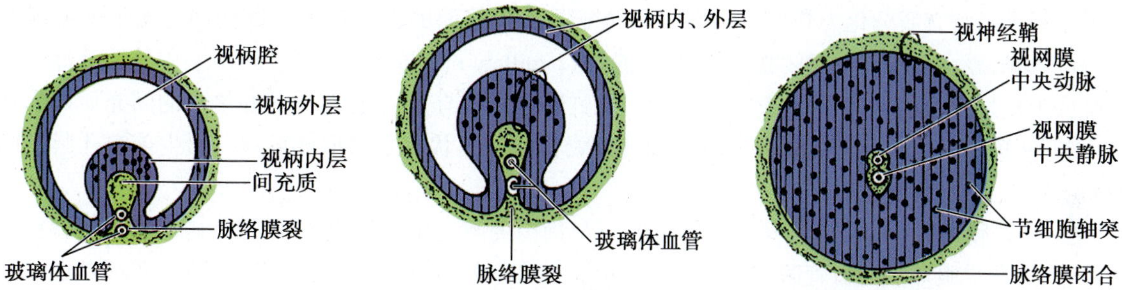

图 27-3 视神经的发生模式图（视柄横切面）

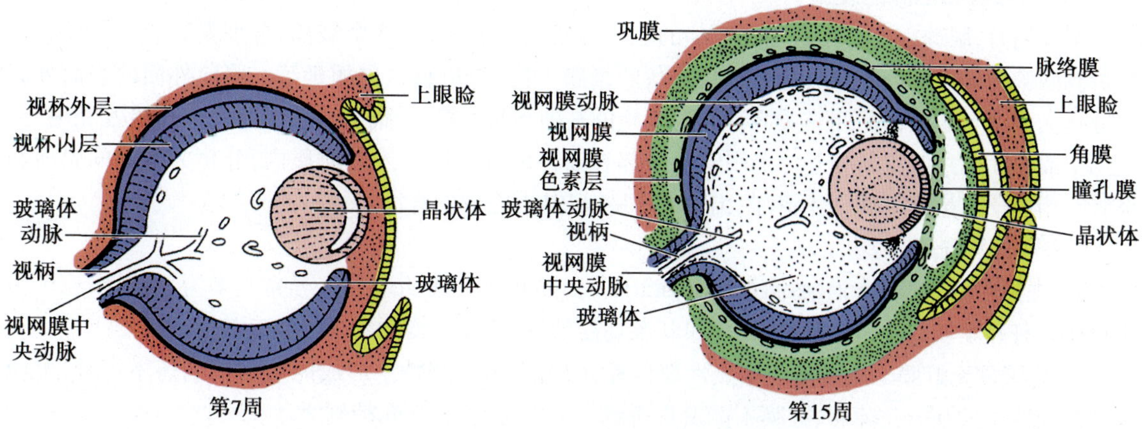

图 27-4 眼球与眼睑的发生模式图

视柄内层逐渐增厚，并与外层融合。视柄内、外层细胞演变为星形胶质细胞和少突胶质细胞，并围绕在节细胞轴突周围，视柄演变为视神经。

3. **晶状体的发生** 晶状体由晶状体泡演变而成。最初晶状体泡由单层上皮组成。泡的前壁细胞呈立方形，分化为晶状体上皮；后壁细胞呈高柱状，并逐渐向前壁方向伸长，形成**初级晶状体纤维**。泡腔逐渐缩小，直到消失，晶状体变为实体结构（图 27-5）。此后，晶状体赤道区的上皮细胞不断增生、变长，形成**次级晶状体纤维**，原有的初级晶状体纤维及其胞核逐渐退化形成晶状体核。新的晶状体纤维逐层添加到晶状体核的周围，晶状体核及晶状体逐渐增大。此过程持续终身，但随年龄增长而速度减慢。

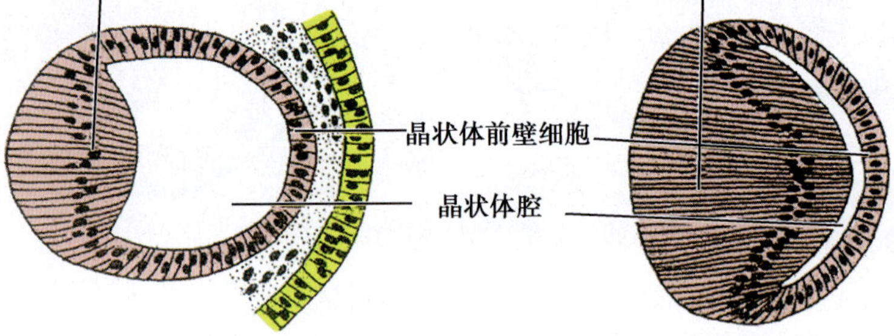

图 27-5　晶状体纤维的发育模式图

4. **角膜、虹膜和眼房的发生** 在晶状体泡的诱导下，其前方的表面外胚层分化为角膜上皮，角膜上皮后面的间充质分化为角膜其余各层。位于晶状体前面的视杯口边缘部的间充质形成虹膜基质，其周边部厚，中央部薄，封闭视杯口，称**瞳孔膜**（pupillary membrane）。视杯两层上皮的前缘部分形成虹膜上皮层，与虹膜基质共同发育成虹膜。在虹膜形成以前，晶状体泡与角膜之间的间充质内出现一个腔隙，即前房。虹膜与睫状体形成后，虹膜、睫状体与晶状体之间形成后房。出生前瞳孔膜被吸收，前、后房经瞳孔相连通（图 27-4）。

5. **血管膜和巩膜的发生** 第 6～7 周时，视杯周围的间充质分为内、外两层。内层富含血管和色素细胞，分化成眼球壁的血管膜。血管膜的大部分贴在视网膜外面，即为脉络膜；贴在视杯口边缘部的间充质则分化为虹膜基质和睫状体的主体。外层较致密，分化为巩膜。脉络膜与巩膜分别与视神经周围的软脑膜和硬脑膜相连续（图 27-4）。

（二）眼睑和泪腺的发生

第 7 周时，眼球前方与角膜上皮毗邻的表面外胚层形成上、下两个皱褶，分别发育成上、下眼睑。反折到眼睑内表面的外胚层分化为复层柱状的结膜上皮，与角膜上皮相延续。眼睑外面的表面外胚层分化为表皮。皱褶内的间充质则分化为眼睑的其他结构。第 10 周时，上、下眼睑的边缘互相融合，至第 7 或第 8 个月时重新分开。上眼睑外侧部表面外胚层上皮长入间充质内，分化为泪腺的腺泡和导管。泪腺于出生后 6 周分泌泪液；出生后 3～4 岁基本完成发育。

（三）相关畸形

1. **先天性白内障（congenital cataract）** 为晶状体的透明度发生异常。多为遗传性，也可由于母体在妊娠早期感染风疹病毒、母体甲状腺功能低下、营养不良和维生素缺乏等引起。

2. **先天性无虹膜** 属常染色体显性遗传性异常，多为双侧性。形成的确切机制还不清楚，可能是视杯前缘生长和分化障碍，虹膜不能发育所致。由于无虹膜，瞳孔特别大。

3. **先天性青光眼（congenital glaucoma）** 属常染色体隐性遗传性疾病，发病机制尚不十分明确，有人认为是由于巩膜静脉窦或小梁网发育障碍所致。患儿房水排出受阻，眼压增高，眼球胀大，角膜突出，因眼球增大，故又称牛眼。

4. **瞳孔膜残留** 因瞳孔膜未能全部退化消失所致，在瞳孔处有薄膜或蛛网状细丝遮盖在晶状体

笔记

前面,轻度残留通常不影响视力和瞳孔活动。

二、耳的发生

耳分内耳、中耳和外耳三部分,分别由头部表面外胚层形成的耳板、内胚层来源的第一咽囊、外胚层来源的第一鳃沟及围绕鳃沟的 6 个结节演变而来。

(一) 内耳的发生

第 4 周初,菱脑两侧的表面外胚层在菱脑的诱导下增厚,形成**听板**(otic placode)(图 22-1);继之向下方间充质内陷,形成**听窝**(otic pit);最后听窝闭合,并与表面外胚层分离,形成囊状的**听泡**(otic vesicle)(图 27-6)。听泡初为梨形,以后向背、腹方向延伸增大,形成背侧的**前庭囊**和腹侧的**耳蜗囊**,并在背端内侧长出一小囊管,为内淋巴管。前庭囊演化为三个膜半规管和椭圆囊的上皮;耳蜗囊演化为球囊和膜蜗管的上皮。这样听泡便演变为内耳膜迷路(图 27-7)。第 3 个月时,膜迷路周围的间充质分化成一个软骨性囊,包绕膜迷路。约在第 5 个月时,软骨性囊骨化,成为骨迷路。于是膜迷路被套在骨迷路内,两者间隔狭窄的外淋巴间隙。

(二) 中耳的发生

第 9 周时,第 1 咽囊向背外侧扩伸,远侧盲端膨大成**管鼓隐窝**,近侧段形成咽鼓管。管鼓隐窝上方的间充质形成 3 个**听小骨原基**。第 6 个月时,3 个听小骨原基先后骨化成为 3 块听小骨。与此同

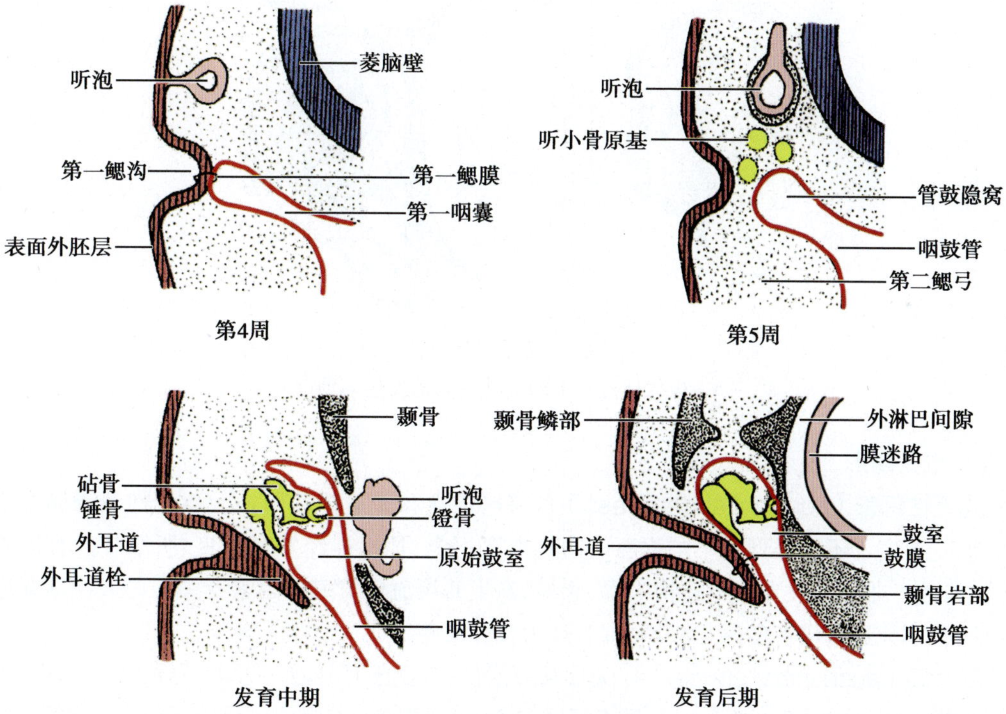

图 27-6 耳的发生模式图

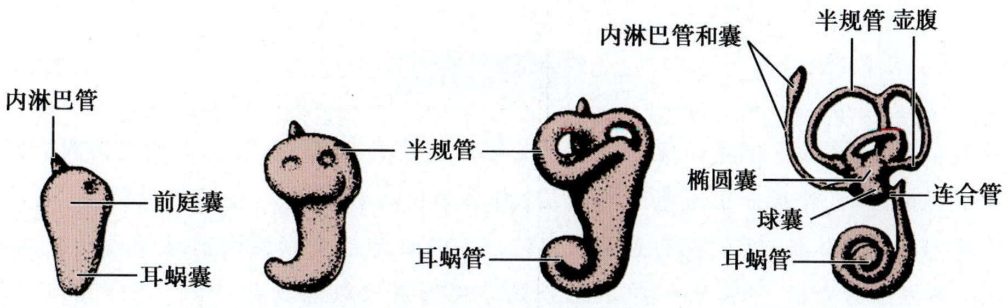

图 27-7 听泡的发育模式图(第 5~8 周)

时，管鼓隐窝远侧段扩大形成**原始鼓室**，听小骨周围的结缔组织被吸收而形成腔隙，与原始鼓室共同形成鼓室，听小骨位于其内。管鼓隐窝顶部的内胚层与第 1 鳃沟底部的外胚层相对，分别形成鼓膜内、外上皮，两者间的间充质形成鼓膜内的结缔组织（图 27-6）。

（三）外耳的发生

外耳道由第 1 鳃沟演变形成。第 2 个月末，第 1 鳃沟向内深陷，形成外耳道外侧段。管道的底部外胚层细胞增生形成一上皮细胞板，称**外耳道栓**。第 7 个月时，外耳道栓内部细胞退化吸收，形成的管腔为外耳道内侧段（图 27-6）。第 6 周时，第 1 鳃沟周围的间充质增生，形成 6 个结节状隆起，称**耳丘**。后来这些耳丘围绕外耳道口，演变成耳郭（图 27-8）。

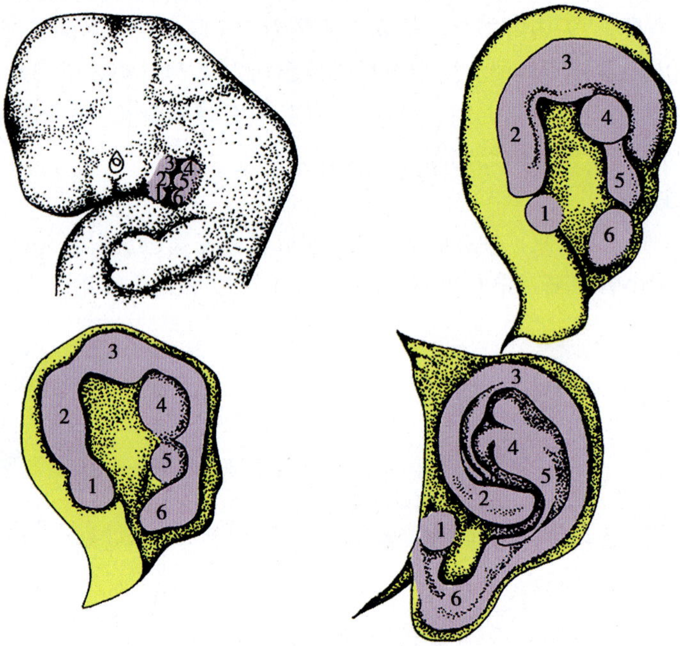

图 27-8　耳郭的发生模式图

1 ~6 示耳丘 6 个结节状隆起的发生与演变

（四）相关畸形

1. 先天性耳聋（congenital deafness）　有遗传性和非遗传性两类。遗传性耳聋属常染色体隐性遗传，主要由于不同类型和不同程度的内耳发育不全、耳蜗神经发育不良、听小骨发育缺陷与外耳道闭锁所致。非遗传性耳聋与药物中毒、感染、新生儿溶血性黄疸等因素有关。先天性耳聋患儿因听不到语言，不能进行语言学习与锻炼，常表现为又聋又哑。

2. 副耳郭（accessory auricle）　又称耳郭附件，多由于耳丘发生过多所致，常见于耳屏前方。

3. 耳瘘（auricular fistula）　常见于耳屏前方，可能因第 1 鳃沟的背部闭合不全，或第 1、2 鳃弓发生的耳丘融合不良所致，形成皮肤性盲管继续向下延伸，并和鼓室相通，可挤压出白色乳酪状液体，易感染发炎。

本章小结

胚胎第 4 周，由前脑泡形成的视泡与视柄为眼球发生的原基，分别演变成视网膜和视神经。视泡内陷成双层视杯结构，外层分化为色素上皮层，内层分化为神经层。在视泡的诱导下，与之紧邻的表面外胚层增厚成晶状体板，随之内陷成晶状体泡。晶状体泡后壁细胞向前延伸成初级晶状体纤维，前壁细胞保持单层立方形状，赤道部细胞不断分裂分化形成次级晶状体纤维。初级晶状体纤维形成晶状体核，次级纤维逐层添加到晶状体核周围，使晶状体核及晶状体逐渐增大。在晶状体泡诱导下，其

笔记

前方表面外胚层分化形成角膜上皮，角膜的其他层次则由上皮后方的间充质分化而成。视杯周围的间充质分为内、外两层，分别分化为血管膜和巩膜。第 7 周时，眼球前方的表面外胚层形成上、下两个皱褶，分别发育成上、下眼睑。胚胎第 10 周，上、下眼睑边缘融合，至第 7 或第 8 个月时又重新分开。上眼睑外侧部表面外胚层上皮长入间充质内，分化为泪腺。眼发育相关畸形有先天性白内障、先天性无虹膜和先天性青光眼等。

胚胎第 4 周，在菱脑的诱导下，表面外胚层增厚内陷形成听板、听窝，最终与表面外胚层分离，形成囊状的听泡，为内耳膜迷路原基，其周围的间充质分化为骨迷路。听泡向背腹方向延伸，形成背侧的前庭囊和腹侧的耳蜗囊，前者演变为半规管和椭圆囊的上皮，后者演变为球囊和膜蜗管的上皮。中耳由第 1 咽囊演变而成，其外侧端膨大形成管鼓隐窝，演变为鼓室和咽鼓管，管鼓隐窝上方的间充质形成听小骨原基，分化成 3 块听小骨。外耳道由第 1 鳃沟演变而来，耳郭则由围绕外耳道口的 6 个结节状隆起，即耳丘演变而成。耳发生的相关畸形有先天性耳聋、副耳郭和耳瘘等。

（周国民）

插入框：视网膜色素变性

视网膜色素变性（retinitis pigmentosa，RP），一百多年前由荷兰眼科医生 F. C. Donders 首先提出，是以进行性感光细胞变性、凋亡及色素上皮功能丧失为共同表现的遗传性、退行性疾病。多发于儿童期，青少年期进行性加重，病变通常从视网膜赤道部开始，然后向黄斑和中央凹推进，早期表现为夜盲症，逐渐发展为周边视野缺损，伴有视网膜电图异常，视力持续性下降，晚期可仅残存一个小范围的中心视力（即管状视野），甚至视力完全丧失。其典型的眼底改变为视乳头蜡黄、小血管变细，以及赤道部附近骨细胞样色素斑沉着。据估计，目前此病的发病率约为 1/4000，超过 100 万病人患有进行性视觉障碍，目前临床尚无有效治疗方法，是导致人类视力障碍最主要的疾病之一。

视网膜色素变性具有明显的遗传倾向，约 70% 病人有家族史。目前已有 70 多个致病基因及 2000 多个突变点被鉴定。根据遗传学分类，15% ～25% 的病人表现为常染色体显性遗传，20% ～25% 的病人表现为常染色体隐性遗传，5% ～15% 的病人表现为 X 性染色体连锁遗传，少数患者表现为双基因和线粒体遗传；另外，有 50% 的病人无遗传规律可循，以散发形式存在。各种基因型最终都表现为视网膜感光细胞的不可逆凋亡。若条件允许，视网膜色素变性病人的家属也要接受检查以明确其遗传类型。若家族成员中有视网膜色素变性的病人，其他成员在计划怀孕时应进行相关的遗传学咨询。

（钟近洁）

第 28 章　先天性畸形概述

先天性畸形(congenital malformation)是指由于胚胎发育紊乱所致的出生时就存在的各种形态结构异常。

一、先天性畸形的分类

先天性畸形主要分为以下几种类型:

1. **整体胚胎发育畸形**　多数是由严重遗传缺陷引起,一般不能形成完整的胚胎,大多早期死亡。

2. **胚胎局部发育畸形**　是由胚体局部发育紊乱所引起的,常涉及多个器官,如头面发育不全、并肢畸形等。

3. **器官或器官局部畸形**　由某一器官不发生或发育不全所致,如单侧或双侧肺不发生、室间隔膜部缺损、腭裂等。

4. **组织分化不良性畸形**　由组织分化紊乱所引起,发生时间较晚且肉眼不易识别,如骨发育不全、克汀病、先天性巨结肠等。

5. **发育过度性畸形**　由器官或器官的一部分增生过度所致,如多指(趾)畸形等。

6. **吸收不全性畸形**　由胚胎发育过程中某些应全部或部分吸收的结构吸收不全所致,如肛门闭锁、食管闭锁等。

7. **超数或异位发生性畸形**　由器官原基超数发生或发生于异常部位所致,如多乳腺、异位乳腺、双肾盂、双输尿管等。

8. **发育滞留性畸形**　由器官发育中途停止所致,如双角子宫、隐睾、骨盆肾、气管食管瘘等。

9. **重复畸形**　由单卵双胎未能完全分离所致,胎儿整体或部分结构出现不同程度的重复,如联体胎儿(图 21-32)等。

10. **寄生畸形**　由单卵双胎的两个胎儿发育速度相差甚大所致,小胎或不完整的小胎附着在大胎的某一结构或部位上(图 21-32)。

目前,世界各国常规监测 12 种先天性畸形,我国以这 12 种先天性畸形为基础,结合我国国情增加监测畸形至 19 种,见表 28-1。

表 28-1　我国监测的 19 种先天性畸形

先天性畸形	国际分类编码	先天性畸形	国际分类编码
无脑儿*	740	畸形足	754
脊柱裂*	741	多指与并指(趾)	755.0-755.1
脑积水*	742	短肢畸形(上、下肢)*	755.2-755.3
先天性心血管病	746-747	先天性髋关节脱位*	755.6
腭裂*	749.0	色素痣(≥3cm)	757.1
唇裂*	749.1-749.2	Down 综合征*	759.3
幽门肥大	750.1	膈疝	603
食管闭锁及狭窄*	750.2	内脏外翻	606
直肠及肛门闭锁*	751.2	血管(≥3cm)	620
尿道上、下裂*	752.2-752.3		

* 为国际常规监测的 12 种先天性畸形

二、先天性畸形的发生原因

先天性畸形的发生原因包括遗传因素、环境因素以及两者的相互作用。

（一）遗传因素

引起先天性畸形的遗传因素可分为染色体畸变、基因突变和发育信号通路异常。

1. 染色体畸变　包括染色体数目的变化和染色体结构的异常。

（1）染色体数目的异常：细胞分裂过程中，染色体分离障碍所致，在精子发生、卵子发生以及受精卵发生卵裂过程中均可出现，包括整倍体和非整倍体。

（2）染色体结构的异常：由于染色体断裂后发生染色体缺失或异常的结构重组而引起的染色体结构畸变，如5号染色体短臂末端断裂缺失可引起猫叫综合征。电离辐射、化学物质、病毒等都可能导致染色体结构的畸变而引起畸形。

2. 基因突变　指DNA分子碱基组成或排列顺序的改变，但染色体外形无异常。其发生次数较染色体畸变多，但引起的畸形少，主要引起微细结构和功能方面的遗传性疾病，如镰状细胞贫血、苯丙酮酸尿症等。

3. 信号转导通路异常　胚胎发育是指受精卵经历细胞增殖、分化、迁移等，沿背腹轴线、头尾轴线和左右轴线形成基本的躯体轮廓和器官原基的发育过程，并在此基础上完成了器官的发育及成熟过程，从而形成具有完整结构和生命活性的生物个体。这一过程的顺利进行是在多种复杂的信号转导通路的共同调节下完成的。任何一个信号通路发生改变都将导致畸形的发生。

（二）环境因素

引起先天性畸形的环境因素统称**致畸因子**（teratogen），主要通过影响母体周围的外环境、母体的内环境以及胚体周围的微环境这三个方面影响胚胎发育。致畸因子主要有下列五类：

1. 生物性致畸因子　主要是指致畸微生物，目前已确定的生物性致畸因子有风疹病毒、巨细胞病毒等。

2. 物理性致畸因子　目前已确认各种射线尤其是离子电磁辐射、机械性压迫和损伤等对人类有致畸作用。

3. 致畸性药物　主要有抗肿瘤类、抗惊厥类等药物。如抗肿瘤药物氨基蝶呤可引起无脑、小头及四肢畸形；抗惊厥药物如三甲双酮会导致胎儿智力低下、发育缓慢、面部发育不良等畸形等。

4. 致畸性化学因子　目前确认的有某些多环芳香碳氢化合物、某些亚硝基化合物、某些烷基和苯类化合物、某些含磷的农药、重金属（如铅、镉、汞）等。

5. 其他致畸因子　酗酒、大量吸烟、咖啡因、维生素缺乏、缺氧、严重营养不良等均有致畸作用。流行病学调查显示，女性吸烟者可导致胎儿平均体重明显低于不吸烟者，且出现畸形的危险性增加，主要原因是尼古丁使胎盘血管收缩，胎儿缺血、缺氧所致。

（三）环境因素与遗传因素的相互作用

多数畸形是环境因素与遗传因素相互作用的结果，主要表现在两个方面：一是环境致畸因子通过引起染色体畸变和基因突变而导致先天性畸形；另一方面是胚胎的遗传特性决定和影响胚胎对致畸因子的易感程度。如流行病学调查显示，在同一地区同一自然条件下，同时妊娠的妇女在一次风疹流行中都受到感染，但其新生儿有的出现畸形，有的完全正常。其原因在于每个胎儿对风疹病毒的易感程度不同。在环境因素与遗传因素相互作用引起的先天性畸形中，用来衡量遗传因素所起作用大小的指标称为遗传度。遗传度越高，说明遗传因素在畸形发生中的作用越大。如先天性心脏畸形的遗传度为35%，无脑儿为60%。

不同种类的致畸因素可诱发出各种各样的畸形。有时一种因素引起多种畸形，有时多种因素引起一种畸形，某种因子缺少或过多都引起畸形。

三、胚胎的致畸敏感期

胚胎的发育是个连续过程，但也有其阶段性。处于不同发育阶段的胚胎对致畸因子作用的敏感程度不同。受到致畸因子作用后，最易发生畸形的发育时期称为**致畸敏感期**(susceptible period)，这一时期的孕期保健尤为重要。

受精后前两周为胚前期，这一时期胚胎若受到强致畸因子作用，则胚胎死亡；若致畸作用弱，多数细胞可代偿调整少数受损死亡的细胞，故很少发生畸形。受精后第3～8周为胚期，也是致畸敏感期，该时期胚胎细胞增生、分化活跃，器官原基正在发生，因而最易受到致畸因子的干扰而发生畸形。由于胚胎各器官的发生与分化时间不同，故各器官的致畸敏感期也不同(图28-1)。第9周以后直至分娩为胎儿期，此期各器官进行组织分化和功能分化，受到致畸因子作用后也会发生畸形，但多属组织结构异常和功能缺陷，一般不出现器官形态畸形，不属于致畸敏感期。

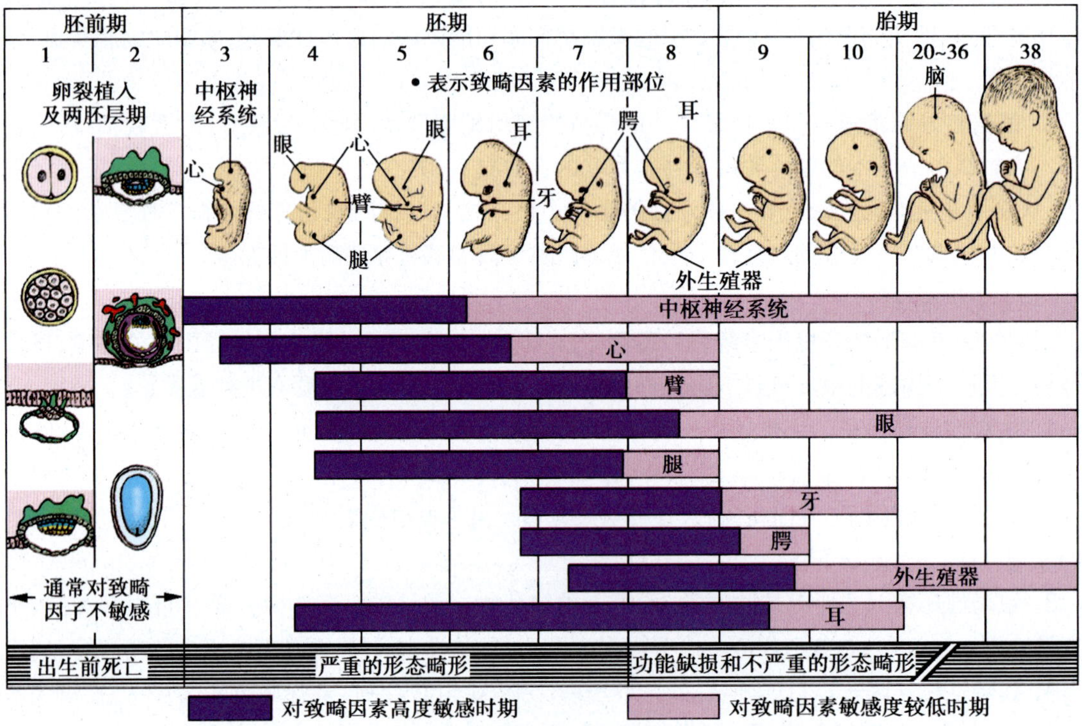

图28-1　人体主要器官的致畸敏感期

不同致畸因子对胚胎作用的致畸敏感期也不同。如风疹病毒的致畸敏感期为受精后第一个月，畸形发生率为50%，第二个月降为22%，第三个月仅为6%～8%。药物反应停的致畸敏感期为受精后第21～40天。

四、先天性畸形的预防和诊疗

(一) 先天性畸形的预防

防止出生缺陷儿的发生，又称一级预防或病因预防，包括婚前检查、遗传咨询和孕期保健。

婚前检查可用于判断婚配双方可否结婚或是否适宜生育。遗传咨询是防止遗传性畸形的重要措施，可通过家系调查、家谱分析、临床资料等确定婚配双方是否患遗传性疾病，确定遗传方式，评估遗传风险，并进一步提出医学婚育建议，如对不适宜生育的夫妇可建议采取人工授精等生殖工程学措施；对有遗传性疾病家族史的夫妇可进行妊娠监护和产前检查，尽早发现畸形胚胎，以便采取相应对策。孕期保健是防止环境致畸的根本措施。妊娠期间，特别是在妊娠前8周，要避免接触上述各种环

笔记

境致畸因素，如要尽量预防感染，不滥用药物，戒烟戒酒，避免和减少射线的照射等。

（二）先天性畸形的宫内诊断

先天性畸形的二级预防是指减少缺陷儿的出生，主要是在孕期通过早发现、早诊断和早采取措施，以预防缺陷儿的出生。包括产前筛查和产前诊断。

产前筛查（prenatal screen）是采用简便、经济、微创的方法，对母儿危害严重的遗传病、胎儿先天性畸形、胎儿染色体病或妊娠期并发症等进行筛查，目前产前筛查的疾病主要有 Down 综合征、胎儿神经管畸形、地中海贫血症以及妊娠期糖尿病等。游离 β 绒毛膜促性腺激素（free β-HCG）、妊娠血浆相关蛋白 A（PAPP-A）是孕早期生化筛查最好的指标，颈项透明层厚度（NT）是独立的孕早期筛查指标，以上三者联合可以检出 85% 的胎儿染色体异常。血清甲胎蛋白（AFP）结合游离 β-HCG 是孕中期筛查的指标，可以检出 60% 的胎儿染色体异常。

产前诊断（prenatal diagnosis）又称**宫内诊断**（intrauterine diagnosis），是指在胎儿出生前利用各种方法对胎儿的发育状态、是否患有某种遗传病或先天性疾病等进行诊断。产前诊断的方法主要分有创性和无创性两种。

有创性产前诊断包括羊膜腔穿刺、绒毛膜活检、胎儿镜等。**羊膜腔穿刺**（amniocentesis）是在妊娠第 16～22 周时，在超声引导下，抽取 10～20ml 羊水做细胞染色体组型检查和化学成分检测，可用于诊断开放性的神经管畸形、Down 综合征、18 三体综合征、Turner 综合征、宫内感染以及羊水过多时的减压等。**绒毛膜活检**（chorionic villi biopsy，CVB）是指在超声引导下经腹或经宫颈进行穿刺术，取出胎盘内的绒毛组织进行细胞培养、分子遗传学或生化遗传学检查，进行染色体诊断或基因诊断，该诊断手术在孕 10 周后进行较佳，可在不损伤胎儿的前提下明确胎儿染色体是否存在异常，使孕妇有机会在孕早期选择终止妊娠，既降低了妊娠手术风险，又保护了孕妇身心和隐私。胎儿镜是用光学纤维内镜经腹壁、子宫壁进入羊膜腔，直接观察胎儿外部结构有无异常，并可采取血液、皮肤等样本做进一步检查，还可直接给胎儿注射药物或输血，在妊娠 15～20 周使用最好。

无创性产前诊断包括利用超声、X 线、磁共振成像（MRI）等观察胎儿结构；利用细胞学和分子遗传学方法对孕妇外周血中胎儿游离 DNA 进行分析，如 PCR、荧光原位杂交技术（FISH）、比较基因组杂交技术（CGH）等等。超声检查不仅能诊断胎儿外部畸形，还可检查出某些内脏畸形，在临床中应用最为普遍。目前，早期、快速、准确、无创伤是产前诊断的发展方向。

（三）先天性畸形的治疗

先天性畸形的三级预防是指对出生缺陷的治疗，非致死、致残性出生缺陷的出生后治疗，宫内介入性治疗及手术矫治。例如：先天性胎儿膈疝修补术、胎儿脐带血管穿刺及宫内输血治疗、胎儿先天性肺囊性腺瘤样病变的治疗、脑积水及胸腔积液的治疗、尿道梗阻等。

总的来说，对于先天性畸形，一级预防是最关键、最重要的，二级预防和出生后的三级预防是一级预防的有效补充。

本章小结

先天性畸形可分为整体胚胎发育畸形、胚胎局部发育畸形、器官或器官局部畸形、组织分化不良性畸形、发育过度性畸形、吸收不全性畸形、超数或异位发生性畸形、发育滞留性畸形、重复畸形和寄生畸形。世界卫生组织（WHO）根据先天性畸形发生部位进行了分类，目前有 12 种先天性畸形是世界各国常规监测的对象，我国以这 12 种先天性畸形为基础结合国情增加监测畸形至 19 种。

先天性畸形的发生原因包括遗传因素、环境因素以及两者的相互作用。遗传因素可分为染色体畸变、基因突变和发育信号通路异常。环境因素统称致畸因子，主要有下列五类：生物性致畸因子、物理性致畸因子、致畸性药物、致畸性化学因子以及其他致畸因子。多数畸形是环境因素与遗传因素相互作用的结果，主要表现在两个方面：一是环境致畸因子通过引起染色体畸变和基因突变而导致先天性畸形；另一方面是胚胎的遗传特性决定和影响胚胎对致畸因子的易感程度。处于不同发育阶段的胚胎对致畸因子作用的敏感程度不同，最易发生畸形的发育时期称为致畸敏感期，这一时期的孕期保健尤为重要。受精后第3~8周是致畸敏感期。对于先天性畸形，可采取三级预防，一级预防是关键，二级预防和三级预防是一级预防的有效补充。

（邵淑娟）

插入框：出生缺陷干预工程

出生缺陷(birth defect)是指胎儿出生时即存在的形态结构、功能代谢或行为等方面的异常，其中以胚胎发育紊乱所致的先天性畸形占比最大，是导致早期流产、死胎、围产儿死亡、婴幼儿死亡和先天残疾的主要原因，不但严重危害儿童生存和生活质量，也给家庭和社会带来巨大的精神和经济负担。出生缺陷已成为影响人口素质和群体健康水平的重大公共卫生问题。

我国是人口大国，也是出生缺陷高发国家。《中国出生缺陷防治报告(2012)》发布的数据显示，目前我国出生缺陷发生率约5.6%，每年新增出生缺陷患儿约90万例，其中出生时临床明显可见的缺陷约25万例。我国从2000年开始实施“出生缺陷干预工程”，旨在降低我国出生缺陷的发生率和发病率，提高出生质量，增强民族素质。

干预工程分三个层级。一级预防：防止和减少缺陷的发生，主要措施包括开展健康教育、婚前医学检查、婚前医学咨询指导和孕期保健等。二级预防：通过产前诊断，及早发现出生缺陷，以便采取相应的处置措施，如孕早期查出的严重畸形，可以考虑终止妊娠。相关措施包括孕妇血清学检查、羊水检查、B超、胎儿基因检测等，通过各种产前检查，提高孕期出生缺陷的发现率。三级防治：对已出生的缺陷儿进行防治干预，包括尽量减少相关残疾的发生、开展新生儿疾病筛查、对确诊病例进行治疗等。三级防治措施中的重点在一级预防，即从源头上预防和控制缺陷的发生。

经过不懈努力，我国已构建了由政府主导、部门协同和社会参与的出生缺陷综合防治体系，完善了相应的监测系统和服务网络，全方位开展了国际交流合作。虽然出生缺陷干预工程取得了很大成绩，但由于我国人口基数大、缺陷儿绝对数量多、出生缺陷病种多、病因复杂，出生缺陷防治工作仍面临诸多挑战。

（文建国）

推荐阅读

[1] 成令忠,钟翠平,蔡文琴.现代组织学.3版.上海:上海科学技术文献出版社,2003

[2] 李和,李继承.组织学与胚胎学.3版.北京:人民卫生出版社,2015

[3] 薛社普,俞慧珠,叶百宽,等.协和人体胚胎学图谱:中国人胚胎发生发育实例图解.北京:中国协和医科大学出版社,2009

[4] 李继承.组织学与胚胎学实验技术.北京:人民卫生出版社,2010

[5] 刘慧雯.人类胚胎学图谱.北京:人民卫生出版社,2017

[6] 杜德克(美).医学组织学图谱.北京:人民卫生出版社,2013

[7] 唐军民,李继承.组织学与胚胎学(全英文).北京:北京大学医学出版社,2011

[8] Mescher A. Junqueira's Basic Histology: Text and Atlas. 14th ed. New York: McGraw-Hill Education, 2015

[9] Young B, O'Dowd G, Woodford P. Wheater's Functional Histology: A Text and Colour Atlas. 6th ed. New York: Churchill Livingstone, 2013

[10] Sadler TW. Langman's Medical Embryology. 13th ed. Philadelphia: Lippincott Williams & Wilkins, 2014

[11] Schoenwolf G, Bleyl S, Brauer P, et al. Larsen's Human Embryology. 5th ed. New York: Churchill Livingstone, 2014

[12] 人卫慕课平台(http://www.pmphmooc.com)《组织学与胚胎学》.主讲:李继承.

中英文名词对照索引

D

E

F

G

H

J

K

L

M

N

P

Q

R

S

T

W

X

Y